医疗行业价值链全景透视
——创新、趋势与未来

主　编
吴东泽
副主编
郭　萃　梁　爽　梁振国　谭淞元

中国轻工业出版社

图书在版编目（CIP）数据

医疗行业价值链全景透视：创新、趋势与未来 / 吴东泽主编. -- 北京：中国轻工业出版社，2025.6.
ISBN 978-7-5184-5530-0

Ⅰ．R199.2

中国国家版本馆CIP数据核字第2025PL3144号

责任编辑：江　娟

文字编辑：郑彩娟　　　责任终审：腾炎福　　　整体设计：锋尚设计
策划编辑：江　娟　　　　责任校对：吴大朋　　　责任监印：张京华

出版发行：中国轻工业出版社（北京鲁谷东街5号，邮编：100040）
印　　刷：北京君升印刷有限公司
经　　销：各地新华书店
版　　次：2025年6月第1版第1次印刷
开　　本：787×1092　1/16　印张：30
字　　数：710千字
书　　号：ISBN 978-7-5184-5530-0　定价：168.00元

邮购电话：010-85119873
发行电话：010-85119832　010-85119912
网　　址：http://www.chlip.com.cn
Email：club@chlip.com.cn
版权所有　侵权必究
如发现图书残缺请与我社邮购联系调换
230838K7X101ZBW

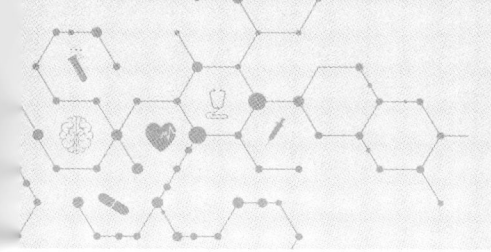

本书编委会
（按姓氏拼音排序）

主　　编　　吴东泽　　　电子科技大学四川省人民医院

副主编　　郭　萃　　　香港大学
　　　　　　　梁　爽　　　深圳市血液中心
　　　　　　　梁振国　　　中山大学附属第五医院
　　　　　　　谭淞元　　　四川省人民医院晓康之家健康管理中心

编　　委　　曹雨杭　　　四川锦欣西囡妇女儿童医院
　　　　　　　陈艾婕　　　南方医科大学口腔医院
　　　　　　　陈　成　　　礼来（上海）管理有限公司
　　　　　　　崔春平　　　中山大学附属第三医院
　　　　　　　符　伟　　　北京市京师（郑州）律师事务所
　　　　　　　黄文汉　　　南方医科大学广东省人民医院
　　　　　　　黄旭伟　　　四川领新紫东生物科技有限公司
　　　　　　　金颖昭　　　香港中文大学威尔斯亲王医院
　　　　　　　李　忱　　　北京市房山区中医医院
　　　　　　　李　娟　　　西南医科大学附属中医医院
　　　　　　　李巧飞　　　深圳新风和睦家医院
　　　　　　　刘慧梅　　　广西国际壮医医院
　　　　　　　孟繁章　　　北京中医药大学
　　　　　　　潘旭岚　　　四川科伦药业股份有限公司
　　　　　　　王　贤　　　广州法思医疗美容门诊部有限公司
　　　　　　　邢雨晗　　　中山大学公共卫生学院（深圳）
　　　　　　　杨海涛　　　南方科技大学细胞与基因治疗研究中心

推荐序（一）

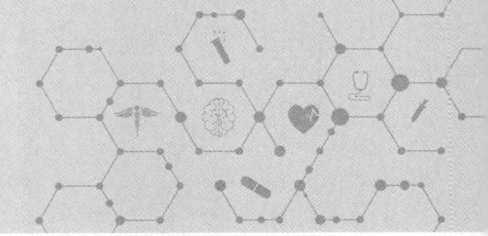

医疗行业是最传统的行业之一，从人类诞生之日起，"生老病死"就困扰着所有的人，同时医疗行业也是最创新的行业之一，各种新技术、新发明和新药不断为广大医生和患者提供更好的服务，但医疗行业也是最复杂和最大的行业之一，从产品到服务，各个产业链都有非常多的子行业，就一个药品就能细分出几十个领域，医疗器械会有上百万的品规，并且不断创新发展，与时俱进！

《医疗行业价值链全景透视——创新、趋势与未来》一书为我们提供了一场医疗行业的全方位研讨，深刻揭示了行业演变历程与未来发展趋势，是一本全面了解医疗行业、把握行业脉动的好书！

这本著作是电子科技大学四川省人民医院的吴东泽博士及团队联袂编写，编写团队由我国一线医学专家、学者和各个产业链上的优秀企业家组成。它不仅凝聚了团队成员的心血和智慧，更是他们不懈追求学术卓越的见证。这本书籍的诞生，源于团队对医疗领域深入而持久的研究兴趣，他们从最初的文献报告、数据收集，到理论构建，再到最终的撰写和修订，每一个环节都经过了反复推敲和精心打磨。

这本著作全面梳理了医疗行业的诸多细分领域，内容的完整性令人印象深刻。从医保政策到商业健康保险，从创新药研发到医疗器械行业，本书几乎覆盖了医疗行业的方方面面，为读者呈现了一幅丰满的医疗行业全景图。这种全面性不仅提供了丰富的行业研究素材，也具备了作为工具书的价值，是面向全球医疗行业参与者具有普遍适用性的战略参考。

本书有以下亮点：

（1）系统理论构建　本书对医疗行业进行了全面的价值链分析，覆盖了行业上下游的各个环节，包括研发、生产、流通、服务等，从政策环境到市场分析，从行业发展到未来趋势，从国际经验到中国医疗市场走向，为读者提供了一个系统化的医疗行业知识框架。

（2）政策导向分析　书中关注国家对医疗行业的政策导向，分析了政府对医疗行业改革和发展演变的影响，为读者提供了政策层面的参考依据。

（3）行业深度剖析　书中深入探讨了医疗行业的创新、发展趋势和未来变革，分析了医疗行业中各类新兴技术和模式，剖析行业热点和难点问题，为读者提供了深入的行业洞察视角。

（4）实证研究价值　全书不仅提供了理论分析，还提供了丰富的实战经验，通过对不同细分领域案例的深入研究，帮助读者将理论知识与实际应用相结合。

（5）创新思维启发　本书紧跟时代步伐，通过对医疗行业价值链各个环节的剖析，启发读者思考如何通过创新来提升医疗行业的效率和质量，为行业人士和研究者提供了创新的思路和方法。

  我非常荣幸可以为本书作推荐序，这本著作不仅是对制药、医疗器械到医疗服务等多重领域的研究与总结，更是行业未来发展方向与潜力的指引。在此，我诚挚地向广大读者推荐这本书，希望每一位读者都能在这本著作中找到自己的兴趣点，收获宝贵的知识和启示！

涂宏钢

无锡医库软件科技有限公司董事长

2024年12月3日

推荐序（二）

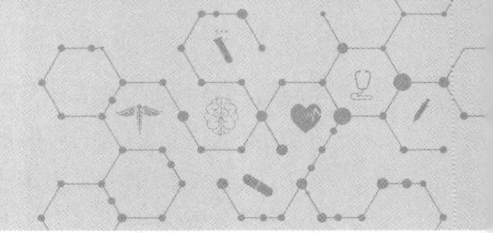

在当今这个瞬息万变的医疗行业中，全球医疗体系面临前所未有的挑战与机遇。医疗行业的复杂性、跨学科的融合、各种技术的快速发展，以及对全球健康问题的迫切需求，使得医疗行业的未来发展充满了不确定性，焦虑和憧憬并存。作为一名长期从事医学研究的学者和生物医学期刊的出版人，我深知，能够在这片广阔的领域中深入分析、提供见解并提出解决方案的著作，是极为宝贵的。

《医疗行业价值链全景透视——创新、趋势与未来》正是这样一本具有深度与前瞻性的作品。作为从事消化领域研究近40年的研究人员，我特别欣赏该书中所体现的多角度、全景式分析方法。该书不仅系统梳理了医疗行业的价值链，还从最新的技术革新、行业趋势及政策环境等多个维度深入探讨了如何通过创新驱动医疗行业未来的发展。

首先，该书对医疗行业价值链的清晰划分和精准剖析给了我深刻的印象。从药物研发到临床治疗、从基础医学研究到健康管理服务，这一切都在一个庞大的产业链条中环环相扣。尤其是在数字医疗、人工智能、大数据分析等技术引领的创新背景下，医疗行业的每一个环节都在经历深刻的变化。我曾任职于诺华制药公司从事新药的临床研究与开发，深知技术创新在提高诊疗效果和患者生活质量方面的重要性。该书不仅展示了技术带来的创新机遇，还探讨了如何通过技术的推动实现资源的合理配置和医疗服务的普及化。

其次，该书深入剖析医疗行业的趋势，尤其是在人口老龄化、慢性病高发的背景下，如何建立更为高效的医疗服务体系，是当今医疗行业面临的重要问题。该书通过对这些趋势的研究，不仅警示我们必须直面行业中可能出现的风险与挑战，同时也让我们看到医疗行业在未来发展的机遇。

作为一名创建10多本英文医学期刊的出版人，我也对该书中的医疗行业创新模式展望产生了浓厚兴趣。该书通过前瞻性的行业洞察以及大量的案例研究，为我们提供了一个系统化的医疗行业发展框架。无论是对医疗机构的管理者，还是对研究人员与学者，抑或是行业投资者来说，都能够从中汲取知识，形成对医疗行业未来走向的清晰理解。

《医疗行业价值链全景透视——创新、趋势与未来》无疑是一本内容丰富、理论深刻的学术著作。它不仅在理论层面提供了系统的框架和分析，而且在实践层面为医疗行业的创新与改革提供了宝贵的借鉴与思考。特别是在全球医疗行业加速转型的背景下，本书的出版，具有极其重要的现实意义。相信该书能够为所有关注医疗行业发展、致力于推动医疗行业创新与变革的学者、从业者及政策决策者提供新的思考视野，帮助他们更好地应对医疗行业的挑战，并为未来的行业发展提供重要的战略启示。

夏华向

消化内科学家

Medjaden Inc.（美捷登生物科技有限公司）创始人

Xia & He Publishing Inc.（华誉出版社）创始人

Journal of Clinical and Translational Hepatology 主编

首都医科大学附属友谊医院客座教授

吉林大学第一医院兼聘教授

2024年12月6日

推荐序（三）

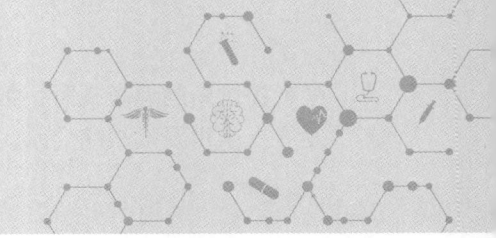

结缘吴博士，并在书稿付梓前先睹为快，实属意外之喜。尤为动容的是，他于香港中文大学攻读博士期间的导师——一位在国际风湿免疫学界享有盛誉的女医生——始终以克制的锋芒与近乎苛求的学术标准，塑造了吴博士今日在医学与产业交汇处的稳健格局。在3个小时的去北京的航程中，我翻开这本内容未知、标题明显是我知识盲区的书稿，令我不可思议的是我竟在3个小时内充满兴趣地专心致志地读了个大概，其间竟不忍放下，其内容有理有据、通俗易懂，既有国际视野，又结合国内实际，启发了我这个一线医务工作者的深度思考。因此我认为这本书很值得从事医疗、医务、科研的人员阅读学习。

当今社会，医疗行业正在经历一场前所未有的深刻变革。从政策导向到科技创新，从临床实践到产业发展，每一个环节都在快速演进。面对这样的发展态势，我们不仅需要敏锐的洞察力，更需要全面而系统的理论支持。《医疗行业价值链全景透视——创新、趋势与未来》正是在这一背景下，为我们提供了一幅高屋建瓴的行业全景图。

作为一名从事临床与科研工作三十余年的医务工作者，同时肩负医院管理者的职责，我深知医疗行业的复杂性和变革性。在服务患者、开展科研和推动医院管理的过程中，我愈发认识到，医疗行业的健康发展不仅需要尖端技术的突破，更需要跨领域的协作与深度融合。《医疗行业价值链全景透视——创新、趋势与未来》以其缜密的逻辑和开阔的视野，系统性地揭示了医疗行业从研发到市场的全链条运行机制，为我们理解行业的本质和发展方向提供了不可或缺的指南。

本书通过价值链这一关键视角，层层剖析了医疗行业的核心驱动力。从医保政策的演变到创新药研发的路径，从医药流通的变革到体外诊断、疫苗及耗材行业的兴起，书中不仅呈现了行业发展现状，更通过国内外的横向比较，为我们展望了中国医疗产业在全球竞争格局中的潜在机会。作为四川大学华西乐城医院的院长，我深刻体会到医疗机构在这一价值链中所扮演的双重角色——既是技术和服务的实践者，也是行业创新的重要推动者。本书从政策、市场、技术等多个维度分析，为医疗机构的未来定位提供了诸多启发。

医疗行业的特别之处在于，它不仅关乎经济价值，更是社会责任的重要体现。近年来，在国家大力推动"健康中国"战略和深化医改的背景下，医疗行业的公平性、可及性和效率性成为备受关注的议题。本书对医保政策、药品集采、高值耗材集采等热点问题进行了深入分析，揭示了政策改革对行业各方的深远影响。此外，书中还针对创新药研发、仿制药政策改革、商业健康保险等领域，提出了大量具有前瞻性和建设性的观点。这些内容不仅对行业管理者具有实践价值，对学术研究者同样意义深远。

从药物研发到临床应用的加速，从患者管理到治疗方案的优化，我们见证了精准医疗和数字化技术的深度融入。本书针对创新药估值与定价机制的详细讨论，对推动这些技术在临床的有效转化提供了重要思路。同时，书中对全球先进经验的分析与借鉴，为本土企业、科研机构和医院如何在国际市场中竞争与合作指明了方向。

在医疗行业快速发展的今天，《医疗行业价值链全景透视——创新、趋势与未来》的出版可谓恰逢其时。作为一本兼具理论性和实践性的专业著作，它不仅对医疗行业的从业者具有重要指导意义，也为研究者和政策制定者提供了广阔的思考空间。我深信，这本书将成为医疗行业发展的重要参考文献，也将为推动行业迈向更高水平贡献力量。

刘 毅
主任医师，教授
博士生导师
四川大学华西乐城医院院长
中华医学会风湿病学分会副主任委员
2024年12月19日

推荐序（四）

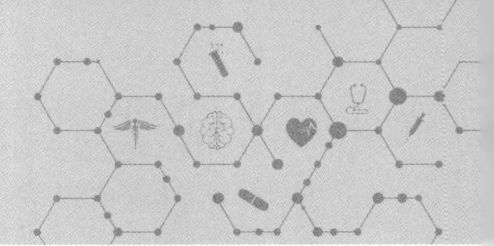

在医疗健康领域快速变革的今天，一本能够全面透视行业价值链、深入剖析创新趋势与未来的著作显得尤为珍贵。吴东泽主编的《医疗行业价值链全景透视——创新、趋势与未来》一书，正是这样一部具有前瞻性、创新性和实用性的力作。

本书在构建新理念方面，深刻洞察了医疗行业从研发、生产到销售、服务的每一个环节，提出了许多新颖独到的见解。作者不仅剖析了医疗行业的供需动态、支付体系及独特性，还通过丰富的案例和数据，展示了医疗政策、技术创新和市场变化对行业发展的深远影响。正如书中所言，"医疗行业不仅涉及复杂的科技创新过程，还涵盖了广泛的市场流通和政策调控机制"，这种跨学科的视角为我们理解医疗行业提供了全新的框架。

在引领新趋势方面，本书紧紧把握医疗行业发展的脉搏。随着人口老龄化、慢性病负担加重以及科技的不断进步，医疗行业正面临着前所未有的机遇与挑战。本书通过对创新药研发、数字化医疗、精准医疗等领域的深入剖析，揭示了未来医疗行业的发展方向。特别是关于创新药生命周期、估值方法及市场准入策略的讨论，为医药企业提供了宝贵的参考。正如书中所强调的，"创新药研发无疑是这一变革的核心驱动力"，这一观点深刻揭示了创新在医疗行业发展中的核心地位。

在提升新效能方面，本书通过对医疗体系和市场体系的详细分析，提出了许多优化资源配置、提升服务效率的建议。无论是从供给侧的药品集采、医保支付改革，还是从需求侧的患者健康管理、医疗服务模式创新，本书都进行了深入探讨。这些建议不仅有助于提升医疗服务的可及性和质量，还能有效降低医疗成本，实现医疗资源的可持续利用。

在激活新动力方面，本书强调了跨界融合与创新合作的重要性。随着医疗科技的飞速发展，传统的行业边界正在被打破，跨界合作成为推动医疗行业创新的重要力量。本书通过介绍国内外医疗企业、科研机构、保险公司等各方在创新药物研发、医疗服务模式创新等方面的合作案例，展示了跨界融合带来的巨大潜力。

在构建新文化方面，本书倡导了一种以患者为中心、注重创新与合作的文化氛围。在医疗行业中，一切创新和改革都应围绕提升患者的就医体验和服务质量展开。同时，创新与合作是推动医疗行业持续发展的重要动力。本书通过分享行业内的成功案例和先进经验，鼓励更多医疗从业者积极参与创新实践，共同推动医疗行业的繁荣发展。

总之,《医疗行业价值链全景透视——创新、趋势与未来》一书以其前瞻性的视角、创新性的思维和实用性的建议,为医疗行业的从业者、研究者及政策制定者提供了难得的参考。我相信,本书的出版将对推动中国乃至全球医疗行业的健康发展产生积极的影响。

赵怀全

《临床药物治疗杂志》杂志社社长

2024年12月1日

推荐序（五）

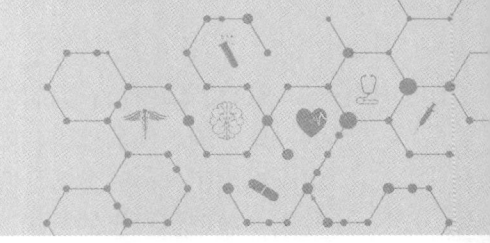

在全球医疗行业蓬勃发展的浪潮中，中国医疗产业近年来实现了从技术追赶到创新引领的跨越式发展。从基础研究到临床应用，从产业布局到政策支持，中国医疗行业的每一次进步都离不开全价值链各环节的协同创新和实践积累。《医疗行业价值链全景透视——创新、趋势与未来》作为一本全面解析行业全貌的重要著作，不仅为我们揭示了行业发展的关键动力，也为未来的实践提供了宝贵的指导。

我有幸亲历了中国医疗器械行业的发展转型。从2012年至今，我带领团队完成了400余项Ⅲ类医疗器械临床试验，其中包括中国首台碳离子肿瘤治疗装置和国产人工心脏等重大创新器械的临床试验。这些成果的取得，不仅得益于技术和政策的支持，更离不开对价值链全景的深刻理解和战略布局。

医疗行业是一个高度复杂的生态系统，覆盖研发、生产、流通和服务的各个环节。在此背景下，创新始终是行业发展的核心驱动力，而政策的演变和市场需求的变化则为创新赋予了更多的可能性。本书的框架以价值链为主线，系统梳理了从医保政策到新药研发，从高端耗材到商业健康保险等多个领域的关键议题，揭示了行业运行的规律和趋势。该书以广阔的视野和翔实的调研，展现了中国医疗行业的发展脉络，也为从业者提供了清晰的行动指南。特别是关于创新医疗耗材的内容，触发了我的深刻共鸣。作为全球增长最快的细分领域之一，创新医疗耗材的崛起为提高医疗服务质量、降低患者负担提供了全新解决方案。然而，这一领域的突破往往需要高度整合科研、临床和产业资源，并对监管政策和市场环境有深入的把握。在担任多项行业顾问、学术委员会委员及研究机构特聘研究员的职业历程中，我深感政策、技术与实践相结合的重要性，而这些观点在本书中也得到了充分体现。

与此同时，医疗行业的全球化趋势使中国企业面临前所未有的机遇与挑战。从药品带量采购到高值耗材集采，政策变革推动行业向更高效、更透明的方向发展，但也对企业的创新能力提出了更高的要求。本书深入分析了这些政策对行业的深远影响，帮助读者全面了解政策与市场的互动逻辑，并在实际操作中找到最佳策略。

该书不仅是行业现状的精准扫描，更是未来发展的智慧启示。对于行业从业者、政策制定者和学术研究者而言，这本书既是一本参考指南，也是一把洞察未来的钥匙。

最后，感谢吴东泽先生及其团队的不懈努力，用专业的视角和严谨的态度，为医疗行业绘制了一幅全面的价值链图景，也为推动行业的可持续发展贡献了智慧。在行业深刻变革的今天，这本书将成为我们迈向未来的重要向导。

李 强

广州九泰药械技术有限公司总经理

2024年12月19日

推荐语

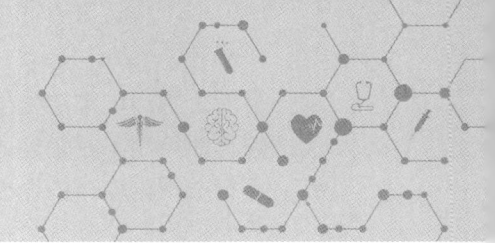

医疗行业涉及面广,又天然具备较高的行业壁垒,绝大多数人很难窥其全貌。这本书的出版,无疑是难得且有益的尝试。该书从价值链视角,将医疗行业中的药、械和服务等核心链条串联起来,既有全局观,也有细分领域典型案例和国际经验剖析,更有医美、眼科、口腔、辅助生殖等消费医疗热门专科的全景透视,值得推荐!

林掌柜　资深医疗投资人、畅销书《消费医疗:入局与破局》作者

本书堪称医疗大健康行业的百宝全书,值得每一位从业者入手。

医疗大健康产业,专业门槛高、细分领域众多,从业者往往只能专其一而攻之。而全球化的今天,各国关联政策频出,市场环境瞬息万变。迫切需要产业链条中各司其职的从业者,能拥有足够全局的视野、系统的思维来充分观察产业趋势与机构发展,以便于更合理决策,在这个充满变化与挑战的市场环境中提高适应与持续发展能力。

本书就是这样一本能帮助读者迅速扩充全局视野的百宝全书。它全面深入地探讨了医疗产业链的各个领域环节,从研究机构到医疗服务,再到政策影响,内容丰富翔实。不仅梳理了医疗行业各细分领域的发展概况,详细解读了不同领域的核心价值链,并辅以市场真实案例发挥他山之石功能,为读者提供了宏观和微观的双重视角。对于希望了解医疗大健康行业全局性、复杂性和把握未来竞争先机的朋友们来说,这本书无疑是一份真诚而自然的知识馈赠。

帅玉环　常青藤医学创始人、资深医疗行业人士、
前丁香园副总裁、中欧EMBA

本书是一部全面解读医疗行业运作模式及未来趋势的作品。本书深入分析了医疗行业价值链的核心环节,展现了行业在政策、技术与市场多重驱动下的变革路径。

本书内容覆盖广泛,从医疗政策解读到创新药物研发,从医药流通到医疗器械领域,涵盖医保改革、体外诊断、辅助生殖等热点话题,全面呈现行业现状与未来发展趋势。通过翔实的数据分析、国际对比与案例研究,作者不仅揭示了医

疗行业的复杂生态系统，还深入探讨了在全球化背景下中国医疗产业所面临的独特挑战与机遇。无论您是医疗行业的从业者，关注健康产业的研究者，还是有意投资这一领域的专业人士，这本书都将为您提供宝贵的参考价值，并激发您对行业未来的深度思考。

袁雨乔（Jessie） 美国精算师协会会员（MAAA）

本书是一本供医疗相关行业专业人士深入研究我国医疗体系的佳作，它不仅全面覆盖了我国医疗行业的政策演变、商业健康保险的市场动态，还深入探讨了创新药研发与估值的关键环节。书中对于医保支付改革的深刻洞察，也为未来医疗保险行业结合医保体系改革进行保险产品开发提供了宝贵的经验与参考。对于希望在不断变革的医疗行业中保持竞争力的保险从业者来说，本书非常值得一读。

牟剑群（Alex） 自媒体"精算视觉"创始人、
北美准精算师、特许企业风险分析师

免责声明

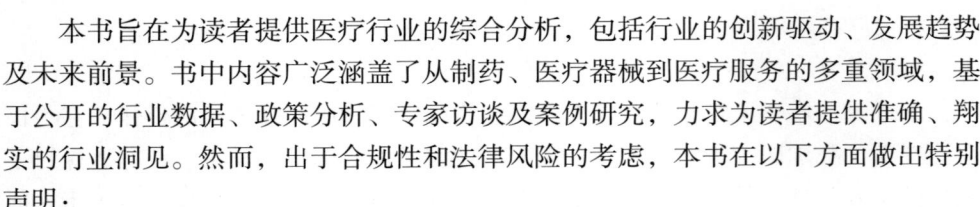

本书旨在为读者提供医疗行业的综合分析，包括行业的创新驱动、发展趋势及未来前景。书中内容广泛涵盖了从制药、医疗器械到医疗服务的多重领域，基于公开的行业数据、政策分析、专家访谈及案例研究，力求为读者提供准确、翔实的行业洞见。然而，出于合规性和法律风险的考虑，本书在以下方面做出特别声明：

法律责任与风险限制

本书仅作为信息提供和行业知识分享的工具，书中所表达的观点、见解和分析，仅代表作者个人的研究和理解，不能被视为任何形式的法律建议或专业指导。医疗行业高度复杂且受严格的监管法规限制，读者在基于本书内容作出任何商业决策、投资行为或政策解读前，需咨询相关法律顾问、行业专家或专业从业人员，以确保其行为符合当地的法律法规及政策规定。

特别提醒的是，书中涉及的行业法规、政策动向以及市场发展趋势等内容，可能会随着时间推移而发生变化。医疗政策因地区、国家、时间等维度的差异性而各有不同，书中所引用的政策和法规可能仅限于特定时间段或地区的适用性。因此，读者应根据实际情况，结合本地法律和政策，审慎评估本书所述内容对其具体情境的适用性。

政策风险声明

本书涉及的医疗政策分析，均基于公开资料及行业经验撰写，力求反映当下政策环境及行业发展现状。然而，医疗行业的政策变化频繁，尤其在中国，近年来实施的带量采购、医保支付改革、药品定价机制调整等政策均对行业产生了重大影响。政策的不确定性和未来可能的变动，可能对相关行业的业务模式、利润率、市场规模等产生深远的影响。因此，本书中的政策解读和趋势预测，仅基于当前的政策环境，可能无法反映未来政策变动带来的新的行业形势。读者在依赖本书中的政策分析作出任何商业、投资或战略决策时，需根据最新的政策信息进行独立判断。本书的作者和出版方不对由于政策变动所导致的市场变化或商业风险承担任何责任。

数据准确性与时间限制

本书中引用的数据来自公开的行业报告、学术研究、政府公告、公司财务报告及市场调查数据，作者已尽最大努力确保数据的准确性和权威性。然而，由于数据来源的多样性及行业信息的复杂性，某些数据可能具有滞后性或不准确性。此外，行业数据可能因不同的调查机构和数据采集方法而有所不同，特别是在市场规模、增长预测等方面，不同来源的分析可能会产生不同的结论。

本书所涉及的数据反映的是截至书籍撰写时的最新情况，未来可能因技术进步、市场变化或政策调整而发生显著变化。作者无法保证书中数据在未来时点的准确性或适用性。因此，读者在使用本书中的数据作为决策依据时，应自行验证数据的时效性及其适用范围，尤其在重大商业决策或投资行为中，建议使用最新的市场信息及行业数据。

观点与分析的独立性声明

医疗行业高度复杂，具有多维度、多利益相关方的特性，因此本书中的观点可能无法全面涵盖所有角度，或与读者个人的经验、背景和立场产生分歧。书中对行业现状、未来趋势的预测及解读，基于现有数据和趋势模型进行，但由于医疗行业的不确定性、政策环境的快速变化以及科技创新的不可预测性，某些观点和预测可能并不会完全应验。此外，不同的行业从业者、专家和学者可能会对同一现象产生不同的解读，导致本书中的观点与其他分析出现冲突。为避免读者误解，本书的内容不应被视为绝对的市场指南或行业判断。读者在参考本书内容时，应结合其他权威信息来源以及自身的实践经验进行多方面的分析与验证。本书不对因使用本书内容产生的观点冲突、商业或投资决策错误等承担任何责任。

投资与商业建议的免责声明

本书所涵盖的行业分析、市场预测和趋势解读，旨在为读者提供知识分享及信息参考，绝不构成任何形式的投资建议、商业指导或财务建议。医疗行业的商业和投资决策通常涉及复杂的市场分析、财务评估和法律审查，任何基于本书内容的商业行为和投资决策，均需读者自行承担风险。医疗行业的投资涉及高度不确定性，技术创新、市场需求波动、政策调整等因素都可能对企业运营及市场表现产生重大影响。本书中的趋势预测和行业分析，仅基于现有信息和行业模型进行，不具备普遍适用性。因此，任何基于本书观点或数据的投资决策，均需读者结合自身的风险承受能力、财务状况及专业顾问的建议做出独立判断。作者及出版方不对读者因依赖本书内容作出的任何商业或投资行为的后果承担责任。

知识产权与引用说明

本书引用了广泛的第三方研究报告、政府文件、行业数据和学术资料，内容经过汇编和改编。我们在整理过程中力求准确，但可能未能逐一详列所有数据来源。本书中引用的资料均在法律许可的范围内进行引用和改编。未经书面许可，任何单位或个人不得以任何形式复制、转载或用于商业目的。书中所引用的资料等内容，版权归其原作者或来源机构所有，任何读者不得对其进行商业使用或转发。

结语

　　医疗行业是一个高度复杂且受监管的行业,政策的频繁变动和市场的不确定性使得这一领域充满了机遇与挑战。本书在力求提供客观、翔实信息的同时,也承认其局限性,建议读者在使用本书内容时,结合自身情况和最新的行业信息,谨慎评估各种风险。作者和出版方不对读者基于本书内容所作出的任何商业、投资或政策决策负法律责任,敬请读者理解并自行承担相关风险。

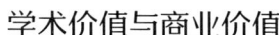

序 言

学术价值与商业价值

随着全球医疗行业的快速发展,医疗价值链的研究成为学术界和商界的重要话题。医疗行业不仅涉及复杂的科技创新过程,还涵盖了广泛的市场流通和政策调控机制。这一行业的跨学科性要求学者们从多维度出发,深入剖析每个环节对产业链条的影响,从而形成具有前瞻性的理论成果。而在商业领域,医疗行业的创新和市场运作,不仅推动了商业模式的不断演化,也对全球经济和社会发展产生了深远的影响。

本书旨在通过深入探讨医疗行业的价值链,挖掘其中的学术价值与商业价值。在学术层面,本书为行业研究者提供了一个全面的框架,探讨医疗行业如何通过技术创新、政策改革、市场变化等多因素的相互作用推动行业的发展。在理论研究中,我们结合行业的实际情况,探讨了医疗技术创新的动态、药品的研发与定价机制、医保政策的演变等关键问题,为学术界提供了一个系统而详尽的视角。

在商业价值方面,本书为企业、投资者以及政策制定者提供了深刻的市场洞察与商业战略。医疗行业的各个子领域——从药品研发到医疗器械生产,从医药流通到零售,从健康保险到创新药物的定价——都蕴含着巨大的市场潜力和商业机会。通过对这些领域的价值链进行深入分析,本书不仅揭示了各环节间的紧密联系,也帮助企业识别未来的发展方向,优化资源配置,提升运营效率,最终实现可持续增长。通过系统化的分析与实践应用,本书在学术与商业之间架起了一座桥梁,为医疗行业的各类从业者提供了实用的理论支持和操作指南。

医疗体系与市场体系

医疗行业的价值链不仅是技术和服务的整合体系,还是与市场需求、政策环境和社会福祉紧密相关的复杂生态圈。要全面理解医疗行业的运作,必须同时关注医疗体系的内在构成和市场体系的外部驱动。

医疗体系的核心是临床服务体系和医疗技术体系。临床服务体系包括医院、诊所等医疗机构的运行机制,医疗技术体系则涵盖从药物研发、设备制造到诊断技术的创新等方面。在这两大体系中,技术创新是推动医疗行业进步的核心动力,而临床体系的改革则是提高医疗服务质量的关键。因此,医疗行业的价值链首要任务是确保技术的有效转化与临床实践的紧密结合,创造出更加高效且精准的医疗解决方案。

市场体系是医疗行业的运作基石。它包括药品和医疗器械的生产与流通、医疗保险机制、医疗服务的市场化运作等方面。在药品流通与零售市场，随着电子商务、互联网医疗、智慧医疗等新兴技术的发展，传统的药品流通模式正面临着巨大的变革。市场体系的高度复杂性和多样化需求，要求医疗企业具备灵活的应变能力和深刻的市场洞察力，能够实时把握市场动向并提供精准的产品和服务。

　　本书将医疗体系和市场体系的分析贯穿于价值链的各个环节，从研发、生产到流通和服务，每一个环节都有着紧密的内在联系。我们力求通过全方位的视角，探讨医疗行业在面临技术进步和市场需求双重压力下的变革与创新路径。

系统概述与重点突出

　　本书的结构从宏观到微观、从理论到实践，系统地呈现了医疗行业的全貌。开篇是对医疗行业整体的概览与历史沿革的讨论，内容涵盖了医疗行业的特点、历史演变、政策变动以及中国医疗行业在全球崛起的趋势。接着深入探讨了医保政策的演变，分析了不同政策背景下的市场变化以及药品和高值耗材等领域的集采政策对市场的影响。商业保险作为基本医保的重要补充，正逐步在肿瘤、慢性病与罕见病等领域发挥关键作用；回顾其发展历程，展望医保与商保协同推进、不断完善的多层次医疗保障体系。

　　在创新药物研发与估值方面，本书通过详细分析药物研发的不同阶段、创新药的生命周期以及定价机制，帮助读者理解从科学发现到市场推出过程中所涉及的各个环节。特别是在创新药的估值与定价部分，结合国内外的实例，为读者提供了全面的分析框架和方法。

　　除了核心的药物研发和市场体系，本书还对其他医疗领域进行了深入分析，包括CRO（合同研究组织）、CMO（合同生产组织）、SMO（临床研究现场管理组织）、医疗零售、体外诊断、疫苗等新兴行业。通过这些行业的价值链分析，我们展示了医疗行业广泛的多样性及其在全球化和技术革新背景下的未来趋势。特别需要指出的是，本书在每一章节中都深入挖掘了各子领域的挑战与机遇，通过详细的实例分析，为读者提供了具体的操作性见解。我们不仅重视行业现状的描述，更注重从市场角度出发，揭示未来的发展方向和潜力。

国内实际与海外趋势

　　中国作为全球第二大经济体，其医疗行业在过去几十年中经历了快速发展，尤其是在医保政策、药品集采、医疗改革等方面取得了显著进展。本书特别关注中国医疗行业的实际情况，通过对中国与其他国家的对比分析，揭示了国内医疗产业面临的独特挑战与机遇。

　　例如，在药品带量采购政策的影响分析中，我们详细讨论了这一政策对药品定价、生产企业和患者的多重影响，并探讨了这一政策如何在未来影响中国医疗市场的走向。中药行业也是中国医疗产业的重要组成部分，本书通过对中药产业的系统分析，探索了中医药如何在全球市场中实现更好的价值传递与国际化发展。

与此同时，我们也广泛借鉴了海外医疗行业的经验，尤其是在欧美和日本等国家。欧美国家在药品定价、创新药物的研发、商业健康保险等方面的实践，为中国医疗行业提供了宝贵的参考。本书结合国内外的成功案例与教训，帮助读者从全球视角审视中国医疗行业的发展策略，并为企业和政策制定者提供了在国际化竞争中脱颖而出的方向指引。通过结合国内实际与海外趋势，本书不仅为中国医疗行业提供了发展思路，也为全球医疗行业的参与者提供了具有普遍适用性的战略参考。

总之，本书通过全面透视医疗行业的价值链，深入分析各个环节的相互作用与创新发展，力求为医疗行业的研究者、从业者及政策制定者提供实用的理论框架和发展方向。希望通过这本书，读者能更好地理解医疗行业的复杂性，并在未来的行业竞争中占据有利位置。同时，我们真诚地期待学术界、商业界朋友和我们就医疗行业问题进行深入探讨（联系邮箱：businessdongze@163.com）。限于编写团队的水平，书中错误在所难免，恳请读者批评指正。

吴东泽
2025年3月30日

目 录

第一章　医疗行业概览　1

第一节　医疗行业的特点　1
第二节　医疗公平与效率的博弈　4
第三节　价值链分析：医药行业的全景透视　8
第四节　行业政策的变化与市场影响　10
第五节　医疗需求的结构性升级　14
第六节　中国医疗行业的全球崛起　16
第七节　中国医疗产业的发展趋势　18

第二章　中国医保政策的演变　21

第一节　医保收支解析　21
第二节　医保目录谈判和药品带量采购政策的影响　25
第三节　高值耗材集采的影响　29
第四节　中药集采的影响　31
第五节　DRG政策的影响　32
第六节　中国医疗产业的挑战和机遇　36

第三章　商业健康保险　41

第一节　行业概览　41
第二节　核心价值链　49
第三节　核心病种商业健康保险　58
第四节　实例分析：Elevance Health　64

第四章　创新药研发过程　67

第一节　药物发现阶段——从科学构想到实验室探索　67
第二节　临床前研究——从实验室到临床试验的准备　68
第三节　临床试验——人类试验的关键阶段　69
第四节　新药审批流程：从实验室到市场的漫长旅程　70

第五节	仿制药的审批流程	71
第六节	上市后研究——药物生命周期的持续管理	72
第七节	新药研发的趋势与未来	72
第八节	中国创新药：从技术引进到技术输出的蜕变之路	73

第五章　创新药估值　77

第一节	创新药分类	77
第二节	创新药的生命周期	81
第三节	创新药销售生命周期	84
第四节	估值原理	87
第五节	估值方法和步骤	88
第六节	案例分析	90
第七节	合理和准确的估值	93

第六章　创新药定价　99

第一节	药品定价的核心理念	99
第二节	国际定价经验	100
第三节	中国定价体系	102
第四节	药品定价机制改革	103

第七章　CRO行业研究　106

第一节	行业概述	106
第二节	核心价值链	109
第三节	挑战和机遇	111
第四节	实例分析：艾昆纬	116

第八章　CMO/CDMO行业　119

第一节	CMO行业概览	119
第二节	核心价值链	122
第三节	挑战和机遇	127
第四节	实例分析：龙沙集团与药明康德	131

第九章　SMO行业　135

第一节　SMO行业概述　135
第二节　核心价值链　138
第三节　挑战和机遇　141
第四节　实例分析：ICON Plc与普蕊斯　146

第十章　CSO行业　149

第一节　CSO行业概述　149
第二节　核心价值链　153
第三节　挑战和机遇　155
第四节　实例分析：康哲药业　162

第十一章　原料药行业　165

第一节　行业概览　165
第二节　核心价值链　169
第三节　中国和印度的对比　173
第四节　实例分析：磷酸西格列汀、印度Aurobindo公司　176

第十二章　中药行业　180

第一节　中药行业概览　180
第二节　核心价值链　187
第三节　日本汉方药　191
第四节　实例分析：日本津村与中国云南白药　194

第十三章　医药流通行业　197

第一节　医药流通行业概述　197
第二节　核心价值链　207
第三节　国际经验借鉴　214
第四节　实例分析：麦克森与九州通　217

第十四章　医药零售行业　222

第一节　医药零售行业概述　222

	第二节	核心价值链	231
	第三节	国际经验借鉴	239
	第四节	实例分析：Welcia与CVS Health	243

第十五章　体外诊断行业　248

	第一节	体外诊断行业概述	248
	第二节	核心价值链	254
	第三节	细分行业趋势	261
	第四节	实例分析：Cologuard与雅培	266

第十六章　医美行业　270

	第一节	行业概述	270
	第二节	核心价值链	281
	第三节	国际与中国台湾地区经验借鉴	294
	第四节	实例分析：艾尔建与达希斐	297

第十七章　血制品行业　301

	第一节	行业概述	301
	第二节	核心价值链	307
	第三节	国际经验借鉴	311
	第四节	实例分析：安佳因与杰特贝林	314

第十八章　疫苗行业　317

	第一节	行业概述	317
	第二节	核心价值链	323
	第三节	国际经验借鉴	336
	第四节	实例分析：HPV疫苗与印度血清研究所	339

第十九章　骨科耗材行业　342

	第一节	行业概况	342
	第二节	核心价值链	353
	第三节	国际经验借鉴	356
	第四节	实例分析：强生骨科与Persona IQ	360

第二十章　介入耗材行业　363

- 第一节　行业概览　363
- 第二节　核心价值链　369
- 第三节　集采的影响　385
- 第四节　实例分析：日本医疗器械控费　389

第二十一章　眼科行业　392

- 第一节　行业概述　392
- 第二节　核心价值链　397
- 第三节　国际经验借鉴　403
- 第四节　实例分析：飞秒激光与STAAR Surgical　406

第二十二章　口腔行业　410

- 第一节　行业概况　410
- 第二节　核心价值链　416
- 第三节　国际经验借鉴　426
- 第四节　实例分析：士卓曼与奥齿泰　430

第二十三章　辅助生殖行业　434

- 第一节　行业概况　434
- 第二节　核心价值链　439
- 第三节　国际经验借鉴　444
- 第四节　实例分析：Virtus Health　449

致谢　452

第一章
医疗行业概览

第一节　医疗行业的特点

一、医疗行业的供需动态

在医疗行业中，供给与需求的关系错综复杂，理解这一点对把握行业发展的脉络至关重要。首先，从供给端来看，医疗产品主要由工业企业生产，这些企业生产的药品和器械通过批发企业流向零售药店和医院终端。截至2024年，中国医药市场规模庞大，整体市场规模约为1.9万亿元人民币，医院终端的消费占比依然极为突出，约占总市场的80%。这一比例反映了医院作为药品销售主要渠道的地位，尤其是在处方药和高价值药品领域，医院在药品采购和使用上的主导作用依然显著。这种消费结构与欧美及日本等发达国家的情况大相径庭，特别是在中国，目前的医药市场依然没有实现医药分家，医院在药品销售中的主导地位仍然明显。

在中国，公立医院在整个医疗体系中占据着核心地位，医生在医疗决策中拥有极大的话语权。医院不仅是药品销售的重要终端，更是医疗服务的重要提供者。医院的收入来源包括药品、医疗器械和医疗服务三大类，而医生的决策在这些收入中起着决定性作用。这种供给端的特殊结构使得中国的医药行业与其他国家相比具有显著的独特性。

二、医疗行业的支付体系

与供给体系同样重要的是支付体系。在医药行业中，患者的消费支付主要来自两个方面：私人支付和公共支付。私人支付部分包括个人自费和商业医保，而公共支付部分则主要由政府和企业承担。在中国，政府主导的医保体系在公共支付部分扮演了关键角色。

在全球范围内，不同国家的医保体系表现出显著的差异。美国以私人保险为主，医保体系主要由商业保险公司运作，政府的干预相对较少；而在中国和其他大多数发达国家，医保体系由政府设立，并在医疗支付中占据主导地位。中国的医保体系具有强大的议价能力，能够有效控制医疗费用的上涨。这种政府主导的医保体系不仅保证了医疗服务的可及性，还在一定程度上限制了市场化进程中的价格波动。

总体来看，中国政府机构掌握药品的议价权和医疗服务的定价权，基本医保覆盖率高，公立医疗卫生机构提供主要医疗服务，医保基金向符合规定的医疗支出进行支付。虽然中国基本医保覆盖率较高，但保障范围有限，居民医保内大病大额自负费用仍然较重，医保外的保障有限，个人现金支出较高，亟须商业保险进行补充。商业保险公司短期健康险有较大部分为政策性业务，实际由政府主导或指导；商业保险在经常性卫生支出中占比仅个位数，剔除政策性业务后的占比预计更低，因此整体议价能力较弱，以提供保障和服务为主。

三、医疗行业的独特性

医药行业具有以下五个显著的独特性，这些特点使得该行业在全球经济中占据了特殊的地位。

1．社会性与公平性

医药行业不仅仅是一个市场化的竞争领域，它还承担着重要的社会责任。全球各国在设计医疗保健体系时，普遍遵循"人人享有初级保健"的基本理念。这种社会性使得医药行业在政策制定上常常优先考虑公平性，而非单纯的市场效益。这也使得政府在医疗政策上的干预显得尤为重要。

2．强大的支付体系

在大多数国家，医保体系由政府主导，并在医疗支出中发挥着关键作用。由于政府拥有强大的议价能力，医保体系能够在保障医疗服务的广泛覆盖和可负担性方面发挥重要作用。这种支付体系的力量不仅影响了医疗服务的定价，也在很大程度上决定了医药行业的市场结构。

3．信息不对称性

医药行业中的信息不对称性极为明显。医生和医院掌握了绝大部分的专业知识和信息，而患者在做出医疗决策时则相对被动。这种信息不对称性导致了患者对医生和医院的高度依赖，同时也使得医院和医生在药品销售和医疗服务中拥有较大的定价权和市场主导权。

4．政策强监管

由于医药行业直接关系到人民的生命健康，各国政府对其进行严格监管。在中国，医药行业的监管政策尤为严格。虽然药品和医疗器械的生产端相对市场化，但医院却未完全市场化，政府的政策干预在医院药品销售和服务提供中起着至关重要的作用。

5．持续增长的医疗需求

随着社会的发展，医疗需求呈现出持续增长的态势。无论是因为人口老龄化还是人民生活水平的提高，医疗保健需求在未来都将不断扩大。这种持续增长的需求为医药行业带来了长期的增长机遇，同时也提出了如何在满足需求的同时控制成本和提高效率的挑战。

四、医疗行业的长期驱动因素

医药行业的长期发展受多重因素驱动，包括人口结构变化、技术创新、政府政策等。这些因素不仅影响了行业的供给和需求，还决定了行业的未来发展方向。

1．人口老龄化的影响

人口老龄化是医药行业的主要驱动因素之一。随着人口年龄结构的变化，老年人群体的增加直接导致了对医疗服务和药品需求的增长。老年人更容易患有慢性疾病和退行性疾病，这使得医药行业在未来需要更加关注老年病、慢性病管理和老年护理等领域。

2．技术创新的推动

医药行业的技术创新主要集中在新药研发、医疗器械的创新和医疗服务的数字化上。随着科技的进步，新药研发的周期正在缩短，而个性化医疗和精准医学的发展也为医药行业带来了新的增长点。此外，数字化技术的广泛应用正在改变医疗服务的提供方式，使得远程医疗和在线诊疗成为可能，这也将成为未来医药行业发展的重要方向。

3．政策环境的变化

医药行业的发展离不开政策的支持和引导。政府的医保政策、药品价格管控政策、创新药审批政策等都在很大程度上影响着医药行业的发展路径。特别是在中国，政府对医药行业的政策干预在未来仍将是一个重要的影响因素。

五、医疗行业供给侧改革

2024年，医药行业面临着宏观政策的深刻变化，医改的持续深化正在为整个产业带来新的发展机遇与挑战，尤其是在医疗环节的规范化和供给侧改革上，将对行业产生深远影响。老龄化加剧、需求增加、支付压力提升使得整个医疗行业必须进一步调整结构、提升效率，进入供给侧改革的新阶段。

1．需求量增加

随着社会老龄化趋势的不断加剧，医疗需求的总量仍在不断增加。2024年，伴随人口老龄化，慢性病、老年病的发病率继续上升，给医疗体系带来了巨大的压力。这种背景下，医疗行业的需求侧将持续扩展，特别是针对老年人群的药品、医疗器械和服务需求将大幅增长。医药企业需要抓住这一趋势，开发针对老年人群的创新产品和服务，才能在未来的市场中占据一席之地。需求的增加不仅体现在数量上，也体现在个性化和精准医疗方面。老龄化推动了医疗需求的多元化发展，老年患者的个性化治疗、疾病管理、康复护理等细分领域将为医药企业提供新的增长点。为了满足这些多样化的需求，医药行业需要加大对创新药物、精准医疗技术的研发投入，并借助大数据和人工智能技术，优化临床研究和产品开发流程，从而提高药品的市场适应性和疗效。

2．总量控制

2024年，医改的一个重要方向是对医疗资源的总量控制。政府将进一步推动医疗服务资源的合理分配，抑制过度医疗和资源浪费，同时提升医疗系统的整体运行效率。医药行业的生产和销售也将受此影响，药品和医疗器械的供应将更加精准，重点向高效、低成本的创新药物和设备倾斜。对于企业而言，这意味着需要更加关注产品的性价比和实际临床价值，而不是仅仅依赖于大规模的销售推广和渠道占领。总量控制的实施也推动了医疗机构对于高性价比产品的需求，尤其是在医保预算紧缩的背景下，如何以更低的成本提供优质医疗服务成为医疗机构的首要目标。医药企业需要适应这种趋势，通过优化供应链，控制生产成本，提升创新药物和仿制药的质量，从而在总量受限的市场环境中维持竞争优势。

3．结构调整

在政策推动下，医药行业正经历着深刻的结构调整，重点从低效、过度依赖传统药品销售模式的体系向高效、创新驱动的方向转型。药品集采政策的深化，以及医疗服务支付结构的改革，将迫使药企重塑其产品结构和业务模式。过去依赖渠道广泛覆盖和销售规模的模式将逐渐失效，企业必须转向更高附加值的产品线，特别是在创新药、生物药和高端仿制药方面发力。同时，传统制药企业需要积极应对集采政策对价格的压缩，重视研发投入和核心竞争力的提升，以创新药物和技术作为未来增长的核心驱动力。结构调整不仅仅是企业内部的调整，整个行业的重组与并购也将加速，拥有技术和研发优势的企业将在市场中获得更多的资源倾斜，进一步巩固其市场地位。

4．新质生产力

新质生产力的提升是医药行业未来发展的关键驱动力。随着数字化、智能化技术在医药行业中的广泛应用，生产和管理效率得到了显著提升。人工智能、大数据、云计算等新兴技术在研发、生产、销售和服务各个环节中的应用，使得药物研发周期缩短、临床试验效率提高、市场推广更加精准化。这些技术的应用不仅降低了成本，还提升了药物和医疗设备的生产效率与质量。在这种趋势下，医药企业需要紧跟技术潮流，投资于智能制造和数字化管理系统，以确保在竞争激烈的市场中保持领先地位。未来，那些能够快速适应并利用新质生产力的企业，将在市场中脱颖而出，成为行业的领军者。

第二节　医疗公平与效率的博弈

一、成熟国家的医疗保险体系

1．成熟经济体医保制度的共性

成熟经济体的医保制度无论形式如何，其核心目标都是降低居民的医疗支出成本、提高医疗健康服务的可及性。面对人口老龄化、医疗技术快速进步等背景，医疗费用逐年攀升已成为全球共识。成熟国家普遍通过医疗保险制度调节居民在医疗费用上的负担，从而降低个人现金支出的比例，提高抗风险能力，为民众提供更安全的健康保障。

具体来看，这些国家的医保制度可以划分为以下四大模式：国家卫生服务保障制度（如英国、加拿大、澳大利亚）：政府主导，医疗服务以全民为覆盖对象，费用由税收承担。社会医疗保险制度（如德国、法国、日本）：法定强制保险为核心，由社会保险基金支持，居民覆盖面广。商业医疗保险制度（如美国）：市场化运作，私人保险占主要角色，强调资源的自由配置。储蓄型医疗保险制度（如新加坡）：以个人储蓄为基础，辅以公共保障和市场补充。特别值得一提的是，新加坡的储蓄型医疗制度，这种模式更强调个人储蓄的作用，与其他国家主要依靠集体支付风险的模式形成鲜明对比。尽管具体运作模式不同，这些制度共同关注的是如何在公平性、效率性和可持续性之间找到平衡。

2．英国的国家卫生服务保障制度

英国以其国家卫生服务体系（National Health System，NHS）为代表，开创了"由税收支付"的全民医疗保障模式，其核心特点在于覆盖范围广、服务费用低廉，成为国家卫生服务制度的典范。

（1）**功能特点** 提供免费医疗与预防保健服务。NHS覆盖全体英国合法居民，大多数服务费用由税收全额承担，仅在少数情况下需要患者承担部分费用（如药品、牙科和特需病床等）。具体医疗服务由社区全科医生（General Practitioner，GP）和公立医院提供，而私立医疗机构只在患者自费或NHS外包服务时发挥作用。

（2）**经费来源** 财政为主，居民负担较低。NHS运行经费主要来源于税收，财政收入占卫生总支出的80%以上。这种高度集中的筹资方式，使得医疗资源得到较为均衡的分配，同时也有利于严格控制医疗技术的投资与设备更新，从而维持较低的社会卫生费用水平。

3．美国的商业医疗保险制度

一般认为，美国医疗体系以市场化为主，商业医疗保险占据主导地位。尽管美国医疗资源丰富、技术先进，但其高昂的医疗费用和保障水平的差异性也饱受争议。

（1）**保险模式** 私人保险为主，社会保险为辅。在美国，普通居民主要通过雇主提供的商业医疗保险获得医疗保障，同时政府设立了针对特定人群的社会医疗保险计划，如老年人医疗保险（Medicare）、低收入者医疗救助（Medicaid）和儿童健康保险（Children's Health Insurance Program，CHIP）。这些社会保险计划承担了部分公共卫生服务职能，但覆盖范围有限。

（2）**医疗费用** 全球最高，持续上涨。美国的医疗费用占GDP的比例远超其他发达国家。医疗服务收费高昂且上涨迅速，背后的原因包括支付模式、供需不平衡以及市场对高端医疗服务的推动。尽管商业保险承担了大部分费用，但高额自付费用仍对居民形成沉重负担。

4．德、法、日的社会医疗保险制度

以德国为代表的社会医疗保险模式则结合了市场与计划的优点，通过强制保险实现全民覆盖，保障了较高水平的医疗服务。

（1）**德国法定医疗保险** 全民覆盖与高保障。德国是最早建立法定医疗保险的国家，其模式以雇主和雇员共同缴费为基础，覆盖大部分国民。居民在医疗费用上的个人承担比例低，同时有年度支付上限，保障了医疗服务的可负担性。德国的医疗资源竞争主要体现在服务质量与数量上，而不是价格。

（2）**法国与日本模式的共同点** 高覆盖与高支出。法国与日本的社会医疗保险体系在结构上与德国类似，同样以广泛的覆盖和高保障水平为特点。然而，这种模式的成本较高，对公共财政形成一定压力。

5．新加坡的储蓄型医疗保险制度

新加坡的医疗保障制度独树一帜，其以个人储蓄为基础的医保模式，结合了市场效率与公共保障的优点，在控制医疗费用方面表现突出。

（1）**制度特点** 强制储蓄与全民覆盖。新加坡的全民保健储蓄计划（Medisave）是强制性储蓄计划，个人账户资金可用于支付本人及家庭成员的医疗费用，包括住院、门诊和终末期护理等。与此同时，政府设立的终身健保计划（Medishield Life）提供大额医疗费用保障，覆盖所有公民与永久居民。对于低收入群体，政府通过保健基金提供额外支持。

（2）**医疗费用** 控制得当，私费比例高。新加坡的卫生费用占GDP比例低于其他成熟经济体。一方面，其年轻的人口结构降低了医疗需求；另一方面，储蓄型模式使个人资金在医疗支出中占较大比重，同时减少了公共财政的负担。

二、美国的医疗保险体系再认识

1．美国医疗保障体系：从商业保险到公共医保

美国医疗保障体系一直被认为以商业保险为核心，但从数据来看，这种认知已不符合现实。从资金来源分析，2022年美国公共医保占比显著领先于其他来源，Medicare和Medicaid两项支出合计占比达39.2%，而商业保险仅占28.9%。与此同时，个人自付的比例已从1960年的47.1%大幅下降至2022年的10.6%。公共医保的占比则从1960年的0，迅速攀升至39.2%。

商业保险的市场份额则呈现波动下降趋势。从历史发展看，商业保险的占比在1980年达到高峰，达43.0%，之后逐步下滑至2022年的28.9%。公共医保的增长在1970—1980年与商业保险并驾齐驱，但从20世纪80年代开始，两者增速出现明显分化。尽管里根总统在1984年通过疾病诊断相关分组（DRG）系统对Medicare的成本进行控制，公共医保在1980—1990年依然保持快速增长，且在近20年中，其增速始终超过商业保险。

2．个人商业保险负担加重

尽管公共医保占比持续上升，普通民众在商业保险中的支出负担却日益加重。2012—2022年间，美国职工和个人的平均自付额年复合增长率（CAGR）分别为6.89%和4.86%，显著超过2014—2023年人均可支配收入的增长率（4.66%）。这种差距表明，商业保险正成为中低收入人群的沉重负担。值得注意的是，商业保险体系中部分内容承接了公共医保的职

责。例如，Medicare中的Part-C由商业保险公司运营，这部分支出虽然计入商业保险，但实际上是公共医保体系的延伸。因此，从实际支出结构看，美国保险体系更倾向于以公共医保为主导。

3．公共医保控费的现实挑战

尽管美国公共医保体系近年来采取了一系列改革措施以控制医疗费用，其效果仍然有限，原因主要集中在以下几个方面：

（1）**参与主体的复杂性** 商业保险公司在美国医疗保障体系中既是风险分散者，也是收入追逐者。一方面，通过提高保费和增加患者自付比例来降低风险；另一方面，通过承接公共医保项目（如Medicare Part-C）扩大收入来源。与此同时，公共医保覆盖人群和人均支出的增加，使得其对联邦财政的压力持续攀升。截至2023年，Medicare和Medicaid支出占联邦财政支出的26.6%，成为巨大的财政负担。

（2）**费用结构的刚性** 美国医疗支出中，医院、家庭医生、管理费用等领域占据大头，且增长迅速，成为控费改革的重点。然而，目前控费改革更多集中在控制处方药价格上。尽管这在政治上颇具吸引力，但处方药在整体医疗支出中的占比较低，对整体费用控制的影响有限。

（3）**控费措施的局部化** 当前的控费策略主要集中在某些特定领域，如药品价格，而缺乏全面、系统性的解决方案。随着老龄化加剧和慢性病发病率上升，公共医保的可持续性仍面临重大挑战。

4．美国医保改革的主旋律：扩面与控费

推动美国医保改革的核心动力是基层利益。随着"老龄化"和"贫富分化"的加剧，低收入人群和老年人群体逐渐被商业保险体系排除在外。这些被边缘化的人群面临高昂的医疗费用和医疗资源匮乏的困境，直接催生了Medicare和Medicaid的建立。然而，医保改革的推进在不同群体的利益诉求之间始终处于拉锯状态，扩面与控费成为改革过程中的两大核心议题。

美国医保改革的主题始终围绕扩面与控费展开，但其政策方向与党派立场密切相关。尽管两党在理念上分歧显著，但在实践中并非完全对立。民主党在扩面政策中也采取控费措施，而共和党在强调控费时，也可能针对某些特定群体扩大医保覆盖范围。这种政策上的灵活性，反映了两党背后所代表的经济利益群体的差异性。

三、中国的医疗公平与效率

中国的医疗体系在一定程度上结合了美国和日本的特点。中国以公立医院为主，辅以民营医院，形成了相对综合的医疗体系。虽然中国已基本实现全民医保覆盖，但医疗资源分布不均的问题仍然突出。特别是优质医疗资源主要集中在大城市的三甲医院，而基层医疗机构的资源相对匮乏，患者对其信任度较低。这种资源配置的不均衡，使得医疗服务的公平性在不同地区之间存在显著差异。

从财政支付端来看，除了美国以私人医保体系为主，其他主要发达国家的医保体系都以公立医保为主。中国的医保体系虽然覆盖面广，但由于医保控费政策的实施，医疗费用支出的增长受到了一定的限制。这使得中国的医疗服务供给在未来可能需要在公平性和效率之间找到新的平衡点。

1. 中国医疗体系的公平性与效率挑战

中国的医疗体系一直面临着如何在公平性和效率之间找到平衡点的挑战。由于优质医疗资源的集中化，基层医疗机构难以获得足够的患者信任，这导致了医疗资源的利用效率不高。许多患者在遇到疾病时，往往选择前往大城市的三甲医院，而不是选择就近的基层医疗机构。这种现象不仅加重了三甲医院的负担，还在一定程度上影响了整体医疗资源的公平配置。

2. 医疗支付体系的公平性分析

中国的医保体系在全球范围内被认为是较为公平的，特别是在覆盖面和支付能力方面。然而，随着人口老龄化的加剧，医保体系的负担也在逐渐增加。为了应对这一挑战，中国政府在不断调整医保政策，以平衡医保基金的支出和收入。在这样的背景下，如何确保医保体系的可持续性，同时保障医疗服务的公平性，将是未来中国医疗体系面临的主要挑战之一。

3. 医疗效率的提升路径

提升中国医疗体系的效率，首先需要在分级诊疗制度上进行深化改革。只有通过有效的分级诊疗，才能将不同层级的医疗资源合理分配，避免资源浪费。其次，需要加快医疗服务的数字化转型，通过远程医疗、在线诊疗等方式，提高医疗服务的可及性和效率。最后，政府在政策制定上需要更加注重引导医疗资源的合理配置，特别是在基层医疗机构的建设和服务能力提升方面，加大投入和支持力度。

第三节 价值链分析：医药行业的全景透视

一、医疗行业的价值链结构

中国医疗行业的价值链包括从研发、生产到销售的多个环节，每个环节都至关重要。过去的20年，中国医药行业受益于健康需求的不断释放，尤其是在2012年医保全覆盖之前，药品市场的年复合增长率（CAGR）一度超过15%。然而，随着医保体系的完善，医保收入增长的驱动力从双轮驱动（参保人数增长和筹资强度提升）转变为单轮驱动（主要依靠筹资强度的增长），药品市场的增速在2012年后逐渐放缓至10%左右。

药品在医药卫生总费用中的占比一直保持在30%以上，使得药品行业成为医药行业扩张中的重要受益者。然而，自2013年起，药品消费在医药卫生费用中的占比逐渐下降，这反映了医保控费政策的效果。此外，医院终端的药占比限制政策也对药品消费产生了一定的抑制作用。

二、医疗行业的利润来源分析

医疗行业的利润来源主要集中在工业生产端和流通端。工业端的平均毛利率约为35%，而利润率则在15%左右。传统的医药流通模式以多级分销体系为主，但随着两票制的实施，药品从厂家到医院只开两次发票，医药流通环节的利润被大幅压缩。目前，医药批发商的毛利率为5%~8%，而一些特殊品种如血制品和麻醉药的毛利率可能会高达10%~15%。相比之下，药品终端零售市场的竞争更加激烈，各类零售商通过灵活调整毛利率来维持市场份额。医院药房在药品零加成政策实施前，可以通过15%的加成来增加收入，但这一政策的取消使得医院药房的收入来源受到了显著影响。

在医疗行业中，创新药品的毛利率最高，通常可以达到80%~90%，甚至更高。与之相比，原料药和普通仿制药的毛利率较低，在20%~40%。高端仿制药和具有仿创性质的品种，如长效制剂、微球、脂质体、缓释片和控释片等，由于技术含量高，毛利率也相对较高。

三、医疗行业的竞争格局

中国医药行业的竞争格局复杂多变，行业集中度相对较低。尽管中国的医疗机构数量众多，且在平均医疗水平上接近发达国家水平，但在医疗资源的分配和可及性方面仍存在显著问题。特别是优质医疗资源主要集中在大城市的三甲医院，而基层医疗机构的资源相对匮乏，且缺乏患者信任。

在过去的20年中，医保体系的建立和完善为医药行业的发展提供了重要支撑，特别是中药注射剂等传统药品的销售显著受益。然而，随着医保控费政策的实施和药占比限制等措施的推广，药品行业的利润空间逐渐缩小，行业增长也开始放缓。

值得注意的是，在中国医院的用药结构中，原研药依然占据着相当大的市场份额，这意味着国产仿制药在进口替代方面还有广阔的市场空间。只要国产仿制药能够在质量和价格上具有竞争力，就可以逐步抢占原研药的市场份额。而原研药厂商则需要通过不断创新，加快新产品在中国市场的上市速度，以应对来自仿制药的竞争压力。

1. 创新药与仿制药的竞争分析

在中国医药市场中，创新药与仿制药的竞争日益激烈。创新药品由于技术含量高、市场独占期长，往往具有较高的利润率和市场份额。然而，仿制药凭借价格优势和迅速上市的能力，逐渐在市场中占据了一席之地。随着中国医药市场的逐步开放，跨国药企的创新药品不断涌入市场，国产仿制药面临的压力也越来越大。

2. 医药行业的集中度分析

与美国和日本等发达国家相比，中国医药行业的市场集中度仍然较低。美国制药行业的前十大公司（Top10）的市场份额（CR10）接近80%，而日本则超过50%。相对而言，中国制药行业的市场集中度仅为20%左右。此外，中国医药流通市场的集中度也相对较低，前三大流通企业的市场份额不到30%，远低于美国和日本。这种市场集中度的差异表明，中国医药行业在未来还有很大的发展空间。随着市场竞争的加剧，行业集中度有望逐步提高，大型制药企业和医药流通企业将通过并购和扩张进一步巩固市场地位。

3．医药行业的全球化趋势

随着中国医药行业的逐步成熟，越来越多的中国企业开始走向国际市场。中国企业不仅在全球范围内寻求合作伙伴，还积极参与国际标准的制定和全球市场的竞争。这一全球化趋势为中国医药行业带来了新的发展机遇，同时也对企业的国际化能力提出了更高的要求。在这一过程中，中国企业需要不断提升自身的技术水平和创新能力，适应全球市场的需求。此外，企业还需要加强对国际市场的研究和了解，制定切实可行的国际化战略，以应对全球市场的挑战和机遇。

第四节　行业政策的变化与市场影响

在2011—2023年，中国医疗行业政策环境经历了深刻变革，出台了对行业发展至关重要的政策。这些政策涵盖了药品价格、仿制药质量、医疗服务、医保支付等多个方面，对整个行业产生了重大影响。

一、2011—2015年：抗生素限制与价格管制放开

1．政策变化

国家加强了对抗生素使用的限制，控制滥用情况。同时，国家发展和改革委员会（国家发改委）放开药品价格管制，允许市场化定价。这意味着药品定价逐渐由市场供需决定，而非政府统一规定。

2．市场影响

对以抗生素为主的药企构成了巨大压力，销售下滑。医疗机构逐步适应市场化定价机制，药品价格波动加大。一些企业开始通过创新和提高产品质量寻求新的增长点，而抗生素市场份额逐步下降。

二、2016年：一致性评价和医保控费开始提上日程

1．政策变化

国家开始推广仿制药一致性评价制度，提升仿制药质量，确保其与原研药相同。医保支

付机制改革逐步推进，尤其是对药品价格的压力开始显现。

2．市场影响

仿制药企业面临巨大合规压力，必须投入大量资源进行药品一致性评价，市场竞争加剧。创新药和质量较高的仿制药企业获得了更多机会，而低质量仿制药逐步退出市场。

三、2017年：多项政策密集出台，改革加速

1．政策变化

（1）**两票制**　减少药品流通环节，规范药品采购，压缩中间加价空间。
（2）**药品零加成**　医院药品采购不再通过加价获利，药品价格下降。
（3）**辅助用药管控**　限制辅助药的使用，推动临床合理用药。
（4）**仿制药一致性评价推进**　仿制药一致性评价进一步推进，并发布新的医保目录。

2．市场影响

药品销售模式发生重大变革，药品流通企业遭受重创，利润大幅下降。辅助用药企业受到政策压力，市场份额下降，但创新药和高质量仿制药企业的机会增加。医疗服务机构不再通过药品加价获利，药品回扣现象受到压制，医院利润结构发生变化，转向依赖医疗服务收入。

四、2018年：带量采购（4+7）试点

1．政策变化

国家药品带量采购（4+7）在11个城市试点启动，国家通过集采压低药价，重点针对仿制药。

2．市场影响

带量采购显著降低了药品采购价格，仿制药市场格局剧烈震荡，低成本的仿制药企业逐渐胜出，而无竞争力的企业面临生存压力。创新药和具有自主知识产权的药品开始受到更多市场青睐，推动企业加大研发投入。

五、2019年：带量采购全国推广

1．政策变化

带量采购模式从试点城市扩展到全国，进一步压低药价，同时促进仿制药的质量提升。

2．市场影响

带量采购的大规模推行加剧了仿制药市场的竞争，药品价格显著下降，企业利润受到挤压。制药企业加大了对创新药的投入，仿制药领域竞争激烈，小型企业被迫退出或合并，行业集中度提高。

六、2020年：医疗保障改革与行业变革

1．政策变化

2020年，国家加大了对公共卫生体系和医疗应急能力的投入，进一步深化医疗保障制度改革。国家医保谈判和药品集中采购（集采）机制逐步常态化，以降低医疗成本并提升药品可及性。此外，政府加快推进医疗资源优化配置，加强基层医疗体系建设，以提升医疗服务能力和健康保障水平。

2．市场影响

这一年，医疗行业迎来深刻变革，公共卫生领域的研发投入显著增加，特别是对疫苗、创新药物及相关技术的支持力度明显提升。与此同时，医疗设备市场需求激增，推动了行业快速发展。在数字化趋势下，远程医疗和在线问诊等互联网医疗服务获得更广泛认可，医疗数字化转型进程加快，为行业发展带来了新的增长机遇。

七、2021年：DRG支付制度试点

1．政策变化

国家在多个城市试点推进按疾病诊断相关分组（DRG）支付制度，尝试通过精细化管理控制医疗费用增长。

2．市场影响

医院面临成本压力，开始调整资源配置和治疗方案，推动了门诊和康复领域的发展。医疗行业的精细化管理需求增加，医院需要提高运营效率，推动医院信息化建设加速。康复护理、日间手术等领域需求上升，成为医院应对DRG控费压力的重要策略。

八、2022年：中成药和创新药政策倾斜

1．政策变化

国家继续推进中成药和创新药领域的政策支持，加快审批流程并推动其进入医保目录，

同时进一步加强对辅助用药的管控。

2．市场影响

中成药企业获得政策红利，市场需求增加，尤其是在医保覆盖范围扩大的情况下，更多患者能够负担中成药治疗。创新药领域的企业加速研发投入，多个新药品种上市，国际合作加快，推动了国内创新药企业的全球化进程。

九、2023年：医保支付改革与集采扩展

1．政策变化

国家继续深化医保支付改革，进一步扩大带量采购的药品和医疗器械范围，涵盖更多品类。与此同时，医保基金管理趋严，支付标准更加精细化。

2．市场影响

带量采购的进一步扩展压缩了企业的利润空间，但通过提高产品质量和控制成本，优质企业能够在市场中占据更大份额。医保支付改革促使医疗机构更加注重成本控制和治疗效果，推动医院优化资源配置，提升运营效率。医疗器械和高值耗材的价格下降，推动相关市场整合加速，小型企业退出，大型企业通过创新占领市场。

十、2024年：医疗改革深化与数字化转型

1．政策变化

国家进一步深化医疗保障制度改革，尤其是在医保支付精细化管理方面，针对高值耗材和医疗器械领域实行更严格的价格控制。此外，国家推动数字医疗和智慧医疗发展，通过政策引导支持远程医疗、人工智能、健康管理等新兴领域的应用，促进医疗行业向数字化转型。政府还加强了对创新药和中成药的支持，通过优化审批流程，加速新药的上市，同时扩大医保覆盖范围，提高患者的用药可及性。

2．市场影响

带量采购政策持续扩展，进一步压缩药品和医疗器械价格，增强了行业集中度，小型企业面临退出风险。数字医疗的崛起促进了远程诊疗和健康管理市场的爆发，特别是在2019年后，远程医疗需求大幅增加，推动医疗行业数字化、智能化转型。医疗机构面临成本控制压力，推动医院精细化管理，信息化建设加速。创新药和中成药受政策扶持，市场需求上升，推动国内企业加速研发，走向全球化。

第五节 医疗需求的结构性升级

1990—2023年，医疗需求的结构性升级展现了经济发展、科技进步、人口变化，以及政策调整的多重驱动效应。从基础医疗到高端个性化健康管理，从单一的医疗服务到全方位的健康维护，医疗需求的结构性升级体现了人们对生活质量和健康水平不断提高的要求。

一、1990—1995年：基础医疗需求的增长

在这一阶段，中国正在从计划经济向市场经济过渡，经济持续增长，人口增长较快，医疗需求主要集中在基础医疗服务方面。由于中国经济还处于相对低水平，城乡差距较大，许多偏远地区的医疗设施匮乏，人们对卫生和基础健康服务的需求较为迫切。在这一时期，慢性病的发病率相对较低，传染病和感染性疾病仍是主要的健康威胁，国家主要致力于扩大基础医疗服务的覆盖范围。

二、1995—2000年：城镇化和医疗保障体系初步形成

进入90年代中后期，随着中国的城镇化加速，越来越多的农村人口向城市流动，城市医疗资源的压力逐渐加大。与此同时，国家开始进行医疗体制改革，提出建立覆盖全民的医疗保障体系。这一阶段的医疗需求从简单的基础医疗扩展到对医疗保险、社保体系的更高需求，特别是城市居民希望通过更完善的医保来减轻就医负担。慢性病开始逐步受到关注，特别是高血压、糖尿病等生活方式相关疾病的发病率有所上升。

三、2000—2005年：医疗科技初步应用与消费者意识觉醒

进入21世纪，全球医疗科技开始迅猛发展，基因工程、分子生物学等新兴技术逐渐应用于医疗领域。中国的医疗需求逐渐从简单的疾病治疗转向对医疗质量、诊断精度的更高要求。随着居民收入水平的提高，人们开始更加注重健康管理和早期预防，这一阶段民众对疫苗接种、儿童健康监测等需求显著增长。同时，消费者的医疗意识开始觉醒，体检、健康管理和预防医学的概念逐渐普及。商业保险开始进入市场，逐渐成为基本医保的重要补充形式。国家层面上，政府开始进一步推动公共卫生系统建设，强化对传染病的防控，尤其是在2003年非典疫情后，公共卫生安全成为国家医疗政策的重要议题。

四、2005—2010年：医疗体制改革深入与专科化需求上升

在2009年，中国政府启动了新一轮医疗体制改革，进一步推动了医疗保障制度的完善，特别是针对新型农村合作医疗制度的改革使得农村居民的医疗保障水平有所提升。在城市，

居民对专科医疗的需求不断上升,尤其是针对癌症、心血管疾病等重大疾病的治疗需求急剧增加。私立医院和高端医疗服务在这一时期开始兴起,富裕阶层更倾向于选择私立医疗机构以获取更个性化、优质的医疗服务。此外,随着信息化技术的普及,电子病历、远程医疗等新型医疗服务逐渐出现,促进了医疗资源的共享与下沉。

五、2010—2015年:老龄化与健康管理需求激增

中国人口老龄化进程在这一阶段加速,老年人医疗需求的增加成为推动医疗需求结构升级的重要动力。老年群体对慢性病管理、康复护理、长期照护等需求迅速增长,推动了老年医疗市场的发展。同时,社会整体对健康管理的重视程度不断提升,私人医生、定制化体检、健康管理公司等服务模式逐渐走向市场。新医改的深入实施使得医疗保障制度更加完善,城乡居民基本医疗保险实现了较高的覆盖率,药品集中采购制度也开始逐步推广,进一步降低了患者的用药成本。

六、2015—2020年:技术驱动下的精准医疗与智能化医疗

这一阶段,医疗需求的升级表现为技术驱动的精准医疗和智能化医疗的兴起。人工智能、大数据、基因组学等技术的快速发展,推动了疾病诊断和治疗的个性化和精确化。基因检测、细胞治疗等高端医疗技术逐渐被应用于肿瘤、罕见病等领域,带动了高端医疗服务的市场需求。同时,移动医疗、互联网医院等模式开始普及,居民通过智能设备进行健康监测和管理成为可能。尤其是2019年突发公共卫生事件后,远程医疗和在线诊疗需求激增,推动了互联网医疗和线上健康咨询平台的发展。

七、2020—2024年:医疗体系重塑与全民健康管理新时代

近年来,全球医疗体系经历了深刻变革,推动了公共卫生体系的升级与全民健康管理理念的普及。各国政府加大对医疗基础设施的投资,强化疾病预防体系,并提升医疗资源的可及性和应对能力。医疗服务不再仅聚焦于突发疾病的应急处理,而是更加注重长期健康管理,预防医学的重要性空前提高。

与此同时,公众健康意识大幅提升,健康消费模式从被动的医疗服务向主动的健康维护转变。精准医疗、数字健康技术和远程医疗迅速发展,使个性化健康管理成为可能。智能可穿戴设备、AI健康监测、在线问诊等新兴技术,让健康管理变得更为便捷、高效。企业、保险机构和社会组织也加大投入,推动健康产业创新发展,从企业健康福利到个性化健康保险,构建起全方位、多层次的健康管理体系。医疗体系正从"以治疗为核心"向"以预防和健康维护为核心"转型,迈入全民健康管理的新时代。

第六节 中国医疗行业的全球崛起

中国医疗行业的全球崛起经历了从市场开放、政策改革到技术创新和全球化布局的多个阶段。未来，随着创新药物、生物制药和数字医疗的不断突破，中国医药行业将在全球医药市场中扮演更加重要的角色。

一、改革开放与初步开放医疗市场（1978—1989年）

1978年改革开放标志着中国向市场经济的转型，也为中国医疗行业的发展奠定了基础。此期间，医疗系统逐渐从计划经济向市场经济过渡，国家开始鼓励社会资本进入医疗行业，私立医院和医药企业开始逐步发展。

20世纪80年代，中国开始允许国外药品企业进入市场，促使中国与国际药品标准接轨，带来了技术和管理经验的交流，国内医药企业逐渐学习并掌握了国际先进的生产技术。

二、修订药品管理法和全球市场准入（1990—2005年）

2001年《中华人民共和国药品管理法》进行第一次修订，标志着中国药品生产和流通的规范化管理，推动了制药行业现代化和标准化。同时，药品研发逐渐向国际药品质量标准靠拢，奠定了中国医药行业迈向国际市场的基础。

2001年加入世界贸易组织（WTO）是中国医疗行业全球化的关键一步。通过世贸组织的框架，中国医疗产品和服务开始正式进入国际市场。随着关税壁垒的降低和国际市场的开放，中国药品和医疗器械产品获得了更广泛的市场准入机会。加入WTO也加速了中国医药企业的国际化进程，迫使企业提升产品质量、生产能力及国际认证水平，以应对全球市场的竞争。

三、中国国内医药产业的现代化与创新（2006—2009年）

2007年《生物产业发展"十一五"规划》出台，推动了生物制药和创新药物的研发，支持中国药企在生物技术和创新药物领域取得突破。这一阶段，以恒瑞医药、复星医药、华大基因等企业为代表的中国医药公司，开始加大对创新药物和生物技术的投入，并逐步走向国际化。

2009年，中国正式启动新一轮医疗体制改革，旨在提升医疗资源的可及性和医疗保障的覆盖面。新医改的实施推动了基本药物制度的建立、公立医院改革及基层医疗服务体系的完善，促进了药品和医疗设备的需求增长，进一步加快了本土医药行业的创新和发展。

四、国际市场的突破与药品研发创新（2010—2019年）

2015年，中国药品监管机构进行审评审批制度改革，缩短了新药上市周期，促进了药品研发和上市的效率提升。这一举措吸引了国内外资本进入中国的医药研发领域，并推动了中国企业加快创新药的研发。

2017年，中国成为国际人用药品注册技术协调会（ICH）正式成员，标志着中国药品研发和监管逐步与国际标准接轨。中国的药品和临床试验标准与全球市场进一步接轨，大大加速了中国创新药进入全球市场的步伐。

在这一阶段，中国药企开始在全球市场上获得更多认可。以恒瑞医药、百济神州、信达生物等企业为代表，中国创新药物逐渐获得欧美市场的批准。比如，百济神州的BTK抑制剂泽布替尼（Brukinsa）在2019年获得美国食品药品监督管理局（FDA）的批准，这是中国本土研发的新药首次获得美国FDA认证，成为中国创新药走向全球的重要里程碑。

五、全球医药格局重塑与中国医药产业的跃升（2020—2024年）

近年来，全球医药行业进入深度变革期，供应链结构优化、创新药物研发提速、国际合作加深，中国医药产业在这一进程中扮演着越来越重要的角色。作为全球领先的医药原料药（API）供应国，中国在全球制药供应链中的地位日益巩固，出口量长期占据全球市场的主导地位。凭借完善的生产体系和稳定的供应能力，中国企业为全球医药市场提供了关键药物及医疗物资，进一步强化了其国际影响力。

与此同时，中国生物制药行业加快了全球化布局，疫苗、生物制剂、抗体药物等领域取得突破，多家本土企业成功拓展国际市场。2021年以来，百济神州、君实生物、信达生物等中国创新药企在抗肿瘤、免疫治疗、罕见病药物等前沿领域取得重要进展，多个自主研发的新药相继获得美国FDA和欧洲EMA认证，标志着中国创新药物研发能力迈向国际标准。

当前，中国医药产业正从"制造大国"向"创新强国"转型，精准医疗、个性化治疗、基因与细胞治疗等技术快速发展，本土企业积极参与全球竞争，推动医药产业迈入高质量发展新阶段。

六、全球生物医药与数字健康竞争格局（2025年及未来）

随着生物制药和数字健康技术的快速发展，全球医药行业正进入新一轮竞争周期。中国医药企业在肿瘤免疫治疗、基因治疗、细胞疗法等前沿领域持续加大投入，推动新药研发从"仿制"向"自主创新"升级。未来，中国有望在这些关键领域取得重大突破，进一步提升在全球市场的影响力，并在国际制药产业链中占据更加重要的地位。

与此同时，数字医疗与智慧医疗的全球化进程加速，中国数字健康企业凭借人工智能（AI）、远程医疗、大数据分析等技术，在精准医疗、疾病预测和健康管理等领域展现出领先优势。随着技术创新和应用场景的拓展，中国企业将通过跨境合作、数字技术输出、服务模式创新等方式，推动数字医疗解决方案的全球落地，助力全球医疗体系向更加智能、高效的方向发展。未来，中国在生物医药与数字健康领域的国际竞争力将持续增强，进一步塑造全球医疗科技新格局。

第七节　中国医疗产业的发展趋势

一、人口峭壁

2024年，中国的人口结构正经历显著的变化，这一年标志着人口负增长的延续，主要原因是新生人口数量持续减少以及死亡人口的增加。这一趋势表明，中国的人口总量在连续第二年下降，标志着一个新的时代的到来。同时，老龄化的步伐在加快，2024年，60岁及以上人口的比例达到22%，中国迈入中度老龄化社会。根据预测，到2035年左右，我国60岁及以上老年人口将突破4亿，在总人口中的占比将超过30%，进入重度老龄化阶段。展望未来，伴随着出生率的持续低迷和老龄化的加剧，中国的人口结构将从目前的纺锤形逐步演变为金字塔形。这意味着年轻和中年劳动力人口的比例将继续下降，劳动力结构的老化也将愈加明显。此外，两孩政策的实施虽然曾短暂刺激了出生率，但其效应正在逐步减弱。更值得关注的是，出生人口下降的根源在于多重因素的共同作用：育龄妇女规模下降、结婚率的持续走低，以及育龄女性的生育意愿减弱。这些因素叠加在一起，使得新生儿数量的下滑趋势难以扭转，也预示着未来中国人口发展将面临更严峻的挑战。

二、医疗行业的破局与重生

中国的医药产业正处于前所未有的变革与挑战之中。近年来，随着医保覆盖的全面推广、患者健康意识的提升，以及一波接一波创新药品的面世，医药市场展现出巨大的增长潜力。然而，在这片看似蓬勃发展的市场背后，结构性变革的压力也日益凸显。尤其是自带量采购政策实施以来，医药市场格局发生了深刻的重塑，行业步入了新的洗牌周期。

自2017年以来，医药行业的增速显著放缓，这并非偶然。政府持续出台一系列政策，旨在控制药品价格、规范市场秩序，其中以"两票制"、零加成政策和医保控费为核心的改革，给整个行业带来了深远的影响。一方面，价格压缩与利润空间的减少令传统仿制药企业难以为继；另一方面，行业利润被压缩，研发投入的必要性进一步加大，行业内的竞争日益加剧。在这一背景下，医药企业所面临的挑战远非简单的降价或盈利压力，而是一场全方位的转型考验。从短期看，政策压力迫使企业通过成本优化和规模扩张以维持生存；从长期看，产业升级已成为企业的唯一出路。只有通过研发创新、技术突破和商业模式的转变，医药企业才能在新的竞争环境中脱颖而出，找到未来的生存空间。

创新药研发无疑成为这一变革的核心驱动力。随着国际领先的创新药企不断涌入中国市场，国内医药企业面临的不再只是价格和规模的竞争，更是技术和创新能力的较量。在这个全球化竞争的大背景下，如何通过自主创新打破专利壁垒、占领高端市场，已成为决定企业能否在新医药时代中生存的关键。此外，数字化转型和智能制造也为医药企业提供了另一条突围路径。在人工智能、大数据、物联网等新兴技术的推动下，药物研发、生产制造和供应链管理正逐步实现智能化和高效化。这不仅能帮助企业提升运营效率，还能大幅缩短新药的研发周期，降低成本，提高市场响应速度。中国医药产业的转型升级，已不仅仅是应对市场和政策变化的迫切需求,更是迎接全球化竞争、提升产业核心竞争力的必由之路。在这个充满变数和机遇的时代,那些能够主动拥抱变革、加速创新的企业,必将在未来的全球医药市场中占据一席之地。医药产业的破局与重生,或许就将在这一场产业升级的大潮中悄然到来。

三、中国创新药产业的发展与突破

在未来的医药市场中,那些真正具有临床价值的创新药品将成为主流,传统的辅助用药则将逐步被淘汰。过去五年间,治疗性药物的市场份额大幅增加,而辅助用药的市场份额则逐步缩减。这一趋势表明,市场正在向具有实际疗效的药品倾斜,创新药品的崛起势不可挡。以糖尿病用药为例,全球市场上新机制的药物(如DPP-4和GLP-1抑制剂)已占据相当大的份额,而中国市场上的份额相对较小。这种差距主要是由于新药在中国上市较晚,但随着这些新药逐步引入,中国糖尿病用药市场格局也将发生重大变化。

当前,中国的新药批准上市数量已位居全球第二,仅次于美国。在全球新药研发领域,中国的在研新药管线也紧随美国之后,全球占比达到36%,展示出强大的创新实力。同时,中国在全球首创药(First-in-Class,FIC)新药管线方面也位居第二,全球占比达到20%。这一系列数据表明,中国的医药创新已全面走向全球舞台,成为国际药品研发的重要力量之一。中国医药企业在国际市场上也日益活跃,技术输出(License-Out)交易持续爆发,越来越多的中国创新药品通过国际合作进入全球市场,提升了中国在全球医药产业链中的地位。随着中国企业加大研发投入和全球化布局,中国新药临床试验的全球占比不断攀升,现已居全球首位,显示出其在全球药物研发领域的快速崛起。不仅如此,中国企业在全球范围内开展的头对头临床试验数量也迅速增加,跃居全球首位。这种对比试验表明,中国企业在创新药物的疗效验证和市场竞争中具备了全球领先的能力。这一系列成就凸显了中国医药行业从"追赶者"向"引领者"的转变,并推动中国在全球医药创新格局中的地位持续提升。

在中国原创药物的历史上,两次具有全球影响力的突破标志着中国创新药企在全球生物医药领域逐渐崭露头角。其中,百济神州和康方生物的两次重大事件尤为引人注目,分别是在BTK抑制剂和PD-1/PD-L1免疫疗法领域与国际知名药物展开直接竞争,展现了中国创新药物在全球市场的竞争力。2021年4月29日,百济神州的泽布替尼在全球BTK抑制剂市场上挑战了艾伯维(AbbVie)的依布替尼。作为中国原创的突破性新药,泽布替尼凭借更高的选择性和更低的副作用,在治疗慢性淋巴细胞白血病等血液癌症中有出色表现,成功赢得国际认可,成为中国创新药物走向世界的标志性事件。2024年8月8日,康方生物的依沃西单抗在免疫疗法领域亮相,对阵默沙东(MSD)的帕博利珠单抗(Keytruda)。依沃西单抗凭借PD-1和VEGF双靶点设计,展示出在晚期癌症治疗中的卓越疗效,再次彰显了中国药企在全球创新药物舞台上的竞争力。

四、异地就医趋势

异地就医的趋势逐渐成为中国医疗体系中不可避免的现象,它背后反映的是现行医保制度体系中的差距与短缺。在医保筹资和支出面临限制的情况下,异地就医不仅是患者对高质量医疗资源的合理需求，也揭示了区域间医保待遇和卫生资源分布的显著不均衡。然而，依赖于现行制度，试图通过增加筹资或扩大支出来解决这一问题，可能带来经济活力的削弱和医保基金收支平衡的危机。

1. 增加筹资与经济活力的制约

异地就医的频繁发生，反映了各地区医疗服务供给的不平衡。试图通过增加医保筹资来弥补这种不均衡，虽然能暂时缓解部分区域的资金压力，但这种做法会带来一系列负面效应。首先，增加筹资将直接加重企业和个人的负担，削弱经济活力。企业的医疗保险缴费过高，可能会影响其经营效益和员工福利的稳定性，进而降低就业率和经济增长的动力。对于居民来说，过高的医保缴费可能压缩消费能力，影响整体经济循环。因此，增加筹资虽能在短期内增加医保基金收入，但长期来看，可能对经济活力造成负面影响，甚至影响医保制度的持续性。

2. 扩大支出与收支平衡的冲突

扩大医保支出以应对异地就医需求也面临巨大的收支平衡挑战。随着人口老龄化和慢性病患者的增加，医疗需求呈现持续上升趋势，医保基金的支出压力加大。如果大规模增加医保支出，不仅可能造成医保基金的入不敷出，还可能加剧各地之间的资金失衡。异地就医的频繁发生，实际上是通过加大区域医保基金的不平衡来弥补卫生资源配置的不均衡。然而，这种做法进一步增加了欠发达地区的基金压力，加剧了区域医保基金的负担。扩大支出解决异地就医问题，反而会导致医保基金耗竭风险，威胁整个医保体系的稳定性。

3. 制度差距与资源配置短缺

异地就医需求增加背后，根本原因在于各地区医疗资源和医保待遇的不均衡。以2020年为例，北京的人均卫生总费用是广西的3.7倍，这反映出在医保覆盖下，不同地区在医疗服务的可及性和水平上存在巨大差距。发达地区的居民享有较高的医保待遇和医疗资源，而欠发达地区的居民则面临医疗资源匮乏、服务水平有限的问题。异地就医成为许多患者追求高质量医疗服务的必然选择，但这同时也增加了区域医保基金的失衡问题。

第二章
中国医保政策的演变

第一节 医保收支解析

一、中国医保体系的现状

截至2024年，中国基本医保制度已覆盖13亿人，参保率巩固在95%，包括城镇职工基本医疗保险、城镇居民基本医疗保险和新型农村合作医疗。这意味着，几乎所有的中国公民都能够享受到基本的医疗服务保障。这一庞大覆盖面的建立，不仅显著改善了公众的健康水平，也有效减轻了个人和家庭因疾病导致的经济负担。中国医保的多层次体系设计在全球范围内都具有独特性。通过三大基本医保计划，以及近年来蓬勃发展的商业保险和补充医疗保险，中国的医保体系在基本保障之外，也在逐步满足多样化的医疗需求。不仅如此，国家对于公共卫生的投入也大幅增加。根据国家卫健委发布的最新数据，2023年全国卫生总费用首次超过9万亿元人民币，卫生总费用占GDP的比重达到7.2%。这表明，中国正逐步加大对医疗健康领域的财政支持，为医保制度的可持续发展奠定基础。

二、中国医保体系的挑战

1. 人口老龄化带来的医保负担

人口老龄化正迅速成为中国医保体系面临的最严峻挑战之一。根据国家统计局2024年发布的数据显示，60岁及以上的老年人口已达到3.1亿，占全国总人口的22%。随着老年人口的持续增长，老年群体的医疗需求也随之激增，尤其是慢性病和长期护理服务的需求。老龄化带来的不仅是医疗需求的增加，还意味着医保支出将出现指数级增长。慢性病管理、康复护理以及养老院的医疗保障服务，都是当前医保系统需要应对的重大问题。最新的研究报告指出，到2030年，中国的医保基金可能面临超过万亿元的缺口，这对医保体系的持续运行形成了巨大挑战。

2. 医疗资源的分布不均

中国的医疗资源分布长期存在不均衡问题，尤其在城乡和区域之间的差距较为显著。优质医疗资源高度集中在大城市，尤其是东部沿海地区的医疗机构，而广大的中西部和农村地区，医疗服务能力较为薄弱。这种不均衡不仅加剧了大城市医院的医疗压力，也导致农村居民看病难、看病贵的问题依然突出。根据2023年的数据，三级医院（即最高级别的医院）主要集中在东部发达地区，而中西部省份的人均医生和护士数量远低于全国平均水平。医疗资源的配置不均，直接导致了患者跨区域求医的现象日益普遍，医疗成本上升的同时，也进一步加剧了医保资金的使用压力。

3．医疗成本的快速上涨

随着医学技术的进步，创新药物、医疗设备的普及，以及医疗服务水平的提高，医疗成本也在不断上升。数据显示，2024年全国医保基金支出已经超过2.9万亿元，而这其中很大一部分来自于药品和高端医疗技术的使用。虽然医保覆盖面广，但由于药品价格高昂、部分医疗服务费用过高，仍有不少患者面临"有医保却看不起病"的困境。近年来，国家通过集采政策和药品价格谈判，逐步降低了一些高价药物的成本，但整体医疗成本控制仍面临巨大压力。

4．医保基金的可持续性

医保支出的快速增长导致医保基金运行面临长期的系统性风险。如何化解这一风险，成为医保管理的重要任务。提高费率或降低待遇并不是可持续的解决方案，取而代之的是通过质量管理遏制浪费，优化资源配置，降低成本，最终实现医保基金的平衡。2017年，陈金甫（现任国家医疗保障局副局长）在《财经杂志》刊文，主张实施价值导向的医保战略性购买，能够有效调整医保支出结构，实现"腾笼换鸟"的目标。

三、"三医"联动，协同改革

在现代医疗体系中，医保、医药和医疗服务三者之间的关系并非单向推动，而是彼此相互促进与制约的复杂协同关系。这三者的互动不仅推动了医疗卫生体系的完善，也构成了医疗保障、医药供应、医疗服务质量提升的有机整体。医保在这三者协同发展中发挥着至关重要的作用，通过调节支付、引导政策和战略性购买，重塑医药和医疗的供给模式，同时推动行业的整体生态发展。

1．医保支付：从以药养医到以保促医

长期以来，中国的医疗体系曾依赖"以药养医"的模式，医疗机构通过药品销售获取主要收入来源。这种模式不仅导致了药品价格虚高，也阻碍了医疗服务质量的提升。医保的崛起和改革，推动了"以保促医"模式的发展，逐步改变了这一现象。

医保通过支付机制，推动医疗机构从药品销售转向更加注重医疗服务质量的提供，特别是在实施国家药品集采政策后，药品价格得到了有效控制。这一改变打破了医疗机构依赖药品收入的局面，促使医疗机构通过提升诊疗服务质量和效率来获取收入。这不仅改善了医疗服务的结构，还推动了整个医疗行业更加健康和可持续的发展。

2. 医保对医药行业质量升级与创新的引领

医保不仅是筹资机制，也逐渐成为推动医药行业从数量增长向质量升级转变的关键动力。医保支付的战略性作用，尤其是在国谈（国家药品谈判）、集采和价格治理等政策层面的推动下，逐步提升了药品和医疗服务的质量，并促进了整个医药行业向创新型发展模式转变。

近年来，医保通过谈判将创新药物纳入支付范围，推动了国内外医药公司加快高附加值药物的研发进程。尤其是对于高价的生物制药、抗肿瘤药物等高新技术药品，通过医保谈判大幅降低价格，使更多患者能够负担得起治疗费用。这不仅带动了医药企业的创新研发热情，也提升了药物的市场可及性，进一步推动了医药行业的质量提升。

此外，医保通过集采（集中采购）和价格谈判机制，推动医药行业由原来的粗放式增长向集约化、质量化方向发展。在医保战略性购买的推动下，医药企业不仅要确保生产效率，还要在质量上提升以应对竞争，进而提高整个行业的服务水平和技术含量。

3. 医保的战略性购买：重塑医药行业生态

医保的战略性购买不仅重塑了医药行业的市场格局，还深刻影响了医药和医疗服务的整体生态。国谈和集采政策是医保战略性购买中的重要手段，这些政策通过规模效应降低药品价格，促进市场格局更加透明、竞争更加公平。

国家集采政策通过大规模集体采购的方式，直接影响药品和医疗器械的价格形成机制。通过价格谈判和集采，医保实现了对市场供给的有效调节，打破了过去多个流通环节导致药品价格虚高的局面。集采不仅降低了药品和耗材的采购成本，还提升了医药企业的市场竞争力，倒逼企业通过提升质量、降低成本来满足医保的要求。

同时，医保的战略性购买不仅仅局限于价格谈判，它更是通过引导市场趋势、调整支付方式来促进医疗和医药服务的创新。医保政策促使医药企业在研发中关注临床价值，避免单纯追求利润的"高价低效"产品充斥市场。通过价格谈判和准入机制，医保引领医药企业更多关注如何通过科技创新提高疗效，进一步推动医药行业的长期健康发展。

4. 医保对医疗服务的影响：从数量扩张到质量提升

医保对医疗服务的影响也经历了从数量扩张到质量提升的三个阶段：最初，医保通过支付覆盖率扩大，促进了医疗服务的普及和可及性。随后，随着医保制度建设和管理机制的完善，医保逐渐进入了以绩效为导向的治理阶段，强调医疗服务的成本效益和合理性。

当前，医保正通过价格治理和战略性购买，推动医疗机构提升服务质量，促进医疗服务进入以质量和创新为核心的竞争阶段。医保的支付机制不再单纯基于数量，而是越来越注重服务的效果与价值，这促使医疗机构从简单的服务数量扩张，转向更具竞争力的服务质量提升。

5. 医保的创新驱动：推动医药科技进步

医保不仅是卫生体系的筹资工具，还成为医药科技创新的重要推动力。通过不断完善的支付机制和战略性购买，医保在为创新药物、先进医疗技术提供市场准入的同时，也通过定价机制引导行业走向更加高效、创新驱动的模式。

例如，医保通过国家药品谈判将创新药物以较低价格纳入医保目录，这一机制激励了医药企业的创新研发投入，使企业能够在控制成本的同时，推动科技进步。此外，医保的支付模式创新，如按病种支付、疾病诊断相关分组（DRG）支付等，也促使医院和医药企业更加重视技术创新，以提高诊疗效果和降低医疗成本。

医保、医药和医疗三者之间的关系不是单向的，而是一个相互作用、相互促进与制约的协同发展过程。在这一体系中，医保起着至关重要的作用，不仅作为卫生筹资的主要工具，还通过支付机制引领医药和医疗服务的发展。医保不仅推动了医药行业的质量升级和竞争，还通过战略性购买重塑了整个行业的生态，特别是在创新驱动的发展阶段。

四、医保战略性购买

1. 医保战略性购买的机制作用

医保战略性购买机制不仅关注眼前的短期效益，更注重长期的系统性改善和趋势性优化。通过"以量搏价"，即通过大规模采购来降低药品和医疗服务的价格，医保提高了基金的购买力和使用效率。同时，医保强调"以质取胜"，将重点放在提升医疗服务和药品的质量上，从而引领整个医疗体系朝着高质量发展的方向前进。这种机制还强调"兼容共生"的理念，通过促进医药和医保的协同发展，建立起未来协调、健康、创新驱动的发展格局。通过这种方式，医保不仅承担着筹资和支付的功能，更成为推动医药服务提升、医疗体系改革的重要推动力。

2. 时代性与客观规律的结合

医保战略性购买的核心在于，它基于医保自身和医药服务协同发展的理念，体现了鲜明的时代性。在当前医疗体系改革的背景下，医保通过大规模集采、价格谈判和支付改革，推动了医药服务的高质量发展和科技创新。这一机制并非依赖外部行政干预或政策扶持，而是基于市场供需的客观规律，通过机制作用实现调节。这一机制的成功不仅在于提升了医保基金的使用效率，还在于有效避免了过度依赖行政干预的局限性。通过发挥市场机制的调节作用，医保在推动医药创新、提升服务质量的同时，也确保了资源的合理配置和效率提升。

3. 系统性与公共治理的协同作用

医保战略性购买不仅是经济机制的体现，也是公共治理的一部分。它通过规则遵从、契约精神和协商共治等治理手段，实现多方利益的平衡和协调。这种系统性机制涵盖了多元目标的动态平衡，在提升医保基金效能的同时，推动了医药服务、医院管理、制药企业等多方利益相关者的协同发展。战略性购买还促进了各方在医保改革中的协商共治，通过契约和规则的约束，推动了医药服务体系从数量扩展到质量提升的转变。通过规则的透明执行，医保在医药市场中发挥了更加长效、规范的引导作用。

第二节 医保目录谈判和药品带量采购政策的影响

一、医保目录谈判：从探索到成熟

自2000年以来，中国医疗保障体系经历了九次医保目录调整与七轮药品谈判。中国医保目录调整从无到有、从静态到动态、从试点到成熟，医保覆盖范围不断扩大，保障能力持续增强，真正实现了"药等患者"的变革目标。从初版目录的基本药品到涵盖工伤、生育保险，再到癌症、罕见病等重大疾病用药的专项调整，医保制度始终以患者需求为导向。动态调整机制的确立和谈判准入制度的完善，不仅使更多救命药、创新药进入医保，还推动了药品价格的显著下降，减轻了患者的经济负担。这场持续二十余年的制度变革，不仅优化了医保体系，也助推了中国医疗产业的高质量发展。

1. 制度起步：医保目录的诞生与扩展（2000—2009年）

2000年，国家劳动和社会保障部发布了《国家基本医疗保险药品目录（2000年版）》，标志着中国医保管理范式的正式确立。这份初版目录重点关注基本药物的可及性，为医保制度提供了操作性框架。然而，在初创阶段，医保目录覆盖的范围较窄，仅限于满足最基本医疗需求的药品。

2004年，中国医保目录迎来了首次扩展。《国家基本医疗保险和工伤保险药品目录（2004年版）》将"工伤保险"纳入医保范围，使工伤职工的药品费用得到了有效保障。这一调整体现了医保从单一的医疗保险向多险种并行发展的探索。

2009年，医保目录再次升级。《国家基本医疗保险、工伤保险和生育保险药品目录（2009年版）》新增"生育保险"险种，并与国家基本药物目录衔接。生育保险的纳入标志着医保制度在覆盖广度上的重要突破，特别是对妇女群体的医疗保障水平有了大幅提升。

2. 机制创新：从价格谈判到谈判准入（2015—2018年）

2015—2016年，在国家卫生和计划生育委员会（卫计委）牵头下，国家首次开展药品价格谈判。这一谈判针对少数高价格药品，通过集中议价实现价格显著下降，为医保药品的可及性提供了保障。这一创新为医保谈判制度的建立积累了宝贵经验。

2017年，医保准入制度开始从传统模式向创新模式转型。由国家人力资源和社会保障部（人社部）牵头制定的《国家基本医疗保险、工伤保险和生育保险药品目录（2017年版）》，首次探索了谈判准入机制。专家评审提出拟谈判药品后，经过与药企的沟通确定谈判范围，最终形成了医保谈判准入制度。这一制度的核心在于将高价格药品以较低成本引入医保目录，为患者提供更多的治疗选择。

2018年，国家医疗保障局（医保局）正式成立，全面接手医保政策管理。同年，医保局组织了抗癌药医保准入专项谈判，将17种抗癌药纳入医保目录。这些药品通过专家评审、遴选投票及企业谈判意愿征询后确定，价格平均下降50%以上，显著减轻了癌症患者的用药负担。

3．动态调整：制度规范化与透明化（2019—2020年）

医保目录的动态调整机制于2018年开始探索，并在2019年首次形成完整的调整规则。这一年，国家医保局明确了药品调入与调出的具体标准，优先考虑癌症、罕见病、慢性病、儿童及急救用药。这一调整机制开启了医保政策从静态更新向动态优化的转型。

2020年，医保目录的调整更进一步。这一年发布的企业申报指南规定，目录外药品需通过企业申报程序进入医保目录。同时，医保目录首次与突发公共卫生事件应急响应相结合，展示了政策的敏捷性和科学性。

4．深化改革：从精准调控到公平竞争（2021—2022年）

2021年，医保谈判进一步向科学化和透明化迈进。国家医保局制定了药物经济学测算指南，并引入背靠背测算机制和申报资料公示环节。这些创新措施提高了谈判的公正性和可操作性，同时增强了患者和社会对谈判结果的信任。

2022年，医保目录调整首次引入非独家药品竞价机制和简易续约政策。对于符合条件的仿制药、罕见病药品和儿童药品，目录调整机制进一步优化，满足了更多特殊患者群体的用药需求。这一改革体现了医保政策在满足多样化医疗需求上的包容性与灵活性。

5．精细管理：从综合评价到供应保障（2023—2024年）

2023年，医保目录调整进入了精细化管理阶段。医保局首次引入药品综合评价等级，将其作为溢价谈判的重要参考依据。此外，对于协议到期药品，明确要求根据适应证和功能主治的变化情况重新审定支付范围。这些措施的出台，进一步确保了医保目录调整的科学性与精准性。

2024年，医保目录调整机制更加注重供应保障和市场监管。新增的调出情形明确规定：近三年未向医保定点机构供应的药品，以及未履行协议保障市场供应的谈判药品将被剔除目录。这一调整有效强化了药企的履约责任，也为患者用药的持续可及性提供了制度保障。

医保目录谈判还带来了以下四个重要变化：

（1）**积极支持有临床价值的真创新品种** 2024年，医保目录调整范围以新药为主，新增的91种药品中有90种为5年内新上市品种，38种是"全球新"的创新药。

（2）**创新药准入速度加快** 以肿瘤药物为例，药品从获批上市到纳入医保的平均时长由2018年的3.2年缩短至2023年的1.1年。

（3）**国产创新药数量显著增加** 近三年新增的国产药品数量逐年上升，2021—2023年分别为39种、50种、69种。

（4）**对真正创新品种给予价格空间** 例如高定价的CAR-T疗法药品进入初审名单，表明医保谈判正在探索基于创新程度的定价灵活性。

医保目录谈判的核心目标平衡"保基本"与"支持真创新"，将高临床价值、创新性强且价格可负担的药物纳入医保目录。这不仅有助于缓解老龄化带来的医保基金压力，还推动了从单纯的降价策略转向"价值购买"，为中国医保体系的可持续发展奠定了坚实基础。

二、带量采购：撬动中国医药市场的杠杆

近年来，中国医保控费的压力不断加大，促使了带量采购政策的应运而生。随着医保收入增速放缓，而支出增速持续攀升，药品费用成为控制医保开支的重中之重。带量采购通过集中采购的方式大幅压低药品价格，显著减轻了医保基金的负担，成为医保控费的有力工具。带量采购的核心在于"以量换价"。国家通过组织集中采购，确定药品的采购量，利用庞大的市场需求与药品生产企业展开价格谈判。这一策略旨在打破过去药品价格虚高、市场秩序混乱的局面，从而实现药品价格大幅下降，减轻医保支出压力，优化医疗资源配置。自带量采购政策实施以来，中国医药行业发生了深刻的变革。这一政策不仅大幅降低了药品价格，更彻底改变了医药市场的竞争规则，对整个行业产生了广泛而深远的影响。

首先，药品价格的剧烈下降直接挤压了药品生产企业的利润空间，迫使企业重新评估其研发投入和生产成本控制能力。过去，企业在市场上竞争主要依靠销售网络的广度和品牌影响力，而带量采购则将竞争焦点转向了企业的研发实力、供应链管理能力和产品质量。这意味着企业若想在新格局下脱颖而出，不再是单纯依赖销售，而是要提升核心技术、优化生产效率，才能在激烈的价格战中生存。

其次，带量采购加速了药品市场的集中度提升。在集采过程中，中标企业由于获得了大规模采购订单，其市场份额迅速扩大，能够通过规模效应实现成本优势。而那些未能中标的企业则面临失去市场份额的风险，尤其是中小型制药企业，由于研发和生产能力的不足，受到更大冲击。这种市场格局的变化意味着，行业将向头部企业集中，那些具备研发优势、资金实力和生产规模的大型企业将占据主导地位，而中小型企业在这种新格局下则面临被淘汰或转型的压力。

此外，带量采购还推动了药品定价体系的改革。在此之前，药品价格更多地受制于市场供需波动，价格体系混乱且波动较大。而随着带量采购的推进，药品价格逐渐趋于稳定，形成了以医保支付价为核心的价格体系。药品的价格不再根据市场随机浮动，而是由政府组织的集采价格谈判决定。这一机制不仅有效降低了药品价格，帮助医保系统实现控费目标，也为医保基金的长期可持续性提供了有力保障。

更为重要的是，带量采购促进了医药行业创新的加速。面对利润空间的压缩，企业不得不加大对新药研发的投入，以提升其产品在市场中的竞争力。同时，带量采购政策通过价格谈判和集中采购，为那些具备高临床价值、创新性强的药品提供了进入市场的机会。这一改革倒逼企业从依赖销售驱动转向创新驱动，助推了中国医药行业从"量"到"质"的转型升级。

总之，带量采购政策不仅改变了药品价格体系和市场竞争格局，还推动了医药行业的创新发展和资源整合。它不仅在短期内降低了患者和医保的用药负担，更为中国医药产业的长远健康发展奠定了基础。

三、带量采购的未来展望

尽管带量采购政策在短期内已经取得了显著成效，但它仍然处于不断探索和完善的阶段。展望未来，随着带量采购的常态化推进，政策的覆盖范围将进一步扩大，更多的药品品种和更多区域将纳入集中采购的框架，逐步实现全国范围内的价格联动。这不仅有助于统一药品价格

标准，推动全国药品市场的整合，还将进一步完善定价机制，确保药品价格更为透明和合理。

未来，带量采购的终极目标是建立科学合理的医保支付标准，为药品市场的健康、可持续发展奠定基础。在这一过程中，药品价格将与医保支付体系紧密挂钩，形成一个稳定、可预期的市场环境。这一变革将对药品生产企业提出更高要求，迫使它们提升自身的研发能力和生产效率，以应对竞争加剧和价格压缩带来的挑战。

同时，随着更多药品和医疗器械被纳入带量采购，药企将面对更广泛的竞争压力。那些能够在价格谈判中胜出的企业，尤其是具备强大研发实力、质量控制和供应链管理能力的企业，将获得显著的市场优势。对于这些企业来说，带量采购不仅是挑战，更是推动转型的机遇。通过提供高质量、具有成本效益的创新产品，它们有望在新一轮的市场竞争中脱颖而出，赢得更大的市场份额和长期的发展机会。

此外，带量采购的推进也将促使医药行业的创新生态进一步优化。面对带量采购的价格压力，企业将更加注重通过技术创新、产品升级和流程优化来提高竞争力，推动整个行业从"价格驱动"向"创新驱动"转型。创新药物的研发速度将进一步加快，药企将更加关注高临床价值的药品开发，这不仅有助于增强其在国内外市场的竞争力，也符合国家提升医疗服务质量、降低患者用药负担的总体目标。

总之，随着带量采购的常态化和扩展，它将继续在中国医药市场中发挥核心作用，推动价格体系的合理化、市场竞争的优化以及医药产业的全面升级。对于医药企业来说，未来的带量采购不仅仅是应对价格谈判的考验，更是通过创新提升产品价值、推动自身成长的重要机遇。

四、丙类目录可能重塑创新药支付格局

2025年1月17日，国家医保局正式宣布一项备受关注的医疗改革举措——研究制定"丙类医保目录"，并计划在2025年发布首个版本。这一举措不仅拓展了医保体系的覆盖范围，更有望彻底改写创新药的市场格局，为企业、资本市场和患者带来深远影响。

1. 丙类目录：医保支付的"新赛道"

长期以来，中国的基本医保目录分为甲类和乙类两大类别，甲类药品为必保品种，乙类药品则需要患者部分自付。而丙类目录的提出，则填补了"高价值创新药"与基本医保之间的空白地带。这一目录将重点聚焦于：创新程度高，但暂未进入基本医保的突破性疗法；临床价值显著，能够显著改善患者生存率或生活质量的药物；患者获益明确，但因成本或其他因素暂未能纳入现有医保体系的产品。

在支付体系上，国家医保局明确表示，丙类目录将通过商业健康保险提供支付支持，并鼓励保险公司积极参与创新药的支付体系建设。这意味着，商业医保将不再只是基本医保的"补充"，而是在创新药支付领域扮演更重要的角色。对于企业而言，丙类目录的建立意味着一个新的市场渠道，即"商业医保+丙类目录"模式，这将极大缓解创新药市场推广的支付难题。

2. 商保参与：支付模式的革新

在支付机制上，国家医保局将协调保险公司与医药企业直接谈判丙类药品的支付价格，

并探索更严格的价格保密措施。这不仅有助于医保基金精准管理,也使得药企在全球定价策略与中国市场的支付能力之间找到平衡点。对于药企而言,这一机制将极大降低价格透明化对全球定价体系的影响,同时确保市场的可持续发展。

此外,丙类目录的药品不计入参保人自费率指标,也不纳入集采中选药品的监测范围,这意味着创新药不会因丙类目录的加入而影响集采竞价。此外,针对特定病种,丙类目录药品可能享受按项目付费,而非按病种付费,这一模式将大幅提高高值创新药的市场接受度。

3. 市场影响:创新药产业的全新增长点

对于创新药企业而言,丙类目录的发布无疑是一大利好,内资企业:对于成本较高或适应证较小的本土创新药,丙类目录提供了一个全新的支付路径,帮助企业更快实现市场转化,避免因高价格而被市场排斥。外资企业:对于全球定价较高的外资创新药,丙类目录的支付机制提供了更多谈判空间,避免因纳入基本医保而面临大幅降价的压力,同时拓展了商业健康保险的应用场景。

展望2025年,医保目录的调整将成为市场关注焦点,乙类目录的优化和丙类目录的落地都将影响创新药的市场竞争格局。内外资企业都将在新政策环境下重新评估中国市场的策略,如何在"基本医保+商业医保"的新体系下占据有利位置,将成为行业竞争的关键命题。

4. 医保体系迈向"真支持创新"

丙类目录的推出,意味着医保体系正从"保基本"向"支持创新"过渡,真正为高价值药品打开市场大门。通过商业健康保险的深度参与,创新药支付体系的多元化将为患者带来更多可负担的选择,同时推动中国创新药产业的高质量发展。未来,随着政策细节的落地,丙类目录有望成为医药企业的全新增长极,并在全球创新药支付体系中提供"中国方案"。

第三节 高值耗材集采的影响

一、范围全覆盖

高值医用耗材是指那些在医疗过程中至关重要、对安全性有极高要求,并且在生产和使用过程中需严格管理的高成本医疗器械。它们通常用于特定的专科治疗,广泛应用于心血管介入、骨科、神经外科等领域,如心脏介入器材、人工关节和脏器替代材料等。相比于日常的低值医用耗材,高值耗材的技术含量和临床应用要求更高,因此价格也较为昂贵。

高值医用耗材对于提高医疗质量和患者预后具有关键作用,尤其是在复杂的手术和高风险介入治疗中。然而,由于价格较高,它们也成为医疗成本控制中的重要关注点。自2019年以来,中国积极推进高值医用耗材的带量采购改革,逐步完善了相关品类的集中采购机制。通过这种方式,国家希望在确保医疗质量的同时有效降低高值耗材的使用成本。目前,除一些外周血管和神经介入产品外，冠脉支架、冠脉扩张球囊、药物球囊、弹簧圈、骨科耗材和人工晶体等多个高值耗材品类已在全国范围内实现集中采购覆盖。

二、集采降价幅度逐渐温和

近年来，高值医用耗材的集采政策不断完善，规则设计逐步优化，价格降幅在有序调控中趋于缓和。从2020年至今，中国已经进行了四次国家层面的高值医用耗材集采，呈现出三个显著的发展趋势：降价幅度逐渐放缓、规则设计持续改进，以及国产耗材在市场中的占有率逐步提高。在整体范围内，高值耗材集采的平均降幅为61%。例如，冠脉支架的首次集采降幅高达93%，这是国家推动降价的标志性事件。而在最新的集采中，人工晶体和运动医学耗材的降幅则在60%~70%，相比之前显得更加温和。此外，冠脉支架的续标过程显示，集采后的价格出现了平均25%的小幅上涨，表明国家在维持价格稳定的同时，也在适度调节市场价格，避免过度降价对企业和创新的负面影响。

三、高值耗材集采的影响

在高值医用耗材领域，带量采购（集采）政策的实施不仅有效降低了产品价格，还通过"以价补量"模式推动了国产产品的市场份额提升，逐渐改变了原有的市场格局。以全国髋关节集采为例，在集采前，国产髋关节产品的市场占有率仅为约30%。然而，集采后的数据表明，国产品牌的份额有了显著增长。以陶瓷-陶瓷全髋关节为例，首年意向采购量中，爱康医疗、春立医疗、天津正天三家国产企业的市场份额合计达到了37%，超过了集采前的国产化率水平。而在合金-聚乙烯全髋关节领域，外资品牌强生的最大份额仅为6%，而爱康医疗、春立医疗、天津正天、威高骨科、迈瑞医疗五家国产企业的份额合计已超过50%，显示出国产品牌的强势崛起。这一趋势不仅表明国产高值耗材的市场份额在稳步提升，也反映了带量采购政策对市场的深远影响。集采政策通过扩大采购量、降低价格，倒逼企业加大创新力度和研发投入，推动了整个行业的技术进步和国产化进程。以髋关节为代表的领域，国产企业已经能够在技术上与外资品牌竞争，这为国内其他高值耗材领域的发展提供了重要参考。

集采的推动不仅仅在于价格层面，更通过政策引导鼓励创新与研发。研发投入成为企业竞争力的核心因素，尤其是在高技术门槛的高值耗材领域。研发费用率的高低直接关系到企业的创新能力和未来发展潜力。从数据上看，国内高值耗材企业的研发费用率普遍较高，通常在6%~33%，远高于许多其他行业。同时，随着集采政策的深入推进，研发费用率也呈现出逐年上升的趋势。自2018年以来，大部分高值耗材企业加大了研发投入力度，力求通过技术创新提升产品竞争力和市场份额。

未来，高值耗材市场的成长机会主要集中在低渗透率和低国产化率的领域。比如电生理、左心耳封堵器、外周动脉支架、密网支架和慢性缺血类颅内药物支架等细分市场，这些领域目前的渗透率较低，国产品牌尚未完全形成垄断优势，因此具备巨大的发展潜力。在集采政策下，这些赛道有望成为未来的重点成长领域。此外，那些目前竞争格局较为优秀的细分市场，也具有长期成长属性。在这些市场中，企业如果能够率先实现技术突破或市场份额领先，将有机会发挥先发优势，打破成长天花板。集采虽然在一定程度上压缩了企业的利润空间，但通过创新和研发投入，优秀的企业可以在激烈的竞争中脱颖而出，实现技术领先并开辟新的市场机会。

第四节　中药集采的影响

一、中成药集采和仿制药国采的区别

中成药集采与仿制药国采存在本质区别，主要体现在规则、降幅和竞争格局等方面。首先，从规则上看，仿制药国采的核心原则是最低中标价，价格成为最重要的决定因素。而中成药集采则不同，价格降幅并非唯一评判标准，更多考虑了药品的疗效、品牌、市场需求等多维因素。这使得中成药的集采规则更为复杂和灵活，避免了单纯的价格竞争导致市场扭曲。其次，从降价幅度来看，中成药的降幅普遍低于仿制药集采，尤其是独家品种的降幅更为温和。独家中成药往往具有较高的技术门槛和市场壁垒，使其价格调整受到更多保护，不至于像仿制药那样大幅压缩利润。这种温和降价有助于保护中成药的研发投入和品牌价值，保证企业的持续创新能力。最后，从品种竞争来看，中成药有许多独家品种以及国家中药保护品种，这些品种无法通过仿制药的一致性评价进入市场，形成了较高的竞争壁垒。这种壁垒保障了独家品种在集采后的长期市场竞争力。同时，部分中成药品种具备消费属性，主要销售渠道集中在院外市场，使其不完全依赖于集采结果，形成了独特的市场布局。

二、范围持续扩大

中药集采政策经历了从地方试点逐步扩展至全国的过程，并从中成药推广至中药饮片，体现了集采在中药领域的深度渗透与发展。早期试点始于2020年，青海、河南、浙江金华等地率先进行中成药集采。河南的中选品种平均降幅为19.5%，而金华市的中成药带量采购中，有39个品种中标，品种中选率为21.7%。这些试点项目不仅为地方政府探索了集采的操作方式和政策效果，还为中成药企业提供了降价促量的市场机会。通过试点的积累，地方中药集采模式逐渐成熟，集采政策向更广泛的地区推广，逐步扩面的趋势非常明显。截至2022年末，湖北等19省（区、市）、广东等6省（区）以及北京、山东等地相继完成了地方性中成药集采。集采范围的扩展加速了中药价格的规范化和透明化，推动了行业的整合与发展。2023年6月，全国中成药集采的拟中选结果公示，集采扩展到全国30个省（区、市），实现了跨区域的广泛覆盖，这标志着中药集采进入了全国推广的关键阶段。

三、规则日益完善

中成药集采的规则日益完善，体现了政策设计的逐步成熟和对市场实际情况的深刻理

解。集采不仅关注价格，还在规则设计中考虑了中成药的独特性，形成了区别于化学仿制药的操作模式。

首先，从分组依据来看，不同地区根据各自的市场结构和中成药的竞争格局采取了灵活的分组方式。例如，广东省率先将中成药分为独家品种和非独家品种，区别对待，避免了独家品种因激烈竞争而受到过度降价的压力。山东省则在分组时考虑了累计服用总天数，将疗效持续时间作为分类依据，这样的分组方式更符合中药的用药特点。北京则根据竞争格局，将药品分为带量联动和带量谈判，以保证不同竞争强度的药品在采购中享有相应的机会。全国集采则更注重采购金额的差异，以确保集采的规模效益。这样的分组方式，体现了政策制定对市场现实和药品特点的深刻理解。

其次，打分依据不仅仅依赖于价格降幅，而是采用了更加综合的评价体系。这种多维度的打分机制纳入了医疗机构的认可度、药品企业的供应能力、创新力以及药品的质量安全等因素。特别是对于中成药企业，创新力和产品的质量安全尤为重要，而这一点正是集采政策日趋完善的体现。通过多元化的打分标准，集采政策不再将价格降幅作为唯一衡量标准，而是更加尊重中药企业的特色与优势。在中选规则上，各省市和全国集采也采取了更加灵活的机制。例如，广东省对独家品种实行更加友好的规则，避免其过度降价影响企业发展。山东省引入了"复活机制"，对于市场占有率超过30%的企业提供了二次入围的机会，确保这些具有市场影响力的企业在激烈的竞争中仍有机会通过降价中选。全国集采则进一步优化，推出了增补拟中选复活规则，为更多主流企业提供了竞争的空间，这在一定程度上缓解了中药企业的竞争压力，并鼓励它们在合理降价的同时维持自身的竞争力。

最后，从降幅来看，中成药集采的整体降价幅度相对温和，尤其是独家品种的降幅较小，展现了集采在价格调整中的平衡性。五次大型中成药集采的降幅分别为广东联盟-56%、全国-49%、山东-44%、湖北联盟-42%、北京-23%。这一系列降幅相较于化学药物的集采降幅更加温和，尤其是北京地区的降幅仅为23%，显示出对中成药市场的谨慎调控。独家品种的降幅更小，这有助于保护企业的利润空间，保证其研发和创新的可持续性。

第五节　DRG政策的影响

一、DRG对美国医疗和医院行业的影响

疾病诊断相关分组（DRG）作为一种控费手段，其在美国医疗行业的整体控费效果并不显著。自DRG政策实施后，尽管Medicare的支出增速有所放缓，行业整体的支出增速却保持相对平稳，尤其是非Medicare支付方（如个人自费、商业保险）的支出增长明显加快。这意味着DRG政策在帮助Medicare控费的同时，其他支付方反而承担了更大的成本压力。DRG对Medicare的控费效果主要体现在医院和医生的支出上，两个领域的成本得到了有效控制。然而，在护理设施方面，支出增速却显著上升，表明DRG未能全面覆盖所有医疗领域的成本控制需求。

从收入端看，DRG的实施导致美国医院整体收入增速下降。特别是，住院业务收入的占比降低，非住院业务（如门诊）的收入占比迅速提升。这种转变反映了医院业务结构的调整，以适应DRG带来的压力。Medicare支付给医院的收入增速显著放缓，个人自费和商业保险支付的收入增速尽管有所减缓，但总体呈现加速趋势。DRG还影响了医院的住院业务，导致住院患者的流量下降，但住院服务的单次收费（客单价）依然保持平稳增长。此外，医院通过提高床位周转率来提升运营效率，但床位总数和床位使用率有所下降。与此相对，门诊业务则实现了量价齐升，主要归因于住院业务的患者转移以及技术进步。

在利润方面，DRG的影响呈现"N"字形波动，但总体平均利润率高于DRG实施前的水平。尽管控费的目标之一是降低医疗费用，DRG支付的价格仍在逐年上升，反映出治疗复杂性的提升和医疗成本的持续上涨。换句话说，Medicare支付给医院的单个病例价格依然呈现稳步上升的趋势。DRG的核心目标除了控制Medicare支出增长外，还旨在抑制医院成本的上升并提高运营效率。然而，从实际效果来看，DRG未能达到预期的成本控制目标。其对医院产出效率的提升作用有限，对医院投入行为的约束力也不够强。随着DRG的实施，美国医院行业经历了一轮"产能出清"，导致许多医院倒闭，行业竞争格局逐步优化。在此背景下，医院的经营模式发生了显著变化，业务多元化成为主流趋势。为维持业务规模和利润率，医院纷纷拓展服务范围，寻求新的增长点。

二、DRG控费后美国医院的新格局

在DRG控费政策实施后，美国医院行业逐渐呈现出"强者恒强"的格局。经营效率较高的医院，尤其是那些利润率较高的机构，能够在控费环境下继续保持其领先地位。它们的利润率降幅相对较小，展现出较强的抵御能力和经营韧性。相反，经营效率较差的医院则面临更大的挑战，利润率显著下滑，凸显了它们在适应政策变化和控制成本方面的不足。

在城乡对比中，乡村医院的表现优于城市医院。进一步细分时，乡村转诊医院表现最佳，它们在资源配置、成本控制等方面展现出了出色的适应能力。相较而言，大型城市医院（定义为位于100万人口以上城市的医院）受政策影响最大，表现最差。大城市医院通常面对更高的运营成本和更复杂的管理挑战，而这些因素在DRG控费的背景下进一步放大了其经营压力。

按所有制类别分析，营利性私立医院在DRG控费后表现最为出色。由于其更注重盈利，管理更加精细化，这类医院在应对成本压力和政策变动时展现了极强的适应性。非营利性私立医院次之，它们尽管不以利润为核心目标，但通过提升运营效率，仍保持了相对良好的表现。乡村公立医院的表现也好于预期，主要得益于其较为稳定的患者来源和较低的竞争压力。城市公立医院的表现最差，主要原因在于其所在的高成本、高竞争环境，加上资源分配和管理上的固有劣势，使其在控费政策下面临更大的经营困难。

从外部环境来看，表现较好的医院通常处于竞争相对缓和、人口净流入和经济增长较为稳定的地区。这些地区为医院提供了较为有利的市场环境，减少了在DRG控费下的经营压力。相反，竞争激烈、经济增长放缓或人口流出的地区，医院在应对控费政策时的挑战更大，表现往往较为疲弱。

从内部因素来看，表现优异的医院通常具备较强的管理能力。管理层与医疗团队关系融洽，管理层展现出卓越的领导力，能够在政策变化中迅速调整运营策略。这些医院的管理团队不仅在资源优化方面做得更加出色，还能够通过有效沟通和激励机制，确保医院在成本控制和质量提升之间取得平衡。

三、DRG对美国非医院行业影响

在DRG控费政策实施后，美国医疗行业出现了一系列复杂的变化，尤其是在医生支出和特定领域的快速增长上。尽管DRG控费有效控制了Medicare支付给医生的费用，降低了其实际增速，但医生整体支出却呈现加速增长的趋势。具体来说，自费、个人商业保险、Medicaid等其他支付方的医生支出增速均有所上升，弥补了Medicare支出增速放缓带来的空缺。这种变化反映出非Medicare支付方在承担更多费用时，推动了医生支出的整体上扬。

与此同时，美国的急性期后护理机构（如康复中心、长期护理设施等）在DRG控费后迎来了高速发展阶段。这个领域的爆发性增长主要归因于以下几个因素：首先，相较于住院业务，急性期后护理的支付模式更具吸引力，提供了更高的利润潜力，推动了市场需求的增长。其次，医院通过拓展急性期后护理业务，能够有效提升其整体利润率，增强自身的财务健康度。此外，急性期后护理支付模式的激励机制吸引了大量新进入者，这些新进入机构在前两年能快速实现盈利，激发了行业的快速扩展。

DRG控费对美国处方药销售增长并未产生抑制作用，反而加速了药品销售的增长。这一现象的背后有多方面原因：首先，商业保险开始承担更多药品支付的责任，使得患者的自费压力有所减轻，释放了潜在的用药需求。其次，在DRG控费期间，多款重磅药品相继上市，并迅速攀升至销售高峰。此外，药品的直接面向消费者广告支出也在这一阶段大幅增加，进一步推动了市场需求。对于支付方和患者而言，药品成为一种相对具有性价比的选择，相较于更昂贵的治疗服务，药物能够在较短时间内提供明显的治疗效果。

DRG控费对实验室支出的影响相对有限。尽管行业整体继续增长，DRG政策并未对实验室支出增速或市场格局产生显著冲击。然而，在后续的商业保险控费中，实验室行业的增速受到明显影响，行业格局也随之发生变化。商保的控费政策成为了实验室行业整合的拐点，许多小型实验室被更大的机构收购或合并，推动了行业集中度的上升。

新设备和新技术的引入和推广并未受到DRG控费的实质性阻碍。主要原因在于，这些新兴技术对医院边际成本的实际影响较小。医院在追求市场份额和行业领先地位时，往往愿意接受新技术初期带来的少量亏损，以换取长期的竞争优势。此外，Medicare为新技术提供额外的支付补贴，这些补贴在整体上能够弥补新技术引入所带来的额外成本。因此，医院仍然有动力采用和推广新技术，确保自身在激烈的市场竞争中保持领先地位。

四、中国实施疾病诊断相关分组（DRG）/按病种分值付费（DIP）的必要性

近年来，中国医疗卫生领域面临日益加剧的医保基金压力，迫切需要改革医保支付体系以缓解风险。推动DRG与DIP医保支付方式，通过DRG/DIP改革，中国医保支付模式正从被

动结算转向精细化管理,既缓解了医保基金压力,又防止了过度医疗。医保基金的压力源于收入和支出的双重挑战。一方面,医保基金的收入增速放缓,参保人数出现小幅下降,城乡居民医保个人缴费标准持续上调,入口端的增长空间有限;另一方面,在信息高度不对称的环境下,过度医疗行为频发。医院收入主要依赖药品、检查、化验等项目,医保结算收入已占医疗机构收入的八成以上,费用失控的隐患难以忽视。在此背景下,DRG/DIP支付方式的引入,成为遏制过度医疗、规范医疗行为的重要工具。其核心在于通过统一、标准化的支付体系,科学控制医保支出,推动资源高效分配。这一改革不仅是医保政策的重要调整,更是中国医疗体系高质量发展的必然选择。

DRG与DIP的实施,标志着医保支付方式的深刻转型。传统医疗机构收入以"自费项目"为主,而DRG/DIP通过"收付费一体化""打包付费"模式,将医院的盈利逻辑转化为成本管理导向。在医保支付标准的限制下,医院只有优化成本控制、提升服务效率,才能实现经济效益。这种机制倒逼医疗机构减少不必要的自费项目,回归医保目录内药品与服务,进一步巩固国家药品谈判和集中采购的战略地位。此外,DRG/DIP体系引入了"分值"概念,对疾病按治疗复杂度进行分级管理。DRG侧重标准化病种分组,DIP则对治疗方式进行更细化分类。两者本质上通过付费模式创新,推动轻症常见病在基层医院诊治,而重症疑难杂症则集中在大医院,优化医疗资源分配,促进医疗分级。

五、DRG对中国医疗行业的潜在影响

DRG控费在中国医疗行业中的潜在影响,可能比其在美国的影响更加深远。尽管DRG在美国的控费政策未能显著降低整体医疗行业的增速,但在中国,由于支付结构的差异,DRG的实施或许会带来更显著的冲击。美国医疗行业在DRG控费后,医疗机构能够通过将部分成本转移给商业保险来缓解压力。然而,中国的医疗体系中,第三方支付方(如商业保险)并未像美国那样占据重要位置,医疗机构缺乏足够的渠道来转移成本,主要的成本转移对象只能是自费患者。然而,在中国,将医疗成本大幅转嫁给自费患者面临较大的政策阻力。政府对医疗费用上涨的敏感度较高,公众也不太可能接受显著的自费成本上涨。因此,在短期内,中国的医疗机构可能难以通过成本转移的方式来完全规避DRG控费带来的压力,这意味着医院需要通过其他方式来应对DRG控费的影响。

对于中国的医院行业,DRG控费可能带来一轮行业洗牌。医院行业的出清过程将持续,竞争格局有望优化,经营效率高的领先者将获得更多市场份额,实现"强者恒强"的局面。就像美国医院在DRG控费环境下采取的策略一样,中国的医院也可能采取类似行动,将患者资源引导至与住院相关的其他治疗环节。门诊业务(尤其是日间手术)、康复护理以及中医等领域,可能因此迎来需求的快速增长,成为医院业务的重要扩展方向。值得注意的是,中国的DRG控费可能在某些方面更像美国的商业保险控费,尤其是在支付方出于控费需求实施改革这一点上具有相似性。因此,国内的独立临床实验室(ICL)行业有望借此机会加速渗透和集中。随着支付方控费诉求的加强,ICL行业可能出现和美国市场类似的发展路径,渗透率和行业集中度将迎来显著提升。

在新技术的应用与推广方面,DRG控费预计不会对中国医疗机构引入新技术造成太大阻

碍。原因在于，新技术的边际成本增加对医院的财务影响相对有限。为了提升竞争力和保持市场地位，许多医院依然愿意在利润率方面做出一定的妥协，以引进新技术。这意味着即便在DRG控费的背景下，医院对新技术的需求依然强劲，创新技术在医疗体系中的扩散将继续保持较高的速度。

第六节　中国医疗产业的挑战和机遇

中国医疗产业正处于一个快速发展和深刻变革的时代。医疗机构、医护人员、医疗企业、企业职员、投资机构、投资者、学术研究者和商业保险都面临着挑战与机遇并存的局面。

一、医疗机构的挑战与机遇

1．医疗机构的挑战

（1）**医疗资源的分配与优化压力**　随着分级诊疗制度的实施，基层医院承载了更多的基础诊疗任务，要求提高其医疗服务能力。而大型医院则需要集中处理疑难重症，减少普通门诊的负荷。然而，基层医院在技术、设备和医护人才方面普遍存在不足，制约了分级诊疗的有效落实。

（2）**数字化转型的资金与技术瓶颈**　智慧医院的建设需要投入大量资金和技术，传统医疗机构在数字化转型的过程中，面临设备、人员、技术等多方面的挑战，特别是一些中小型医院，缺乏足够的资金与技术储备。

（3）**市场竞争加剧**　社会资本的涌入使得私立医院和互联网医疗机构崛起，传统公立医院面临激烈的市场竞争，尤其是在专科服务、患者体验等领域的竞争压力增加，不仅需要提升服务质量，还需要优化患者体验和管理效率。

2．医疗机构的机遇

（1）**医疗联合体的建设**　国家政策大力推动医疗联合体的建设，通过远程医疗、医联体等方式实现医疗资源共享，有助于提升基层医院的服务能力，优化区域医疗资源的配置，形成协同发展模式。

（2）**智慧医院的广阔前景**　通过大数据、AI、智能诊断系统等技术的应用，智慧医院可以提高医院的管理效率和诊疗水平。智能化病房管理系统、远程会诊等新兴技术正在推动医院从传统的人工管理向自动化、智能化方向发展。

（3）**专科化与差异化竞争**　医疗服务日益专业化和细分化，医疗机构可以通过打造高水平的专科服务，特别是在康复医疗、慢性病管理等领域，形成独特竞争优势，吸引更多的患者群体。

二、医护人员的挑战与机遇

1. 医护人员的挑战

（1）**技能提升需求加大** 随着医疗设备智能化和诊疗模式的变化，医护人员不仅需要具备扎实的医学知识，还需掌握信息化系统、AI辅助诊断设备的使用。这对医护人员的职业素质和技能提出了更高的要求。

（2）**工作负荷加大** 老龄化社会的到来以及慢性病患者人数的增加，导致一线医护人员的工作压力显著上升。医生和护士面临的工作量和心理负担都在增加，职业倦怠问题加剧。

（3）**医患关系复杂化** 随着患者健康意识的提升，患者对医疗服务的期待和要求也在增加。医护人员不仅需要提供优质的诊疗服务，还需具备更强的沟通能力，处理患者的高期望与实际疗效之间的矛盾。

2. 医护人员的机遇

（1）**远程医疗与智能辅助诊疗带来的职业发展** 远程医疗的发展为医护人员提供了更多职业选择，医生可以通过互联网为偏远地区患者提供诊疗服务。AI技术的辅助诊疗也为医护人员提升诊疗效率和减少医疗错误提供了帮助。

（2）**技能提升与职业多元化** 随着继续教育和职业培训机会的增多，医护人员可以通过系统化学习掌握新技能，进而进入医疗管理、健康数据分析等新领域，拓宽职业发展路径。

（3）**全科医生的需求增加** 分级诊疗制度提升了全科医生的需求，医护人员可以通过继续教育转型为全科医生，在基层医疗服务中发挥重要作用，这为他们提供了更多的就业机会和职业发展空间。

三、药械企业的挑战与机遇

1. 药械企业的挑战

（1）**医疗政策的压力** 带量采购政策的推行使仿制药企业的利润空间受到压缩，迫使医疗企业转向创新药物研发。但创新药物和器械的研发周期长、风险大、投入高，这对企业的研发能力和资金储备提出了更高要求。

（2）**国际化竞争加剧** 随着中国医药市场的开放，国际药企进入中国市场，带来了激烈的竞争。国内医药企业不仅要面对国际药企的技术优势，还要在研发能力和市场策略上迎头赶上。

（3）**药品监管日益严格** 国家对药品市场的监管力度加大，尤其在药品安全、质量和价格控制方面的要求日益严格，企业的运营面临更高的合规要求和运营压力。

2. 药械企业的机遇

（1）**创新药物和器械市场潜力巨大** 随着中国对创新药物和器械研发与生产支持力度的加大，尤其是在癌症、免疫病、罕见病等领域，创新药市场增长潜力巨大。生物制药、基因治疗等前沿领域的快速发展为医药企业提供了巨大的研发机遇。

（2）**国际化发展的机会**　中国医药企业可以通过国际并购、技术合作和市场扩展加速国际化进程，在全球市场中提升竞争力。

（3）**大健康产业的扩展**　随着人们健康意识的提升，健康管理、保健品、康复医疗等大健康产业为医药企业提供了新的增长机会。企业可以通过跨界布局，进入与医疗相关的健康产业，拓展新的业务领域。

四、药械企业职员的挑战与机遇

1. 药械企业职员的挑战

（1）**技术变革带来的岗位需求变化**　随着智能化医疗和互联网医疗的发展，企业职员的技术要求不断提升。传统的医疗销售、管理等岗位受到新技术的冲击，企业职员需要适应新的工作模式，掌握跨学科知识。

（2）**职业竞争加剧**　医疗产业快速变化，企业职员面临的竞争压力也在增大。随着医疗企业的市场化和全球化，职员需要具备更高的技术水平和国际化视野，才能在激烈的市场竞争中保持竞争力。

2. 药械企业职员的机遇

（1）**跨学科技能发展的机会**　医疗科技的发展为企业职员提供了更多跨学科学习和发展的机会。通过学习数字化医疗、人工智能、大数据分析等技术，职员可以提升自身竞争力，进入新兴医疗领域。

（2）**创新企业和初创公司的就业机会**　随着资本涌入医疗领域，大量创新企业和初创公司快速崛起，为企业职员提供了更多的就业机会，特别是在医疗器械、互联网医疗、数字健康等领域，发展前景广阔。

五、投资机构的挑战与机遇

1. 投资机构的挑战

（1）**政策不确定性增加投资风险**　医疗产业受政策影响较大，医保控费、药品集中采购等政策的调整对企业盈利能力产生较大影响，投资机构在医疗行业投资时面临较大的政策风险。

（2）**创新药物和器械投资风险较高**　创新药物和器械的研发周期长、投入大且风险高，投资机构在创新药物和器械领域的投资回报存在较大不确定性，尤其在国内医药企业创新能力尚不完全成熟的情况下，投资风险较高。

2. 投资机构的机遇

（1）**医疗科技与创新药物、器械的投资机会**　随着AI、大数据、精准医疗等技术在医疗领域的深度应用，创新药物、生物制药、创新器械等领域为投资机构提供了丰富的投资机会。特别是在癌症、罕见病等领域，创新药物市场前景广阔。

（2）**大健康产业的多元化投资机会**　健康管理、养老护理、康复医疗等大健康产业的发展为投资机构提供了多元化的投资选择，投资机构可以通过布局健康管理、养老产业等相关领域，获取长期稳定的回报。

六、投资者的挑战与机遇

1．投资者的挑战

（1）**信息不对称与市场波动**　医疗行业的专业性较强，普通投资者难以准确评估企业的技术实力和市场前景，信息不对称加大了投资决策的难度。政策的变化和市场的不确定性也增加了投资的风险。

（2）**股价波动大**　由于政策调整、技术创新和市场竞争的激烈程度，医疗企业的股价波动较大，给投资者带来不小的风险。

2．投资者的机遇

（1）**长期收益潜力大**　医疗产业，尤其是创新药物和医疗科技领域，具备长期增长潜力。投资者可以通过持有优质企业的股票，获得长期收益回报。

（2）**医疗行业基金的选择机会**　投资者可以通过选择医疗行业基金、创新药物基金等金融工具，分散投资风险，同时分享医疗产业的增长红利。

七、学术研究者的挑战与机遇

1．学术研究者的挑战

（1）**科研成果转化难度大**　尽管中国在基因编辑、精准医疗、免疫疗法等领域的研究不断取得突破，但这些前沿成果往往难以快速实现产业化应用。研究者在从理论到临床应用的过程中，往往缺乏相应的资金支持和产业渠道，导致许多科技成果停留在实验室阶段，无法产生广泛的社会效益。

（2）**跨学科研究能力不足**　随着人工智能、大数据、基因组学等技术与医疗的深度融合，跨学科研究成为医疗领域发展的重要趋势。跨学科团队的形成和有效合作需要时间、资源和系统支持，这使得在新兴技术应用的研究上，中国的学术界还存在一定滞后。

（3）**研究资源和资金竞争加剧**　尽管国家加大了对科研的支持力度，但资金和设备的分配依然不足，尤其是对于中小型科研团队和新兴学科来说，获取资源的难度较大。此外，政府对科研成果的实际应用性提出了更高要求，导致基础研究面临更多短期成果产出的压力，这与学术研究本身的长期性和不确定性存在冲突。

2. 学术研究者的机遇

（1）**政策支持下的科研成果产业化**　近年来，政府鼓励科研成果产业化，加快科技创新成果向临床和市场的转化，科研人员可以通过产学研合作，获得企业的资金和技术支持，推动科研项目从实验室走向市场应用。

（2）**前沿技术带来的创新机会**　中国的研究者可以充分借助新技术实现突破，尤其是在基因组学、人工智能辅助诊疗和个性化治疗方面，具有巨大的潜力，有机会引领全球医疗科技的前沿研究。

（3）**国际合作与科研全球化**　通过与国际顶尖学术机构、跨国企业的合作，中国的研究者可以获得更广泛的资源和平台，提升科研水平和国际影响力。

八、商业健康保险的挑战与机遇

1. 商业健康保险的挑战

（1）**公共医保体系的广泛覆盖与补充性不足**　由于基本医保在某种程度上已经满足了公众的基本医疗需求，商业健康保险在中国的市场定位更多是提供补充性保障。在这个背景下，如何在现有的医保体系之外，设计出差异化、高价值的产品，吸引消费者购买，成为商业健康保险面临的主要挑战。

（2）**医疗费用上涨带来的理赔压力**　随着中国医疗成本的持续上升，特别是创新药物、高端医疗设备和先进治疗手段的使用增加，商业保险公司承受着越来越大的理赔压力。此外，医药和医疗技术的迅速发展，使得保险公司难以准确预测未来的医疗成本，导致风险评估变得更加复杂。

（3）**信息不对称与风控难度加大**　医疗行业的复杂性和技术的专业性，使得保险公司在获取和分析健康数据时面临信息不对称的问题。此外，在信息化和数据共享不足的情况下，保险公司难以进行有效的医疗风险管理，增加了保险业务中的风控难度。

2. 商业健康保险的机遇

（1）**健康管理需求的快速增长**　消费者对个性化健康管理、高端医疗服务、私人医生、国际医疗等增值服务的需求逐渐上升，商业保险公司可以在此基础上推出更具吸引力的产品，例如高端医疗险、健康管理保险、带病体保险等。

（2）**医疗科技推动产品创新与风险控制**　人工智能、大数据和区块链等新技术的应用能够有效提高保险公司在风险评估、精准定价和健康数据管理方面的能力。通过对大数据的深度挖掘，保险公司可以根据客户的健康数据、生活习惯等提供个性化的保险方案，提升保险产品的精准度和灵活性。

（3）**政策支持下的行业拓展**　国家《"健康中国2030"规划纲要》战略等政策对健康管理产业的支持，也为商业保险提供了拓展机会。同时，政府的政策引导使得商业保险与基本医保的协同发展有了更广阔的空间，商业保险可以在更大程度上发挥其补充医保的作用，形成互补关系，进一步推动行业发展。

第三章
商业健康保险

第一节 行业概览

一、什么是商业健康保险？

健康保险是指由保险公司针对被保险人因健康问题或医疗行为所产生的费用提供保障的一类保险，它包括疾病保险、医疗保险、护理保险、失能收入损失险以及医疗意外保险等多种形式。其中，医疗意外保险作为一个独立险种，首次在2019年11月发布的《健康保险管理办法》中得到明确界定。目前，我国商业健康保险市场中，医疗险和疾病险占比超过95%，成为主要的健康险产品类型。

基本医疗保险的定位在于"保基本"，其核心目标是为大众提供基础医疗保障。然而，由于资源有限，无法将所有高成本的创新药品与尖端医疗设备直接纳入覆盖范围。这一限制使得商业健康保险成为重要的补充力量。商业保险凭借其灵活性与多样性，不仅扩展了保障深度，还为患者提供了获取高端医疗服务的机会。在支持创新药械的应用方面，商业健康保险能够有效填补基本医保的不足，为追求更高质量医疗服务的群体提供了更广阔的选择空间。

在欧美等成熟市场，健康保险的功能和角色正经历重要转变。传统上，健康险公司的定位是"被动理赔者"，即在医疗费用发生后承担支付责任。而如今，越来越多的健康险公司正在主动参与健康管理，提供全方位服务，逐步演变为消费者的"健康合作伙伴"。这种转变不仅延展了健康保险的内涵，也促进了保险公司在疾病预防、健康促进等领域的积极作用，使其成为全面健康管理体系的重要一环。

在健康保险领域，"标准体"和"带病体"是评估被保险人健康状况的重要分类。标准体指身体健康、无重大疾病史且符合保险公司健康标准的投保人，通常被认为是风险较低的群体。而带病体则指已患有某种疾病或具有某些健康风险因素的投保人，其健康状况可能低于标准体。二者的相同点在于，都是保险服务的对象，且都有机会通过健康管理和医疗服务提升自身健康水平。然而，差异则体现在风险评估和承保条件上。标准体通常享受更优惠的保费和较为宽松的条款，而带病体由于健康风险较高，可能需要支付更高的保费、设置责任免除条款，甚至面临拒保。

保险定义与医学定义在健康与疾病的判断上有着本质区别，既相互依赖又各有侧重。医学定义以科学诊断为基础，通过客观指标揭示疾病本质；保险定义则基于风险管理，更关注健康状况对经济赔付的潜在影响。医学定义专注疾病的生物学和病理学属性。例如，癌症的医学定义包括细胞增殖失控并侵袭周围组织，诊断依赖病理学检查。保险定义则将疾病的严重程度、治疗方式及对生活质量的影响作为衡量标准。例如，某些重大疾病险规定，仅当癌症达到明确阶段（如浸润性癌）时才符合赔付条件。两者的共同点是以健康为核心，医学定义提供疾病的科学依据，保险定义通过条款明确责任范围。

二、商业健康险发展历程

从1982年首款产品的问世到2021年行业监管的完善，商业健康险的发展历程展现了政策驱动、市场需求和技术创新的紧密结合。从最初的团体险模式到个人化、普惠化的产品，从单一的收入补偿工具到健康管理平台，健康险已成为医疗保障体系不可或缺的组成部分。

1．1982年：中国第一款商业医疗保险诞生

1982年，中国人民保险公司推出首款商业医疗保险产品，标志着商业健康险在我国的初步起步。这一时期，健康险以团体医疗险为主，主要面向国有企业员工，提供基本医疗费用补偿。商业健康险尚未独立，更多作为财险或寿险的附加业务存在。虽然市场规模有限，但这一产品为健康险市场的发展奠定了基础。

2．1996年：《中华人民共和国保险法》正式实施

1995年，《中华人民共和国保险法》正式颁布，并于1995年10月1日起正式实施，标志着我国保险行业进入规范化、法制化发展阶段。这部法律明确了保险业的基本框架，促进了保险市场的健康发展。虽然早期《中华人民共和国保险法》未专门对健康保险进行详细规定，但其为保险产品的创新和多样化提供了法律保障，推动了健康险的初步发展。随着后续法律修订及医疗改革的深化，健康保险在我国金融和医疗保障体系中的地位逐步提升，为行业专业化、精细化发展奠定了基础。

3．1999年：重大疾病保险（重疾险）问世

1999年，平安人寿首次引入重大疾病保险，推出"平安附加重疾终身保险"，最初是作为个人寿险产品的附加险，开创了商业健康险产品的全新领域。重疾险以定额给付形式，为被保险人因罹患重大疾病导致的收入损失提供补偿，迅速在市场中站稳脚跟。相比传统的费用报销型保险，重疾险强调保障功能，旨在为重大疾病带来的综合财务风险（如收入损失、康复费用等）提供整体性保障，迅速成为健康险市场的主力险种之一。

4．2003年：新型农村合作医疗试点启动

2003年，中国开始试点新型农村合作医疗制度。这项政策在农村地区逐步推广，为农民提供了基本医疗保障。但由于报销比例和覆盖范围有限，商业健康险作为补充保障的需求随之增长。农村市场的开拓成为商业健康险的重要增量领域，为行业发展提供了新动力。

5．2009年：新医改推动健康险发展

2009年，新医改方案出台，明确提出"基本医疗保险、补充医疗保险和商业健康保险"三位一体的医疗保障体系建设目标。这一政策明确了商业健康险在医保体系中的补充作用，推动健康险行业进入快速发展阶段。保险公司开始加速产品创新，与医保体系实现初步对接。

6．2015年：税优健康险试点启动

2015年，财政部、国家税务总局与中国保险监督管理委员会（保监会）联合推出税优健康险，这是中国首次引入个人税收优惠政策支持商业健康险。税优健康险不仅降低了投保门槛，还引导了更多公众关注健康险。这一政策带来了居民购买健康险的积极性提升，同时促使保险公司在产品设计中更加注重普及性与性价比。

7．2016年："百万医疗险"爆发式增长

2016年，"百万医疗险"作为现象级产品进入市场。其以低保费、高保额为特点，覆盖住院、手术等高额医疗费用，迅速成为健康险市场的核心险种。这类产品通过高免赔额设置，控制赔付风险，同时填补了基本医保的高额费用支付缺口，极大提升了健康险的渗透率。

8．2019年：普惠型健康险"惠民保"兴起

2019年，"惠民保"在全国多个城市快速推广，成为普惠型健康险的代表性产品。惠民保，全称"城市定制型商业医疗保险"，是一种由地方政府指导、保险公司承接，与基本医保紧密衔接的定制型补充医疗保险，具有一年期、普惠性与商业性兼具的特点。这类保险以极低的保费（通常几十元到几百元），覆盖基本医保范围外的高额医疗费用。其无门槛、广覆盖的特点将更多亚健康和高风险人群纳入保障范围。这一模式成功将健康险普及到更广泛的人群，显著扩展了市场规模。

9．2019年：《健康保险管理办法》修订发布

2019年，中国银行保险监督管理委员会（银保监会）发布修订后的《健康保险管理办法》，进一步规范健康险行业发展。这一办法明确要求健康险产品向细分化、多样化方向发展，并强调健康管理服务的重要性。监管的加强推动了保险公司对技术和服务的重视，行业竞争进入高质量发展阶段。

10．2020年：科技赋能与健康服务整合

2020年后，商业健康险进入科技驱动与服务整合阶段。保险公司通过大数据、人工智能等技术提升核保、定价和理赔的精准度，同时与医疗机构、药品供应链合作，构建覆盖预防、诊疗和康复的健康服务闭环。例如，在线问诊、药品配送、健康管理计划等服务，成为健康险产品的重要附加项目。科技赋能使健康险从单一支付工具升级为健康管理平台。

三、商业健康保险的特点

1. 形式集中与结构性局限

我国健康险发展起步较晚，目前主要集中在两种形式上：医保内健康险和医保外健康险。这两类产品在不同政策与市场需求推动下快速成长，但也显现出结构性局限。

（1）**医保内健康险：政策推动的团体保障** 医保内健康险以企业补充医疗保险和大病保险为代表，长期受企业补充医疗税收激励政策和大病保险政策的推动。其产品设计以团体形式承保，不区分被保险人健康状况，覆盖面广且具有普惠特性。然而，由于行业在早期缺乏对费用管控的深入探索，医保内健康险的保障范围通常局限于医保目录内费用，对高额的医保目录外支出几乎未涉及。尽管这一领域已形成数百亿元的市场规模，并得到了国家政策的大力支持，但企业补充医疗与大病保险未能有效推动商业健康险在医保体系外的支付角色建设。

（2）**医保外健康险：互联网推动的高杠杆模式** 随着互联网保险的崛起，百万医疗等医保外健康险迅速异军突起。这类产品以几百元保费撬动几百万元保额，凭借高杠杆优势迅速受到市场欢迎。然而，受传统寿险经营思维影响，百万医疗险对健康人群进行严格筛选，将患病人群排除在保障范围之外。此外，本应深度融合的健康管理、疾病管理和医疗网络管理等功能，在实际运营中并未成为核心，仅作为附加成本项用于营销，未能真正实现医疗险服务价值的拓展。

（3）**逆选择与盈利模式失衡** 健康险市场普遍存在逆选择倾向，患病人群高赔付率推高成本，而健康人群因感知价值有限参与度不高。百万医疗作为短期险种，无法通过寿险平准保费模式实现利差和费差的长期收益平衡，保险公司只能压缩赔付空间，形成"重销售、轻赔付"的市场结果。这一短期盈利模式不仅限制了产品的服务深度，也对行业的可持续发展构成挑战。

2. 健康险的合作模式：政府与市场的双重驱动

在健康险领域，政府与市场的关系决定了产品设计与合作模式的核心逻辑。从宏观视角划分，健康险的合作模式主要分为两种类型：社商融合模式和商业保险合作模式。前者以政府主导，注重普惠性和社会保障功能；后者依托市场机制，为特定人群提供差异化、精准化服务。这两种模式在满足多层次健康需求方面各有侧重，同时也展现了健康险发展的多样化趋势。

（1）**社商融合模式：惠民保的普惠性与基础保障** 惠民保作为社商融合模式的典型代表，由地方政府主导、保险公司承办，旨在为基本医保未覆盖的部分提供补充保障。惠民保以低保费、低门槛、高保障为核心特点，普遍覆盖医保目录内高额住院费用、特定药品及部分医保外费用，特别对老年人和带病人群意义重大。惠民保的优势在于其普惠性，投保门槛低，不设年龄、职业或健康状况限制，尤其对患病群体的包容性在传统商业健康险中无可替代。然而，由于保费低、保障范围有限，惠民保的赔付比例和覆盖深度相对不足，更多承担的是基础医疗保障角色。此外，其对高端医疗需求和创新药物的覆盖仍存较大优化空间，但在社商协作与风险分摊方面已为行业提供了重要的普惠模式。

（2）**商业保险合作模式：高附加值与精准服务**　商业保险合作模式以市场需求为导向，通过多方资源整合，构建专业化、差异化的健康保障服务，主要体现为以下三种形式：

①特药与特病保险：创新药物与特定疾病的重点覆盖。特药与特病保险针对高价值药品（如靶向药、基因疗法药物）和特定疾病（如罕见病、肿瘤）的支付需求，旨在填补医保覆盖之外的空白。这些产品通过与药企合作，将部分创新药物纳入商保小目录，降低患者购药门槛，同时推动创新药物的市场化应用。特药与特病保险具有较强的针对性，为特定人群提供高效保障，但在推广中面临高保费和有限覆盖人群的双重挑战。

②药品福利管理（PBM）：支付效率与药物管理的提升。PBM通过优化药品采购、配送和支付流程，整合药企、药房与保险公司资源，为患者提供药品直付、优惠购买及用药指导服务。这一模式不仅有效降低了药品成本，还规范了患者的用药行为，提高了药物依从性，为参保人提供更科学的健康管理。

③管理式医疗：整合"药+服务"的全流程保障。管理式医疗以健康管理为核心，将药品供应与医疗服务深度融合，覆盖从疾病预防到康复的全生命周期。其主要服务包括慢性病管理、健康干预、诊疗优化等，为参保人提供个性化、全方位的保障。通过与药企和医疗机构的合作，管理式医疗帮助患者控制疾病进程，提升了医疗资源利用效率，同时增强了保险公司的客户黏性。

四、商业健康保险的演变

1. 商业健康保险的演变：从金融工具到消费平台的转型

商业健康保险作为健康保障体系的重要组成部分，其发展历程折射出金融属性与消费属性的不断融合与演进。近年来，健康险的功能不再局限于收入补偿，其消费属性逐渐延展，成为医疗健康消费的重要驱动因素。

（1）**重疾险时期，不含消费属性**　在商业健康保险发展的早期，重疾险是核心产品。这一阶段的健康险与消费需求并无直接联系，更像是一种收入损失补偿工具。保险公司在被保险人确诊重大疾病后，按照合同支付一笔固定保险金，用于弥补因疾病导致的收入中断或高额治疗费用。这种模式的健康险功能类似于寿险，其核心作用是提供经济支持，而非参与具体的医疗消费环节，因此消费属性并不明显。

（2）**医疗险时期，消费属性局限**　随着市场需求的变化，百万医疗险、终端医疗险和长期医疗险等产品陆续推出，健康险开始在医疗健康消费中扮演一定支付角色。这一阶段的健康险通过费用报销的方式，为被保险人承担住院、手术等高额医疗支出。然而，这种支付功能是被动的，仅限于特定的高风险事件，未能覆盖更广泛的医疗消费场景。健康险的作用更多体现在"后端"，消费者需要先行垫付医疗费用，再通过报销获得补偿。这种局限性使得健康险的消费属性依然受到较大限制。

（3）**细分人群保险，消费属性明显**　进入近几年，健康险的消费属性显著增强。针对特定病种或人群的保险产品逐渐成为市场热点，例如癌症术后保险、糖尿病患者专属险等。这些产品覆盖病前预防、诊中治疗和院后康复等多个环节，为消费者提供全流程服务。这一阶段的健康险不仅满足了特定人群的需求，还深度融入了医疗健康消费生态。例如，某些保险产品直接覆盖特定药品的支付或提供特定治疗方案的保障，使健康险从单一的支付工具升级为全面的消费支持平台。

2. 核保条件的演变：从严格筛选到个性化定制

健康险核保条件的变化同样是其发展历程的重要标志，体现了从"严格核保"到"宽松核保"，再到"特定核保"的逐步开放和精准化。

（1）**严格核保，面向健康体** 在健康险初期，保险公司采用严格的核保条件，仅对健康体提供保障。例如，重疾险和长期医疗险要求投保人在投保时提交详尽的健康告知，并通过体检筛选高风险人群。理赔时，保险公司会对疾病的诊断进行严格审核。这种模式虽然有效控制了风险，但也限制了保险的覆盖范围，将患有慢性病或其他健康问题的人群排除在外。

（2）**宽松核保，普惠性保险的推广** 随着普惠性保险理念的普及，健康险的核保条件逐渐放宽。例如，惠民保等产品允许消费者无需健康告知即可投保，覆盖了大量亚健康或高风险人群。此外，针对有结节、慢性病史人群的保险产品也在逐步推出。这些产品通过高免赔额或缩小保障范围等手段，降低了高风险人群的承保难度。这一阶段标志着保险公司开始积极应对市场需求的多样化，并在扩大覆盖面和控制风险之间寻找平衡。

（3）**特定核保，精准服务特定人群** 进入精准化时代，健康险的核保条件更加灵活，开始针对特定人群或疾病提供定制化服务。例如，针对糖尿病患者的保险产品不仅涵盖住院费用，还提供药品直付和健康管理服务。这类产品通过动态核保、交互式保单等技术手段降低风险逆选择问题，同时提供更具针对性的健康保障方案。特定核保模式让健康险在高风险人群中找到新的增长点，也推动了保险与医疗服务的深度融合。

3. 商业模式的演变：从单一产品到科技驱动的服务整合

商业健康保险的商业模式经历了从单一产品到资源整合的深刻变革，逐步实现了规模化和专业化的跨越。

（1）**依附型模式，单一产品为主** 在健康险的起步阶段，商业模式较为单一，健康险通常依附于寿险或财险，作为附加业务存在。这一时期，健康险产品种类有限，多以团体险形式为大型企业或组织提供基本医疗费用补偿。这种模式下，健康险的功能仅限于简单的风险转移，缺乏产品多样性和服务延展性。

（2）**专业化模式，独立发展** 随着市场需求的扩大，健康险逐渐形成独立的商业模式。这一阶段的特点是专业健康保险公司的成立，专注于健康险产品的设计和销售。同时，保险公司开始与医疗机构和健康管理机构合作，为被保险人提供更多附加值服务，例如就医绿色通道、预约诊疗服务等。这种模式推动健康险从单一支付工具向健康管理平台的转型。

（3）**产品多样化，技术赋能** 进入产品多样化阶段，健康险的产品种类不断增加，从传统的重疾险和医疗险扩展至针对特定疾病或人群的定制化保险。与此同时，保险公司广泛应用大数据、人工智能等新技术提升风险评估与定价的精准度。例如，通过健康数据分析，保险公司可以为消费者提供个性化的保障方案。这种技术赋能不仅优化了产品设计，还提升了消费者的投保体验。

（4）服务整合与科技驱动　　当前，健康险行业进入服务整合阶段，通过整合医疗资源、健康管理服务与保险产品，为消费者提供一站式健康解决方案。例如，在线问诊、药品配送、健康监测等服务成为保险的重要组成部分。这一模式实现了从单一支付工具到健康服务整合平台的跨越，使健康险成为医疗健康生态系统的重要参与者。

五、DRG/DIP和商业健康险

1. 高质量医疗需求驱动商业健康险量价齐升

医保支付方式改革正快速推进，按疾病诊断相关分组（DRG）和按病种分值付费（DIP）的支付模式将对医疗资源的分配与使用产生深远影响。根据《DRG/DIP支付方式改革三年行动计划》，到2024年底，全国所有统筹地区将全面实行这一支付改革，到2025年底覆盖所有符合条件的住院医疗机构。这一系列改革将短期内激发居民对更高质量医疗服务的需求，推动自费医疗消费的增长。我国基本医保覆盖范围广，是多层次医疗保障体系的核心基础，但其提供的保障多为基本医疗服务。在DRG模式下，医疗资源将实现精细化分配，基本医保的支付功能更加聚焦基础保障，而医保以外的医疗费用将更多依赖商业健康险的补充作用。这一分层机制引导基本医保与商业健康险各司其职，促进了多层次医疗保障体系的完善。在DRG支付模式下，商业医疗险的需求将显著提升。一方面，医疗险的销量有望持续增长；另一方面，覆盖范围更广、服务质量更高的中高端医疗险产品因其优质保障和个性化服务更受青睐，件均保费也将随之提高。短期内，商业健康险市场结构将迎来升级，中高端医疗险或将成为推动行业发展的重要引擎。

2. 药企和保险合作深化，共建商保小目录

随着医保支付改革的推进，药企与商业保险的合作正开启新的篇章。药企通常通过"以价换量"策略进入医保目录，以获取更大规模的市场。然而，这一模式导致药企在价格竞争中面临较大的压力，同时医保集采政策倒逼医药企业加速创新转型，不断优化产品结构。在此背景下，共建商保小目录为药企提供了新的发展选择。与通过降价扩展患者覆盖的医保大目录不同，商保小目录通过商业健康险面向健康人群提供创新药品的未来使用权。这种模式允许药企在无需大幅降价的情况下实现销量增长，同时为高研发成本的创新药品（如CAR-T细胞疗法）打开新的市场。以创新细胞疗法为例，复星医药的奕凯达已被纳入多款商业保险及惠民保险产品，药明巨诺的倍诺达也通过地方政府的补充医疗保险计划及商业健康险覆盖了更多患者。商保小目录通过创新的支付模式，为药企提供了更高的市场渗透率，同时为患者提供了更多可及性选择。

3. 惠民保模式：药企与险企协同发展的新思路

惠民保作为普惠型商业保险产品，为药企和保险公司的合作提供了新的范式。凭借低保费、广覆盖的特点，惠民保突破了传统保险模式的局限，将更多人群纳入健康保障体系。这一创新模式不仅降低了患者的支付门槛，还帮助药企和险企实现资源整合，形成了产业端的

商业模式闭环。惠民保模式还拓展了药企与险企协同创新的可能性。通过药险合作，更多高成本创新药品被纳入保险范围，药企能够借助保险覆盖更多患者群体，同时降低研发和推广成本。以惠民保为切入点，药企与险企的合作从简单的销售支持向深度协作转型，为整个医疗保障行业带来了新的增长动能。

4. 医疗保险第三方管理机构：打通医、药、险融合的"最后一公里"

医疗保险第三方管理机构（TPA）在推进医、药、险深度融合中扮演着重要角色。作为惠民保推广的重要推手之一，TPA不仅协助险企开发和推广创新产品，还逐步成为保险公司增值服务的核心支持者。TPA的功能已从单纯的辅助机构升级为医疗服务网络的协同搭建者和健康管理服务的提供者。例如，TPA直接参与商业保险产品设计，整合医疗资源，为患者提供健康咨询和管理服务。这种服务贯穿医疗保险的全流程，从保险设计到健康服务，实现了医药、保险和患者需求的无缝衔接。随着DRG支付模式的深入推进，TPA在商业健康险和医疗服务体系中的作用将更加关键。通过持续优化健康管理服务，TPA不仅能帮助商业健康险提升用户体验，还将推动寿险公司实现从传统保险产品提供者到健康综合服务商的转型，为行业注入新的增长动力。

六、商业健康险：从储蓄型到健康型的变革

1. 储蓄型产品的利差损风险

寿险行业过去销售的大量利率敏感型产品，如增额终身寿险，其保障期限可长达终身。高复利的设计叠加较高的销售费用，为险企投资端带来了巨大的压力，同时也加剧了市场对行业利差损风险的担忧。当前，这类产品的资产端与负债端之间存在显著的久期缺口，持续销售此类产品将进一步放大寿险行业对投资市场波动的敏感性，尤其对中小型寿险公司的经营稳定性构成严重威胁。这一问题并非我国独有。从日本的经验来看，在寿险负债端产品结构以储蓄型产品为主的情况下，过高的预定利率导致险企在泡沫经济破灭后的长期低利率环境中陷入困境，部分寿险公司甚至因此破产。日本寿险行业的教训表明，在长期低利率和利差损风险的双重压力下，转向保障型产品是必然的出路。

2. 回归保障型产品：健康险成为转型关键

随着我国人口老龄化加剧和医疗成本上升，健康险的需求正在迅速攀升。借鉴日本寿险行业的应对策略，我国寿险公司逐渐认识到，只有通过优化负债端产品结构，回归保障型保险，才能实现可持续发展。健康险作为一类既能满足消费需求又能规避利差损风险的产品，成为行业转型的核心抓手。医保支付改革（如DRG/DIP）也为健康险的创新发展提供了催化剂。相比储蓄型产品，健康险具有更高的灵活性和市场适应性，能够在保障消费者健康的同时，有效填补基本医保的空缺。正因如此，上市险企已开始积极布局健康险领域，通过打造"医+药+险"生态圈，加快丰富中高端产品线，进一步推动行业从传统储蓄型保险向保障型保险的转型。

3．医保支付改革推动健康险创新发展

我国当前医疗费用支付结构中，个人支付比例远高于发达国家，商业健康险的发展空间巨大。在这一背景下，健康险的持续创新成为寿险行业的新增长点，尤其是中高端医疗险和短期健康险的需求增长明显。

（1）**中高端医疗险高速增长**　高端医疗服务需求强劲，带动中高端医疗险成为市场热门。此外，期限更短、杠杆更高的定期重疾险和失能险逐渐崭露头角，成为替代传统捆绑终身寿险的长期重疾险的主流产品。

（2）**税优健康险政策支持**　随着税优健康险政策的覆盖范围扩大，包括长期护理险和重大疾病险在内的产品将进一步受益于政策支持，为行业提供新的发展动力。

（3）**医保个人账户健康险的崛起**　年轻人医保个人账户资金结余较多，通过医保个人账户健康险，可以将个人账户资金转化为商业健康险保费。这一模式不仅盘活了医保资金，还能减轻年轻人的经济压力。

（4）**长期护理险的增长空间**　老龄化社会对护理需求激增，预计护理需求缺口将超过万亿规模。长期护理险凭借为失能人群提供护理服务与费用保障的独特功能，有望成为健康险的下一个爆发点。

4．创新型健康险与药险合作的前景

健康险的未来不仅在于基础保障，还在于增值服务和支付模式的创新。险企逐步通过支付结算与增值服务提升产品体验，创新型健康险产品的推出将填补医疗需求的诸多空白，例如以下几方面的实例：

（1）**特药险的迅速崛起**　药企与险企的合作打开了药险协作的新思路。通过共建商保小目录，创新药品（如CAR-T疗法）进入特药险市场，不仅为患者提供了支付支持，也助推了药品的市场普及。

（2）**增值服务的引入**　健康险未来将更加重视健康管理服务，通过涵盖健康咨询、定制化治疗方案等增值服务，提升产品的附加值和客户体验。

（3）**行业生态的优化**　险企、药企、医疗机构间的协同效应正在显现，共建医疗保障生态系统不仅能提升健康险的市场竞争力，也为寿险行业的长期健康发展提供了保障。

第二节　核心价值链

一、惠民保

惠民保的普惠性表现在其承保条件极为宽松，无论年龄大小或健康状况如何，都能投保。这为带病人群和老年群体提供了新的保障渠道，是其备受欢迎的重要原因。与此同时，惠民保的商业性则体现在其保障范围的针对性，主要涵盖医保范围内的住院费用和特定种类

的医保外特药，报销比例通常低于普通商业健康险，定位于对医保的补充。作为连接商业健康险和基本医保的衔接层，惠民保兼具价格低、保额高和投保门槛低的优势，迅速在全国范围内推广。与传统健康险和百万医疗险不同，惠民保的突出特点在于能够覆盖带病人群，大幅扩大了健康险保障范围，弥补了现有健康险产品的覆盖缺口。

惠民保以"低门槛+低保费+高保障"的独特优势，成为医疗保障体系的重要补充。

（1）**低门槛** 惠民保打破了传统商业保险的准入门槛，不对年龄、职业、健康状况进行限制，只要参保当地基本医保即可投保。这一特点尤其对老年人和带病人群极具吸引力，为无法投保其他商业保险的群体提供了重要保障渠道。

（2）**低保费** 惠民保的保费通常为几十元至几百元，相较于普通商业健康险显著降低了支付门槛。低保费设计符合大多数居民的支付能力，使其更容易在广泛人群中普及，成为真正的"普惠型"保险。

（3）**高保障** 尽管保费低廉，惠民保撬动了接近中端医疗险的高额保障，涵盖医保目录外的特定药品、高额住院费用等，补充了基本医保未覆盖的领域。这种保障特点在面对高额医疗支出时，能为参保人提供强有力的经济支持。惠民保凭借这些优势迅速普及，为填补医保与商业健康险之间的空白提供了有力工具。

然而，惠民保的设计在某些方面也限制了其竞争力，特别是在高免赔额和报销比例方面。

（1）**高免赔额** 惠民保通常设置较高的免赔额，这意味着"小病"医疗费用难以达到报销起点。在医疗支出金额较低的情况下，惠民保难以发挥实际保障效果，使其对普通小额医疗需求的覆盖力不足。

（2）**有限报销比例** 对于"大病"，惠民保的报销比例低于百万医疗险等中高端产品。医保内费用报销比例在50%～100%，而医保外费用报销比例仅为30%～100%。相比之下，百万医疗险的报销比例通常可达100%，尤其在高额医疗支出情况下，这一差距放大了保障力度的差异。这种保障结构使惠民保在应对"大病"和"小病"时的竞争力都略逊一筹，尤其在医疗费用逐步增长的趋势下，其报销效果可能无法完全满足部分参保人群的需求。

惠民保作为普惠型商业医疗保险，其发展路径展现了医疗保障体系的多层次完善过程。

（1）**起步阶段（2015—2019年）** 试点探索。惠民保在基本医保覆盖不足的背景下应运而生。最初的试点聚焦于缓解居民高额医疗费用压力，覆盖范围以医保目录内的高额费用为主，设计简单，保费低廉。此阶段，产品形式单一，数据积累和精算能力尚未完善，但已显现出广阔的市场潜力。

（2）**扩展阶段（2020—2021年）** 全国推广。随着政策支持和地方政府推动，惠民保在全国范围内快速推广，覆盖人群达数亿人。产品逐渐拓展至医保目录外的特定高值药品、创新疗法（如抗癌药物），同时引入特药保险责任。险企与政府深度合作，产品定价维持普惠水平。然而，这一阶段也暴露出同质化严重、续保率低、赔付压力大的问题，行业亟须优化。

（3）**优化阶段（2022年至今）** 创新升级。市场逐渐成熟，惠民保产品向精细化、差异化方面发展，重点提升保障深度与健康管理服务。创新模式包括引入"医+药+险"生态体系，提供健康咨询、特定药品保障，甚至定期体检等增值服务。医保个人账户资金的引入进一步激发市场潜力，增强了惠民保的吸引力和续保稳定性。

惠民保的发展趋势：优化升级与精细化运营。通过优化保障结构、丰富增值服务以及推进区域差异化策略，惠民保未来将进一步提升普惠属性与商业可持续性，成为多层次医疗保障体系中的重要一环。

首先：保费上涨与保障优化并行，基础保障定位不变。自2019年以来，惠民保的平均保费呈现逐步上涨趋势，与之对应的是保障范围和报销比例的不断优化。尤其是2022年，针对带病群体，惠民保在病后治疗的保障范围方面进行了扩展，主要体现在四个方面：降低免赔额门槛、提高医保外费用的报销比例、增加药品和诊疗服务类型，以及扩大重大疾病人群的覆盖范围。这些优化提升了惠民保的吸引力与实用性。然而，与百万医疗险相比，惠民保仍以基础医疗保障为核心，短期内两者定位不会出现重合。百万医疗险以更高的保障深度和商业化空间满足中高端医疗需求，而惠民保则继续服务于更广泛的大众人群。

其次：增值服务应对"死亡螺旋"风险。惠民保在统一保费模式下，高龄和带病人群因保障价值更高，可能导致健康人群逐渐退出参保，形成"死亡螺旋"风险。为缓解这一问题，惠民保开始通过增值服务增强健康人群的感知价值。2022年，增值医疗服务逐步拓展，从基础体检、口腔检查扩展到疾病早筛、陪诊服务、康复指导等个性化内容。此外，数字疗法作为新兴方向在惠民保领域崭露头角，为慢性病管理和精准干预提供了技术支持。这些增值服务不仅提高了健康和亚健康人群的参保意愿，也增强了惠民保的整体保障价值，有助于其实现更可持续的运营。

再次："3+N"模式推动产业融合与生态完善。惠民保目前采用的"政府+保险公司+第三方服务平台"运营模式已基本成熟，并逐渐向"3+N"模式升级。"N"代表药企、健康管理公司、基因检测机构、理赔服务公司等参与方，通过多方合作进一步完善医疗、医药、健康服务网络。这种模式推动产业链的深度融合，使得惠民保能够为参保人提供更加综合化的服务，同时也实现了医保数据与惠民保运营数据的打通，为精准风险控制和二次开发奠定了基础。"3+N"模式不仅提高了运营效率，还促进了惠民保生态圈的形成，为未来更广泛的医疗保障合作提供了新机遇。

最后：爆发期竞争加剧与区域政策差异化。惠民保目前仍处于市场快速扩张阶段，一线和二线城市的产品覆盖已基本完成，但伴随而来的是运营竞争的日益激烈。这些城市的惠民保产品运营模式逐渐成熟，数据积累更加清晰，对参保人需求的把握也更精准，竞争的核心将从覆盖范围转向产品精细化设计和服务体验的优化。在一些经济条件较弱或商业保险基础薄弱的省份，政府主导的"一省一策"模式正在试水，以省级为单位推出惠民保产品，帮助保险公司和TPA分散运营风险。然而，这种模式更像是开拓市场的过渡措施，未来市场仍将向精细化运营发展，具有早期进入市场优势的险企将在竞争中占据强势地位和竖起更高壁垒。

二、特病特药保险

1. 特病特药保险的三大模式

特病特药保险是商业医疗险与医药行业深度合作的创新尝试，为特定疾病和药品提供针对性保障。这类产品因其目标群体和保障范围的不同，衍生出三种主要模式：

（1）**面向健康人群的特药保险** 以"药神保"为代表的特药保险是该领域最早的尝试。

这类保险针对健康人群，聚焦于高价特药保障，覆盖医保目录外昂贵药品。与传统医疗险的事后报销模式不同，特药保险采用审核和指定药房网络直付的方式，避免了用户的垫付压力。这一创新不仅连接了创新药物的研发与推广，还优化了理赔流程。特药保险的出现改变了国内医疗险的发展方向，使特药保障成为医疗险标配，并推动保险公司关注前沿疗法和药品，将其纳入保障范围。这一模式打通了保险与医药行业的合作路径，成为国内商业医疗险发展的重要转折点。

（2）**面向患者的特病特药保险** 针对患病人群的特病特药保险，为特定疾病患者提供远期风险保障，如并发症或后续治疗费用。然而，这类保险在发展初期面临诸多挑战。由于其聚焦于小概率的远期事件，对患者的即时需求支持有限，加之公众保障意识不足，产品的吸引力有限。为克服这些问题，部分创新尝试正在展开：①疗效保险：针对新药上市，保险通过疗效承诺提升患者信心。②药费分期保险：分担高价药品的还款风险，为患者提供灵活支付方案。③用药依从性管理保险：通过奖励按时足量服药，提升慢性病患者的治疗效果。

（3）**面向全人群的惠民保** 惠民保作为团险模式的延伸，突破了传统健康险的个险逻辑，不区分健康状况，覆盖全人群，特别是带病患者。惠民保依托政府背书和低廉的保费实现普惠型保障，但其特药保障能力有限，创新空间受到政策和监管的制约。这一模式尽管存在不足，但为扩大保障覆盖面提供了借鉴。

2．特病特药保险的困境

尽管特病特药保险模式多样化，其发展仍然面临如下困境：

（1）**规模与支付体量不足** 许多特病特药保险产品聚焦于远期风险，如并发症，忽略了患者的即时需求。这种设计降低了赔付风险，但也削弱了产品吸引力。加之筛选轻症患者的策略进一步限制了目标人群的范围，产品规模难以扩大。

（2）**医疗管理的缺失** 目前我国特病特药保险仍主要采取事后理赔模式，保险机构在诊疗过程中的管理介入有限，导致"医-药-保"协同不足。以739万人参保的2021版"沪惠保"为例，其10个月理赔金额达6.13亿元，其中住院自费责任赔付最高的病种竟为腰椎间盘突出症。这类与生活方式高度相关、行为选择性较强的疾病在赔付榜单中居首，凸显出保险端缺乏前端医疗管理与健康干预，控费与健康效益提升空间巨大。

（3）**创新支付与监管逻辑的冲突** 部分创新型产品尝试直接覆盖药品费用或提供福利折扣，但由于缺乏全面的疾病管理体系，这类产品难以形成可持续的风险池。此外，创新支付模式与现有保险监管框架的不兼容，也制约了其进一步发展。

3．特病特药保险的风控逻辑

特病特药保险的未来发展需要重新审视其风险管理逻辑，并从单纯的事后赔付向风险转移与医疗管理结合的模式转变。其核心包括以下两点：

（1）**风险转移：时空共济的杠杆作用** 保险的金融属性在于通过时间和空间分散风险：①时间维度：通过长期保障，将当前风险分摊到未来。②空间维度：通过扩大覆盖人群，实现风险的分散和规模化。这种时空共济的机制为保险提供了杠杆效应，使其能够在保持风险稳定的同时提供更广泛的保障。

（2）**医疗管理：从保障到干预** 特病特药保险不仅应聚焦于医疗费用的分担，还需通过医疗管理降低整体医疗风险：①合理精算：设计与人群特征匹配的保费结构。②主动管理：通过干预患者用药行为、优化治疗方案，实现对风险的动态控制。③谈判能力：与药企、医疗机构建立合作，降低药品和治疗成本。医疗管理的核心在于对医患行为的引导，通过早期干预、规范治疗和疾病管理降低风险。这不仅能够提升患者健康结果，也为保险公司控制赔付成本提供了有效途径。

三、药品福利

1. 药品福利机制的特殊性与背景

药品福利管理（PBM）起源于20世纪60年代的美国，其背景是随着高价创新药物不断涌现，如何平衡药品的临床价值与成本控制成为医疗支付体系的核心挑战。PBM的产生与成长基于以下三个条件：①医药分开：药品供应与医疗服务的分离，使得独立管理药品流通成为可能。②药品自主定价：制药企业可根据市场需求及成本定价，为价格谈判提供空间。③广覆盖的支付体系：法定医保或商业医保成为主要支付方，确保药品可及性。在这一模式下，PBM逐步演变为连接保险公司、制药商、医院、药房与患者的管理协调者，负责药品目录制定、价格谈判、药房网络建设以及费用结算等重要环节。PBM的核心在于优化资源分配，提高临床疗效，并控制药费增长。

在中国，PBM的定义和发展路径与美国有显著不同。当前，PBM更多以制药企业支持的患者福利计划为主，主要聚焦"创新支付"模式。这种模式与医保制度改革及商业保险转型密切相关。从2016年医保谈判试点至今，未纳入医保目录的创新药价格通过创新支付模式得以缓冲，而这一支付方式受到特药第三方管理服务商（TPA）推动，在患者用药负担降低及药品销售促进方面均取得显著效果。

2. 药品福利的三种模式

中国的药品福利机制在实践中形成了三种主要模式，各具特点：

（1）**多药品通道模式** 通过TPA平台覆盖从几十种到上千种高价药品，患者通过缴纳会员费即可享受药品报销福利。优点：快速覆盖市场，显著降低患者药品成本。缺陷：需依赖补贴维持链条运转，规模化扩张导致成本高企，商业模式难以持续。

（2）**指定创新药报销模式** 特点：聚焦特定病种或特定药品的保险报销，例如乳腺癌患者使用某抗癌药的保险赔付。优点：提升药品销量和患者用药意愿，弥补医保覆盖不足。缺陷：覆盖范围有限，无法解决人群普适性问题，同时在医保谈判中对药价的影响有限。

（3）**服务权益型药品福利模式** 特点：通过互联网平台整合普药折扣、药品权益卡及相关增值服务，如线上问诊、送药到家等。优点：拓展市场销售渠道，降低集采非中标药品的市场损失，迎合患者线上购药趋势。缺陷：在支付创新及与商保的深度结合上仍有不足。

这些模式在不同层面推动了药品福利的普及与发展，但也面临监管、成本与市场适应性等方面的挑战。

3．药品福利创新支付的监管与2.0模式

随着药品福利机制的快速扩展，其存在的运营问题和合规性缺陷逐渐显现。2022年，监管机构明确要求规范短期健康保险与药品福利类项目，推动创新支付模式的合规性与价值优化，催生出药品福利创新支付的2.0模式：

（1）**传统模式调整**　①多药品通道模式：因成本高昂及监管约束逐步退出市场。②指定创新药模式：虽保留一定市场，但因覆盖有限人群及医保谈判因素作用减弱，其市场规模明显缩减。

（2）**创新支付2.0模式**　从单药品覆盖扩展至多药品组合，并融入药品慈善、折扣优惠及风险保障机制，形成全方位支付方案。显著降低患者用药成本，同时提升药企与保险公司的协同效益。

（3）**基于普药供应链的权益模式升级**　结合互联网门诊险及普药权益卡，推动线上问诊与购药的无缝衔接。通过与惠民保等平台合作，提升患者黏性，实现低成本、高转化的业务增长。

通过2.0模式，药品福利机制不仅在患者覆盖范围和药品可及性上取得突破，还为保险公司积累了丰富的风险数据和定价经验，有助于其开发更精准的保障方案。

4．药品福利发展的挑战

尽管中国的药品福利机制已取得一定成效，但在发展过程中仍面临多方面挑战：

（1）**宏观层面**　①政策环境不完善：政府主导的医保支付政策对药品价格形成较大影响，药企自主定价空间受限。②商业健康险基础薄弱：商保尚未形成覆盖大人群的支付能力，与医保支付相比仍处于补充角色。

（2）**中观层面**　①专业化能力不足：商保在健康险领域的专业运营能力匮乏，缺乏对医药市场的深度参与。②协同机制不健全：药品福利与保险之间缺乏统一的话语体系，医药产业与保险行业的深度融合尚未实现。

（3）**微观层面**　①商业模式可持续性不足：大部分药品福利项目过于依赖补贴机制，盈利能力有限。②政策约束：部分支付模式在监管框架下合规性存疑，例如药品折扣和直付模式可能触及反洗钱及运营管理问题。

四、管理式医疗

美国商业健康险市场历经近九十年的发展，形成了以管理式医疗（Managed Care）为核心的体系。管理式医疗通过整合医疗服务与费用，利用保险机构与医疗服务提供者间的协议，为加入管理式医疗组织（MCOs）的投保人提供服务。这一模式的核心理念是将保险公司与医疗服务提供者结成利益共同体，从而有效降低医疗风险与费用。这种模式的最大特色是通过构建医疗服务网络，实现对医疗资源的精细化管理。

与传统保险不同，管理式医疗模式强调保险公司与医疗机构的选择性签约，优先与提供最佳服务和价格的机构合作，同时通过监控医疗服务行为控制成本。管理式医疗目前主要

分为五种模式：健康维护组织（Health Maintenance Organization，HMO）、优先医疗服务组织（Preferred Provider Organization，PPO）、定点服务计划（Point of Service，POS）、指定医疗服务机构（Exclusive Provider Organization，EPO）和高自付额支付计划（High-Deductible Health Plan，HDHP）。其中，PPO和HDHP是最受欢迎的两种模式。

（1）**健康维护组织**　HMO是管理式医疗的最早模式，其典型代表是凯撒医疗集团（Kaiser Permanente）。HMO采取闭环式运作，会员必须在其指定的医疗体系内就诊，无法使用体系外的医疗服务。尽管选择范围有限，但费用通常较低且覆盖全面。

（2）**优先医疗服务组织**　PPO于20世纪七八十年代兴起，与独立医生签约提供优惠价格。相比HMO，PPO允许患者更灵活地选择医疗机构，即使是医疗网络外的服务，投保人也可使用，但需承担较高费用。

（3）**定点服务计划**　POS是HMO和PPO的结合体，允许参保人在网络内自由选择医生，也可选择网络外的服务。但与PPO相比，网络外服务费用更高。

（4）**指定医疗服务机构**　EPO是PPO的极端形式，医疗网络范围更大，但参保人必须选择指定医师，否则费用全额自理。

（5）**高自付额支付计划**　HDHP的特点是高免赔额和低保费，并可结合雇主支持的免税健康储蓄账户（HSA）。这种模式灵活多样，适合年轻、健康的群体。

1. 中美之间医疗体系和资源的差异

（1）**政策支持与健康险市场基础的差异**　在美国，商业健康险的繁荣离不开政府政策的推动和成熟的市场机制。美国医疗体系的特殊性体现在：私立医院占主导地位，政府仅为65岁以上老人和低收入人群提供医疗保障，而82%的美国人没有基本医保，这迫使居民依赖商业健康险以应对高昂的医疗费用。健康险被视为生活必需品，同时政府通过税收优惠等措施推动其普及，使商业健康险覆盖率超过80%。相比之下，中国以公立医院为核心，基本医保覆盖率高，商业健康险主要作为补充险种存在。商业健康险的覆盖率目前不足30%。这种以公立医疗为主导的结构使得商业健康险市场缺乏类似美国那样的广泛需求基础，市场驱动力相对较弱。

（2）**医药分家与保险公司合作深度的差异**　美国实行医药分家，为商业保险公司与医疗服务机构的合作提供了空间。大型商保公司依托庞大的客户群，具有强大的议价能力，能够与医院和药品供应商协商，获得更优惠的医疗服务价格，从而扩大竞争优势。这种模式不仅使保险公司与医疗体系协同发展，还提升了保险公司的定价权和利润空间。中国则延续了医药捆绑销售的传统模式，医疗服务和药品价格由政府统一定价，商业保险公司难以直接与公立医院展开深度合作。同时，商业健康险的保费通常高于基本医保，对于价格敏感的消费者吸引力不足。这种模式限制了商业保险在市场中的竞争力。

（3）**控费与定价能力的差异**　美国保险公司在定价和控费能力上显著优于中国保险公司。美国商业健康险公司通过获取详细的诊疗数据，能够精准区分必要和非必要医疗支出，从而设计合理的保险产品。这种数据驱动的方式帮助美国保险公司降低了赔付压力，提高了产品定价的科学性和竞争力。相比之下，中国保险公司由于难以获得医院的诊疗数据，缺乏对医疗支出的有效监控能力。为了规避赔付风险，国内保险公司往往对赔付项目进行限制，如设定较高的免赔额。这不仅削弱了产品的吸引力，也限制了健康险市场的创新。

（4）**议价能力与话语权的差异**　美国市场的医疗服务体系高度市场化，供需关系较为平衡，保险公司在支付体系中具有较强的话语权。由于政府不承担全民医保责任，大部分医疗费用由商业保险公司支付，使得保险公司能够在议价中占据主动。在中国，优质医疗资源集中于公立医院，而公立医院对商业保险公司导流患者的需求较低。此外，政府医保支付占主导地位，商业保险公司在议价中话语权不足。要提升议价能力，中国商业健康险公司需要积极参与政府主导的政企健康险业务。

2. 中国版管理式医疗

中国的医疗体制和保险市场与美国存在显著差异，因此无法直接照搬美国管理式医疗的模式。然而，随着健康险行业进入同质化竞争加剧、服务难以满足客户需求、口碑下降的阶段，中国健康险市场正迎来创新突破的关键时期，"中国版联合健康"的发展条件逐步成熟。保险公司可以因地制宜地借鉴美国成功经验，实现持续增长。美国联合健康集团（United Health Group）的"健康险+医疗服务"闭环模式依赖于特定的市场环境，如成熟的医药分家制度和高度市场化的医疗资源配置。中国目前尚不具备这些前提条件，但联合健康模式的核心——通过整合医疗、健康管理和药品资源，提供一体化健康服务和保险产品——为中国健康险市场的发展提供了重要借鉴。

中国版管理式医疗的探索需要结合国情，从资源整合、生态构建和数据共享三个方向入手。通过借鉴美国模式并结合本土化创新，中国健康险市场有望实现从简单保障向全方位健康管理的跨越。

（1）**以保险公司为核心**　资源整合与控费能力建设。保险公司可以通过与医院合作获取优质医疗资源，同时通过参股或收购医疗大数据公司，提升数据整合与分析能力，强化精算和定价体系。这将为建立医疗控费体系提供基础，有效降低赔付成本，提高市场竞争力。

（2）**以医疗服务提供方为突破口**　打造"保险+服务"生态。借助自身医疗资源，保险公司可以开发创新型健康险产品，将客户需求与医疗资源高效匹配，实现运营效率和服务质量的双提升。同时，通过数字化技术加强"保险+服务"生态建设，使健康险在健康产业链中的参与度进一步增强，提升用户体验和品牌价值。

（3）**推动医保与商业健康险的信息共享**　当前医疗信息"孤岛"问题阻碍了健康险的精细化发展。未来，通过推动医保与商业险的数据互联互通，保险公司可以优化从产品设计到赔付管理的全流程能力。这种信息共享不仅能赋能商业险的定价与风控，还能推动健康险从单一赔付模式向全流程健康管理模式转型。

五、医保和商保信息共享

1. 医保商保信息共享政策

近年来，国家在医疗保障与商业保险的信息共享方面政策频出，逐步完善多层次医疗保障体系，为健康险行业发展提供了重要助力。

2020年，《中共中央　国务院关于深化医疗保障制度改革的意见》发布：国务院明确提出，到2030年全面建成"以基本医疗保险为主体，医疗救助为托底，补充医疗保险、商业健康保险、慈善捐赠和医疗互助共同发展的医疗保障制度体系"。这一目标奠定了基本医保与商保衔接的政策基础，推动商业健康险融入更完善的保障格局。

2022年，全国统一医保信息平台建成：这一年5月，全国31个省（区、市）及新疆生产建设兵团全面上线统一医保信息平台，标志着医保信息化和标准化迈出关键一步。平台的全面建成不仅提升了医保服务效率，也为商保与医保信息共享提供了技术条件。

2023年，信息共享机制进一步明确：6月，国家金融监督管理总局与国家医保局联合发布《关于推进商业健康保险信息平台与国家医保信息平台信息共享的协议（征求意见稿）》。文件提出，要在"十四五"期间逐步完善信息共享机制，包括流程规范、技术标准及制度保障。随着医保数据要素价值的释放，健康险行业将迎来新的发展动能。

2024年，数据共享逐步落地：9月，《国务院关于加强监管防范风险推动保险业高质量发展的若干意见》发布，强调保险业基础数据治理和标准化建设。文件明确提出，推动医保与商保平台的信息交互。11月7日，国家医保局召开医保数据赋能商业健康保险发展的座谈会，直面商保机构提出的对接模式、数据安全、公平竞争等关键问题，并提出解决方案，为商保与医保协同发展铺平道路。

2．医保信息共享赋能商业健康险发展

医保与商业保险信息共享的推进，将从产品精算、核保风控、理赔控费和服务融合等多个方面深度赋能健康险行业，助力其在精细化、智能化、服务化方面实现全面升级。

（1）产品精算：提升供给与运营精细化水平

①明确基本医保边界与优化补充产品：保险公司通过分析医保数据，可以全面了解基本医保的报销范围及疾病发病率与医疗费用分布。这使得保险公司能够更精准地设计与基本医保无缝衔接的补充医疗险产品，为公众提供更加全面的医疗保障。

②推动特定人群与区域的产品创新：基于医保数据的统计分析，保险公司可以预测特定人群的风险特征和不同地区的医疗需求，从而开发差异化产品。同时，通过深入分析医保历史数据，保险公司能够更好地应对医疗通胀和疾病发展趋势，为医疗险提供更长的保证续保期限。

③提升精算定价模型的准确性：医保数据的共享极大丰富了保险公司的精算数据库。借助这些数据，保险公司可以优化精算模型，更精准地评估风险与成本，从而实现产品差异化定价，避免低风险人群补贴高风险人群的情况，推动健康险运营走向精细化。

（2）核保风控：精准风险控制与逆选择防范

①精细化核保：以医保数据为基础，保险公司能够更加精准地了解被保险人的健康状况，包括诊断记录、医疗用药历史等关键信息。在个人隐私保护的框架下，通过编码或模糊化处理，保险公司可以获得潜在高风险因素的提示，从而做出更科学的承保决策。

②降低逆选择风险：长期以来，"逆选择"一直是健康险领域的难题。医保数据的共享使得保险公司可以动态评估投保人的风险画像，有效识别潜在的高风险行为或特征，降低不合理理赔对业务的冲击。

（3）理赔控费：提升效率与优化成本

①推动"一站式理赔"模式：商保与医保数据的互联互通将使"一站式理赔"成为可能。通过整合就诊数据和医保结算信息，保险公司可实现全流程无缝衔接，减少人工干预，显著提升理赔效率。同时，零感知理赔模式有望进一步改善用户体验。

②探索医疗控费的实施路径：商业保险公司长期以来难以参与诊疗流程，也缺乏真实的医疗数据以识别非必要诊疗。医保数据的接入使保险公司能够分析医疗机构的结算数据，逐步建立识别过度医疗、违规诊疗的能力，从而推动医疗控费，优化赔付成本结构。

（4）产品与服务融合：迈向健康管理新模式

①升级健康管理服务：当前，健康险产品附加的健康管理服务主要集中于绿色通道、问诊咨询等基础增值服务，缺乏深度干预手段。医保数据的使用使保险公司能够基于医疗行为数据，为被保险人提供个性化健康管理计划，从而通过早期干预降低疾病发生率。

②实现从赔付到管理的转型：借鉴国际经验，健康险未来的核心目标应是预防疾病与管理健康。医保数据可以帮助保险公司更准确地描绘特定疾病的发病概率与高风险人群特征，从而采取预防措施。这种从"事后赔付"向"事先预防、事中管理"的转型，将显著提升健康险的长期价值。

第三节 核心病种商业健康保险

一、肿瘤商业健康险

1. 肿瘤商业健康险的发展现状

近年来，随着国家对肿瘤创新药物支持力度的增加，基本医保已覆盖部分高价药物。但由于医保支付能力有限，许多肿瘤患者仍需承担高昂的医疗费用，这种经济负担常导致"因病致贫、因病返贫"的现象。商业健康险在这一背景下逐渐成为基本医保的重要补充。

（1）重疾险 重疾险是国内商业健康险市场的核心险种，占据市场总规模的近50%。特点：既包括纯保障型，也包括带储蓄功能的险种。优势：适用于广泛人群，可提供一笔无指定用途的补偿。局限：一次性赔付与患者医疗实际花费无关，未能与医药行业深度结合，难以促进创新药物的广泛使用。增值服务：重疾险逐步纳入健康管理服务，如就诊绿色通道、二次诊疗和癌症筛查服务等，部分创新产品尝试覆盖癌症早筛。

（2）健康人群医疗险 健康人群医疗险以费用补偿为主，多数覆盖癌症相关医疗费用，主要包括以下几类：

①全病种医疗费用保险：特点：涵盖住院、检查、药品费用等，多数已扩展至院外特药，如质子重离子治疗、CAR-T治疗等。局限：产品多为一年期短险，仅面向健康人群，无法满足患者长期医疗需求。

②癌症医疗费用保险：特点：针对癌症设计，包括门诊、住院、康复等费用保障，甚至

覆盖早期癌症如原位癌的治疗。创新点：如"蓝医保终身防癌医疗险"，提供终身保证续保和税优政策优惠。局限：续保政策相对严格，保障患者长期治疗的稳定性尚显不足。

③特药保险：特点：专注于高价癌症药物的覆盖，通过直付模式提高药品可及性，并推动特药成为医疗险标配。局限：支付体量有限，覆盖人群不足，需进一步扩大规模以真正支持创新医药行业。

（3）**向带病人群的医疗险**　带病体保险突破了传统医疗险仅面向健康人群的限制，是商业健康险的重要探索方向。

①癌症复发保险：针对乳腺癌、甲状腺癌等相对低风险癌种患者提供复发保障，但因定价复杂、覆盖人群有限，市场影响力仍较弱。

②服务型保险：如"肺常完美"保险，覆盖肺结节等癌前病症，提供诊疗咨询、筛查等增值服务。

③疗效保险：如针对CAR-T治疗的保险计划，为疗效不佳的患者提供费用补偿，是创新药物推广的探索方向。

尽管上述产品与医药行业逐渐融合，但整体市场尚未形成规模化，且缺乏长期共济能力，难以对医药行业产生实质影响。

2. 肿瘤创新药保险的发展趋势

肿瘤创新药物如靶向药、免疫疗法显著提高了患者的五年生存率，但高昂的费用和支付方单一的现状限制了其广泛应用。商业健康险的发展可通过与肿瘤服务链的深度融合，为创新药物提供更大支持。

（1）**聚合更广人群**　全病种、全人群是基础。保险的价值在于通过规模化支付优化医疗资源配置。未来肿瘤保险需：覆盖更多病种，设计组合式保险方案，降低精准获客和高成本筛选的压力。根据人群健康状况，提供差异化的保障和健康管理服务。扩展受众至癌前病症、带病人群，通过扩大覆盖规模形成风险共济池。

（2）**服务链条延伸**　从筛查到康复。肿瘤医疗保险应覆盖癌症全生命周期，从筛查、治疗到康复，串联院内外服务。①早筛驱动：如肺癌、乳腺癌的筛查服务，通过降低癌症早诊早治的门槛，减轻患者负担。②院外支持：通过支付覆盖院外药品、随访管理等，补充医保缺失的服务环节。③康复管理：推动患者接受规范化康复治疗，降低癌症复发风险，改善患者预后。

（3）**提供长期保障**　终身续保是方向。肿瘤治疗通常需要长期观察和管理，短期险无法满足患者需求。终身健康险是未来的重要方向：提供稳定的保障续保机制，覆盖患者治疗和康复的全周期。积累长期数据，通过保险推动医疗服务和药品的持续优化。建立健康人群与带病人群的互动机制，提高整体保险共济能力。

3. 肿瘤创新药保险的发展策略

（1）**从癌症筛查切入**　癌症筛查是保险与医疗服务融合的最佳切入点。通过覆盖肺癌、乳腺癌等高发癌种的筛查服务，保险可帮助患者实现早诊早治，提升筛查获得感；促进健康人群投保，形成稳定的共济池；减少患者经济压力，推动筛查服务的普及。

（2）**打造"防、治、保"一体化模式** 单纯依赖治疗或保障难以满足癌症患者需求，"防、治、保"结合是肿瘤保险的必然路径。①防：鼓励早筛和健康管理，降低发病风险。②治：推动规范治疗和用药，通过院内外服务衔接提高治疗效果。③保：提供稳定的长期保障，覆盖治疗失败或疗效不佳的风险。

（3）**推动保险与医药融合** 肿瘤创新药保险应通过服务和保障的深度结合，促进医药生态发展。①优化支付机制：通过直付模式或疗效保险，提升药品使用信心。②服务生态扩展：链接药品研发、医疗服务、康复管理等，构建覆盖全病程的保险生态。③数据积累与分析：利用长期保险产品的数据积累，为药品定价、疗效评估提供支持。

二、慢性病商业健康险

1．慢性病商业健康险的发展现状

慢性病因其难以治愈的特点，导致患者往往需要长期用药管理，尤其是创新药在控制病情和改善生活质量中起着重要作用。慢性病商业健康险在这一背景下逐渐形成多样化发展。

（1）**慢性病版百万医疗险与药品责任** 慢性病版百万医疗险通过调整核保规则和适当提高保费，为"三高"等常见慢性病患者提供投保机会，甚至涵盖数百种慢性病。在基本住院医疗保险基础上，这类产品附加了特药保险金、药品折扣福利及健康管理服务。例如，"安心保"系列产品不仅提供住院医疗保障，还包含特定药品目录保障及筛查、问诊等多项健康服务，为慢性病人群提供全面支持。

（2）**单病种医疗险与专属药品责任** 单病种医疗险专注于单一病种，结合该病种的常用药设计专属保障，使患者在传统医疗险责任外获得更加精准的药品支持。例如，"乙肝保"针对乙肝患者提供恶性肿瘤保障、住院津贴和常用药全年保障，同时通过癌症早筛及专家会诊服务帮助患者进行疾病预防和科学治疗。这种聚焦单一病种的设计，提高了保险的针对性和覆盖深度。

（3）**惠民保类普惠型健康险与药品责任** 惠民保是支持慢性病人群投保的重要普惠型健康险。其责任通常包括"医保内+医保外+特药"，通过广覆盖低门槛的设计减轻慢性病人群的医疗支出。此外，部分产品通过与药店合作提供普药与慢性病药品折扣服务，进一步降低长期用药的经济压力，增强患者的获得感。

（4）**本土化药品福利管理（PBM）模式** 本土PBM模式以第三方平台为纽带，连接药企、药房和保险公司，为患者提供药品折扣和健康管理服务。这种模式不仅通过药品折扣减轻患者负担，还通过保险大数法则分散风险，同时提升参保人群的用药依从性和健康管理效果，帮助降低疾病风险和保险赔付成本。

2．慢性病商业健康险发展趋势

随着慢性病健康险的市场需求不断扩大，其产品设计与服务模式也在快速演进。未来的发展趋势主要集中在以下几方面：

（1）**慢性病版百万医疗险：核心发展方向** 慢性病版百万医疗险凭借大众熟知的百万医

疗基础，成为最受关注的慢性病险种。通过在基础医疗保障上增加特药保障、药品折扣福利及健康管理服务，该产品满足了慢性病人群的多层次需求。未来，这类产品需进一步优化以下方面：①扩大药品目录：增加常用慢性病药品数量，提高折扣力度，增强参保人的获得感。②提升健康管理服务：优化问诊、筛查等服务的有效性，降低并发症风险，降低长期医疗支出。③用户体验升级：通过创新服务模式，提升用户黏性与产品吸引力，实现市场的进一步渗透。

（2）**单病种医疗险：专属服务潜力** 单病种医疗险以精准性和专业性为特色，为特定病种患者提供定制化服务。其未来发展可以在以下方面提升：①药品供应优化：通过与优势药品供应商合作，降低药品成本，提供更具竞争力的保障。②全病程管理：引入预防、治疗、康复全链条服务，提升患者治疗依从性和效果。③场景触达深化：结合医院、药店等慢性病高频场景，通过精准营销提高宣传效率，扩大目标人群覆盖。尽管单病种医疗险存在宣传与销售难度高的挑战，但其独特的市场定位和聚焦特性，仍具有较大发展空间。

（3）**惠民保类普惠型健康险：覆盖广泛，增值升级** 惠民保产品因覆盖广泛和低门槛特点，已成为支持慢性病人群的重要普惠型险种。未来，其升级方向包括：①提高特药保障力度：增加特药数量并提升疾病覆盖率，与实际癌症及慢性病发生率更好匹配。②提升健康管理服务使用率：通过优化服务设计，增强普药折扣和慢性病用药保障，提高用户体验。③降低免赔额：尤其针对健康体降低免赔门槛，吸引更多慢性病人群投保。

（4）**本土化药品福利计划（PBM）：与团体医疗险深度结合** 本土PBM模式以药品端需求为驱动，通过整合药企、保险公司和第三方平台资源，为患者提供药品折扣和管理服务。尽管与美国PBM模式相比仍有差距，但其未来发展方向明确：①创新团体险合作模式：以高值药品推广为切入点，推动原研药和创新药市场的扩展。②合规化运作优化：探索既满足监管要求，又能降低用药支出的创新模式，为患者和药企创造更大价值。

3. 慢性病商业健康险发展策略

在慢性病健康险市场竞争日益激烈的背景下，产品创新和场景化应用成为实现可持续发展的关键。

（1）**慢性病商业健康险的场景化销售** 将产品创新与实际应用场景结合，是验证健康险市场需求的重要方式。场景化销售策略包括：①就医场景：在医院门诊和慢性病科室设立保险服务点，结合医护人员的专业建议，为慢性病患者提供量身定制的保险产品宣传，帮助其获得更加贴合需求的保障。②用药场景：针对药品高频使用的慢性病患者，结合单病种医疗险及药品福利计划，为其提供药品折扣责任，降低长期用药负担，同时配套医疗责任及健康管理服务。③保险场景：在医保场景中开发针对慢性病群体的属地化产品，并通过惠民保项目等商业健康险平台，整合数百万慢性病人群，推出更具普惠性质的慢性病版百万医疗险。

（2）**一站式慢性病管理** 慢性病患者的需求往往贯穿药品、检测、医疗和管理多个环节，传统单一产品难以满足全方位需求。一站式慢性病管理策略旨在：①整合服务：融合医疗、药品、检测和慢性病管理服务，通过一款保险产品满足慢性病人群的多元需求。②协同创新：联合保险公司、医疗机构、药企及健康管理服务商，洞察慢性病患者核心需求，打造"保险+服务"生态系统。③多方协作：在风险保障的基础上，匹配检测、医疗及药品服务，减少患者因服务分散产生的时间与经济成本。

（3）**场景融合与精准营销**　精准营销通过场景融合及数据驱动实现目标客户的有效转化。①需求聚合：借助就医、用药及保险等场景将慢性病患者集中在同一平台，从粗放式营销向精准筛选转型。②细分客户群：利用保险科技，基于病种、风险等级等细化人群分组，并为每一类分组匹配对应的产品。③个性化推荐：结合参保人年龄、职业、收入等特征，在同类产品内进行个性化推荐，提升产品与目标客户的契合度。

三、罕见病领域商业健康险

1. 罕见病商业保险的发展现状

罕见病因患者数量稀少，往往未能得到医疗界充分关注和资源支持，但其对社会和公共卫生的影响深远。尽管单一罕见病的患者数量较少，但总量可观。世界卫生组织（WHO）将患病率在0.065%~0.1%的疾病归为罕见病。然而，国际上尚无统一定义。这类疾病治疗费用高昂，2019年中国首次发布罕见病医保目录以来，一些罕见病药物被纳入医保。但医保严格的价格限制使得药企面临盈利与研发困境，这为商业保险在罕见病领域的拓展创造了空间。

（1）**重大疾病保险的罕见病保障**　重大疾病保险作为商业保险的重要类型之一，逐步发展出针对罕见病的多层次保障形式，主要包括普通重症责任、特定罕见病额外责任及专属罕见病保险。普通重疾保险中包含罕见病：当前市面上的重大疾病保险已将10~15种罕见病纳入保障范围，其给付额度与其他重症病种一致。这种覆盖虽较基础，但对部分患者仍有实质意义。①特定罕见病额外保障：部分重疾险产品针对圈定的罕见病设置额外责任，患者确诊后可获得基本保额的100%~200%作为额外赔付，以缓解高额医疗费用压力。②专属罕见病保险：市场中也出现了针对罕见病的独立保险产品，设计更为精准，保障针对性强，但受众较小，销售量和保障额度均有限。保险和医学定义的差异：重大疾病保险中的罕见病定义，通常与《罕见病诊疗指南（2024版）》有所不同；保险定义关注赔付条件，而医学定义聚焦临床诊断，二者差异可能引发赔付纠纷，为患者带来理解和实际操作上的困难。

（2）**医疗保险的罕见病支持**　医疗保险通过多样化形式拓展罕见病保障，为患者提供更灵活的选择。①罕见病额外保险金项目：百万医疗险增加了单独的罕见病保险金项目，通常免除免赔额并提升赔付额度。这一模式类似于"重疾医疗保险金"，进一步扩大保障覆盖。②特殊药品目录覆盖：许多百万医疗险将15~30种罕见病特药纳入目录，覆盖相应10~20种罕见病的治疗需求。这种保障与"惠民保"形式类似，有助于减轻患者特药费用负担。③检测与保险结合模式：一些保险产品将罕见病基因检测与专属医疗保险结合；消费者购买基因检测服务后获赠医疗保险，保障内容包括治疗费用和增值服务；这类模式成本更多集中于检测费用，而保险部分更多作为附加服务。

2. 罕见病商业保险的挑战

罕见病商业健康险发展仍面临多重挑战，无论是在重大疾病保险还是医疗保险领域，其保障深度和广度均有待提升。要突破这些瓶颈，亟须政策支持和创新方案，提升罕见病商业健康险的保障能力与市场吸引力。

（1）**重疾险对罕见病的保障不足** ①普通重疾险中罕见病被忽视：虽然部分重疾险已涵盖罕见病病种，但消费者对其关注度低，往往视为普通疾病。保险公司则将罕见病等同于普通重疾处理。这种产品在重疾险市场占据主流，却未能真正解决罕见病患者的特殊需求。②专属罕见病产品影响力有限：针对罕见病的独立保险产品销售情况不佳；开发周期长、数据匮乏使得产品推广困难，同时因保额偏低，其保障作用较为有限，市场吸引力不足，导致保险公司开发意愿不高。

（2）**医疗险对罕见病的探索尚处初级阶段** ①独立保险金的保障局限性：医疗险中针对罕见病设立独立保险金的产品较少；这类保险通常仅覆盖院内药品费用，而罕见病治疗大多依赖院外高价特药，实际保障效能不足，仅起到提高疾病认知的作用。②特殊药品目录的覆盖不足：将罕见病用药纳入特殊药品目录虽较普遍，但保障期限多在18个月到3年，无法满足罕见病患者终身用药的需求。③检测与保险结合规模尚小：罕见病基因检测与医疗险结合的模式虽初现市场，但推广力度不足，产品销量有限，未能形成规模化效应。④患者专属保险缺失：针对罕见病患者的专属保险仍未面世；这是由于患者基数过小，难以覆盖开发成本；此外，监管部门对"商保创新支付"模式的质疑也限制了创新产品的落地。

3. 罕见病商业保险的发展趋势

罕见病商业健康险的未来发展呈现多元化趋势，逐步迈向更广泛的覆盖和更精准的保障。

（1）**罕见病责任融入传统产品** 将罕见病责任附加于传统健康险产品，是扩展销售覆盖面的重要方向。通过将罕见病责任与大销量的传统产品相结合，可以有效降低宣传和开发成本，同时提升罕见病保障的普及率。然而，目前市场上附带罕见病责任的产品仍较少，未来需进一步拓展，让更多险种以低成本形式包含罕见病保障。

（2）**惠民保的推广潜力与挑战** 作为医保的创新模式，惠民保已成为罕见病保障推广的重要渠道。将罕见病特药责任与服务纳入惠民保，能快速扩大罕见病覆盖范围，且易于推广。然而，这也对药企的公关及运营能力提出更高要求，如何在惠民保中平衡保障深度与成本压力，是一把"双刃剑"。

（3）**特药责任驱动广覆盖** 增加特药保障是高效覆盖罕见病用药的有效手段。特药责任不仅能涵盖更多创新药品和治疗方案，还能提升商业健康险的吸引力和竞争力。这种模式简单直接，能够快速扩大罕见病保障范围，为患者提供更具针对性的支持，同时助推商业健康险在罕见病领域的快速发展。

4. 罕见病商业健康险的发展策略

罕见病商业健康险的未来发展，需要从顶层设计到具体实施策略进行全面优化，以弥补现有的保障缺失，提升覆盖和服务能力。通过顶层设计、政策扶持和多方协同，罕见病商业健康险可实现更高效的覆盖和更全面的保障，真正解决患者的核心需求。

（1）**明确顶层定位，扩大罕见病保障覆盖** 商业健康险在罕见病保障领域尚处初级阶段，覆盖不足是亟须解决的核心问题。罕见病发生率低，治疗费用高昂，因此广覆盖是分散风险的关键。当前专属罕见病保险销量惨淡，难以形成规模效应。将罕见病保障嵌入销量更大的传统健康险产品，是实现广覆盖的有效路径。同时，广覆盖离不开政策支持。单靠市场手段推进将是漫长过程，需通过政策引导，协调商业健康险与医疗保障体系的关系，确保行业可持续发展。

（2）**聚焦早期筛查，强化预防能力**　　早期筛查在罕见病保障中具有重要意义。商业健康险可通过在保障合同中增加筛查项目，报销筛查费用或与筛查服务合作，推动罕见病的早期诊断。早发现、早治疗不仅能降低患者负担，也能显著减轻医保及商业险的赔付压力，形成多方共赢。

（3）**责任保障与增值服务同步推进**　　在扩大罕见病保障范围的同时，商业健康险需重视增值服务的拓展。通过保险教育和宣传，提高民众对罕见病的认知，增强投保意识。同时，完善筛查、诊断到治疗的全流程支持，真正实现商业健康险与医药服务的深度协同。

（4）**以患者为中心，构建多层次保障方案**　　罕见病保障的核心应围绕患者展开。针对罕见病患者人数少、费用高的特点，可通过药企、慈善机构和保险公司合作，创建慈善计划或补充保险计划。患者在医保及商业险报销后，剩余费用由药品福利计划或专项基金承担。此模式已在国际上广泛应用，可为患者提供全面支持，减轻经济负担，同时推动高费用药物的使用和推广。

第四节　实例分析：Elevance Health

Elevance Health（前身为Anthem，Inc.）是美国领先的健康保险与健康解决方案提供商，在全球医疗健康市场占据重要地位。Elevance Health的发展历程展现了商业健康险在公司成长中的核心作用。从1946年的Blue Cross of Indiana，到如今成为美国领先的健康保险企业，公司通过不断扩展保险市场、优化保险产品、推动数字健康管理，确立了行业领导地位。商业健康险不仅是Elevance Health的收入核心，更在企业健康福利、医疗资源优化、个性化健康管理等方面发挥了关键作用。

1．1946年：Blue Cross of Indiana成立，奠定商业健康险基础

Elevance Health的历史可以追溯到1946年，当时印第安纳州成立了Blue Cross of Indiana，专注于提供住院医疗保险。这一时期，美国商业健康保险行业仍处于发展初期，市场需求主要来源于雇主提供的员工医疗保障。

商业健康险的贡献：①引入团体健康保险：Blue Cross of Indiana采用风险分摊模式，为企业和个人提供医疗保险，提高医疗可负担性。②推动管理式医疗：通过与医院合作，建立早期的"管理式医疗"（Managed Care）模式，为未来的健康保险运作奠定基础。③提升医疗保险覆盖率：在战后经济繁荣时期，为越来越多的个人和家庭提供医疗保障，增强社会医疗安全网。

2. 1985年：Anthem品牌诞生，开启全国扩张

经过多次合并，Blue Cross of Indiana发展成为Anthem品牌，标志着其向全国市场进军。这一阶段，美国健康保险市场进入整合期，企业通过并购扩大市场份额，提升竞争力。

商业健康险的贡献：①规模化扩张：Anthem通过合并多个区域性Blue Cross健康保险计划，扩展商业健康险版图。②优化企业健康保险：推出针对不同规模企业的健康保险计划，提高雇主健康福利的吸引力。③推动保险产品多样化：开发PPO（优选医疗服务组织）和HMO（健康维护组织）模式，让雇主和个人可选择更灵活的医疗保险方案。

3. 1995年：并购Community Mutual，进军中西部市场

Anthem于1995年收购Community Mutual Insurance Company，这一战略性收购增强了公司在中西部市场的影响力，使其会员数量迅速增长，并奠定了进一步扩张的基础。

商业健康险的贡献：①扩大健康保险会员规模：收购扩大了Anthem在中西部的市场占有率，提高健康险的全国覆盖率。②优化风险管理：通过多州运营，分散健康保险的风险，提高财务稳健性。③增强雇主健康福利：将收购的保险计划整合进Anthem的全国网络，优化企业客户的健康保险选择。

4. 2004年：Anthem与WellPoint合并，成为行业巨头

2004年，Anthem与WellPoint Health Networks合并，形成当时美国最大的商业健康保险公司之一，并更名为WellPoint, Inc.。这一并购创造了一个覆盖全美数千万会员的保险网络，使WellPoint成为行业领导者。

商业健康险的贡献：①提高医疗网络覆盖率：合并后，公司获得了更广泛的医疗服务提供者网络，提高保险会员的医疗可及性。②优化企业保险福利：WellPoint提供更具竞争力的雇主健康保险计划，提升企业在人才市场的吸引力。③提升保险运营效率：合并增强了谈判能力，使WellPoint在医疗服务成本控制和保险定价上占据优势。

5. 2014年：恢复Anthem品牌，强化健康保险主导地位

2014年，WellPoint恢复使用Anthem, Inc.品牌，表明其专注于健康保险核心业务，并推动数字化转型，提高用户体验。

商业健康险的贡献：①强化企业健康保险定制化：为大企业、中小企业和个体经营者提供更个性化的商业健康保险解决方案。②推动基于价值的健康保险：采用大数据和人工智能优化保险产品，提高精准医疗覆盖率。③优化远程医疗服务：提升数字化健康管理能力，使企业和个人更便捷地使用保险服务。

6. 2019年：收购Beacon Health Options，拓展心理健康保险

Anthem于2019年收购Beacon Health Options，美国领先的行为健康管理公司。此举增强了公司在心理健康保险领域的实力，符合市场对综合健康管理的需求。

商业健康险的贡献：①提升企业心理健康福利：在企业健康保险计划中增加心理健康覆

盖，提高员工的心理健康支持。②改善慢性病管理：心理健康保险的引入有助于降低慢性病相关医疗成本，提高健康险的长期稳定性。③优化个性化健康险：结合Beacon Health Options的服务，提供更个性化的心理健康支持方案，提高保险会员的健康体验。

7．2020年：加强数字健康战略，推动远程医疗保险

随着科技的进步和市场需求变化，Anthem加速推进数字健康战略，优化远程医疗保险方案。这一举措增强了保险产品的竞争力，提高了健康管理的效率。

商业健康险的贡献：①降低企业医疗成本：通过远程医疗减少不必要的门诊和急诊，提高企业健康险的经济效益。②增强保险用户体验：提供线上医疗咨询，提高保险会员的满意度和健康管理便利性。③提升保险产品智能化：运用人工智能分析健康数据，优化保险计划，提高精准健康管理能力。

8．2022年：更名Elevance Health，转型健康解决方案

2022年，Anthem正式更名为Elevance Health，标志着公司从传统保险商向"健康解决方案"企业转型，同时保持商业健康险作为核心业务。

商业健康险的贡献：①继续扩大健康保险市场份额：Elevance Health继续扩展商业健康险业务，为4500多万会员提供健康保障。②推动基于价值医疗模式：强调质量导向的医疗保险模式，提高医疗资源的利用效率。③增强企业客户健康管理能力：为企业客户提供更综合的健康解决方案，提高员工健康保险的灵活性。

第四章
创新药研发过程

新药研发是一个既科学又艺术的过程，涉及多学科知识的整合和跨越式的技术创新。它是一个漫长且昂贵的旅程，充满了挑战和风险。尽管如此，成功的新药可以极大地改善患者的生活质量，甚至挽救生命。通过深入探讨新药研发的流程与趋势，我们能够更加全面地理解这个复杂而又至关重要的领域。

创新药是指在化学结构、作用机制、疗效或安全性方面具有全新突破的药物，通常在应对未满足的临床需求、改善疾病治疗效果方面具有重要意义。与传统的仿制药不同，创新药的研发过程充满技术挑战，涵盖从分子设计到机制发现的全流程。通常，创新药的开发可分为几个主要类别，包括首创新药（First-in-Class）、同类最佳药（Best-in-Class）、快速跟随药（Fast-Follow）和生物类似药（Biosimilar），每一类在技术创新、临床应用和市场表现方面都有显著差异。

第一节　药物发现阶段——从科学构想到实验室探索

一、药物发现的开端

药物发现是新药研发的起点，也是最具挑战性的阶段之一。在这个阶段，科学家们的主要任务是确定新的治疗靶点，并找到能够影响这些靶点的分子。靶点通常是某种特定的蛋白质、酶或受体，它们在疾病的发生和发展中扮演关键角色。现代药物发现依赖于对疾病生物学的深入理解。基因组学、蛋白质组学和系统生物学的发展，使科学家们能够更准确地识别出可能的药物靶点。这种从"靶点到药物"的策略，确保了药物设计的方向性和精准性，从而增加了成功的几率。

二、高通量筛选与计算机辅助药物设计

在确定了药物靶点之后，研究人员接下来的任务是找到能够与靶点结合并产生治疗效果的化合物。这一过程通常涉及大量的实验工作，高通量筛选（HTS）技术应运而生。HTS允许研究人员在短时间内测试数千甚至数百万种化合物，筛选出能够与靶点产生有效作用的候选分子。计算机辅助药物设计（CADD）进一步加速了这一过程。通过分子对接模拟和药物

动力学模型，CADD能够预测化合物的生物活性、毒性和药代动力学性质。这种方法不仅节省了时间和成本，还提高了发现有潜力的药物分子的成功率。

三、先导化合物的优化与验证

筛选出的先导化合物通常需要进一步优化，以提高其疗效并减少副作用。这个过程包括对化合物结构的不断修饰和改进，以增强其与靶点的结合力，同时降低毒性和提高生物利用度。优化过程可能涉及多轮合成和生物测试，每一轮都旨在改善化合物的药理学特性。一旦优化完成，先导化合物就会进入验证阶段。在这一阶段，研究人员使用体外和体内模型来测试化合物的有效性和安全性。这些实验不仅为临床前研究奠定基础，还能帮助研究人员了解药物在生物系统中的行为。

第二节　临床前研究——从实验室到临床试验的准备

一、临床前研究的核心目标

在完成药物发现和先导化合物的优化之后，药物研发进入临床前研究阶段。这个阶段的主要任务是评估候选药物的安全性和有效性，为临床试验做好充分准备。临床前研究通常包括药理学研究、毒理学研究和药物动力学研究。药理学研究的目的是验证候选药物在动物模型中的治疗效果，并深入理解其作用机制。研究人员通过体外实验和动物实验，确定药物的有效剂量范围，并评估其是否能够达到预期的治疗目标。毒理学研究则侧重于评估药物的安全性，包括急性毒性、亚慢性毒性、慢性毒性、致突变性、致癌性和生殖毒性等方面的研究。药物动力学研究主要关注药物在生物体内的吸收、分布、代谢和排泄（ADME）过程，以确定其体内行为特征。此外，药物动力学研究还包括药物与代谢酶或转运蛋白的相互作用分析，以评估潜在的药物-药物相互作用风险，从而提高药物的临床安全性和有效性。这些实验帮助预测药物在人体中的潜在风险，并确定安全剂量。

二、药物制剂开发与给药途径

制剂开发是临床前研究的重要组成部分。研究人员必须确定药物的最佳剂型和给药途径，以确保其在体内的稳定性和有效性。口服、注射、透皮等多种给药途径各有优劣，选择适当的给药方式能够显著影响药物的治疗效果。此外，制剂开发还包括对药物的稳定性、溶解度和生物利用度的研究。这些特性决定了药物在体内的吸收、分布、代谢和排泄过程，从而影响其疗效和安全性。

三、动物实验中的伦理考量

临床前研究阶段的动物实验引发了广泛的伦理讨论。尽管动物实验在药物开发中不可或缺，但研究人员必须遵循严格的伦理准则，以减少动物的痛苦和压力。近年来，随着替代技术的发展，如体外实验和计算机模拟，研究人员正逐步减少动物实验的使用。

第三节 临床试验——人类试验的关键阶段

一、临床试验的设计与目标

临床试验是药物研发的核心环节，分为Ⅰ期、Ⅱ期和Ⅲ期三个阶段。每个阶段的设计和目标各不相同，但最终的目的是验证药物在人体中的安全性和有效性，并为上市申请提供客观真实的科学依据。Ⅰ期临床试验主要招募健康志愿者参与，主要目的是评估药物的安全性、耐受性和药代动力学特性。通过这一阶段的试验，研究人员可以初步确定研究药物的安全性和剂量范围，并了解其在人体内的吸收、分布、代谢和排泄过程。Ⅱ期临床试验则转向患有特定疾病的患者群体，旨在验证药物的疗效和安全性，并探索药物的最佳剂量和治疗方案。Ⅲ期临床试验是药物研发的最后一个关键阶段，通常样本量规模较大，涉及数百例患者。这个阶段的目的是通过大规模的随机对照试验，验证药物的疗效并评估其与现有治疗方法的比较优势。Ⅲ期临床试验疗效和安全性的真实和客观数据成为药物能否获批上市的关键因素。

二、临床试验的挑战与应对策略

临床试验阶段充满挑战，特别是在患者招募、试验设计和数据管理方面。患者的招募和保留是影响临床试验成功的关键因素之一。为了确保试验的科学性和统计学意义，研究人员必须确保足够的患者参与试验，临床试验设计必须充分考虑到患者的多样性和代表性。临床试验数据的管理和分析是临床试验中重要挑战之一。随着试验规模的扩大，数据的数量和复杂性也会增加。研究人员必须采用先进的数据管理系统，确保数据的准确性和完整性，并及时分析和报告试验结果。

三、临床试验的监管与伦理

临床试验受到严格的监管，以确保其科学性和伦理合规性。在美国，食品药品监督管理局（FDA）负责监管所有临床试验，确保其符合《联邦法规》（CFR）的要求。研究人员必须遵循药物临床试验质量管理规范（GCP）准则，确保试验的道德性和科学性，并及时向监管机构报告试验进展和任何可能的安全性情况或问题。伦理问题是临床试验中需要重点关注的部分。研究人员必须确保患者充分知情并获得其自愿的知情同意，并尽量减少试验中可能出现的风险和不适。随着全球临床试验的增加，跨国试验的伦理合规性变得尤为重要，各国的监管机构和伦理委员会密切合作，确保临床试验的道德标准得到遵守。

第四节　新药审批流程：从实验室到市场的漫长旅程

一、新药研发的复杂性

新药的研发是一个耗时耗力的过程，通常需要约10年的时间才能从实验室走向市场。这个过程包括基础研究、临床前研究、Ⅰ期、Ⅱ期和Ⅲ期临床试验，最终通过监管部门的审批后方可上市。以美国为例，首创药品的研发成本通常高达数亿美元，这对医药企业的资金和技术能力提出了极高的要求。

二、中国的新药审批流程

在中国，新药的审批流程由国家药品监督管理局（国家药监局，NMPA）负责。新药的审批流程包括临床前研究、临床试验和市场审批三个主要阶段。在临床试验阶段，新药需通过Ⅰ期（初步临床药理学和安全性评价）、Ⅱ期（治疗作用的初步评价）和Ⅲ期（治疗作用的确证和方案优化）试验，最终获得监管部门的批准后方可上市。近年来，中国的药品审批体系经历了多次改革及审批流程优化，以加快新药的获批上市速度。新药审批的关键节点包括NMPA的受理、药品审评中心（CDE）的技术审评和NMPA的行政审批。这些改革措施的实施，不仅提高了新药审批的效率，也使得中国的药品市场对创新药品的需求进一步增加。

在新药审批过程中，多个关键节点决定了新药的上市时间和成功率。首先是NMPA的受理环节，这是新药进入审批流程的第一步，确保申请资料的完整性和合规性。其次是CDE药审中心的技术审评，这是新药审批的核心环节，决定了新药的安全性和有效性。最后是NMPA的行政审批，这是新药上市的最终步骤，批准后新药才能正式进入市场。

新药审批是一个复杂的过程，时间管理非常重要。在市场竞争日益激烈的背景下，能够尽早上市的创新药品将具有明显的市场占比优势。因此，医药企业在新药研发和审批过程中需要高度重视时间节点的管理，通过高效的项目管理和与监管部门的密切合作，尽可能缩短新药上市的时间。

三、新药的市场化挑战

新药在上市后，面临的市场化挑战依然严峻。首先，专利保护期的结束意味着仿制药将进入市场，与原研药展开竞争。这要求创新药品在专利期内迅速占领市场，以最大化其经济收益。其次，新药的生命周期管理也至关重要。通过不断拓展适应证、改进剂型，新药可以延长其市场生命周期，保持竞争优势。除了专利挑战，药品的定价也是一大难题。由于中国医保体系的强大议价能力，药品价格常常受到严格限制，这对新药上市后的盈利能力提出了挑战。医药企业需要在价格和市场份额之间找到平衡，以实现最大化的市场收益。

在新药上市后，市场推广策略的制定至关重要。医药企业需要通过多渠道的市场推广，将新药的优势和独特性传递给医院、医生和患者。特别是在中国市场，医药企业需要与高等级医院建立密切的合作关系，以确保新药能够迅速进入医院用药清单。此外，企业还需要关注新药的市场反馈，根据市场需求不断优化产品和服务，提升市场竞争力。

新药专利到期后，仿制药的进入将对原研药品产生巨大冲击。医药企业需要在专利期内尽可能扩大市场份额，并通过延长适应证、改进剂型等方式延长新药的生命周期。与此同时，企业还需要制定应对仿制药竞争的策略，通过价格战、市场推广等形式保持市场竞争力。

第五节 仿制药的审批流程

一、仿制药的审批的差异

相比于创新药，仿制药的审批流程相对简单。仿制药通常只需通过生物等效性（BE）试验，证明其与原研药具有相同的疗效和安全性，即可获得上市许可。然而，仿制药的市场竞争非常激烈，特别是在中国，随着一致性评价制度的实施，仿制药行业面临着前所未有的压力。

仿制药的审批流程主要包括立项、药学研究、毒理研究和注册批准生产等环节。对于仿制药而言，最关键的步骤是完成BE试验，以确保其与原研药的化学等效性和生物等效性。获得监管部门的批准后，仿制药即可进入市场，但在实际操作中，仿制药企业还需要面对市场竞争、价格战和市场推广等多重挑战。

二、仿制药的市场定位与竞争策略

仿制药的市场定位需要根据市场需求和竞争格局进行精确分析。在进入市场后，仿制药企业需要迅速建立市场份额，通过价格优势和快速推广来吸引医生和患者的关注。此外，企业还需要在质量和供应链管理上不断提升，以确保在市场竞争中保持领先地位。

三、一致性评价对仿制药行业的影响

一致性评价制度的实施，对中国仿制药行业产生了深远影响。通过一致性评价，仿制药企业能够提升产品质量，增强市场竞争力。然而，这一制度也对仿制药企业提出了更高的技术要求，企业需要在研发、生产和质量控制方面不断加大投入，以满足一致性评价的标准。

第六节　上市后研究——药物生命周期的持续管理

一、上市后研究的目的与方法

药物上市后研究（Ⅳ期临床试验）是药物生命周期管理的重要组成部分，其主要目的是继续监测药物在更大范围患者群体中的长期安全性和有效性。通过真实世界证据（Real-World Evidence，RWD）的收集和分析，研究人员可以深入了解药物在日常临床实践中的表现，并及时识别任何未预见的副作用。上市后研究通常包括药物警戒（Pharmacovigilance）、市场监测和真实世界研究（RWE）等方面。药物警戒的重点是通过药品安全监测系统（如FDA的MedWatch）收集和分析不良事件报告，并根据需要采取适当的监管措施。

二、真实世界研究（RWE）的兴起

随着大数据和数字化技术的发展，真实世界研究（RWE）在药物上市后研究中的作用日益重要。RWE通过分析来自电子健康记录（EHR）、保险数据、患者报告和其他来源的真实世界数据，提供了对药物使用情况的全面了解。RWE的一个主要优势是能够反映药物在广泛人群中的实际使用情况，而不仅仅是在严格控制的临床试验条件下。通过RWE，研究人员可以评估药物的长期疗效、患者依从性和成本效益，并为药物的市场推广和生命周期管理提供重要的决策依据。

三、药物的市场化挑战与应对

药物成功上市后，并不意味着制药公司可以放松警惕。相反，市场化过程充满挑战，尤其是在面对竞争激烈的药品市场时。为了确保药物在市场中的成功，制药公司必须制定有效的市场推广策略，包括定价、营销、患者教育和医生支持等方面。同时，制药公司还必须密切监测市场反馈，及时应对可能出现的安全问题和法律挑战。药品召回、专利诉讼和价格监管等问题都可能对药物的市场表现产生重大影响。

第七节　新药研发的趋势与未来

一、全球新药研发成功率的挑战

近年来，全球新药研发的成功率呈下降趋势，而研发成本却不断上升。根据最新数据显示，一款新药从实验室到最终上市的平均成本已经超过20亿美元，而新药的成功率则低于10%。这种趋势对制药公司提出了巨大的挑战，迫使其在研发策略上进行创新和调整。

二、专利悬崖与制药公司的应对策略

专利悬崖是指当一种畅销药物的专利到期后，仿制药迅速进入市场，导致原研药销售额急剧下降的现象。为了应对专利悬崖，制药公司采取了多种策略，如通过研发新适应证或新剂型延长药物生命周期，以及通过并购和合作获取新的研发管线。同时，制药公司还加大了对生物制品和生物类似药的投资，利用其更长的开发周期和复杂的生产工艺，延缓仿制药的市场冲击。此外，一些公司还探索了通过数据保护和市场独占期等手段，进一步巩固其市场地位。

三、创新型Biotech公司的崛起

随着新药研发难度的增加，生物技术（Biotech）公司逐渐成为推动行业创新的重要力量。与传统的大药企相比，Biotech公司更加灵活，能够迅速响应科学发现，并将其转化为新的治疗方法。在个性化医学、基因疗法和免疫治疗等领域，Biotech公司处于创新的最前沿。通过与大药企的合作，Biotech公司不仅获得了必要的资金支持，还能够利用大药企的市场资源和全球网络，将其创新产品推向全球市场。近年来，Biotech公司在新药研发中的重要性不断提升，成为制药行业中不可忽视的力量。

四、数字化技术与精准医学的未来

数字化技术和精准医学的兴起正在重塑新药研发的格局。通过基因组学、蛋白质组学和代谢组学的整合，研究人员可以更好地理解疾病的生物学基础，并开发出针对性更强的治疗方法。精准医学的目标是为每位患者提供个性化的治疗方案，从而提高治疗效果并减少不良反应。

人工智能和大数据分析在药物发现和开发中的应用也在不断扩大。通过机器学习算法，研究人员能够从海量数据中识别出潜在的药物靶点，并预测化合物的生物活性。这种技术的应用不仅加快了药物发现的过程，还显著提高了成功率。

第八节　中国创新药：从技术引进到技术输出的蜕变之路

一、内卷与突破：创新药的出海新机遇

近年来，中国创新药产业迎来了蓬勃发展，尤其是在靶点研发领域，涌现出了众多优秀企业。然而，这一蓬勃景象的背后也隐藏着巨大的挑战。随着国内企业蜂拥聚焦于热门靶点和成熟研发路径，市场逐步陷入了"内卷"状态。同质化竞争带来的不仅是研发资源的分散，还有盈利能力的下降和商业化潜力的压缩。在这样的背景下，出海成为一种不可忽视的战略选择。

通过向海外市场扩展，国内创新药企不仅能够突破国内市场的盈利天花板，更可以顺应全球医药产业的创新化趋势，借助国际化的力量实现自身价值的跃升。通过与国际领先的药企或产业资本合作，中国企业可以降低全球研发的高昂投入，同时借助合作伙伴的临床资源和监管沟通经验，显著提升新药研发的成功率。

这种战略转变的一个重要表现是，中国创新药逐渐完成了从技术引进（License-In）的"买入方"向技术输出（License-Out）的"输出方"的角色转变。在License-In方面，国内药企引进海外项目的数量和交易金额在2021年达到了历史巅峰，但随后逐年下降，尤其是2024年的活跃度显著降低。当前，企业更倾向于引入临床中后期或已获批上市的成熟品种。而在License-Out方面，中国创新药企的对外授权数量和交易金额却实现了持续增长。尽管全球医药投资热情有所减弱，但中国创新药，特别是首创药（First-in-Class）管线，已位居全球第二，显示出中国医药研发实力的不断提升。

二、License-Out的核心力量：生物技术公司与跨国药企的协同作用

2015—2019年，中国医药交易的主流模式是License-In交易；2019—2024年，中国License-Out的供给端显示出清晰的趋势特征：Biotech公司成为核心驱动力，其在License-Out交易中的占比始终保持在50%以上。2024年，中国license-out交易数量增至94笔，整体交易占比已达44%，成为当前中国医药交易的主流模式。这一现象表明，国内生物技术企业正在以更快的速度将自身的技术成果推向国际市场。

2025年5月，三生制药官宣与辉瑞签署一份总额超60亿美元的里程碑式合作协议，聚焦其自主研发的PD-1/VEGF双特异性抗体SSGJ-707。协议中，三生立即获得12.5亿美元的不可退还首付款，后续还有高达48亿美元的潜在里程碑收益。这一合作不仅刷新了中国药企出海的金额纪录，更标志着中国在高壁垒双抗赛道上首次具备全球竞争力。2025年6月，百时美施贵宝（BMS）与BioNTech达成全球范围合作，共推双抗BNT327（PM8002，收购自普米斯）。从BioNTech以9.5亿美元收购普米斯，到BioNTech与BMS达成超百亿美元合作，中国药企再次"被赚差价"，这提醒我们：中国创新药的真实价值，远不止今天的价格标签。

与此同时，海外受让方的结构也发生了显著变化。商业化能力强大的跨国药企（MNC）逐渐成为License-Out交易的重要买家，中国License-Out项目以转让全球权益或者美欧日主流国家/地区权益为主。这反映了中国创新药在国际市场的认可度不断提高，尤其是在跨国药企对技术与产品质量要求较高的合作中，国内药企的实力得到了更大程度的验证。

三、量质齐升：License-Out的交易特征

从2019年至2024年，中国创新药License-Out交易呈现出"量质齐升"的显著特征。在交易量方面，授权项目的数量持续增长；在交易质量方面，授权项目的创新属性日益突出，尤其是2022年至2024年间，首创药项目占比超过20%，表明中国企业在全球竞争中的技术含量不断提升。

此外，技术类型的多样化也成为License-Out的一大亮点。2024年的国际合作中，双/多特异性抗体（双/多抗）、抗体偶联药物（ADC）、细胞和基因疗法、放射性药物以及技术平台的占比超过50%。这表明，中国创新药企业不仅在传统的小分子药物领域占据一席之地，更在前沿生物技术领域取得了重要突破，为全球医药市场注入了更多活力。

四、适应证与临床阶段的分布：肿瘤仍是主力

从License-Out项目的临床阶段分布来看，2022年到2024年情况基本一致，各个阶段的项目占比较为均衡。这种分布结构反映了中国创新药在不同研发阶段的全面布局能力。在适应证方面，肿瘤治疗依然是License-Out的主力方向，自免疾病和神经领域疾病患者人群呈现出逐年增加的态势。

五、NewCo模式：从"中国创新"到"全球价值"

在全球医药创新的浪潮中，一种被称为"NewCo模式"的新型组织架构正迅速崛起。该模式以成立新公司（NewCo）为核心，将特定药物研发管线的海外权益授权给NewCo，将资本、技术与人才三大核心要素进行全球化整合，打造出涵盖新药研发、临床试验、生产与全球商业化的全链条协同体系。这种模式打破了传统合作的壁垒，不再是单向授权或外包执行，而是各参与方深度绑定、风险共担、利益共享，实现资源效能的最大化。

NewCo的魅力，首先体现在资本结构的重塑上。美元基金主导资金投入，本土药企则以管线入股，共同建立命运共同体。以恒瑞与Hercules为例，前者以技术换股权，换来了资金支持，也牢牢锁定了未来收益的分配权。其次，在研发效率上，NewCo通过全球资源调动大幅提速临床进展。康诺亚的CM512在18个月内完成III期患者入组，速度领先传统模式40%。第三，NewCo将"中国制造"与"全球销售"高度融合，嘉和生物的双抗GB261借助上海基地生产，输出欧美市场，既控制成本，又提升覆盖。第四，NewCo为资本提供多元退出路径，IPO、并购、二次授权并行，如Candid Therapeutics通过并购迅速整合产品线，实现融资与估值的快速跃升。

面对高风险的药物开发，NewCo同样展现出强大的风控策略。其一，精挑细选全球创新靶点，避开竞争红海；其二，严格遵循ICH标准，搭建统一数据平台，确保全球申报通行无阻；其三，采用"区域化授权"策略应对地缘政治，保障产品的全球稳定推广。

六、展望未来：中国创新药的国际化蓝图

从License-In到License-Out的转变，是中国创新药产业从"引进"到"输出"的历史性飞跃。通过不断增强创新能力和国际化布局，中国企业正在为全球医药市场贡献更多原创性成果。然而，若要进一步巩固国际市场的地位，国内企业需在以下几个方面持续发力：

（1）**提升原创研发能力** 加大对首创药物的研发投入，不断提升研发创新的前沿性与差异化竞争力。

（2）**优化国际合作模式** 在与跨国药企的合作中，不仅要输出技术和产品，还应积极参与联合开发和市场化布局。

（3）**加强全球化商业化能力** 通过建立完善的国际市场网络，实现从技术出口到商业价值最大化的全面转型。

（4）**增强议价能力** 在国际交易中提升单个项目的交易金额，逐步摆脱"低价竞争"的标签，推动国内创新药进入"质优价平"的全球竞争阶段。

在全球医药市场逐步开放与融合的背景下，中国创新药的国际化进程正不断加速。从技术供给到创新引领，中国药企不仅正在融入全球医药体系，更有望成为这一体系的重要构建者。在未来，中国创新药的国际化将不仅是"走出去"，更是"走上去"，引领全球医药产业的新风向。

第五章
创新药估值

第一节 创新药分类

首创新药（First-in-Class）因其开创性，往往具有高风险和高回报；同类最佳药（Best-in-Class）则通过优化设计提升了疗效和市场竞争力；快速跟随药（Fast-Follow）以快速进入市场为目标，凭借较低的研发成本获得市场份额；而生物类似药（Biosimilar）通过仿制原研生物药，以价格优势抢占专利到期后的市场。尽管它们在研发难度、投入、周期和成功率上各有不同，但都在推动医药创新、满足患者需求方面发挥着重要作用。

一、首创药

1. 研发难度

首创药是指首次开发、针对新靶点或新机制的创新药。这类药物通常处于前沿科学的最前线，研发难度极高。研发团队必须发现新的生物靶点，并验证其治疗潜力和安全性。由于缺乏前人经验可借鉴，首创药的早期研发充满不确定性，可能需要大量的基础研究和探索。

2. 研发投入

首创药的研发投入巨大，通常需要数十亿美元的资金支持。这些资金用于早期的基础研究、药物设计、动物实验、临床试验和上市后的安全监控。由于需要开创性研究，早期失败率较高，因此资金需求也更大。

3. 研发周期

周期较长，一般需要10~15年才能从实验室研究进入临床使用。首先是基础研究阶段，接着是漫长的临床试验阶段（包括Ⅰ、Ⅱ、Ⅲ期临床试验），最后通过监管审批。即便在进入市场后，还需要持续进行安全性监测和药物改进。

4. 研发成功率

首创药的研发成功率较低，通常不足10%。新靶点的治疗效果往往难以预测，许多候选药物在临床试验阶段由于疗效不佳或安全性问题被淘汰。然而，一旦成功，这类药物通常会带来巨大的市场回报。

5．估值策略

首创药由于其创新性和市场开创性，估值通常基于潜在的市场独占期和先发优势。投资者和市场分析师会考虑药物的独创性、专利保护的时间长度、未满足的医疗需求，以及其在新兴治疗领域的市场潜力。由于其高创新性，首创药往往具有高溢价。

6．市场竞争环境

首创药的先发优势明显，在初期可能享有无竞争的市场垄断地位。然而，随着时间推移，市场上会出现竞争者，尤其是同类最佳药和快速跟随药。首创药的成功往往会引发同类竞争者涌入，迫使药物开发者通过扩大适应证、改进剂型等策略来保持市场领先地位。

7．销售回报

成功的首创药往往能够产生巨大的销售额。例如，默沙东的帕博利珠单抗（Keytruda）作为首个PD-1蛋白抑制剂，开创了癌症免疫疗法的新纪元，年销售额已突破200亿美元，成为肿瘤治疗领域的标杆。

8．经典案例

默沙东的Keytruda是首创药的经典代表。它通过阻断PD-1蛋白，让免疫系统识别并攻击癌细胞，成为免疫疗法领域的革命性突破。这一创新药不仅为患者带来了生存机会，也为默沙东带来了巨额的市场回报。

二、同类最佳药

1．研发难度

同类最佳药是对首创药的改良，通常在同一靶点或机制下，针对药效、安全性或剂型进行优化。尽管研发难度低于首创药物，但要超越现有药物并非易事。研究人员必须通过优化药物设计、改进药物递送方式或减少副作用来提升竞争力。

2．研发投入

由于可以借鉴首创药的开发经验，同类最佳药的研发成本相对较低，但仍需投入大量资金，尤其是在临床试验阶段，证明其在疗效、安全性等方面优于现有药物。

3．研发周期

同类最佳药的研发周期通常较短，一般为8~10年。由于已有首创药（First-in-Class）作为参考，研发团队可以专注于优化药物设计和临床研究，减少了基础科学研究的时间。

4．研发成功率

同类最佳药的研发成功率相对较高，约为20%。现有药物的临床经验为研发提供了方向，降低了技术风险。这使得同类最佳药在相对安全的基础上进行优化，成功率较高。

5．估值策略

同类最佳药的估值策略基于其对现有药物的改进。投资者通常会评估该药物在疗效、安全性、适应证扩展等方面的优势。虽然不是市场的开创者，但如果药物的疗效显著优于首创药，估值依然非常可观。

6．市场竞争环境

同类最佳药的市场竞争激烈，需要与首创药直接竞争。因此，药物开发者必须通过更优越的疗效或更好的副作用管理来吸引医生和患者。凭借改进的药物设计，同类最佳药往往能在成熟的市场中获得显著份额。

7．销售回报

尽管进入市场较晚，但同类最佳药通过差异化竞争，往往能实现显著的销售业绩。例如，百时美施贵宝的纳武利尤单抗（Opdivo）虽然在PD-1抑制剂市场晚于Keytruda上市，但凭借更广泛的适应证和更高的市场接受度，仍取得了巨大的销售成功。

8．经典案例

Opdivo是同类最佳药的代表之一。作为Keytruda之后进入市场的PD-1抑制剂，Opdivo凭借其在多个癌种中的有效性以及良好的安全性，在全球市场上赢得了巨大的份额。通过在肿瘤免疫治疗中的持续扩展适应证，Opdivo已成为全球畅销药物之一。

三、快速跟随药

1．研发难度

快速跟随药是首创药上市后迅速开发的类似药物，研发难度较低。通常，快速跟随药并不追求在疗效或安全性上大幅超越现有药物，而是在化学结构、给药方式等方面进行微小改进，以快速进入市场抢占份额。

2．研发投入

由于快速跟随药主要基于已有的临床和研发成果，研发投入相对较小。公司可以在前期研发阶段减少资金投入，集中资源于后期的临床试验和市场推广，借此缩短上市时间。

3．研发周期

快速跟随药的研发周期相对较短，通常为5~7年。由于是在首创药的基础上进行研发，不需要进行大量基础研究，因此可以快速推进至临床阶段并进入市场。

4．研发成功率

快速跟随药的成功率较高，约为30%以上。由于可以借鉴首创药的经验和数据，这类药物的技术风险较低，并且较容易通过临床试验和监管审批。

5．估值策略

快速跟随药的估值主要依赖于其进入市场的速度和营销策略。虽然这类药物缺乏显著的创新，但通过更低的研发成本和更快的市场占有，投资者可以预期稳定的回报。

6．市场竞争环境

快速跟随药进入市场时，往往需要面对首创药和同类最佳药的竞争。因此，企业需要依靠价格优势或更好的市场渠道来争夺市场份额。快速进入市场是其制胜的关键，尤其在面对患者对药物价格敏感的情况下，快速跟随药可以通过提供较低成本的治疗选择来获得竞争力。

7．销售回报

快速跟随药的销售回报通常不如首创药和同类最佳药，但通过合理的定价和快速占领市场，仍能获得可观的市场份额。例如，辉瑞（Pfizer Inc.）的帕博西尼（Ibrance）作为CDK4/6抑制剂中的快速跟随药，成功打入乳腺癌市场，年销售额迅速超过10亿美元。

8．经典案例

Ibrance是快速跟随药的成功案例之一。尽管其不是第一个进入CDK4/6抑制剂市场的药物，但凭借其较好的市场推广策略和价格优势，Ibrance迅速在全球乳腺癌治疗市场占据重要地位，成为辉瑞的重要收入来源之一。

四、生物类似药

1．研发难度

生物类似药是对原研生物药的仿制药，其研发难度相对较大。与化学仿制药不同，生物药物是大分子药物，结构复杂，生产工艺高度精细，要求极高的技术水平才能确保与原研药在疗效和安全性上的高度相似。

2．研发投入

尽管生物类似药并不需要像原研药那样进行开创性研究，但由于其生产工艺复杂，仍需投入大量资金，尤其是在生产设备和工艺改进方面。生物类似药的开发成本通常介于快速跟随药和首创药之间。

3. 研发周期

生物类似药的研发周期一般为5~8年。由于不涉及靶点创新，研发团队可以将更多精力放在优化生产工艺和验证药物等效性上。

4. 研发成功率

生物类似药的研发成功率较高，为50%以上。这类药物的关键在于严格的技术仿制和生物等效性证明，监管机构通常对其疗效和安全性有明确的指导标准，因此研发过程中的技术风险相对较小。

5. 估值策略

生物类似药的估值主要基于其在市场中的价格竞争力。投资者通常会评估其能否通过低价抢占原研药物的市场份额，以及其生产效率和成本控制能力。

6. 市场竞争环境

生物类似药的市场竞争激烈，尤其是在原研药物专利到期后，多个竞争者可能同时进入市场。企业通过定价、市场推广、销售渠道等策略竞争，主要吸引那些对价格敏感的医疗机构和患者。

7. 销售回报

生物类似药的销售回报取决于其价格和市场占有率。尽管其定价通常远低于原研药，但由于专利过期后的市场空白，它们通常能够迅速占领大部分市场份额，获得稳定的销售收入。例如，辉瑞的Zarxio作为首个在美国获批的生物类似药，成功在短时间内占领了大量市场份额。

8. 经典案例

辉瑞的Zarxio［仿制安进生物（Amgen）的Neupogen］是首个获美国FDA批准的生物类似药。它的成功得益于其较低的定价策略和有效的市场推广，迅速抢占了白细胞生成素药物市场的大量份额。

第二节　创新药的生命周期

创新药的发展历程就像一条充满挑战与机遇的"生命曲线"，它经历了从概念到临床应用的漫长过程，再到逐渐被仿制药取代的市场衰退期。每一个阶段都承载着制药企业的巨大投入和风险,同时也带来巨大的回报与转型契机。创新药的生命周期从高风险、高投入的研发期到专利到期后的衰退期,展现了医药行业的复杂性与挑战。成功的创新药不仅能带来医学上的突破,还能为制药企业创造巨大的经济价值。

一、研发阶段：高投入与高风险的开始

创新药的生命周期从研发阶段开始,这一阶段充满了不确定性。

1. 研发过程

通常,创新药的研发过程分为三个主要阶段：基础研究、临床前研究和临床试验。

(1) **基础研究** 这一阶段是创新药物的科学起点,研究人员通过发现新的靶点和药理机制,探索如何干预疾病进程。许多突破性的药物正是在基础研究阶段找到了关键靶点,成为未来药物开发的基础。

(2) **临床前研究** 在这一阶段,药物被初步测试其药效和安全性,通常通过动物实验验证其潜在的治疗效果和毒性。这一过程帮助确定是否有必要进行更深入的临床试验。

(3) **临床试验** 创新药的研发难度和费用在这一阶段达到了顶峰,特别是在进入人体试验后,临床试验分为Ⅰ、Ⅱ、Ⅲ期,分别评估药物的安全性、有效性及其在大规模人群中的表现。每一阶段的试验失败风险极高,因此研发过程中有大量的候选药物会在这一阶段被淘汰。

2. 研发阶段的挑战与特性

(1) **高投入** 创新药的研发成本非常高,开发一款新药的成本可高达20亿美元或更高。大部分资金用于临床试验,特别是Ⅲ期试验,它通常涉及成千上万名患者,费用巨大。

(2) **高风险** 创新药的研发失败率高达90%,尤其是在进入Ⅲ期临床试验后,许多药物因疗效不显著或安全性问题被迫终止。即便如此,成功通过临床试验并获得上市许可的药物,往往成为巨大的商业和医学突破。

二、上市阶段：市场的爆发性增长

在成功通过临床试验并获得监管机构批准后,创新药进入了上市阶段。这是药物生命周期中最激动人心的时刻,也是投资者和制药企业开始回报的起点。

1. 上市阶段的优势

(1) **市场独占期** 创新药上市初期,通常享有专利保护,避免了直接竞争对手的进入,形成市场独占期。这一时期,企业可以通过高定价和专利保护实现盈利的快速增长。市场独占期的时间长短通常在10~15年,这为创新药提供了一个相对稳定且高盈利的窗口。

(2) **先发优势** 作为市场上首个同类药物,创新药常常具有明显的先发优势。医生和患

者通常会优先选择使用新的、能够带来显著疗效的药物，这使得创新药能在短时间内迅速占领市场并实现盈利。尤其是在重磅炸弹药物（年销售额超过10亿美元）的领域，上市初期的市场反应至关重要。

2．上市阶段的特点

（1）**销售额爆发式增长**　由于专利保护和市场独占，创新药的销售额在上市初期往往呈现爆发式增长。以抗癌药物Keytruda为例，上市后迅速成为全球销售冠军，年销售额突破200亿美元。

（2）**市场认可与品牌建立**　上市阶段也是创新药赢得市场认可的关键时期。制药企业通过积极的市场推广和医生教育，扩大药物的临床适应证和使用范围，以确保药物能最大化发挥其市场潜力。

三、市场成熟期：竞争加剧与适应证扩展

随着创新药在市场上逐渐站稳脚跟，它将进入市场成熟期。在这一阶段，市场的竞争环境开始发生变化，竞争对手可能会推出类似或改良药物，给原创新药带来压力。此外，专利期的逐渐逼近也意味着创新药的市场垄断地位开始动摇。

1．市场成熟期的特点

（1）**竞争加剧**　随着同类最佳药和快速跟随药的进入，创新药在市场上的独占性逐渐被打破。竞争对手的药物通常在疗效、安全性或价格上做出改进，迫使创新药企业采取措施应对这一市场压力。

（2）**适应证扩展**　为了保持市场份额并延长药物生命周期，制药企业常常通过扩展适应证或开发新剂型来提升药物的市场潜力。例如，许多抗癌药物在获得一种癌症的适应证批准后，继续开发其他类型癌症的适应证，以增加市场份额。

2．市场成熟期的策略

（1）**新适应证开发**　通过扩展药物的适应证范围，创新药可以在现有市场之外寻找新的患者群体，保持销售增长。例如，某些药物从最初的单一癌症适应证，逐步扩展到多个癌种，带来了持续的销售增长。

（2）**价格调整与市场推广**　由于竞争对手的进入，创新药在这一阶段可能需要调整定价策略或加强市场推广力度，以应对市场竞争和保持销售稳定。

四、衰退期：专利到期与仿制药冲击

创新药的生命曲线在专利到期后进入了衰退期。这一阶段标志着仿制药的进入，对原研药物构成重大威胁。随着专利保护的终结，仿制药厂商可以合法推出价格低廉的仿制药，迅速占领市场。

1. 衰退期的特点

（1）**价格急剧下跌**　仿制药通常以低于原研药物70%～90%的价格进入市场，导致创新药的价格和市场份额急剧下滑。原研药物的销售额在这一阶段往往大幅缩水。

（2）**市场份额萎缩**　由于价格竞争，原研药物的市场份额会被仿制药迅速蚕食。通常，仿制药在上市后的1～2年内可以占据超过一半的市场份额，给原研药物带来巨大压力。

2. 衰退期的应对策略

（1）**改进剂型或组合疗法**　为了延缓销售额的下滑，企业可能会推出改进的剂型或组合疗法，如缓释剂型或新的药物组合方案，以延长产品生命周期。

（2）**进入新兴市场**　在某些情况下，制药企业可能会将重点转向尚未完全饱和的新兴市场，以继续挖掘剩余的市场潜力。

第三节　创新药销售生命周期

创新药的销售生命周期是医药行业中至关重要的经济曲线，它从药物上市的爆发式增长到市场成熟期的竞争激烈，最后进入仿制药的冲击时期与市场份额的逐渐萎缩。以下将深入探讨创新药销售生命周期的四个主要阶段：上市爆发期、市场成熟期、专利到期前的延长期、仿制药冲击后的衰退期。

一、上市爆发期：专利保护下的快速扩张

创新药的销售生命周期始于其上市爆发期。在经过漫长的研发和临床试验后，创新药一旦获得监管机构的批准并成功上市，通常能够在较短时间内实现销售的爆发式增长。此时，药物享有专利保护，市场中没有直接竞争者，企业可通过高定价策略迅速实现盈利。

1. 市场独占性

上市初期，创新药通常是同类药物中的唯一选择，享有市场垄断地位。由于其创新性，医生和患者普遍愿意优先选择这一新药。此时，药物的高定价能力和临床需求驱动了销售的快速增长。

2. 高定价策略

制药公司在这一阶段常采用高定价策略，以在专利保护期内尽快回收前期的研发成本，并实现较高的利润率。对于某些重大疾病领域的突破性药物，这种高价策略通常不会遇到较大抵抗，尤其是在重磅炸弹药物（年销售额超过10亿美元）中，这一现象尤为明显。

3．市场推广力度

上市初期的市场推广对于创新药的成功至关重要。制药公司会投入大量资源进行医生教育、学术推广、患者支持项目，以确保药物在医生和患者群体中的快速普及。

4．销售爆发

在这个阶段，创新药的销售曲线呈现快速爬升，市场接受度高且增长迅猛。例如，抗癌药Keytruda在上市后的头几年迅速达到数十亿美元的年销售额，成为肿瘤免疫治疗的明星药物。

二、市场成熟期：增长趋缓与竞争加剧

经过上市初期的高速增长，创新药进入了市场成熟期。这一阶段标志着销售增速逐渐趋缓，市场份额开始稳定，同时面临越来越多的竞争压力。这一时期，同类最佳药或快速跟随药可能进入市场，带来新的竞争动态。

1．竞争加剧

随着市场成熟，竞争对手会陆续推出类似的药物。竞争药物可能在疗效、剂型、给药途径等方面进行改进，甚至可能以更低的价格进入市场。这迫使原创新药调整市场策略，通过增加市场覆盖、优化定价、扩展适应证等方式保持竞争力。

2．市场增长趋缓

尽管创新药仍能保持高销量，但市场的增速开始放缓。主要的适应证患者已经得到了治疗，市场中的未满足需求减少，因此销售额增长率逐渐下降。

3．适应证扩展

为了保持增长，制药公司常常通过扩展适应证（适用于不同类型的疾病或患者群体）来扩大市场份额。新的适应证开发需要额外的临床试验支持，但一旦成功，能够为药物开辟新的市场机会。例如，某些抗癌药物最初获批用于一种癌症治疗，后期扩展到多种癌症的治疗，大大延长了药物的生命周期。

4．销售表现

市场成熟期的销售增长曲线仍然是积极的，但相对于上市初期的爆发性增长，增速开始放缓。此时，药物已经获得了广泛的市场认可，销售额达到高峰并趋于稳定。

三、专利到期前的延长期：生命周期管理的关键时刻

在创新药的生命周期中，专利到期前的延长期是至关重要的一环。专利到期意味着仿制

药将合法进入市场，这将对原研药物的销售造成重大冲击。然而，在专利到期前，制药企业可以通过多种手段延长药物的市场独占性。

1. 生命周期管理

制药公司通常会在专利到期前采取一系列延长市场寿命的策略。例如，开发新剂型（如缓释剂型）、组合疗法或通过新适应证的批准来延续专利保护期。这些策略不仅可以延缓仿制药进入，还能进一步扩大药物的市场潜力。

2. 法律手段与市场策略

一些企业会通过法律手段延长专利期，例如提交补充专利申请、争取监管优惠等。此外，企业也可能通过签订与仿制药生产商的市场合作协议来减缓仿制药的市场冲击。

3. 定价调整

为应对即将到来的市场竞争，制药公司可能在专利到期前对药品进行价格调整。通过逐步降低价格，可以延长原研药物的市场吸引力，保持市场份额。

4. 销售表现

在这一阶段，销售曲线通常呈现出稳定状态，但增长放缓。尽管市场份额保持不变，企业已经开始为未来的仿制药竞争做准备。

四、仿制药冲击后的衰退期：价格与市场份额的迅速萎缩

当创新药的专利保护失效后，市场将迅速进入衰退期，这一时期的特点是仿制药的涌入与原研药物市场份额的急剧萎缩。

1. 价格急剧下降

仿制药进入市场后，由于其低生产成本和简化的研发过程，通常以原研药物价格的20%~30%进入市场。这种激进的价格竞争使得原研药物的价格和市场份额迅速下滑。

2. 市场份额快速流失

仿制药往往能在上市后的1~2年内占据大部分市场份额，特别是在价格敏感的医疗体系中，医院和患者更倾向于选择价格低廉的仿制药。原研药物的销售额可能在短时间内下降50%以上。

3. 原研药的差异化策略

为应对仿制药冲击，原研药公司可能推出改良剂型或结合治疗方案，以维持一部分市场份额。例如，一些企业通过开发缓释剂型或更便于患者使用的剂型，试图保持部分市场竞争力。

4．销售表现

仿制药的涌入使得原研药的销售额大幅下滑，销售曲线出现陡峭的下降。虽然原研药仍然可以通过品牌认知度保持一部分市场份额，但总体上，市场份额会被仿制药迅速侵占。

第四节　估值原理

一、估值的核心概念

在商业世界中，估值是一门艺术，更是一门科学。特别是在医药行业，创新药物的估值因其高度的不确定性和巨大的潜在回报而变得尤为复杂。估值不仅仅是一个数字，而是对未来可能性的预估和对风险的权衡。理解和掌握估值的方法，尤其是在创新药领域，意味着能够在高风险和高回报之间找到平衡点。

二、价格与价值的辩证关系

在市场经济中，价格和价值往往被混淆，但两者有着本质的区别。价格是在市场中为获得某项资产所支付的费用，它反映了市场的即时状态；而价值则是这项资产未来能够为你带来的经济收益，反映了资产的内在潜力。在创新药领域，这种区分尤为重要，因为一个新药的市场价格可能会由于政策变化、竞争加剧或技术进步而大幅波动，而其内在价值却由其潜在疗效、市场需求和研发成功率决定。

在估值时，我们通常要考虑三种价值形式：市场价值、账面价值和清算价值。市场价值反映的是在正常市场条件下，资产的交易价格；账面价值则是历史成本的体现，通常较为保守；而清算价值则是公司在破产时，出售其所有资产可能得到的最低值。在创新药估值中，市场价值往往与内涵价值密切相关。内涵价值是指企业在其生命周期内，所有预期现金流的贴现总和。这个概念的核心在于三个关键要素：企业的生命周期、预期现金流以及折现率。

三、现代金融学与估值

要深入理解创新药的估值，我们必须回归现代金融学中的几个基本原理，这些原理帮助我们厘清价值与价格的关系，并为我们的估值模型提供理论支持。

无套利原理是所有估值的基石。它的核心思想是，在一个理性且有效的市场中，没有投资者能够通过简单的市场操作而获取无风险的超额利润。举个简单的例子，如果市场上存在两种完全相同的资产，但其价格不同，投资者将通过买入便宜的资产并卖出昂贵的资产来获取利润，直到价格差异消失为止。

有效市场假说（EMH）是无套利原理的延伸。它提出，市场价格反映了所有公开的信息，因此，没有投资者能够通过已知的信息获得持续的超额回报。这意味着，在一个有效市场中，所有资产的价格都已经考虑了所有可能的风险和回报。

在估值实践中，现金流折现（DCF）模型是最为广泛使用的工具之一。DCF模型的基本原理是，资产的内在价值等于未来现金流的现值。折现的过程使得我们能够将未来的不确定性转化为今天可以理解和操作的价值。

在DCF模型中，最重要的两个变量是预期现金流和折现率。预期现金流是对未来可能收益的合理预测，而折现率则是将这些未来收益转换为当前价值的工具。折现率的选择不仅取决于货币的时间价值，还取决于投资风险的大小。

第五节　估值方法和步骤

一、常见的估值方法

在创新药估值中，常用的方法主要包括以下几种：

1．沉没成本法

该方法基于已经发生的成本进行估值，适用于研发早期的药物。当一个药物的未来仍然充满不确定性时，投资者可能会考虑已经投入的资金，以此为基础进行估值。

2．类似交易法

通过参考相似药物的市场交易价格来推算待估药物的价值。这种方法特别适合那些已经具有市场参考案例的药物。

3．现金流折现法

该方法（DCF）通过将未来现金流折现到现值，来计算药物的内在价值。DCF方法特别适合那些生命周期较长且预期现金流稳定的药物。

4．风险调整后的净现值法

风险调整后的净现值（Risk-adjusted Net Present Value，rNPV）方法是对DCF模型的改进，特别适用于高风险、高回报的创新药物估值。该方法不仅考虑了药物的未来现金流，还将不同研发阶段的风险进行调整，从而得到更为精确的估值。

二、创新药估值的七步流程

进行创新药估值时，我们通常会遵循一个系统的七步流程。这一流程帮助我们有条不紊地进行分析，确保每一个关键因素都得到了充分的考虑。

1. 第一步：计算目标患者流

目标患者流的计算是创新药估值的第一步，也是至关重要的一步。要估算一个药物的市场潜力，首先需要了解目标市场中的患者数量。这不仅需要分析流行病学数据，还需要对疾病的发病机制和治疗途径有深入的理解。例如，在估算肺癌患者流时，我们需要详细分析不同类型的肺癌患者，如非小细胞肺癌和小细胞肺癌的发病率。

2. 第二步：构建疾病模型

一旦确定了目标患者流，接下来需要构建疾病模型。疾病模型有助于我们进一步细化患者群体，识别不同阶段的病情，并预测他们可能选择的治疗方案。在这一过程中，我们还需要考虑患者的知晓率、诊疗率以及不同治疗方案之间的竞争情况。例如，对于表皮生长因子受体（EGFR）突变型非小细胞肺癌患者，我们需要了解他们在治疗过程中可能会经历的不同阶段，如从手术治疗到靶向治疗的转变。

3. 第三步：药品定价

药品定价是创新药估值中的关键环节。定价不仅决定了药物的市场接受度，也直接影响其未来的销售峰值。在这一环节中，我们需要对比新药与现有治疗方案的疗效差异，考虑医保报销政策，并评估市场竞争的激烈程度。例如，对于一款疗效显著优于现有标准疗法的新药，我们可以设定较高的市场定价。

4. 第四步：估计销售峰值

销售峰值反映了药物在其生命周期中可能达到的最高销售额。要准确估算这一数字，需要考虑药物的市场潜力、目标患者流、市场渗透率，以及药企的推广能力。例如，在一个竞争激烈的市场中，即使药物的疗效较好，市场份额的获取仍然充满挑战。

5. 第五步：估计产品生命周期曲线

产品生命周期曲线描述了药物从市场导入到退出市场的整个过程。在这一过程中，药物的销售额通常经历一个从增长到达峰再到衰退的过程。我们通常会采用S形曲线模型来描述这一过程，预测药物在不同阶段的销售情况。

6. 第六步：假设自由现金流利润率

在估值过程中，自由现金流利润率［Free Cash Flow（FCF）Margin］的假设至关重要。自由现金流利润率是指公司从药物销售中获得的自由现金流与收入的比例。这一比例通常考虑药物的生产成本、销售成本、运营费用和税费。我们需要结合产品生命周期曲线，合理假设不同阶段的利润率。例如，在药物的放量阶段，由于规模效应的增加，利润率可能会逐步提高，而在衰退期，竞争加剧和市场需求下降则会导致利润率的下降。

7. 第七步：计算rNPV

计算rNPV是估值的最后一步，考虑了未来现金流和药物成功的风险因素。计算rNPV时，首先预测未来每年的现金流，然后使用适当的折现率将未来现金流折现到当前时点。这一步是创新药估值的核心，决定了最终的估值结果。例如，对于处于早期研发阶段的新药，我们需要根据历史数据和专家意见，合理估算其在各个研发阶段的成功概率，并据此调整折现率，最终计算出药物的rNPV值。

第六节 案例分析

索磷布韦片（Sovaldi）是吉利德科学公司（GILEAD）开发的一款治疗丙型肝炎的抗病毒药物。它在2013年获FDA批准上市，因其高效的治愈率（治愈率超过90%）迅速成为丙肝治疗领域的革命性药物。本文以Sovaldi为例，展示创新药估值的七步流程。

一、第一步：计算目标患者流

第一步是评估目标患者群体的规模，这是创新药物估值的基础。评估目标患者流涉及以下几个方面：

（1）**总患病人数** 首先要明确药物所针对的疾病的患病率和发病率。在Sovaldi的案例中，丙型肝炎是一种全球流行的疾病，全球大约有7100万患者。

（2）**诊断率** 并非所有患病者都会得到及时诊断。因此，必须考虑诊断率。例如，假设丙肝的诊断率为50%，那么全球有约3550万被确诊的患者。

（3）**治疗率** 即被确诊的患者中有多少人可以接受治疗。治疗率通常受医保覆盖率、药物可及性、医生推荐等因素的影响。在Sovaldi的案例中，考虑到高效的治愈率和市场渗透，治疗率初期可能较低，但会逐步提升。

（4）**适用的患者群体** 某些创新药物只适合特定类型的患者。对于Sovaldi，主要针对丙肝的慢性患者，其中大约50%的患者是药物的潜在治疗对象。

通过这些数据，可以得出全球每年可能接受Sovaldi治疗的目标患者数量。假设每年全球新增丙肝患者500万，经过诊断、适用性筛选后，约有100万患者是Sovaldi的目标治疗群体。

二、第二步：构建疾病模型

第二步是构建疾病模型，目的是模拟疾病的自然进展，以及市场中不同患者群体的动态变化。这一步需要考虑以下因素：

（1）**疾病的进展速度** 丙型肝炎是一种慢性疾病，患者可能从早期阶段进展到晚期，甚至发展为肝硬化或肝癌。通过分析疾病的进展，可以确定不同阶段患者的治疗需求。

（2）**现有治疗方案的局限性**　在Sovaldi出现之前，丙肝的治疗效果有限，治愈率低且副作用大。Sovaldi以高效的治愈率改变了丙肝治疗的市场格局。

（3）**未来患者流变化**　疾病模型还需要考虑随着时间推移，更多患者被治愈后，潜在患者群体将逐渐减少。例如，Sovaldi治愈的患者将不再成为未来的药物需求来源，这意味着市场规模会随治愈率提升逐渐收缩。该疾病模型将帮助我们理解目标患者流在药物生命周期内的动态变化，并预测未来的市场潜力。

三、第三步：药品定价

药品定价是创新药估值中至关重要的一步。定价决定了药物的市场收入，并直接影响未来的现金流。药品定价的策略主要取决于以下几方面：

（1）**疗效**　Sovaldi的突破性治愈效果使其成为高价药物。在美国，Sovaldi的定价高达每疗程约8.4万美元。这个高价格反映了其极高的治愈率以及与现有疗法相比的巨大临床优势。

（2）**市场承受能力**　药品的价格必须与市场承受能力相匹配。Sovaldi虽然在美国市场价格高昂，但吉利德科学公司根据不同国家的经济状况调整了价格。在低收入国家，Sovaldi的定价低至每疗程900美元，以提高市场渗透率。

（3）**医保和报销体系**　药物是否能获得医保或国家报销系统的支持，极大影响了定价策略。Sovaldi在多个国家纳入医保报销体系，使得高昂的定价得以被患者承担。

通过这一阶段的分析，我们可以为Sovaldi确定一个全球加权平均价格。例如，考虑到高收入国家的高定价和低收入国家的折扣价格，Sovaldi的全球平均定价可能为5万美元/疗程。

四、第四步：估计销售峰值

销售峰值代表药物在其生命周期中预计的最高年销售额。计算销售峰值时，需要综合目标患者流、药物定价和市场渗透率。

（1）**目标患者流**　在Sovaldi的案例中，假设每年有100万丙肝患者接受治疗。

（2）**全球平均定价**　假设全球平均价格为5万美元/疗程。

（3）**市场渗透率**　Sovaldi在其治疗领域内的渗透率可能在50%~70%，取决于竞争情况和市场接受度。假设其渗透率为70%。

通过以上数据，我们可以计算出Sovaldi的销售峰值：年销售额=100万（患者）×5万（美元）×70%（渗透率）=350亿美元

Sovaldi的销售峰值预期为350亿美元，这也是其估值的关键组成部分。

五、第五步：估计产品生命周期曲线

药物的销售不会一直保持在峰值，而是呈现一个典型的生命周期曲线。生命周期曲线一般分为以下几个阶段：

（1）**市场导入期**　药物刚上市时，市场渗透率较低，销量逐步增长。

（2）**销售增长期**　随着市场认知度提升，药物的销售额快速增长。
（3）**销售峰值期**　药物在市场中渗透达到顶峰，销售额达到最高点。
（4）**销售衰退期**　由于专利到期、新竞争对手出现或市场需求饱和，药物的销售额逐渐下降。

在Sovaldi的案例中，前几年由于其革命性的治疗效果，市场渗透率快速提升，预计3年内达到销售峰值。然而，随着丙肝患者逐渐被治愈，市场需求减少，销售额将在峰值后开始下滑。

假设Sovaldi的生命周期为10年，在第3年达到峰值，之后每年销售额以10%~20%的速度下降，生命周期结束时市场需求接近饱和。

六、第六步：假设自由现金流利润率

自由现金流利润率（Free Cash Flow Margin）是药物销售收入转化为自由现金流的比例。创新药物通常具备较高的自由现金流利润率，因为其生产成本相对较低，但市场推广和研发投入较大。我们可以考虑以下几个因素：

（1）**生产成本**　由于Sovaldi是一款化学合成药物，生产成本较低。
（2）**运营费用**　包括市场推广、销售、专利保护和持续研发投入。
（3）**税费**　需要考虑药物在不同市场的税率差异。

对于Sovaldi，由于其定价高、生产成本低，预计自由现金流利润率可以达到40%。这意味着，每赚取1美元收入，公司可以获得0.40美元的自由现金流。

七、第七步：计算rNPV

计算风险调整后的净现值（rNPV）是药物估值的最后一步。它通过预测未来的自由现金流，并考虑药物开发和商业化中的风险，得出当前时点的药物价值。计算rNPV的步骤如下：

（1）**预测未来自由现金流**　使用前面步骤中的销售峰值、生命周期曲线和自由现金流利润率，预测每年药物带来的现金流。例如，Sovaldi在峰值年的自由现金流为350亿美元×40%=140亿美元。

（2）**选择折现率**　药物开发和商业化存在高风险，因此通常选择较高的折现率（如10%~15%），以反映风险调整后的回报。

（3）**计算风险调整后的现金流**　根据药物在市场上的成功概率，对未来的现金流进行风险调整。例如，Sovaldi作为已上市药物，其成功概率较高，但未来仍面临市场竞争和专利风险。

（4）**计算rNPV**　将每年的风险调整现金流折现到当前时点。假设未来10年中Sovaldi的折现现金流总和为700亿美元，扣除前期研发和资本支出后，最终的rNPV可能在400亿~500亿美元。

通过创新药估值七步流程，我们详细评估了创新药物Sovaldi的市场潜力、价格、销售峰值、生命周期和财务表现，最终估算出其rNPV。

第七节　合理和准确的估值

一、rNPV模型估值优势

在众多估值方法中，rNPV模型凭借其对风险的高度敏感性，成为创新药估值的首选工具。rNPV模型不仅能够考虑到药物未来现金流的可能性，还能根据不同研发阶段的风险进行调整，从而提供更加精确的估值结果。rNPV模型在创新药估值中的优越性主要体现在以下几个方面，它可以系统性地整合风险因素、灵活应对药物开发的不同阶段、量化未来现金流的不确定性和提高投资决策的准确性。

1. 优势一：系统整合风险因素

创新药物的开发过程充满了风险和不确定性，从临床试验的成功概率到进入市场后的竞争格局，每一个阶段都可能影响药物最终的商业化结果。与传统的净现值（NPV）模型不同，rNPV模型最大的优越性在于它能够将每一个阶段的风险因素量化，并融入到估值计算中。

（1）**临床风险的量化**　药物开发的不同阶段成功概率大不相同。早期临床试验（如Ⅰ期和Ⅱ期试验）通常有较高的失败率，而在Ⅲ期试验成功后，药物上市的成功概率大大增加。rNPV模型允许为每个阶段设定不同的成功概率，从而更准确地评估药物从开发到商业化的实际预期价值。例如，假设一个抗癌药物在Ⅰ期临床试验的成功概率为40%，而进入Ⅲ期后成功率升至70%。rNPV模型可以为每个阶段分别设定概率权重，并将这些风险调整后的未来现金流折现到当前价值。这样，通过风险调整后的预期收益，可以避免简单NPV模型忽视临床风险的不准确性。

（2）**市场风险与竞争因素**　药物上市后的市场接受度、定价压力以及仿制药的竞争是影响创新药价值的重要市场风险。rNPV模型不仅考虑了开发阶段的科学风险，还可以整合市场风险，通过调整不同市场情景下的现金流估计，得出更真实的药物估值。

2. 优势二：适应药物开发的不同阶段

rNPV模型的另一大优越性在于它能够适应创新药物在不同开发阶段的变化，灵活应对药物从早期研发到临床试验再到上市的各个阶段需求。

（1）**早期研发阶段的估值**　对于仍处于早期研发阶段的药物，rNPV模型尤为适用。在这个阶段，药物的临床风险极高，传统的现金流折现（DCF）模型由于无法反映这些不确定性，往往会高估药物价值。而rNPV模型通过引入阶段性成功概率，使得在早期阶段对药物进行评估时更加保守且合理。比如，对于一个处于Ⅰ期临床试验的创新药物，虽然其潜在市场巨大，但由于临床成功率低，rNPV模型会对其未来的现金流做出较大折扣。相比之下，NPV模型可能直接以市场潜力为基准，忽略失败风险，得出的估值往往不够现实。通过这种风险调整，rNPV模型可以防止早期高风险项目的估值过高。

（2）**后期临床阶段和上市阶段的动态调整**　药物进入Ⅱ期、Ⅲ期临床试验甚至上市阶段时，rNPV模型可以根据最新的临床数据和市场情况动态调整成功概率和现金流预测。这使得rNPV模型能够灵活反映药物价值的变化，特别是在关键临床数据发布或获得监管批准时。相比静态的NPV模型，rNPV模型的动态调整能力为估值提供了更加真实、时效性强的反馈。

3．优势三：量化未来现金流的不确定性

创新药物估值的一个核心难题在于未来现金流的不确定性。药物的销售峰值、生命周期、市场渗透率等因素难以精准预测，而这些因素对估值有着直接且巨大的影响。rNPV模型在应对这一挑战时展现了显著的优越性。

（1）**灵活处理不确定现金流**　rNPV模型允许将未来现金流的不同情景列入模型，预测最乐观、最保守及中间情景下的估值结果。通过引入多个情景，企业和投资者可以在药物市场不确定性较高的情况下，评估不同市场条件下的潜在价值。这种灵活性使得rNPV模型更适应创新药物的商业化复杂性。例如，在估计一款创新药物的销售峰值时，可以设置多个市场接受度场景（如20%、50%、70%渗透率），并为不同的情景设定相应的现金流。这不仅能够捕捉药物在市场上的潜力，也能应对竞争对手的进入或定价压力等不利条件。

（2）**考虑生命周期与专利期影响**　药物的生命周期曲线及专利保护期对其长期现金流影响重大。rNPV模型可以准确捕捉专利期内的高额现金流，并在专利期结束后，模拟仿制药进入市场导致的销售下滑。通过这种方式，rNPV模型使得长期现金流预测更加真实可靠。

4．优势四：提高投资决策的准确性

对于制药公司和投资者来说，rNPV模型的优越性还在于其能够提高投资决策的准确性。由于创新药物的开发周期长、资金需求大，投资者必须在每个阶段评估项目的风险与回报。rNPV模型通过整合风险和未来收益，提供了更具参考价值的投资依据。

（1）**合理分配资源与投资**　在早期药物开发阶段，制药公司通常会面临多个候选药物的选择。通过rNPV模型，企业可以对比每个候选药物的风险调整后价值，合理分配研发资源，聚焦于那些成功概率较高、潜在回报丰厚的项目。例如，在抗癌药物的开发中，不同靶点的候选药物可能在临床试验成功率、市场竞争状况上有所不同。rNPV模型能够帮助企业将有限的资金投入到风险回报比最优的药物上，从而提高项目成功的几率和整体投资回报率。

（2）**支持并购和合作决策**　在制药行业，收购早期药物项目或与生物技术公司合作是常见策略。rNPV模型在并购和合作谈判中起到了关键作用，它不仅能帮助评估收购目标的价值，还可以提供合理的定价依据。例如，吉利德科学公司以210亿美元收购Immunomedics时，正是基于rNPV模型对拓达维（Trodelvy，治疗癌症的创新药物）的风险调整后估值进行评估。

二、rNPV模型估值劣势

尽管rNPV模型在很多方面展现了其优越性，它也存在诸多劣势和局限性，尤其是在面

临复杂的现实市场动态和科学挑战时，这些劣势会显著影响估值结果的准确性。

1．劣势一：输入参数的高度不确定性

rNPV模型的一个显著劣势在于它对输入数据的依赖性极高，而这些数据往往充满不确定性，尤其是在创新药物的早期研发阶段。rNPV模型需要准确预测药物的未来市场潜力、销售峰值、成本结构、成功率等，但这些参数在实际操作中往往难以精确掌握。

（1）**临床成功率的不确定性**　rNPV模型依赖于对临床试验成功率的估计，而不同阶段的试验成功率差异巨大。尽管有历史数据可供参考，但每款创新药物的特性、试验设计和患者反应可能导致成功率的巨大波动。因此，尽管rNPV模型能够量化每个临床阶段的风险，但这些成功率往往基于不稳定的假设，极大影响了最终估值的可靠性。例如，假设某种抗癌药物在Ⅰ期临床试验中的成功率被估计为40%，而实际情况中，某些癌症领域的成功率可能远低于这一水平。如果估值时使用的成功率数据偏差过大，rNPV的结果将显著高估药物的潜在价值，导致投资者做出错误的决策。

（2）**市场参数的不稳定性**　rNPV模型还依赖于对市场参数的假设，包括定价、市场渗透率和竞争情况。然而，药物上市后的市场环境极其复杂且动态变化。许多创新药物在研发阶段可能针对未满足的市场需求，但一旦进入市场，竞争对手的新药可能快速进入，改变整个市场格局。rNPV模型难以有效捕捉这种市场变化，因此其基于静态市场假设的估值结果往往具有局限性。例如，一个在开发阶段被认为具有巨大发展潜力的药物，可能在上市后由于竞争药物的推出或医保系统的定价压力，实际市场表现远低于预期。如果rNPV模型没有充分考虑这些市场变化，其估值结果可能会大幅偏离实际表现。

2．劣势二：难以应对复杂的市场竞争与动态变化

rNPV模型在应对复杂市场竞争时表现出一定的局限性。创新药物估值不仅依赖于科学和临床数据，还必须充分考虑未来市场的竞争态势。药物的市场份额和定价在竞争对手推出类似药物或仿制药后可能迅速下滑，而rNPV模型在捕捉这种动态变化方面表现有限。

（1）**竞争对手行为的不确定性**　rNPV模型通常假设市场环境是相对静态的，但现实中，竞争对手的研发和市场策略往往难以预测。尤其在快节奏的生物制药行业，多个公司可能同时开发针对同一靶点的药物，而领先者的成功会迅速压缩其他药物的市场份额。rNPV模型难以精确预测竞争对手的上市时间和市场影响，导致估值可能过于乐观。

举例来说，如果某款创新药物在开发过程中被认为是首创药物，但竞争对手突然发布类似疗效的新药，那么原先基于rNPV模型的估值将显得过时和错误。这种对竞争动态应对不足，使得rNPV模型在评估创新药物的市场地位时存在显著劣势。

（2）**市场定价压力的忽视**　rNPV模型通常基于假设的市场定价来预测未来现金流，但药品的定价受到多重因素的影响，如医保政策、政府干预、患者支付能力等。这些外部压力很难在rNPV模型中精确量化，导致估值结果可能忽视定价压力对药物销售额的影响。

尤其是在当前药品定价受到各国政府和医保机构高度监管的背景下，rNPV模型往往无法准确预测未来的药品定价策略。这使得rNPV模型可能高估药物的未来收入，特别是对于那些进入市场后可能面临激烈价格竞争的药物。

3．劣势三：对未来现金流预测的固有局限性

rNPV模型依赖于未来现金流的预测来计算药物的估值。然而，创新药物的市场表现和销售收入常常难以预测，特别是对于尚未进入市场的新药物。即使在临床阶段取得了成功，rNPV模型对未来市场现金流的预测也依赖于一系列高度不确定的假设。

（1）**药物生命周期的不确定性** rNPV模型需要预测药物的市场生命周期，包括销售增长、峰值销售额和销售衰退期。然而，药物的生命周期受多种因素影响，包括市场需求、专利保护期、竞争对手的进入等。由于这些因素难以准确预测，rNPV模型中的现金流估算结果可能过于乐观或悲观。举例来说，一个预测销售峰值为10亿美元的药物，如果竞争对手提前推出新药，实际销售可能远低于这一预测。而rNPV模型依赖的现金流假设通常是基于较长的专利保护期或市场独占期，这种过于理想化的假设会导致估值偏差。

（2）**无法捕捉长期市场变化** rNPV模型对短期市场表现较为敏感，但对于长周期的市场变化往往无法准确反映。例如，技术进步、政策变动或新的疗法可能对药物的长期市场表现产生重大影响，而rNPV模型很难提前捕捉到这些因素。因此，对于药物生命周期较长的创新药，rNPV模型可能无法准确评估其长期价值。

4．劣势四：复杂性与数据要求高

rNPV模型的计算复杂且依赖大量数据输入，这使得它在实际操作中可能难以准确执行。创新药物估值过程中涉及的成功概率、市场规模、定价策略等都需要详尽的数据支持，但这些数据在早期阶段通常很难获得或预测。过度依赖模型可能导致企业或投资者低估实际操作中所面临的风险和挑战。

早期数据的局限性 rNPV模型要求对每个开发阶段的成功率进行精确估算，但这些数据在早期药物开发阶段可能不够充分，甚至依赖于行业平均数据，而不是药物的特定特性。因此，过早依赖rNPV模型的估值结果，可能使企业或投资者低估实际开发的复杂性和风险。

因此，在使用rNPV模型时，需要对这些劣势保持高度警惕，结合定性的分析和专家意见，确保估值结果的合理性，以做出更加全面、准确的决策。

三、创新药估值的挑战

创新药物的开发和商业化充满了巨大的潜力和不可预知的风险。制药行业是典型的"高风险、高回报"领域，一款成功的创新药物可能带来数十亿美元的回报，而失败则意味着数年研发的巨大财务损失。因此，对创新药的估值过程是一项极具挑战性但同时充满机遇的工作。它要求将科学创新、市场动态和财务预测结合起来，以准确评估一款药物的未来价值。

1．挑战一：科学的不确定性与临床风险

创新药估值的第一个重大挑战来自药物的科学基础和临床结果的不确定性。尽管在药物开发的早期阶段，实验室数据或动物模型可能显示出良好的效果，但临床试验（特别是后期

试验）的结果往往充满变数。大多数药物在进入人体试验时，成功率远低于预期。例如，只有不到10%的药物能够从临床一期顺利进入市场。

这种科学上的不确定性使得估值极其困难。早期估值往往需要将大量潜在的失败成本和风险因素纳入考虑，甚至会夸大药物失败的可能性，导致其估值偏低。为应对这一挑战，估值过程中通常使用风险调整后的净现值（rNPV）方法，通过给未来的现金流打折，反映出药物开发过程中的失败概率。这种方法虽然可以平衡部分风险，但难以完全消除科学的不确定性。

2．挑战二：市场需求的变化与竞争动态

创新药物进入市场后，面对的并不仅仅是技术和疗效的挑战，更大挑战在于市场需求的变化和竞争环境的复杂性。一个药物的市场潜力不仅取决于疾病的流行率，还取决于现有治疗方案的优劣、市场上其他竞争药物的推出，以及患者、医生和支付方对新药的接受度。

在丙肝治疗领域，吉利德科学公司的Sovaldi便是一个成功的例子。然而，尽管Sovaldi在某些患者群体中的治愈率超过90%，甚至接近100%，但其高昂的定价（8.4万美元/疗程）引发了广泛争议，受到政府、医保机构和患者群体的强烈反对。这种价格压力也为新入局的竞争对手提供了机会，推出更具价格优势的替代品或仿制药，从而削弱了Sovaldi的市场份额。市场需求本身也会受到疾病流行趋势、健康政策的变化以及新技术进展的影响。例如，肿瘤免疫疗法近年来的飞速发展使得传统的化疗和放疗逐渐失去市场。创新药估值时，必须将这些市场动态因素考虑在内，以准确预测未来的竞争格局和市场份额。

3．挑战三：药品定价与支付系统的复杂性

药品定价是一把双刃剑，它既是创新药物产生巨大收入的来源，也是影响药物市场渗透率的关键因素。创新药物通常伴随着高昂的研发成本，企业为了在有限的专利期内收回投资并获得利润，往往对药品设定较高的价格。然而，高价策略面临的一个核心挑战是支付系统的复杂性和患者的承受能力。

不同国家的医疗支付系统差异巨大，有些国家由政府主导医疗报销，有些国家则依赖私人保险公司。此外，在一些发展中国家，患者个人支付能力较弱，高定价可能导致药物在这些市场的渗透率极低，直接影响其全球销售峰值和生命周期曲线。

因此，创新药估值时不仅要考虑全球市场的定价差异，还需分析医保系统、国家政策以及不同地区的支付模式。这一环节中的不确定性，尤其在发展中国家，可能极大影响药物的财务表现。

四、创新药估值的机遇

1．机遇一：未满足的临床需求与创新驱动

尽管面临诸多挑战，创新药估值也充满了巨大的机遇，尤其是在针对未满足的临床需求时。许多疾病尚无有效的治疗方案，或现有疗法副作用大、疗效低。在这样的领域中，一款

突破性的创新药物不仅能够迅速占领市场，还可能获得监管机构的加速审批和市场独占期，进一步提高估值。

例如，肿瘤免疫疗法中的PD-1/PD-L1抑制剂和血液癌症治疗领域的BTK抑制剂，在面市时都填补了巨大的市场空白。对于这些领域的创新药物，估值时可预测其高定价和快速的市场渗透率，从而赋予它们较高的未来现金流预期。

2．机遇二：专利保护与市场独占期

专利保护是创新药物获得超额回报的基础。一个药物的市场独占期可以确保其在没有仿制药竞争的情况下，维持高价和高市场份额。这一期间，药物的自由现金流和估值都会显著提升。

在专利保护期结束之前，制药公司可以通过改进药物配方、研发新适应证或获取额外的监管保护（如孤儿药资格），延长药物的市场独占期。这种延长专利保护的策略可以显著提高创新药的长期估值。

3．机遇三：并购与合作

创新药物开发通常耗资巨大，尤其是在临床试验的后期阶段。为了分摊风险或获得更多资源，许多生物制药公司会选择与大型制药企业合作或通过并购来推动创新药物的开发与商业化。这种合作不仅可以为药物的研发提供资金支持，还能够通过利用大公司强大的销售网络，迅速扩展市场份额。

成功的并购案例，如吉利德科学公司（Gilead）以210亿美元收购Immunomedics，便是通过Trodelvy这款新药的估值实现了巨大的回报。这种基于未来潜在收益的并购交易，往往可以使创新药估值大幅上升。

第六章
创新药定价

第一节 药品定价的核心理念

一、药品定价的本质：多方博弈的艺术

在当今的医药行业，药品定价不仅是一个经济学问题，更是一场多方利益的博弈。这种博弈的复杂性远超许多其他行业，因为它直接关乎生命健康。制药公司、政府、医疗保险机构、医院、医生和患者等各方都在这个过程中扮演着重要角色。每一方都有自己的利益诉求和博弈策略，这使得药品定价成为了一个多层次、多角度的复杂过程。

一方面，制药公司希望通过药品定价来回收巨额的研发成本，并为未来的研发创新提供资金支持。药品研发，特别是创新药物的研发，通常需要耗费数十年时间和数十亿美元的投资，而成功上市的药物仅占极少数。因此，高昂的药品定价在某种程度上是为了补偿那些未能成功上市的药物研发成本。

另一方面，政府和医疗保险机构的目标则有所不同。对于它们来说，控制药品价格、确保药品的可负担性和普及性，是医疗卫生政策的核心内容。过高的药品价格不仅会增加政府的财政负担和保险机构的经济负担，还会对公共健康产生负面影响。为了应对这些挑战，各国政府纷纷采取不同的定价策略，有的采取严格的价格管制，有的则依赖市场调节来寻求平衡。

药品的价格，尤其是创新药的价格，常常在这些不同利益的博弈中诞生。例如，某些创新药品的价格可能高达数十万美元一年，这是因为这些药品为患者提供了显著的治疗效果，甚至可能是唯一的治疗选择。这种情况下，制药公司拥有较强的定价权。然而，政府和医疗保险机构可能会通过谈判、政策法规等手段对价格进行干预，以确保这些药品在市场上具有可负担性。

二、药物经济学评价与循证医学的双重作用

药品定价不仅仅是经济学的游戏，医学科学在其中同样扮演了重要角色。药物经济学评价和循证医学是两个不可或缺的工具，它们共同作用，确保药品的定价既有科学依据，又符合经济合理性。

药物经济学评价是一种分析药品成本效益的工具。通过评估药品的成本与其带来的健康

效益，决策者可以确定药品的合理定价区间。例如，一种新药的价格如果较高，但能显著提高患者的生存期或改善生活质量，那么它在药物经济学上可能是合理的。这种评价通常以成本-效用比、成本-效果比等指标来衡量，确保每一分钱的花费都能带来相应的健康收益。

循证医学则是基于严格的科学研究和临床试验数据来评估药物的有效性和安全性。新药在进入市场之前，必须经过大量的临床试验，以证明其治疗效果优于现有治疗手段。这种科学依据是药品定价的基础，没有循证医学的支持，药物的定价将失去其合理性。

这两者结合起来，为药品定价提供了一个既科学又经济的框架。例如，在慢性病治疗中，新一代药物往往在减少副作用、提高依从性等方面优于传统药物。虽然这些新药的价格可能较高，但其显著的临床优势使得定价变得合理且被市场接受。

三、平衡市场与政府两只手

在药品定价的博弈中，不同国家选择了不同的路径。有些国家如美国，选择了以市场为导向的自由定价策略，而另一些国家如日本，则采取了严格的政府干预模式。中国则在这两者之间寻找平衡，通过多种手段共同调控药品价格。

美国的自由市场模式允许制药公司根据市场需求自由定价，这种机制极大地激励了制药行业的创新。高昂的药品价格为企业提供了丰厚的利润，吸引了更多资本和资源投入到新药的研发中。然而，这种自由定价的结果使美国成为全球药品价格最高的国家之一，许多患者因高昂的药品价格而难以获得必要的治疗。

日本则采取了一种更为保守的策略，通过政府干预来控制药品价格。日本的药品价格由政府制定，并通过定期的价格调整确保价格与经济水平相匹配。对于具有显著临床优势的新药，政府会给予一定的价格溢价，以鼓励创新。然而，总体上，日本的药品价格相对稳定且可控。

中国的药品定价体系则融合了市场化和政府干预的双重机制。政府通过招标采购、医保目录谈判等手段对药品价格进行调控，确保药品价格既能反映市场需求，又不会过高损害公众利益。同时，政府还通过鼓励仿制药的发展来增加市场竞争，降低药品价格。

第二节　国际定价经验

一、美国：自由市场与专利悬崖的挑战

美国的药品定价体系是全球最为市场化的，它的核心在于通过自由定价机制，激励制药企业进行持续的创新。然而，这种自由也带来了一些显著的挑战，尤其是在专利药物的价格控制和仿制药市场的开发方面。

"专利悬崖"是美国药品市场的一个典型现象。当一种新药在专利保护期内时，制药公司通常会设置高昂的价格，以收回研发成本并获取丰厚利润。一旦专利到期，仿制药迅速进

入市场，导致原研药的市场份额和销售额大幅下降。以降胆固醇药物阿托伐他汀为例，在专利到期后的第一年，其市场份额骤降至原先的5%~10%。

尽管如此，美国的原研药在专利到期后仍有价格上涨的空间。这种现象部分归因于患者对原研药的品牌信赖，部分患者即使有价格更低的仿制药可选，仍然坚持使用原研药。此外，美国的药品流通体系也助推了这一现象。大药品批发商和零售商通常会在预期涨价前大量囤货，然后通过囤货的增值效应获得可观的利润。

然而，这种市场化模式也使得美国成为了全球药品价格最高的国家之一。高药价使得许多患者难以承担必要的治疗费用，这在一定程度上限制了药物的可及性。尽管政府通过一些政策尝试控制药品价格，如推动仿制药的上市，但总体而言，自由市场的定价模式仍主导着美国药品市场。

二、日本：成本加成与创新溢价的巧妙结合

与美国的自由市场机制不同，日本的药品定价体系更为严格和保守。日本的药品价格由政府制定，并通过一系列复杂的机制确保价格的公平性和合理性。这种定价模式基于成本加成法，同时考虑了药品的创新程度和临床价值。

在日本，新药的定价通常是基于其生产成本加上一定的利润空间。这一加成部分不仅要覆盖药品的制造成本，还需要反映出企业的研发投入和风险。然而，日本政府也意识到，简单的成本加成并不能完全体现药品的市场价值，特别是对于那些具有显著临床优势的创新药物。因此，日本为这些药物提供了额外的"创新溢价"，使得这些药物能够获得更高的定价。

这种定价机制的巧妙之处在于，它既保护了患者的利益，避免药品价格过高，同时又鼓励了制药企业的创新活动。通过创新溢价，企业可以从市场上获得足够的回报，进而激励更多的研发投入。这种平衡策略使得日本在保持药品价格稳定的同时，仍然能够维持较高的药物创新水平。

此外，日本还对仿制药的定价进行了严格控制。通常，仿制药的价格设定为原研药价格的70%。随着市场上仿制药数量的增加，这一价格比例会进一步下降。通过这种机制，日本成功地抑制了药品价格的上涨，确保了患者的药品可负担性。

三、德国：效用评估与参考定价的双重保障

德国的药品定价体系以其严格的效用评估和参考定价机制而闻名。在全球范围内，德国是最早引入药品参考定价体系的国家之一，其经验为许多国家提供了有益的借鉴。

德国的药品市场主要由法定医疗保险体系主导，药品价格的制定则依赖于严谨的效用评估。新药上市后，必须通过质量与效用评估，评估结果决定了该药物在市场上的定价。如果新药在疗效上显著优于现有治疗手段，那么它有望获得较高的定价，否则其价格将受到严格限制。这种机制确保了药品价格的合理性，同时鼓励了制药企业开发更具创新性和有效性的药物。

参考定价机制是德国药品定价的一大特色。根据这一机制，仿制药的价格必须参考同类药物或同一活性成分药物的价格。通过这种方式，德国有效地抑制了药品价格的无序上涨，

确保了药品价格的稳定性和可预测性。德国的这一模式在很大程度上平衡了药品创新与价格控制之间的矛盾。一方面，严格的效用评估确保了只有真正有效的新药才能获得较高的定价；另一方面，参考定价机制确保了仿制药能够以较低的价格进入市场，从而提高了药品的整体可负担性。

第三节　中国定价体系

一、中国的多元药品定价模式

中国的药品定价体系复杂多样，既有传统的政府定价机制，又引入了现代市场化的竞争元素。在中国，药品定价不仅要考虑经济因素，还需平衡社会公平、医保负担和产业发展等多重目标。

传统上，中国的药品定价主要依赖于政府的行政管制。政府通过制定药品价格上限和实施价格管理政策，确保药品价格不至于过高。然而，随着市场经济的发展和医疗保障体系的逐步完善，政府逐渐放松了对药品价格的直接控制，转而通过招标采购、医保目录谈判等市场化手段来调控药品价格。

省级招标采购是中国药品定价的重要手段之一。在这种模式下，各省根据自身的市场需求和医保预算，通过公开招标的方式确定药品的采购价格。这种模式有效地引入了市场竞争，促使药品价格趋于合理。然而，由于各省之间的经济水平和医保政策存在差异，药品价格在不同地区可能存在较大差距。

近年来，中国开始推行带量采购，试图通过集中采购的方式进一步降低药品价格。带量采购通过"以量换价"的方式，迫使制药企业在确保药品质量的前提下，尽可能降低生产成本，以争取市场份额。这一政策不仅显著降低了药品价格，还推动了药品市场的竞争和整合。

二、带量采购：从试点到全面推行

带量采购的实施是中国药品定价体系改革的一个重要标志。作为一种创新的药品采购模式，带量采购通过集体谈判、规模效应等手段，有效地降低了药品价格，改善了药品市场的竞争环境。

带量采购最早在几个试点城市进行。通过试点，政府积累了丰富的经验，探索出了一套行之有效的操作模式。试点的成功为带量采购在全国范围内的推广奠定了基础。如今，带量采购已在全国范围内全面推行，并成为中国药品采购的主要模式之一。

带量采购的成功不仅体现在药品价格的下降上，更体现在对市场竞争的推动上。在带量采购的推动下，制药企业必须不断提高生产效率，降低成本，以在激烈的市场竞争中生存下去。这种竞争机制促进了企业的创新和技术进步，同时也提高了药品的质量和可及性。带量采购的实施也对制药企业的战略产生了深远影响。过去，许多企业依赖高价药品获取丰厚利润，而带量采购的推行迫使企业重新审视其商业模式和市场策略。为了在新的市场环境中保持竞争力，企业必须通过提高技术水平、优化生产流程、扩大规模等方式，降低生产成本，并在保证质量的前提下提供价格更为合理的药品。

三、医保目录谈判：动态调整

医保目录谈判是中国药品定价改革的另一重要举措。通过与制药企业的谈判，国家医保局将一些价格较高但临床价值显著的药物纳入医保目录。医保目录谈判的一个重要特点是其动态调整机制。传统的医保目录调整周期较长，通常需要几年时间才能进行一次更新，这使得一些新药难以及时进入医保目录。为了提高医保覆盖的及时性和针对性，国家医保局引入了动态调整机制，使得医保目录能够根据市场变化和临床需求进行实时更新。通过医保目录谈判，政府与制药企业达成协议，降低部分新药的价格，从而使其能够被更多患者使用。这种以价换量的模式，不仅降低了患者的经济负担，也增加了药品的市场需求，为制药企业创造了新的市场机会。此外，医保目录谈判还促进了药品价格的整体下降。随着谈判机制的成熟，越来越多的新药通过谈判以较低的价格进入医保目录。这种趋势不仅扩大了患者的药品选择范围，也提高了医疗资源的利用效率。

第四节　药品定价机制改革

一、医保局成立：药品定价权的转移趋势

2018年，国家医保局的成立，标志着中国药品定价权实现了重大转移，也标志着药品定价机制和策略的根本性变革。在医保局成立之前，中国的药品定价主要由国家发展和改革委员会主导，而医保部门在定价中扮演的角色相对较小。这种管理体制造成了药品定价的分散化和政策执行的差异性，无法有效统一药品市场的定价体系。

随着医保局的设立，药品定价权逐渐集中到了医保部门。医保局通过一体化的政策制定与执行，不仅大大提高了药品定价的效率，还提升了定价过程中的公平性。医保局的成立赋予了医保部门在药品定价中更为主动的角色，它通过带量采购、医保目录谈判等策略，直接影响药品价格的制定。这种集中管理的模式确保了药品价格既符合市场供需关系，又能够兼顾医保基金的可持续性。

医保局的出现还加强了政府在药品价格调控中的主动权。借助其集中的采购与谈判能力，医保局得以有效抑制药品价格上涨趋势，确保药品价格处于合理范围内，最终目的是保障公众的医疗可及性和医保基金的有效使用。通过这种策略性掌控，医保局在药品市场中的话语权得到了显著增强，使得中国的药品定价体系更加透明、可控，为全国的患者带来了切实的福利。

二、带量采购：以量换价

　　带量采购的实施不仅重新塑造了中国药品定价的模式，还对整个医药行业的生态产生了深远的影响。在带量采购的推动下，制药企业的利润空间被大幅压缩，这迫使企业不得不调整自身的运营策略，通过提高生产效率、降低运营成本来维持竞争力。带量采购的核心特征是"以量换价"，即通过集中大规模采购，政府能够与制药企业谈判达成批量采购协议，从而在价格上获得显著的议价优势。

　　这种模式在显著降低药品价格的同时，也提高了医保基金的使用效率，使得更多患者能够以更加合理的价格获得治疗药物。带量采购不仅是一项政策创新，它还有效提升了医疗资源的公平分配，减轻了患者的经济负担，促进了药品的普及。

　　此外，带量采购的推进还加速了医药行业的整合与重组。面对激烈的价格竞争，许多制药企业通过并购、合资等方式扩大生产规模，以提升市场占有率并保持竞争优势。这种行业整合不仅优化了资源配置，推动了产业链的上下游协同发展，还在一定程度上激发了技术进步和创新活力。为了在带量采购的政策环境下取得成功，企业需要不断提升药品质量，改进生产工艺，确保在激烈的竞争中脱颖而出。

　　随着带量采购的深入推进，中国的药品市场逐步更加规范化和透明化。采购流程的透明度提高，市场行为更加规范，长期来看，这将有助于建立一个更加健康、有序的药品市场。展望未来，带量采购作为一项重要的价格调节机制，将继续在中国药品市场的改革中发挥关键作用，为医药行业带来新的变革与机遇，也将为患者和医保体系带来更大的利益。

三、医保目录谈判：以价换量

　　医保目录谈判作为中国药品定价改革的核心内容，近年来取得了显著的成果。通过这一机制，政府成功将大量价格昂贵的创新药和专利药纳入医保目录，并以较低的价格提供给广大患者。这种谈判不仅扩大了患者的药品可选范围，还显著提高了医保资源的利用效率。通过"以价换量"的模式，原本价格高昂、难以普及的药物得以快速进入市场，进一步满足了患者的治疗需求。

　　"以价换量"是医保目录谈判的核心逻辑。通过大规模的谈判和集中采购，政府以价格谈判为手段，利用医保基金的购买力与药企进行价格磋商。在这一机制下，药品生产商在降低药品价格的同时，能够通过规模效应获得更大的市场份额。政府则通过这种集中采购方式，达成以较低的价格采购优质药品的目标，从而实现了药品价格下降和可及性提升的双赢局面。

　　这种机制对患者的好处显而易见。许多原本价格高昂的新药，尤其是创新药和抗癌药，通过医保谈判大幅降价，患者的经济负担因此得到大幅减轻。这种改革不仅扩大了治疗的覆盖面，也显著提升了医疗服务的公平性，让更多患者能够负担得起先进的药物治疗。对于制药企业而言，医保目录谈判也带来了新的机遇。尽管降价对企业短期利润构成压力，但进入医保目录后，企业可以通过快速扩大的市场需求，实现规模效应，弥补价格下调带来的利润损失。更重要的是，进入医保目录的药品往往能够获得更广泛的市场认可，提升企业在行业中的竞争力和品牌影响力。

展望未来，随着医保目录谈判机制的不断完善，越来越多的新药和高价药将通过谈判进入医保体系，进一步降低药品价格并扩大可及性。政府将继续利用这一机制，确保创新药物以合理价格进入市场，让更多患者享受到高质量、经济可负担的治疗方案。这一趋势不仅将进一步优化医保基金的使用效率，还将推动中国药品市场的规范化与透明化，促使医药行业的持续健康发展。

通过药品定价的改革，中国正在逐步建立起一个兼具效率与公平的药品市场。在这一过程中，政府、企业和患者都需要不断适应新的变化，探索更加合理和可持续的药品定价模式。未来，随着全球化的深入和技术的进步，药品定价将继续面临新的挑战和机遇，而这些挑战和机遇将进一步推动全球药品市场的健康发展。

第七章
CRO行业研究

第一节 行业概述

一、什么是CRO?

合同研究组织（Contract Research Organization，CRO）是专门为制药、生物技术和医疗器械公司提供外包研发服务的专业机构。CRO的核心职责是协助制药企业完成临床试验和相关研究，以支持新药从实验室到市场的整个开发流程。CRO的诞生源于医药研发过程中巨大的资金与技术需求，尤其是在当今制药行业中，新药研发的时间长、成本高且风险大。通过将部分或全部研发工作外包给CRO，企业可以专注于核心创新，而CRO则通过专业化的服务提升研发效率、降低成本并加速新药上市进程。CRO的服务范围广泛，覆盖了药物开发的各个阶段，包括临床前研究、Ⅰ－Ⅳ期临床试验、数据管理、生物统计、监管事务以及药物上市后研究等。它们具备强大的跨学科专业能力、全球化的临床网络和严格的质量管理体系，确保临床试验的科学性、合规性和有效性。随着全球新药研发活动日益复杂、监管要求不断提高，CRO已经成为医药产业链中不可或缺的一环。通过外包服务，医药公司不仅能够更高效地完成临床试验，还能将资源更灵活地分配到创新领域。

二、CRO的分类

药物研发是一个高度复杂且昂贵的过程，CRO通过不同阶段的专业服务，为制药公司提供了高效、灵活的外包解决方案。从药物发现到临床试验，CRO不仅降低了研发成本，还加快了创新药物的上市时间。在这一过程中，药物发现CRO、临床前CRO和临床CRO各司其职，共同推动全球医药创新的进步。

药物发现CRO主要参与药物研发的早期阶段，包括靶点筛选、候选化合物鉴定和优化。这一阶段的研发投入占总研发费用的10%~20%。药物发现CRO通常具备丰富的基础科学能力，依赖先进的计算化学、药物化学、基因组学等技术平台，为制药企业寻找和优化潜在的药物靶点和先导化合物。随着人工智能和大数据技术的崛起，药物发现CRO逐渐在药物筛选效率和化合物优化方面发挥更加重要的作用，为后续临床开发打下坚实基础。

临床前CRO承担的任务集中在药物发现后到临床试验开始前的阶段，其研发投入占整体的10%~20%。这一阶段的核心工作包括药代动力学研究、毒理学研究和动物实验等。这些研究的目的是评估药物的安全性和有效性，确保其在人体试验中的潜在风险可控。临床前CRO的专业性在于能够快速、精确地进行复杂的实验设计和数据分析，为药物临床试验的启动提供坚实的证据支持。这一环节的合规性和实验严谨性是药物能否顺利进入临床试验的关键。

临床CRO是药物研发过程中耗资最大的部分，占据了整个研发投入的60%~70%。这一阶段包括了Ⅰ-Ⅳ期临床试验，涵盖人体安全性评估、有效性确认、剂量探索及长期疗效监测。临床CRO不仅负责招募和管理大量患者，还要确保试验符合全球各地的监管要求。临床CRO通常具备庞大的全球网络和试验管理系统，能够协调多中心试验、收集和分析大量数据，并确保研究的合规性与数据的完整性。正因为临床试验的复杂性和高成本，制药公司高度依赖临床CRO的经验和资源来降低风险和加快研发进程。

三、全球CRO行业的起源与发展

CRO行业起源于20世纪中期，作为制药行业外包的一种形式，CRO的出现旨在提高研发效率、减少成本，并加速新药的上市进程。经过数十年的发展，CRO行业已成为全球制药和生物技术研发中的重要支柱。CRO通过提供临床试验、数据管理、监管咨询等服务，帮助制药企业和生物技术公司优化研发流程，实现更快的市场转化。

1．行业起源：20世纪50年代的外包萌芽

CRO行业的雏形可以追溯到20世纪50年代。当时，制药公司主要依赖内部资源进行新药研发，整个研发过程耗时长、成本高。随着药物研发的复杂性不断增加，制药公司意识到，将部分研发流程外包给第三方服务提供商，既可以减轻自身负担，又能提高效率。最初的CRO主要提供实验室分析、毒理学研究等基础研究服务。这种外包模式让制药企业逐渐认识到，外部合作伙伴在某些特定的研究领域具有更强的专业能力。至此，CRO行业开始从基础研究服务扩展到更广泛的临床研究领域。

2．行业崛起：20世纪80年代的快速扩张

20世纪80年代，随着制药行业的全球化进程和新药审批要求的日益严格，CRO行业开始快速崛起。美国食品药品监督管理局（FDA）和欧洲药品管理局（EMA）对新药审批的要求逐渐趋于标准化，临床试验的复杂性和成本也急剧上升。为了满足更高的监管要求并加速药物开发，越来越多的制药公司选择将非核心业务外包，这为CRO行业带来了巨大的发展机遇。

这一时期的CRO不仅提供基础研究服务，还扩展到了临床试验的各个环节，包括患者招募、数据管理、试验设计等。CRO的全面服务模式开始受到全球制药公司青睐，行业规模快速增长，一些早期的领先公司如Quintiles［现艾昆纬（IQVIA）］、PPD和Covance等逐步崭露头角，成为行业的先行者。

3．行业成熟：21世纪的全球化与整合

进入21世纪，CRO行业迎来了高度成熟和全球化的发展阶段。制药公司面临着研发成本

增加、药品上市时间缩短的压力，同时全球市场对新药需求激增。为了应对这些挑战，制药企业开始大量采用CRO的服务，不仅在研发初期阶段，还包括整个临床开发的生命周期管理。

与此同时，CRO行业内部也经历了快速整合与并购浪潮。大公司通过收购小型CRO企业，迅速扩展其服务能力和全球业务网络，形成了如今CRO行业的几大巨头，如IQVIA、LabCorp（包括Covance）、赛纽仕（Syneos Health）等。这些公司不仅提供从临床前研究到临床Ⅲ期和上市后跟踪的全流程服务，还在全球范围内建立了覆盖广泛的研究网络，能够迅速应对各个地区的临床需求。

行业整合的背后，是全球药物研发需求的加速增长。CRO的出现和发展，帮助制药公司实现研发成本的大规模外包，减少了内部研发的负担。这不仅加快了药物开发的速度，还增强了研发的灵活性，使制药公司能够在全球范围内同步进行多中心临床试验，缩短药品进入市场的时间。

四、中国CRO行业的起步与崛起

1．中国CRO行业的萌芽与早期发展

与全球市场相比，中国CRO行业的起步较晚。在20世纪90年代之前，中国并没有真正意义上的CRO公司，虽然一些制药企业和科研机构提供了研发服务，但这些服务并没有形成独立的外包产业。直到1996年，美国MDS Pharmaceutical Services在中国设立了首家CRO公司，标志着中国CRO行业的正式起步。随着全球制药行业的外包需求增加，以及跨国公司在中国寻找成本效益的驱动，Quintiles、Covance等国际CRO巨头也相继进入中国市场。这些公司带来了先进的技术和管理经验，推动了中国CRO行业的初期发展。

尽管在最初几年里CRO行业的发展速度较为缓慢，但随着中国制药市场逐渐对外开放，外包服务需求不断增长，这一行业开始显现出巨大的潜力。跨国公司发现中国不仅具备成本优势，还拥有丰富的患者资源和日益成熟的药品监管环境，成为进行临床试验的重要市场。中国政府在这段时期也逐步完善药物研发的监管体系，为CRO行业的进一步发展创造了良好条件。

2．中国CRO行业的爆发与快速增长

2000—2014年是中国CRO行业的爆发期。在这期间，政策支持、技术进步和市场需求的共同推动，使得CRO行业迅速扩展。2003年，国家食品药品监督管理局［SFDA，现为国家药品监督管理局（NMPA）］发布了《药物临床试验质量管理规范》（GCP），首次正式认可了CRO公司在新药研发中的重要作用。这一政策不仅为CRO行业提供了法律框架，还使得制药公司能够合法合规地依赖CRO公司进行临床试验和数据管理等研发服务。

与此同时，国内外CRO企业开始涌现和扩展业务。国内的CRO企业如药明康德、泰格医药等，通过提供早期研发、临床试验、数据管理等全流程服务，逐步确立了在中国市场的龙头地位。这些企业不仅受益于国内药物研发的蓬勃发展，还积极拓展海外市场，在全球范围内建立业务网络。资本市场的助力也推动了这些CRO公司的发展，许多企业通过上市和融资，获得了大规模的资金支持，用于业务扩展和技术创新。在这一时期，中国CRO企业逐渐

由承接外资项目的服务提供者，转变为国内外药物研发中的关键角色。它们的服务能力不断增强，技术水平迅速提升，使得中国CRO行业逐步融入全球医药研发体系，并在国际市场中占据一席之地。

3. 中国CRO行业的整合与深化发展（2015—2024年）

2015年被视为中国CRO行业发展的重要转折点。这一年，国家药监局（NMPA）启动了"722"临床数据核查行动，旨在提高中国药物研发的诚信度和数据质量。此举震动了整个行业，许多不合规的CRO公司和制药企业被迫退出市场。这次核查使CRO行业面临了巨大的挑战，同时也推动了行业的深刻反思。CRO公司在这一过程中必须加强临床数据的质量控制，提升服务水平，从而适应更加严格的监管环境。这场整顿带来了行业的净化，加速了市场的优胜劣汰过程。

与此同时，2015年也是中国药品审评审批制度改革的起点。国家推动了仿制药一致性评价，旨在提高仿制药质量，确保其与原研药等效。这一政策为CRO行业创造了大量新的市场需求，制药公司迫切需要依靠CRO公司来完成临床试验和数据分析，从而通过一致性评价，获得市场准入。仿制药企业纷纷将研发外包给具备临床试验能力的CRO公司，进一步推动了中国CRO行业的快速增长。

2015—2024年，中国CRO行业进入了高速发展的高景气周期。领先的本土CRO企业如药明康德、泰格医药等，抓住了政策红利和全球药物研发需求的增长机遇，迅速扩展业务版图。通过外延并购和战略合作，在全球范围内收购或设立研发中心；不仅巩固了其在国内市场的主导地位，还在国际市场上取得了显著的竞争优势。药明康德通过一系列的海外并购和资本市场运作，迅速成为全球CRO行业的领军企业之一。泰格医药则借助资本市场融资，扩展其临床试验服务网络，成功进入国际市场。中国CRO企业通过不断提升技术水平和国际服务能力，逐步改变了全球医药研发外包行业的格局。

第二节 核心价值链

一、缩短研发周期

时间是药物研发中最宝贵的资源之一。新药的开发周期通常长达10年以上，涉及多个阶段，包括药物发现、临床前研究、临床试验等，而每个阶段都面临着不同的挑战和不确定性。CRO公司凭借其在不同研发环节的专业化能力，能够优化整个流程，显著减少各阶段之间的时间消耗，从而加速新药的上市进程。例如，药物的发现阶段通常需要耗费大量时间进行化合物筛选和早期实验。然而，通过外包给具备先进技术和经验的CRO公司，这一过程可以得到极大简化和加速。CRO公司不仅拥有专门的设备和技术，还具备丰富的行业经验，能够迅速识别出有潜力的候选药物，从而帮助制药公司节省时间。

同样，在临床试验阶段，CRO公司通过全球化的临床网络、专业的患者招募能力以及高效的数据管理系统，能够加快试验进程。例如，跨国CRO公司拥有广泛的患者招募渠道，能够在较短时间内招募到足够数量的患者，以便尽快开展临床试验。而这一点，往往是制药公司自身难以实现的。对于那些面对激烈竞争的创新药物，提前几个月甚至几周上市，都可能带来巨大的市场回报。

二、降低研发成本

除了缩短研发周期外，CRO公司还能够通过规模化和专业化服务，帮助制药企业降低研发成本。新药研发的成本高昂，通常需要数亿美元的投入，CRO公司通过外包服务将这些成本分散，并通过优化流程提高效率，从而减少不必要的支出。

CRO公司通常可以根据项目需求，灵活调动资源，这使得制药企业无需为短期需求投入大量固定资产，如高成本的设备采购或高薪的科研团队雇佣。通过将这些高投入环节外包给CRO，制药企业能够显著降低基础设施建设和人力资源的长期成本。这不仅提升了财务上的灵活性，也降低了项目失败带来的风险。

此外，CRO公司能够利用其在全球市场上的运营优势，在不同国家和地区开展研发活动，充分利用地区的成本差异。例如，在中国和印度等国家进行临床试验，通常比在欧美国家进行试验成本要低得多。而CRO公司能够通过在这些地区的成熟运营模式，为制药企业提供更具性价比的研发方案。

三、增加可变成本

在新药研发过程中，成本高昂且具有极大的不确定性，特别是制药企业必须承担大量的固定成本。这些固定成本包括研发人员的工资、实验设备的购置与维护、研发设施的运营等，往往占据了企业预算的很大比例。这样的财务压力尤其在新药研发失败率较高的情况下，会给制药企业带来巨大的经济负担和风险。

CRO通过提供专业的外包服务，帮助制药企业将这些固定成本转化为可变成本。具体来说，制药公司可以根据实际需求，将不同研发阶段的工作外包给CRO公司，按需支付服务费用，而不是维持昂贵的内部研发团队和设备。这种模式使得企业可以灵活调配研发资源，在项目进展的不同阶段灵活控制成本，避免了长期承担固定支出的压力。

这种外包方式不仅能够降低制药企业的总体研发支出，还在很大程度上减轻了研发失败带来的经济损失。通过将部分风险分散给CRO公司，企业能够更加灵活地应对研发中的不确定性，迅速调整项目策略。与此同时，CRO公司凭借其专业化的能力和规模效应，可以以更低的成本完成研发任务，从而为制药企业节约更多资金。这种合作模式有效提升了制药企业的运营灵活性，降低了新药研发的财务风险，使得企业能够更加专注于创新和市场竞争。

四、提高外包渗透率

随着全球制药行业日益复杂和竞争加剧，外包渗透率的提升成为CRO行业的核心价值之一。制药企业为应对研发成本上升、药物开发周期延长以及全球监管要求愈发严格的挑战，逐渐加大了外包力度，将更多研发环节交由CRO公司负责。外包渗透率的提升不仅提高了研发效率，还帮助制药公司优化资源配置和分散风险。

外包渗透率的提高主要体现在研发外包的广度和深度上。传统上，CRO公司多被用于临床试验阶段的管理和执行，然而，近年来，随着制药企业对CRO公司专业性和效率的信任不断增强，外包的范围已经扩展至药物研发的各个阶段。从早期的药物筛选、临床前研究，到后期的患者招募、数据管理和法规事务等，CRO公司已经成为制药企业全流程研发中的重要合作伙伴。通过增加外包渗透率，制药公司能够将更多的时间和资源专注于核心创新领域，如药物发现和战略规划，而将执行性、技术性较强的工作交由CRO公司处理。

这种广度和深度的外包不仅提升了整体研发效率，还帮助制药企业在多个关键阶段中减少瓶颈。例如，CRO公司在全球范围内拥有庞大的患者招募网络和丰富的临床试验管理经验，能够加速临床试验的启动和数据收集，减少药物上市时间。这种外包方式对研发周期紧迫的创新药物尤其重要，因为早上市往往意味着巨大的市场竞争优势。

此外，外包渗透率的提升还推动了CRO行业本身的技术进步与创新。随着数字化和大数据分析在临床试验中的应用日益增多，CRO公司积极引入先进的技术手段，如电子数据采集（EDC）、远程临床试验管理以及人工智能辅助的药物筛选。通过这些技术创新，CRO能够提高数据处理效率，减少试验过程中的错误，进一步提升外包服务的质量和价值。

从制药企业的角度看，提高外包渗透率也意味着风险的有效分散。药物研发是一个高风险、高成本的过程，任何一个阶段的失败都可能带来巨大的财务损失。通过将研发工作外包给经验丰富的CRO公司，制药企业能够减少固定投入，降低内部团队过度扩张的风险，同时也可以在项目出现不确定性时迅速调整方向，优化研发策略。这种灵活性使得外包渗透率的提升成为制药公司在不确定市场环境中保持竞争力的关键。

第三节 挑战和机遇

一、全球市场的挑战

1. 挑战一：监管环境的复杂性

全球各地对药物研发和审批的监管要求各不相同，且不断变化。CRO公司往往需要在不同国家和地区开展多中心临床试验，面对不同的监管体系。美国食品药品监督管理局（FDA）、欧洲药品管理局（EMA）、中国国家药监局（NMPA）等主要监管机构的审批标准和流程各不相同，CRO公司必须掌握这些差异，以确保临床试验的合规性。此外，全球范围内的药品法规日益趋严，数据完整性、临床试验设计以及患者安全等方面的监管要求不断提高，给CRO公司带来了巨大的合规压力。尤其是新兴市场中的法规更新频繁，CRO企业需要投入大量资源和专业知识来确保其运营的合规性和有效性，这不仅增加了成本，也对企业的灵活性提出了更高的要求。

2. 挑战二：成本控制与竞争压力

虽然外包服务可以帮助制药企业降低研发成本，但CRO公司本身却面临日益上升的运营成本压力。特别是在全球范围内运营的大型CRO公司，必须应对各国劳动力、基础设施和技术成本的不断攀升。同时，随着CRO行业的快速扩展，竞争也变得异常激烈。跨国CRO公司之间的并购整合，使得市场集中度提高，中小型CRO公司面临的生存压力加大。

此外，制药企业对成本控制的需求进一步加剧了价格竞争。CRO公司需要在价格与服务质量之间找到平衡，以维持竞争力。这一压力促使CRO公司不断寻找降低成本的策略，比如通过技术创新提高工作效率或将部分业务外包至成本较低的地区，但如何在控制成本的同时保持高质量服务，仍然是CRO行业的一大挑战。

3. 挑战三：技术和数据安全挑战

随着数字化和技术创新在药物研发中的广泛应用，CRO公司面临着技术革新带来的新挑战。电子数据采集（EDC）、大数据分析、远程临床试验、人工智能和区块链等新兴技术的应用，虽然提高了研发效率，但也增加了对数据安全和隐私保护的要求。临床试验涉及大量敏感数据，包括患者健康信息、试验数据和药物安全性数据。任何数据泄露或安全事件都可能对企业声誉和试验进程造成毁灭性打击。此外，全球各国在数据隐私方面的法律要求不尽相同，如欧盟的《通用数据保护条例》（GDPR）等，CRO公司需要投入大量资源确保符合各国的隐私和数据安全要求。技术变革虽然为行业带来了巨大潜力，但也给CRO公司带来了相应的技术投入和管理挑战。

二、全球市场的机遇

1. 机遇一：新兴市场的快速崛起

随着新兴市场国家的医药产业逐步崛起，CRO行业迎来了巨大的增长机遇。中国、印度、巴西等国家不仅拥有庞大的患者基数，能够加速临床试验中的患者招募，还提供了较低的运营成本，成为全球制药企业进行临床试验的重要选择。这些国家的监管体系正在逐步与国际接轨，政府也积极鼓励临床试验的本地化开展，为CRO行业创造了广阔的市场前景。中国CRO行业的快速崛起尤其值得关注。随着国家药品监管制度的完善和临床试验环境的改善，中国已经成为全球第二大医药市场，越来越多的跨国公司选择在中国开展临床试验。本土CRO企业如药明康德、泰格医药等在全球范围内扩展其业务，推动中国成为全球医药研发外包的重要中心之一。

2. 机遇二：精准医疗与创新疗法带来的机遇

精准医疗、生物制药、细胞与基因疗法等新兴领域为CRO行业带来了巨大的市场机会。这些前沿技术和疗法的开发需要高度专业化的临床试验设计和数据分析能力，而CRO公司凭借其丰富的经验和技术实力，成为制药企业在这些高科技领域的战略合作伙伴。随着精准医疗的发展，临床试验变得更加复杂和个性化，CRO公司需要通过个性化试验设计、精准的患者分层和复杂的数据管理系统，来支持这些高科技药物的开发。CRO公司能够通过深度参与这些新兴领域的研发，进一步扩大其服务范围，提升在创新药物开发中的不可替代性。

3. 机遇三：技术革新带来的效率提升

尽管技术革新带来了数据安全的挑战，但它也为CRO行业提供了显著的效率提升。电子数据采集（EDC）、远程临床试验、人工智能和区块链技术的应用，使得CRO公司能够更高效地管理临床试验，提高数据的准确性和处理速度。

人工智能可以加速药物发现过程，帮助CRO公司快速筛选潜在的药物候选化合物；区块链技术可以提高数据的透明度和安全性，确保临床试验中的数据不可篡改。通过采用这些前沿技术，CRO公司不仅能够提供更高效的服务，还能够在激烈的市场竞争中保持技术领先地位。

三、中国市场的挑战

美国生物安全法的提出与通过，历经了一个复杂且富有政治色彩的过程，主要围绕美国对中国生物技术企业的担忧以及相应的限制措施展开。这一立法过程反映了美国对中国在生物技术领域的快速发展及其在国际市场上的竞争力的警惕，尤其是潜在的国家安全和经济利益威胁。生物安全法的制定，成为中美科技竞争加剧背景下的又一焦点。

1. 生物安全法案的起源

2023年12月，民主党参议员、参议院国土安全与政府事务委员会主席加里·彼得斯（Gary Peters）等人向参议院提交了S.3558法案草案，内容集中于加强对中国生物技术企业的制裁。该法案旨在对中国生物医药行业的领军企业实施严格限制，特别是在与美国政府相关的资金、补助或合同项目中，防止使用这些企业提供的生物技术设备或服务。

不久之后，2024年1月，共和党众议员、众议院中国特别委员会主席迈克·加拉格尔（Mike Gallagher）等人向众议院提交了H.R.7085号法案草案，也称《生物安全法案》。该法案的内容与S.3558号法案草案大体一致，进一步表明美国两党对中国生物技术行业的广泛关注。法案提出对中国生物医药行业的主要公司实施更为严格的制裁，确保其产品和技术不会被用于美国政府资助的关键项目。

2. 法案的修订与通过

在经过多次审议与讨论后，特别是对中国生物技术企业的影响进行权衡，美国众议院于2024年5月发布了最新修订版的《生物安全法案》（H.R.8333）。修订版法案将受制裁的中国企业名单扩大到五家，但为了减少对现有合同的冲击，法案提供了较长的豁免期，确保正在进行的政府合同能够顺利执行。此举显示出美国政府在打击中国生物技术企业的同时，试图为美国国内企业的平稳过渡提供缓冲。

2024年9月9日，美国众议院以306票对81票的压倒性优势，通过H.R.8333号《生物安全法案》草案。该法案旨在限制美国政府提供的资金、贷款或补助被用于购买或使用来自特定中国公司的生物技术设备或服务，特别是在涉及国家安全和关键基础设施的政府资助项目中。法案的通过标志着美国对中国生物技术企业的进一步打击和限制。美国政府通过这一法律，强化了对国内关键技术和敏感领域的保护，试图防止中国企业在这些领域获得进一步的市场份额。

美国《生物安全法案》在正式成为法律之前，还需要经过参议院全体会议的表决通过，并在此后协调众议院和参议院的不同版本，确保两院通过的法案文本一致，最后递交至总统签署成为法律。这一过程不仅涉及立法程序的规范性要求，更是美国的国内政治力量博弈的重要体现。法案的通过与否，不仅取决于美国内部的政治较量，还受到全球生物医药产业、国际关系以及国内外舆论的广泛影响。

3. 法案的负面影响

尽管该法案悬而未决，其潜在的深远影响已经开始显现，特别是在限制中国医药研发服务外包公司（CXO企业）与美国联邦机构及其相关企业的合作方面，产生了多重层面的影响和不确定性。

（1）负面影响一：**限制与美国联邦机构的业务往来**　《生物安全法案》明确指出，美国联邦机构在与外国生物技术公司合作时将受到限制，其中包括中国CXO行业的代表性企业，如药明康德、药明生物、华大基因等。这意味着这些公司可能失去与美国政府及其控制的企业签订合同的机会。美国政府资助的项目及其关联的企业，是全球生物医药外包市场中的重要参与者，这一法案的实施将直接限制中国CRO企业在美国市场的准入，尤其是在涉及政府资助的高端研发项目中。

对于高度依赖美国市场或政府资助项目的CRO企业来说，这一限制可能对其业务产生直接且深远的影响。美国生物医药市场占据全球医药市场的主导地位，失去美国政府相关合同的机会，意味着这些企业可能面临收入来源的锐减，进一步影响其整体运营和盈利能力。特别是那些与美国政府项目深度合作的企业，其市场份额和未来盈利潜力可能会受到严重威胁。

（2）负面影响二：**长期不确定性影响新合作机会**　虽然《美国生物安全法案》提供了至2032年的豁免期，确保现有合同能够平稳执行，但这一长期的不确定性依然为中国CXO企业带来困扰。在该豁免期内，虽然现有项目不受影响，但在与美国企业建立新合作关系时，这种政策的不确定性可能阻碍双方的合作。美国企业可能会因担心未来政策的变化，减少与中国CXO企业的合作，转而寻找替代的外包供应商。

美国生物技术公司在选择外包合作伙伴时，可能会更加审慎地评估长期合作的可行性。如果美国企业预期未来政策将进一步收紧，那么他们可能会选择加速寻找非中国供应商，尤其是在涉及敏感生物技术领域时。这种转移可能导致中国CXO企业的市场份额逐渐缩小，影响企业的营收结构和国际业务布局。更为重要的是，美国市场外包订单的流失，还可能在全球范围内产生连锁反应，使得其他国家和地区的企业也对中国CXO企业持观望态度。

（3）负面影响三：**市场担忧引发股价波动**　《美国生物安全法案》的通过已经引发了市

场的担忧情绪，直接影响了相关CRO企业的股价表现。投资者担心这些企业未来在美国市场的发展前景，以及政策不确定性可能带来的长期影响。尤其是对于那些国际业务占比较大的CXO公司，股价的下跌反映了市场对其未来盈利能力的担忧。股价的波动也进一步影响了CRO企业的业绩表现。资本市场的不稳定性，可能会增加企业的融资成本，削弱其扩展业务、投资新技术和进行全球扩张的能力。CXO企业面临的竞争压力已经在全球市场中不断加剧，而此类政策的不确定性加剧了投资者对行业未来发展的疑虑。

四、中国市场的机遇

随着全球医药研发外包需求的持续增长，尤其是在中国医药创新蓬勃发展、全球药品研发成本攀升的大背景下，中国CRO行业迎来了高速发展的时代，行业集中度的提升将为中国CRO行业带来前所未有的机遇。

1．机遇一：规模经济：资源整合与效率提升

行业集中度的提升，使得中国的龙头CRO企业通过兼并、收购和业务整合，迅速扩大市场份额，并形成规模效应。通过整合资源，大型CRO企业可以优化研发流程，降低运营成本，提升服务效率。这不仅体现在资金、技术和人力资源的优化分配上，还体现在更高效的客户服务和项目管理能力上。规模越大的企业，其在全球范围内的资源调动能力越强，能够更加灵活地应对复杂的跨国临床试验和全球化研发项目需求。例如，领先的CRO企业如药明康德和泰格医药，通过并购和扩展业务链条，已经具备了从药物发现、临床前研究到临床试验管理的全流程服务能力。这样的全方位覆盖，不仅提高了公司为客户提供"一站式"服务的能力，还使其在客户选择外包合作伙伴时具备了显著的竞争优势。对制药企业而言，与一家可以提供全流程服务的CRO公司合作，不仅可以简化管理流程，降低供应链管理的复杂性，还能够确保项目在不同阶段之间的无缝衔接，大大缩短药物研发的周期。

2．机遇二：提升技术壁垒：推动标准化与创新能力

行业集中度的提升有助于形成更高的技术壁垒和服务标准。随着行业内领先企业的规模扩张，它们能够在技术研发和创新上投入更多的资金和资源，推动CRO行业的整体技术水平迈上新台阶。通过在高端技术领域的不断探索与创新，大型CRO企业不仅能为客户提供更优质的服务，还能够提升行业的技术门槛，进一步巩固自身的市场地位。例如，随着精准医疗、基因编辑、细胞治疗等前沿生物技术的迅速发展，药物研发的复杂性大幅增加，要求CRO企业具备更高的技术能力和专业知识。行业中的龙头企业凭借其强大的研发团队和技术实力，可以在这些前沿领域开展深度布局，提供个性化、定制化的临床试验设计和数据管理服务。这不仅为其赢得了更多高端客户，还提升了其在全球药物研发外包市场中的话语权。

此外，随着中国CRO企业逐步参与国际市场竞争，标准化服务的重要性日益凸显。大型CRO企业通过规模扩张，可以在全球范围内建立更加规范的操作标准和服务流程，确保各类项目在不同地区都能保持一致的高质量。这种服务的标准化和全球化，有助于提高跨国药企对中国CRO企业的信任度，从而促进更深入的合作。

3. 机遇三：资本运作与技术创新的协同效应

行业集中度的提升还为CRO企业提供了更多资本运作的机会。通过上市、并购和融资，大型CRO公司能够获得大量资本，用于进一步扩展业务、进行技术投资以及提升国际竞争力。尤其是在中国资本市场对生物医药和科技创新类企业支持力度不断加大的背景下，CRO企业可以通过资本运作，迅速提升其全球布局能力。

例如，药明康德近年来通过资本市场的多轮融资，大举收购海外CRO和CDMO（合同研发生产组织）企业，扩大其在全球生物医药外包服务市场的影响力。这种资本与技术的协同效应，使得中国CRO企业不仅能够通过扩张获取规模效应，还能够通过技术创新，提升其在高端医药研发领域的竞争优势。

同时，大型CRO企业在资本运作的支持下，还能够加大对信息技术和人工智能等新兴技术的投入。这些技术在药物发现、临床试验管理、数据分析等领域发挥着越来越重要的作用，帮助CRO企业提高效率、降低成本，并确保临床数据的准确性和合规性。未来，随着人工智能和大数据分析技术的成熟，CRO企业将能够为客户提供更智能化的药物研发解决方案，从而进一步提升其市场竞争力。

4. 机遇四：国际化布局与全球化竞争力提升

行业集中度的提升还为中国CRO企业的国际化布局提供了更强的动能。随着行业整合加速，规模较大的CRO企业通过并购和合作，正在加快其全球扩展步伐。通过在北美、欧洲、亚太等主要市场设立研发中心和分支机构，中国CRO企业不仅能够更直接地参与国际药物研发外包市场，还能够快速响应全球制药企业的需求。

这种国际化布局使得中国CRO企业能够更好地融入全球药物研发体系，提升全球竞争力。通过参与更多的国际多中心临床试验和全球新药研发项目，中国CRO企业得以不断积累国际经验，提升技术能力，增强其在全球市场中的地位。

值得一提的是，随着全球药物研发向新兴市场的转移，中国CRO企业凭借其在成本控制、临床试验招募效率和全球资源整合方面的优势，已经成为全球药物研发外包领域中的重要参与者。行业集中度的提升将进一步加速中国CRO企业在全球市场中的崛起，推动其在全球药物创新中的角色从支持者向领导者转变。

第四节　实例分析：艾昆纬

数据驱动的全球CRO巨头

艾昆纬（IQVIA）的发展历程不仅是CRO行业崛起的缩影，更反映了全球医药研发外包服务向数据驱动和技术创新转型的趋势。通过多次战略合并、全球化布局以及技术革新，IQVIA已从一家临床试验服务提供商发展成为引领全球医药创新的综合解决方案提供商。

1. 1982—2000年：Quintiles的创立与早期崛起

IQVIA的前身Quintiles成立于1982年，由丹尼斯·吉灵斯（Dennis Gillings）创办。Gillings是一名统计学教授，他意识到全球制药公司在新药开发过程中越来越依赖于外部专业的统计和临床试验管理服务。Quintiles的初衷就是为制药企业提供专业的临床试验和数据管理外包服务，以应对不断增加的药物研发需求。

（1）**全球化的药物研发需求**　20世纪80年代末和90年代，制药企业的研发成本急剧上升，临床试验的复杂性也在增加。Quintiles通过专业化的临床试验设计和数据管理服务，帮助制药公司降低研发成本，迅速赢得了市场的认可。

（2）**全球业务扩展**　到20世纪90年代，Quintiles已经在美国、欧洲和亚太地区设立了分支机构，奠定了其全球业务的基础。该公司通过在全球范围内的多中心临床试验，为跨国制药企业提供无缝的研究支持，成为早期全球化CRO的代表。

在这一阶段，Quintiles成功抓住了制药行业外包需求增长的契机，逐渐崭露头角。到2000年，Quintiles已经是全球CRO市场的领军企业之一，并积极拓展业务范围，不再仅限于临床试验执行，而是扩展到药物生命周期的多个环节。

2. 2000—2015年：扩展与多元化发展

进入21世纪，Quintiles加速了全球化步伐，同时逐渐多元化其服务，涵盖从临床试验、数据管理到市场准入和药物商业化的完整流程。

（1）**2013年重新上市**　在经历了1997年的首次公开募股（IPO）和2003年的私有化退市之后，Quintiles于2013年再次上市。重新上市帮助公司筹集了大量资本，为其未来扩展业务和全球布局提供了资金支持。

（2）**扩展至全流程服务**　随着药物研发外包需求的快速增长，Quintiles从临床试验执行逐步扩展到药物发现、药物代谢研究、药物安全监控以及商业化等全生命周期服务。通过提供全面的外包服务，Quintiles逐渐成为制药企业在全球市场中的战略合作伙伴。

这一时期，Quintiles的业务拓展使其在全球CRO市场中的领导地位更加稳固。其全球网络和多元化服务结构，使其成为跨国制药公司进行新药开发时的首选合作伙伴之一。

3. 2016年：Quintiles与艾美仕合并，形成昆泰

2016年，Quintiles与艾美仕（IMS Health）完成了历史性的合并，成立了昆泰（QuintilesIMS）。这一合并被视为CRO行业的一次重大转折，将临床试验服务与全球医疗数据和分析能力相结合，开创了新的行业模式。

（1）**IMS Health的独特优势**　IMS Health成立于1954年，专注于医疗数据分析和市场研究。通过全球化的数据收集和分析平台，IMS Health为制药企业提供关于市场趋势、药品销售、患者行为等方面的深入见解。

（2）**数据与临床试验的结合**　通过与IMS Health的合并，Quintiles不仅获得了全球领先的健康数据和分析能力，还能为客户提供从临床试验到市场准入的综合解决方案。这种数据驱动的模式，使QuintilesIMS能够帮助制药企业加快临床试验的进展，提高药物开发决策的

精准度，缩短药物上市时间。

（3）**合并后的变革** ①更强的市场洞察力：合并后的QuintilesIMS能够通过大数据分析预测市场需求，优化药物的临床试验设计和患者招募策略，提高药物开发的成功率。②全球影响力扩展：两家公司合并后，通过整合各自的全球网络，进一步增强了其在新兴市场的业务布局，如中国、印度和巴西等国，进一步巩固其全球领导地位。

4．2017年：IQVIA的诞生与技术驱动的战略转型

2017年，QuintilesIMS更名为IQVIA，标志着公司进入了一个全新的发展阶段。这一名称的更改，反映了公司从传统CRO向技术驱动的综合性医药解决方案提供商的战略转型。

（1）**"人类数据科学"理念** IQVIA强调通过"人类数据科学"（Human Data Science）推动医药研发的创新。公司将生物医药领域的专业知识与数据科学相结合，利用全球医疗数据、先进的分析工具和技术创新，帮助制药公司加快药物开发，并提升医疗服务质量。

（2）**技术创新** IQVIA通过整合大数据、人工智能、区块链、机器学习等技术，推出了一系列智能化的临床试验管理平台，如Orchestrated Clinical Trials（OCT）平台。通过这些技术创新，IQVIA帮助客户优化临床试验流程，显著提高了患者招募效率和数据管理质量。

5．2018年至今：全球领导地位的巩固与未来蓝图

自2018年以来，IQVIA凭借持续的战略扩张、技术创新和市场布局，进一步巩固了其在全球生命科学领域的领导地位。公司通过收购、合作以及对数字化技术的深度投资，不断提升自身在临床研究、商业分析和医疗大数据领域的核心竞争力，并加快向新兴市场渗透。

（1）**全球并购与市场布局** IQVIA在全球范围内持续拓展业务，特别是在亚洲、拉丁美洲等新兴市场，公司通过收购区域性合同研究组织（CRO）和数据分析公司，强化其在高速增长市场的影响力。这些并购不仅增强了IQVIA在临床试验和商业咨询领域的覆盖范围，也提升了公司在全球医疗生态系统中的整合能力。此外，公司与各国监管机构、制药企业及科研机构建立了更紧密的合作关系，进一步巩固其行业主导地位。

（2）**数字化转型与智能化升级** 面对行业数字化转型的加速，IQVIA大力投入人工智能（AI）、机器学习（ML）、大数据分析和区块链等前沿技术，以优化临床试验流程、提升药物开发效率并降低成本。例如，公司推出了智能化数据管理系统，能够实时分析临床试验数据，优化患者招募流程，并提高试验结果的准确性和可预测性。同时，远程监测和虚拟临床试验技术的广泛应用，使得IQVIA能够在全球范围内高效地推进多中心研究，提高试验的灵活性和可及性。

（3）**精准医疗与个性化治疗的推动者** 随着精准医疗和个性化治疗成为医药行业的重要趋势，IQVIA积极推进基因组学、真实世界数据（RWD）和真实世界研究（RWE）的深度应用。公司致力于通过大数据整合和生物信息学分析，帮助制药企业开发更精准的治疗方案，改善患者治疗效果。此外，IQVIA的先进数据平台已广泛应用于罕见病研究、肿瘤治疗优化以及慢性病管理，为全球医疗健康行业提供更具针对性的解决方案。

第八章
CMO/CDMO行业

第一节 CMO行业概览

一、什么是CMO？

合同生产组织（Contract Manufacturing Organization，CMO），也被称为生产外包，是为制药、生物技术和医疗器械公司提供生产外包服务的专业机构。CMO的核心职能是承接制药企业的药品生产任务，涵盖从药物的中间体生产到成品药的制造和包装等多个环节。随着医药行业研发和生产技术的不断进步，特别是生物制药和高端制剂的兴起，CMO行业的重要性日益凸显。

制药公司选择与CMO合作，主要是为了降低自建生产设施的巨大投入和维护成本，避免不必要的资本支出，同时也能灵活应对生产需求的波动。CMO通过专注于药物生产，具备大规模制造的能力和丰富的技术积累，能够帮助制药企业快速响应市场变化，并提升生产效率。此外，CMO企业通常具备全球化的合规体系，能够满足各国严格的监管要求，确保药品生产符合质量标准。近年来，随着个性化治疗和生物制药的迅速发展，CMO的角色已经从单纯的生产供应商，转变为制药产业链中的关键合作伙伴，推动着全球药物的高效生产和供应。

二、从CMO到CDMO的转变

近年来，医药合同研发生产组织（Contract Development and Manufacturing Organization，CDMO）这一概念逐渐受到行业关注。与传统的CMO不同，CDMO不仅提供药物生产服务，还涉足药物开发。这意味着，CDMO公司不仅帮助药企生产药物，还通过优化生产工艺，提升药物的整体质量和市场竞争力。从CMO到CDMO的转变，标志着医药制造外包行业从单纯的生产服务扩展到更综合、更高附加值的药物开发与生产服务。CMO最初的核心功能是为制药公司提供药物的生产外包服务，帮助企业降低自建工厂的成本和生产风险。然而，随着制药行业的快速发展，尤其是创新药物和生物制药的兴起，制药企业的需求已不再局限于生产，而是需要更加全面的研发支持。因此，CDMO的模式应运而生。

CDMO在CMO的基础上增加了开发服务，提供从药物研发、工艺开发到规模化生产的全流程支持。制药公司与CDMO合作，不仅可以依赖其生产能力，还可以利用其在药物处方开发、工艺优化、技术转移等方面的专业知识。这一转变使CDMO成为制药企业更为关键的战略合作伙伴，尤其在药物研发和生产周期日益缩短的当下，CDMO能够提供一站式解决方案，加速药物从实验室到市场的进程。这种转型的驱动力主要来源于市场对创新药物需求的增长、研发复杂性的提升，以及制药企业对外包服务需求的深化。CDMO通过掌握更先进的生产技术和创新能力，不仅能帮助企业实现更高效的药物开发和生产，还能优化药物配方，提高药品的稳定性和可及性。此外，CDMO的全球化布局使其能够帮助客户应对不同地区的监管要求，更快地进入全球市场。从CMO到CDMO的转变，代表了医药外包行业从"生产者"到"研发伙伴"的升级，为制药企业提供了更灵活、更具创新性的合作模式，有助于推动全球药物研发和生产的进一步优化与加速。

三、CDMO的发展历程

CDMO行业的演变反映了全球医药产业结构的变迁。从最初药企剩余产能的利用，到如今产业升级与技术创新的推动，CDMO已经成为全球医药供应链中的关键环节。CDMO行业起源于20世纪90年代的欧美国家，经过几十年的发展，经历了四个重要阶段。

1．萌芽期（20世纪90年代之前）

在20世纪90年代之前，CDMO行业仍处于萌芽阶段，全球CDMO公司数量有限。早期的CDMO公司主要来源于几类企业：一是大型药企的剩余产能；二是精细化工公司[如龙沙集团（Lonza）]开始涉足药物生产领域；三是一些专注于特定领域的CMO公司，如专门生产软胶囊的R.P. Scherer。这些公司为后来CDMO行业的蓬勃发展打下了基础。

2．黄金发展期（20世纪90年代中后期）

进入20世纪90年代中后期，CDMO行业迎来了快速发展的黄金时期。大型药企在这个阶段面临众多专利药物到期，导致盈利能力大幅下滑。为减少资本和运营负担，许多药企纷纷出售工厂，集中资源于研发和创新。CDMO公司抓住这一机会，通过并购药企出售的优质产能迅速扩张。与此同时，随着全球创新药物研发的加速，许多新兴的生物技术公司和轻资产运营模式的药企迅速成长，它们更倾向于将生产外包给专业的CDMO公司，以降低成本和提高效率。这一趋势推动了全球CDMO市场的繁荣。欧美CDMO公司借此快速壮大，而中国的CDMO行业在这一时期则处于起步阶段。

3．稳定发展期（2008—2015年）

2008年的全球金融危机对医药行业产生了巨大影响，资金短缺使得药企削减研发支出，这对依附于创新药物研发的CDMO行业造成了冲击。许多小型CDMO公司因资金问题发展受阻，甚至破产倒闭。但大型CDMO公司，如Lonza等，凭借其强大的资本实力和市场地位，抓住机会，通过并购进一步巩固了市场份额。金融危机过后，全球经济逐步复苏，医药研发的投资热情再次高涨，带动了CDMO行业的发展。在这一时期，海外CDMO市场逐渐进入稳定增长阶段，而中国的CDMO行业则继续积累经验与技术，逐步提升其国际竞争力。

4．产业转移与升级期（2015年至今）

2015年，中国CDMO行业迎来了历史性机遇。国务院发布政策文件，提出实施药品上市许可持有人制度（MAH制度）试点，正式于2016年开展试点。这一制度改革允许药品研发者将生产环节外包给CDMO公司，为创新药物研发提供了更大的灵活性。此外，2015年食品药品监督管理总局开展的临床试验改革，进一步激发了中国创新药物投资的热情。这一政策变革极大地推动了中国CDMO行业的发展。中国CDMO企业开始借助政策红利、市场需求的快速增长以及本土研发创新的崛起，逐步实现技术积累与产能扩张，进入高速发展期。同时，海外CDMO企业则继续专注于产业升级，拓展细胞与基因疗法等新兴领域，进一步提升在全球医药市场中的地位。

四、CDMO分类

根据药物类型和技术要求，CDMO可分为三大类：小分子CDMO、大分子CDMO以及细胞与基因疗法（CGT）CDMO（CGT CDMO）。这三类CDMO在工艺技术、仪器装备和人员要求方面存在显著差异。小分子CDMO正在经历产业升级，大分子CDMO处于高速发展的初期阶段，而新兴的细胞与基因疗法（CGT）CDMO赛道则炙手可热，行业龙头纷纷布局以抢占未来市场份额。

1．小分子CDMO

小分子CDMO主要服务于小分子化学药物的生产，涵盖的产品包括基础化学品、非GMP和GMP中间体、原料药（API）以及最终的制剂。小分子药物是通过化学合成路径制备的，结构相对简单，但工艺涉及多步化学反应，工艺路线的优化尤为关键。

（1）**工艺技术**　小分子药物的生产工艺相对成熟，主要依赖化学反应步骤的设计与放大。小分子CDMO的核心竞争力在于能够优化复杂的化学合成路径，同时确保高效的规模化生产。

（2）**仪器装备**　小分子CDMO主要使用反应釜进行化学反应的批量生产。反应釜能够适应不同的反应条件，如高温、高压，确保化学反应的顺利进行。根据需求，设备可以从实验室级别的小型釜，扩展到工业规模的大型釜。

（3）**人员要求**　小分子CDMO需要具备丰富的化学反应知识、工艺开发能力和GMP标准下的生产管理经验。人员需要精通化学工程、药物合成等专业技术，能够设计和执行复杂的反应步骤，并优化生产工艺以确保产量和纯度。

2．大分子CDMO

大分子CDMO专注于生物药物的开发与生产，典型产品包括生物药物的原液及最终制剂。大分子药物通常由蛋白质、抗体或核酸构成，其生产过程依赖于生物反应器中的细胞培养，具有高度的复杂性和敏感性。

（1）**工艺技术**　大分子药物的生产工艺较为复杂，涉及生物细胞的培养、蛋白质表达、纯化及下游处理工艺。与小分子药物不同，大分子药物对工艺环境要求极高，工艺控制的精细化程度直接影响产品的活性与质量。

（2）**仪器装备**　大分子CDMO通常使用一次性反应器和不锈钢罐进行细胞培养及发酵。一次性反应器能够减少交叉污染的风险，适应多产品的灵活生产需求，而不锈钢罐适合大规模生产，确保高效的工艺转移和稳定的生物生产。

（3）**人员要求**　大分子CDMO的员工需要具备生物技术、蛋白质化学和下游工艺的专业知识。技术人员必须熟悉细胞培养、蛋白质表达及复杂的纯化过程，确保每一批次产品的稳定性和有效性。同时，生物药物的生产对无菌操作的要求极高，这需要严格的质量控制与监管合规经验。

3. CGT CDMO

CGT CDMO专注于细胞和基因疗法的生产开发，产品包括质粒、病毒载体、细胞治疗产品及最终的制剂。细胞基因疗法（如CAR-T疗法）正在成为精准医疗的前沿领域，具有高度的个性化和定制化生产需求。

（1）**工艺技术**　CGT CDMO的工艺复杂且新颖，包括质粒构建、病毒载体的生产及细胞培养、基因编辑等。生产过程中，工艺的可控性和一致性是核心挑战，任何微小的工艺偏差都可能影响治疗的效果。随着基因编辑和细胞治疗技术的发展，CGT CDMO必须掌握高度创新的工艺流程。

（2）**仪器装备**　CGT CDMO通常使用细胞培养、分离仪器及专用的病毒生产设备。细胞培养仪器用于扩增患者自身或供体的细胞，病毒载体生产设备则用于基因治疗的关键步骤。无菌操作和高度精细化的流程控制是必不可少的。

（3）**人员要求**　CGT CDMO需要技术人员具备细胞生物学、基因编辑、病毒学等前沿知识。由于细胞基因疗法的个性化特点，生产人员需要密切参与每一个工艺环节，确保高度定制化生产的成功。此外，监管要求日益严格，操作人员还需具备丰富的GMP无菌生产经验。

第二节　核心价值链

一、疾病谱改变

自20世纪40年代以来，随着新型药物的不断研发，全球疾病谱发生了显著的变化，CMO的服务内容和技术需求也随之演进。不同阶段的主导疾病谱直接影响了CMO在制药行业中的角色和发展方向。

1. 1940—1970年：抗感染药物的崛起

在20世纪40年代到70年代，抗感染药物尤其是抗生素的问世和大规模生产极大地改变了全球疾病谱。细菌感染曾是全球主要的致死原因，而青霉素、链霉素等抗生素的研发和广泛使用大幅降低了感染性疾病的死亡率。这一阶段，CMO的主要任务是提供大规模生产抗感染药物的能力。由于抗生素类药物在全球的巨大需求，制药公司与CMO的合作重点集中在工艺优化、规模生产以及保持药物的质量一致性方面。CMO在这一阶段的核心价值主要在于其生产能力和效率。随着抗生素需求的快速增长，CMO帮助药企大规模生产抗生素，同时降低了生产成本，并提高了供应链的灵活性。抗生素的大规模生产为CMO积累了丰富的生产经验和技术基础。

2．1970—1990年：心血管药物的兴起

随着抗感染药物的广泛使用，传染病的威胁大幅减少，而心血管疾病逐渐成为全球疾病谱的主导。20世纪70年代到90年代，高血压药物成为市场的焦点。这一时期，CMO的角色逐渐从单一的大规模生产向更多样化的生产需求转变。心血管药物的复杂性和生产工艺的要求更高，需要CMO具备更强的工艺开发能力和质量控制体系。为了适应高血压药物的需求，CMO必须在制造过程中保证药品的稳定性和一致性，同时优化生产效率。此外，随着制药公司希望专注于新药研发，CMO逐渐开始承担更多的制造和供应链管理工作，帮助药企降低运营成本，确保药品的及时供应。

3．1990—2005年：高血脂药物和精神疾病药物的增长

1990—2005年，全球范围内高血脂和精神疾病的发病率迅速上升，相应的药物，如他汀类药物和抗抑郁药物等，成为制药行业的重要领域。这一时期，CMO的技术要求进一步提升，特别是在高血脂药物的制造过程中，生产效率和质量控制的标准变得更加严格。与此同时，精神疾病药物的研发和生产对CMO提出了新的挑战。精神类药物通常涉及复杂的配方和特殊的生产工艺，CMO需要具备高度的专业知识和设备以确保生产符合严格的监管要求。此外，这些药物通常涉及长期治疗，CMO必须保障其长期供应的可持续性。

4．2005—2015年：自身免疫疾病药物的突破

进入21世纪后，自身免疫疾病如类风湿性关节炎、克罗恩病和银屑病等的治疗成为重点。单克隆抗体等生物药物的开发为CMO带来了全新的挑战和机遇。相较于传统的小分子化学药物，生物药物的生产工艺极为复杂，需要特殊的制造环境和高水平的质量控制。这一时期，CMO从小分子药物制造转向生物药物生产，进一步推动了其技术水平的提高。为了应对生物制药的需求，CMO大力投资于生物技术和生产设施，具备了更高效的细胞培养技术、纯化工艺以及无菌制造能力。随着生物药物需求的增长，CMO的市场地位进一步提升，成为制药公司开发和生产生物药物的关键合作伙伴。

5．2015年至今：抗肿瘤药物的快速增长

自2015年以来，抗肿瘤药物特别是免疫治疗药物如PD-1、CAR-T等，成为全球医药市场的热点。肿瘤治疗的复杂性对药物生产提出了极高的要求。免疫疗法药物往往是高度个性化、工艺复杂的生物制品，这要求CMO不仅具备先进的制造能力，还需要提供工艺开发、

技术转移等全方位支持。抗肿瘤药物的兴起促使CMO加速转型为CDMO，提供从早期开发到规模生产的综合服务。同时，由于这些药物通常是小批量、定制化生产，CMO还需具备灵活的生产能力，以应对个性化治疗需求的快速变化。

6．2030年以后疾病谱的可能演变

展望2030年以后，随着医学技术的进步和全球老龄化的加剧，疾病谱有可能进一步演变。未来的主导疾病领域可能包括神经退行性疾病（如阿尔茨海默病和帕金森病）、罕见病、基因编辑相关疾病治疗，以及更加复杂的癌症治疗。基因疗法、细胞疗法和RNA技术等新型治疗手段的兴起，将对CMO提出全新的技术挑战。在应对这些前沿技术时，CMO需要进一步发展自己的生物制药能力，提升在基因和细胞治疗领域的技术储备。此外，随着个性化医疗的广泛应用，CMO需要具备灵活的生产线，能够适应小批量、高复杂度的药物生产需求。未来的疾病谱演变，将促使CMO行业不断进化，以应对新型药物研发和生产的挑战，推动医药制造从大规模标准化向小规模定制化、高技术含量方向发展。

二、技术迭代

随着治疗技术的不断进化，全球医药行业正在经历一场前所未有的转型，这种转型对合同生产组织（CMO）的发展产生了深刻影响。创新药物的供给不仅推动了疾病治疗手段的革命性进展，也改变了CMO在医药产业链中的角色和地位。分析创新药物供给的变化可以从以下四个方面来解读其对CMO的影响。

1．适应人体免疫系统和基因修正方向进化

当前，疾病治疗技术正逐步从传统的对症疗法转向更精准、更个性化的免疫调节和基因修正。这种技术进步要求CMO具备处理复杂生物制品的能力，尤其是在生产涉及人体免疫系统和基因疗法的药物时。基因编辑技术如CRISPR和免疫疗法的兴起，要求CMO提供全方位支持，从早期的临床生产到大规模制造，这对其生产设施、质量控制体系和技术团队提出了极高的要求。

CMO必须迅速适应这些新的生物制药需求，增加基因疗法和细胞疗法的产能，同时在监管合规和技术创新上保持领先地位。由于基因治疗涉及复杂的病毒载体和细胞培养工艺，CMO需要通过投资高端技术平台，提升其生物制品的开发和生产能力，以满足创新药物的生产需求。

2．从小分子向大分子，再到免疫细胞的进化

制药行业的发展经历了从小分子药物向大分子生物药物，再到免疫细胞治疗的不断升级。小分子药物的生产相对标准化，但随着大分子药物（如抗体药物和蛋白质药物）的崛起，生产工艺变得更加复杂，需要更高的专业技术和生产设施。如今，免疫细胞治疗（如CAR-T细胞疗法）的进化，更进一步挑战了CMO的生产和管理能力。大分子药物生产要求无菌环境、高度的质量控制以及复杂的纯化过程，而免疫细胞治疗则涉及个性化、定制化

生产，这使得CMO必须具备灵活且高效的生产体系。CMO的角色不再仅限于大规模药品生产，而是转向高科技、高附加值的定制化生产服务，从而推动整个行业的进步。

3．从抑制剂到免疫治疗，再向基因治疗的进化

创新药物的研发正在从传统的抑制剂疗法向免疫调节、免疫治疗（如细胞治疗），最终向基因治疗演进。抑制剂药物（如抗炎药和抗肿瘤药物）曾长期占据市场主导地位，但随着免疫疗法（如PD-1/PD-L1免疫检查点抑制剂）的成功，免疫治疗药物成为抗肿瘤和其他重大疾病的主流疗法。细胞治疗如CAR-T疗法，因其高度个性化和精准治疗效果，在癌症治疗中获得巨大突破。而基因治疗则通过修正患者体内的基因缺陷，从根本上治疗疾病，预示着治疗手段的革命性变革。CMO面临的挑战是如何在不同阶段为这些前沿技术提供支持。尤其是在免疫治疗和基因治疗阶段，CMO不仅需要掌握复杂的生产技术，还需要在工艺开发、规模化生产和监管合规方面不断提升能力。随着基因治疗的兴起，CMO需要投资于基因编辑技术和病毒载体生产线，以满足未来药物供给的需求。

4．从外源分子到人体内生免疫系统的进化

传统的外源分子疗法（如化疗药物）主要通过外部药物干预来抑制疾病，而如今的治疗手段正在转向利用人体自身的免疫系统进行治疗。这种从外源分子到内生免疫系统（如T细胞、蛋白降解机制等）的进化，使得CMO的生产技术必须进一步贴近生命科学的前沿领域。未来的药物生产将更加依赖于免疫细胞的操作和管理，尤其是在个性化治疗中，CMO需要具备对每位患者的免疫细胞进行高度定制化处理的能力。同时，CMO还需在蛋白降解机制的相关药物生产上投入更多资源，以应对新一代疾病治疗需求的变化。

三、新需求和新供给

1．多肽药物CDMO

近年来，多肽药物市场进入高速增长期，尤其是GLP-1RA类药物（如司美格鲁肽、替尔泊肽）在糖尿病、体重管理领域的突破性进展，使其销售额屡创新高。更重要的是，GLP-1RA在心血管疾病、慢性肾病、非酒精性脂肪肝、阿尔茨海默病等领域展现出广阔的临床潜力，未来有望诞生"超级大单品"。然而，尽管多肽药物市场前景广阔，其生产制造却面临复杂的技术挑战，也由此催生了对专业CDMO的旺盛需求。

多肽药物的工业化生产并非易事，涉及高难度的合成工艺、严格的质量控制及大规模生产的挑战。①长链多肽的低收率：多肽合成过程中，随着氨基酸链的增长，副反应增多，易出现错接肽、消旋肽、缺失肽等杂质，导致收率下降，影响生产成本与供应链稳定性。②纯化难度高：粗品中的杂质通常多达百种以上，纯化过程损耗大，影响最终产出率，使得高纯度制备成为多肽药物生产的关键技术瓶颈。③放大生产复杂：从实验室到工业化生产，多肽药物的工艺放大难度极高，单批次产量往往仅为克级至百克级，远未达到小分子药物的生产规模。

面对这些挑战，多肽CDMO企业凭借专业的研发能力、成熟的生产设施和严格的质量管理体系，成为全球多肽药物供应链中的关键环节。①降低成本，提高生产灵活性。多肽药物的生产设备与传统小分子或生物药差异巨大，研发企业如果自行搭建完整的多肽生产体系，投入成本高昂，CDMO企业提供成熟的工艺开发和规模化生产能力，使药企能够以更低的资本投入快速推进新药开发。②提升研发与生产效率，加快上市进度。多肽药物的合成、纯化、稳定性研究与小分子药、生物药存在显著差异，专业CDMO机构凭借长期积累的经验，能快速优化工艺，提高收率，并确保生产符合严格的药品生产质量管理规范（GMP）标准，帮助药企加快临床推进和商业化进程。③工艺优化与质量控制。CDMO企业通过先进的固相合成、液相合成以及组合工艺，优化多肽生产流程，提高批量稳定性，并利用高效的纯化技术降低损耗，确保药品达到国际市场的质量要求。

2. CGT CDMO

细胞与基因疗法（CGT）正在重塑全球医药产业格局，其中CAR-T疗法因其卓越的个性化抗癌能力备受瞩目。然而，CGT产品的生产流程复杂、工艺难度高，如何突破产能瓶颈、优化生产效率，成为影响CAR-T乃至整个CGT产业发展的关键挑战。在这一背景下，CDMO成为推动CGT产业发展的关键支撑力量，助力企业加速创新药物的商业化进程。

CAR-T及其他CGT疗法的生产涉及多个关键环节，包括质粒生产、病毒载体生产及细胞培养。这三个核心环节在培养体系、纯化工艺、生产条件等方面各不相同。①质粒生产：依赖大肠杆菌培养，需去除宿主蛋白、内毒素等杂质，以确保下游病毒载体的稳定性。②病毒载体生产：需要在哺乳动物细胞中扩增，面临转染效率低、纯化难度大、病毒活性损失等技术挑战。③CAR-T细胞生产：需在严格的GMP环境下扩增T细胞，并进行体外基因修饰，对无菌操作、质量控制要求极高。此外，CAR-T的生产技术仍处于快速演进阶段，行业尚未建立统一的标准化流程，生产成本高、批次稳定性低、自动化程度不足，进一步加剧了CAR-T商业化的难度。

面对这些技术挑战，CDMO企业凭借成熟的工艺平台、专业的生产设施以及规模化运营能力，为CGT药企提供关键的研发生产支持。①技术平台支持，突破生产瓶颈。CDMO公司积累了丰富的CGT工艺开发经验，能够优化质粒、病毒和细胞生产流程，提高工艺稳定性，提升产品收率。例如，在病毒载体领域，CDMO可提供更高效的转染策略与优化的纯化技术，从而提高病毒产率，降低生产成本。②产能扩充，加速产品上市。由于CGT生产对设施要求极高，自建生产线不仅成本高昂，且建设周期长。CDMO企业提供端到端的GMP生产能力，帮助药企缩短工艺开发和商业化生产的时间，加快产品上市进程。③降低成本，提高经济可行性。CAR-T生产涉及个性化定制，工艺流程烦琐，药企面临高昂的生产设备投入、昂贵的耗材成本和人力成本。借助CDMO的优势可以避免重复建设生产设施，同时享受CDMO企业的规模化效应，实现更具竞争力的成本控制。④贯穿全生命周期的赋能。CGT的研发生产流程涉及从临床前研究、新药临床试验申请（IND）、临床试验、上市申报到商业化生产的多个阶段。CDMO企业不仅仅是"代工厂"，更是药企的长期战略合作伙伴，提供从工艺开发、优化到GMP生产的一站式服务，加速CGT产品商业化落地。

第三节 挑战和机遇

一、全球市场的挑战

1．挑战一：技术水平和产能规模

（1）**技术水平的挑战** 随着生物制药、细胞与基因疗法等新兴技术的崛起，制药行业对CMO的要求越来越高。传统的小分子药物生产工艺相对成熟，但大分子生物药物、单克隆抗体、mRNA疫苗等复杂制剂的生产工艺需要高度专业化的技术支持。CMO企业必须具备高水平的生物工程技术，包括无菌生产、细胞培养、蛋白质纯化等复杂工艺。同时，新药研发周期缩短和个性化药物的崛起，要求CMO具备快速适应新技术并进行技术升级的能力。这使得CMO在全球竞争中面临技术水平提升的巨大压力。

（2）**产能规模的挑战** 全球药物需求的激增，特别是在疫苗和生物制剂领域，对CMO的产能提出了新的挑战。CMO企业不仅需要具备扩展产能的能力，还必须确保生产设施符合国际GMP标准，同时灵活应对客户需求波动。2019—2022年，全球对疫苗和治疗药物的紧急需求，暴露了CMO行业在产能应急扩展和生产效率提升方面的不足。此外，CMO需要在全球布局产能，以应对全球化的医药市场需求，这对于资本和运营管理提出了更高的要求。

2．挑战二：政策风险

随着医药监管标准的日益严格，CMO企业需要在不同国家和地区应对各自复杂的法律法规。每个国家的药品生产法规存在差异，特别是在药物审批、药品生产质量管理规范（GMP）认证和环境保护标准方面，CMO企业必须确保生产设施和流程符合多国法规。这种合规要求不仅增加了运营成本，也延长了药品的上市周期。此外，医药政策的频繁变化也给CMO行业带来了不确定性。例如，欧美等地区对仿制药、专利药以及生物药的生产实施更为严格的监管政策，要求CMO企业在技术、质量控制和生产合规性上不断提升。与此同时，关税政策、国际贸易限制和环保法规的收紧，也可能影响CMO企业的全球供应链和市场准入能力。

3．挑战三：客户集中风险

由于全球CMO市场的高度专业化，许多CMO企业依赖少数大型制药公司或关键客户提供的长期合同和业务支持。虽然与这些大客户的合作带来了稳定的收入，但也使得CMO企业面临客户集中度过高的风险。一旦某个大客户因战略调整、研发失败、药品需求变化等原因减少或终止合同，CMO企业的收入来源可能会受到严重影响。这种风险在制药行业竞争加剧的背景下尤为明显。大制药公司往往会根据自身战略需求，在不同地区或供应商之间重新分配生产业务，或者寻求内部整合以削减外包成本。此外，随着新技术（如生物制剂和细胞基因疗法）的兴起，部分大客户可能转向那些具备更先进技术的CMO企业。

为降低客户集中风险，CMO企业需要多元化其客户基础，拓展中小型生物技术公司和新兴市场的客户。同时，提升自身技术水平和服务能力，以确保在客户外包需求变化时，仍能保持市场竞争力。

二、全球市场的机遇

1. 机遇一：CRO+CDMO一体化

CDMO企业向CRO领域拓展，正在成为一种必然的战略选择。通过将CRO的研究与开发能力与自身的生产能力相结合，CDMO公司可以为制药企业提供更全面的外包服务，不仅提升了企业的竞争力，也有效地增强了客户黏性。

（1）**向前端延伸，打造全流程外包生态圈** 传统CDMO企业主要负责药物的工艺开发、生产和制造，而CRO专注于药物的早期研究和临床试验环节。两者的分离虽然各有优势，但随着药物研发的复杂性日益增加，制药公司希望通过减少供应链中不必要的交接环节，来提升项目效率。CDMO企业向CRO领域的前端延伸，能够为客户提供从早期研发到后期生产的一站式服务，打造全流程的外包生态圈。这不仅帮助客户简化了项目管理流程，也降低了由于技术转移和沟通不畅带来的风险。

（2）**深度绑定客户资源，增强导流效应** CDMO企业进入CRO领域，不仅拓展了服务范围，还能够实现客户资源的深度绑定。通过参与药物的临床研究和早期开发，CDMO企业可以更加牢固地与客户建立长期合作关系。这种绑定机制有助于形成客户从前端研发（CRO）到后期生产（CDMO）的自然导流效应，使得CDMO企业在整个药物生命周期中占据重要地位。

2. 机遇二：CRDMO模式

合同研究、开发和生产组织（Contract Research, Development, and Manufacturing Organization，CRDMO）模式的兴起，是全球制药行业对效率、灵活性和一体化需求不断增长的结果。随着药物研发的复杂性增加，尤其是在生物制品、基因治疗和免疫疗法等前沿领域，传统的分散式外包模式（如分别委托CRO、CDMO）逐渐暴露出效率低下、沟通不畅和工艺传递中断等问题。为了应对这种局面，制药企业越来越倾向于选择能够提供从研发到生产全流程服务的合作伙伴，这为CRDMO模式的崛起奠定了基础。CRDMO通过整合合同研究、开发和生产，成为制药公司提升效率、减少管理复杂性的重要选择。

（1）**一站式服务，缩短研发周期** CRDMO模式的最大优势在于其端到端服务能力，涵盖从药物发现、临床前研究、工艺开发到规模化生产的全过程。这种一体化的解决方案减少了传统外包模式下多个供应商之间的协调难度和时间损耗，显著缩短了新药的开发周期。

（2）**减少技术转移风险** 传统模式中，药物从研发阶段转移到生产阶段时，常常面临工艺不一致和技术失误的风险。CRDMO通过统一管理研究和生产环节，确保工艺和技术的连续性，降低了技术传递中的误差，提高了项目成功率。

（3）**灵活应对市场需求** CRDMO模式为药企提供了高度灵活的资源调配，尤其在新药的早期开发阶段，能够迅速根据项目进展调整工艺或生产策略，帮助药企更快地应对市场变化与监管要求。

3. 机遇三：探索VIC模式

VIC模式（风险投资+知识产权+研发外包服务，VC+IP+CRO）是一种结合风险投资、知识产权保护和研发外包服务的创新药研发模式，最早在美国兴起。作为一种高效的创新药物开发策略，VIC模式通过将金融资本、知识产权和外包服务三者结合，推动创新药物从早期研发到市场化的全过程。这一模式在全球制药行业快速崛起，尤其受到关注的是CDMO企业如何借助这一模式，实现自身的转型与升级。

CDMO企业在探索VIC模式时，除了能从风险投资中获取财务收益，最为重要的战略优势是通过与创新药企业的合作，早期介入药物研发项目。这种早期介入使得CDMO能够深度绑定创新药企，成为其长期战略合作伙伴。这不仅有助于CDMO企业为更多创新药项目提供综合服务，还能提升其在整个药物生命周期中的参与度。通过风险投资（VC）和知识产权（IP）的结合，CDMO企业能够借助资本力量投资早期创新项目，而这些项目一旦成功进入临床和生产阶段，CDMO企业自然成为这些创新药物的首选生产合作伙伴。这种模式不仅带来财务收益，更使得CDMO在药物的开发过程中占据主动地位，从而获得更大市场份额。

VIC模式的核心在于通过"风险投资+知识产权+外包服务"三位一体的模式，实现创新药物研发的风险分散和资源优化。对CDMO企业而言，VIC模式为其提供了与前沿创新药物公司接触的渠道，帮助其更早地参与创新药物项目的孵化、开发和商业化。通过这种合作，CDMO企业不仅可以为创新药企业提供传统的生产服务，还可以延伸至早期研发、工艺开发和知识产权合作等环节，建立更为稳固和深入的业务关系。这种业务模式的多元化发展，使CDMO企业能够持续扩大市场份额，享受国内外创新药市场增长带来的红利。

三、中国CMO行业的挑战

近年来，中国CMO龙头企业加快布局海外产能，这一趋势背后有两个主要驱动力：全球化经济的需求和供应链风险的对冲。

1. 全球化扩张的迫切需求

随着全球医药市场的迅速增长，中国CMO企业的国际化扩张已变得日益紧迫。为了在全球竞争中保持竞争力，中国CMO企业不仅需要服务国内市场，还必须在全球范围内寻求更大的发展空间。全球化经济背景下，制药企业的供应链日趋全球化，这要求中国CMO企业必须扩大国际布局，满足跨国药企的全球生产需求。此外，中国CMO企业在国际市场上具备强大的成本优势和技术实力，通过"走出去"策略，不仅能够拓展业务范围，还能有效提升品牌的国际影响力。海外市场的拓展不仅推动了产能的多元化，也有助于提高中国CMO企业在全球供应链中的战略地位。

2. 对冲供应链风险

地缘政治紧张局势、贸易制裁以及国际市场竞争的加剧，使得中国CMO企业面临巨大的供应链风险。近年来，地缘政治因素对全球医药供应链产生了重大影响，尤其是随着美国

《生物安全法案》等政策的实施，中国CMO企业面临着来自欧美国家的潜在合规性挑战和贸易壁垒。为应对这些风险，越来越多的中国CMO企业选择在海外自建产研基地或通过合资建厂的方式，进行海外扩张。这不仅有助于规避地缘政治引发的贸易制裁，还可以确保其在全球供应链中的稳定性。通过并购海外工厂或技术公司，中国CMO企业也能迅速提升其全球布局，获取先进的技术和市场资源，进一步增强其国际竞争力。

3．多元化市场与新兴领域布局

在国际化扩张的过程中，中国CMO企业逐步拓展新兴战略客户，深耕海内外发展潜力。东南亚和中东市场成为新的布局重点。东南亚市场具备劳动力优势和快速发展的医药需求，使其成为中国CMO企业"下南洋"的理想选择。而中东地区的医疗资源与经济实力不匹配，正处于医药产业升级的关键时期，也为中国CMO企业提供了巨大的增长机会。此外，CMO行业还在积极拓展新兴领域，尤其是在生物制药领域的布局。多肽药物、病毒递送载体和核药等技术领域代表了未来生物制药的关键增长方向。通过提前布局这些新兴领域，中国CMO企业不仅能够巩固其在国际市场中的领先地位，还可以抓住全球生物制药产业变革带来的红利。

四、中国CMO行业的机遇

中国CMO行业近年来在全球医药研发市场中异军突起，凭借科学家红利、成本优势和交付效率等多重因素，成为全球制药企业的重要合作伙伴。中国CMO市场的崛起，不仅是全球医药研发外包需求推动的结果，也是中国自身人才、资源与效率有机结合的结果。

1．科学家红利

中国CMO行业的核心竞争力之一是其"科学家红利"。随着中国高等教育的快速发展和海外归国科学家数量的增加，中国已经积累了庞大的高水平科研人才库。这些科学家不仅具备国际化的科研经验，还熟悉全球药物研发的前沿技术。同时，国内科研机构与CMO企业紧密合作，如高校和研究院所的人才输送，以及产业集群效应（如苏州、上海、北京、广州等地的生物医药产业园）。因此，越来越多的海外制药公司选择将药物研发外包给中国CMO公司，正是看重了中国科研人员的能力和创新性，这为中国CMO市场带来了巨大的发展机遇。

2．成本优势

虽然人力成本正在上升（尤其是高端人才），但中国CMO仍然具有更高的性价比，特别是在规模化生产和后期临床试验阶段。此外，中国政府对创新药研发和CMO企业的税收优惠政策也进一步增强了成本优势。随着全球制药公司越来越注重控制研发成本，中国CMO企业凭借这一独特的优势，吸引了众多跨国药企的青睐，赢得了大量外包业务。

3．交付效率

除了人才和成本优势，中国CMO企业的交付效率也成为其在全球市场中脱颖而出的重要因素。数字化技术的广泛应用正助力中国CMO企业提升交付效率。AI与大数据分析加速了临床数据处理、药物筛选及试验优化，提高了研发决策的精准度。智能实验室管理系统（LIMS）增强了数据的可追溯性和实验流程自动化，提升了生产质量和效率。这些技术减少了人工干预，缩短了药物开发周期，使交付更加高效。同时，中国CMO企业在法规合规方面不断提升，逐步满足FDA、EMA、ICH等国际标准。

4. 分段生产

2024年10月22日，国家药监局印发《生物制品分段生产试点工作方案》，指出基于我国生物医药产业发展现状和监管实际，强化药品上市许可持有人药品质量安全主体责任和地方药品监管部门属地监管责任，提升持有人对生物制品分段生产的质量管理和风险防控能力，确保产品质量安全。分段生产机制的引入为CMO开辟了新的市场空间，特别是在生物医药行业快速发展的当下。过去，生物制品生产往往集中于少数持有完全生产能力的企业，而分段生产的政策导向下，持有人可以将部分生产环节委托给专业的CMO，从而在保持产品质量的同时优化生产成本。这样的转变一方面为CMO带来了更多与大型生物制药公司合作的机会，另一方面也推动了整个生物医药供应链的专业化分工与效率提升。对于中国的CMO而言，这一政策意味着更多技术升级和质量管理的需求。随着分段生产试点的推进，生物制药企业将逐渐向具备特定工艺能力的CMO开放更多的合作窗口。那些拥有先进生产工艺、质量控制体系完善的CMO将获得巨大的市场机会，尤其是在高质量要求的生物制品领域。政策的实施将推动CMO不断提升自身能力，以符合分段生产的监管要求和质量标准。

第四节　实例分析：龙沙集团与药明康德

一、龙沙集团：生产利妥昔的转折点

龙沙集团（Lonza Group），作为全球领先的合同开发与生产组织（CDMO），其发展历程充满了创新与战略转型。从一家电化学公司起步，Lonza逐步演变为全球生物制药领域的关键参与者。以下是其发展历程中的重要里程碑，这些节点推动了Lonza从一家传统化工企业，成长为全球领先的生物制药外包巨头。

1. 1897年：Lonza的成立

Lonza于1897年在瑞士成立，最初是一家电化学公司，专注于电解生产化工产品。公司以位于瑞士阿尔卑斯山的Lonza河命名，并从电化学产品的制造起步。早期，Lonza的业务主要集中在瑞士国内市场，但凭借其技术创新和电解技术优势，迅速扩展业务，奠定了其作为化工领域关键参与者的基础。在成立初期，Lonza的业务专注于生产氯碱等基础化学品，并逐渐向精细化工领域扩展。20世纪中期，Lonza通过多元化发展，进入了不同的化学品市场，尤其是在精细化工和特种化学品方面表现突出。这为其未来向高科技领域的转型奠定了基础。

2．1974年：Alusuisse全资收购Lonza，集团正式进入化工与生命科学领域

Lonza在1974年迈出了进入生命科学领域的第一步。这一战略转型标志着公司从传统化工业务向生命科学和制药行业的扩展。Lonza通过生产医药中间体和药用化学品，逐步积累了在医药行业的经验，并确立了其作为全球药物开发和生产外包伙伴的潜力。这一时期的Lonza为其后续在生物制药和高技术医药外包服务中的领先地位奠定了基础。通过加强在医药领域的技术能力，Lonza逐渐从传统化学工业扩展到更具高附加值的制药行业。

3．1996年：从Alusuisse剥离，成为独立公司

1996年，Alusuisse内部开始重组，为Lonza的后续剥离做铺垫；1999年，Lonza从Alusuisse（Algroup）分拆并单独上市，成为一家独立公司。这一事件标志着Lonza战略转型的重要节点。作为独立公司，Lonza能够更灵活地制定长期战略，重点发展生命科学和生物技术领域。这一举措推动了Lonza更加专注于医药领域，开始深入布局合同开发和生产外包业务。这一时期，Lonza专注于加强其在制药行业中的地位，并通过技术研发和国际化扩展，逐渐确立了其作为医药外包服务提供商的重要角色。

4．2003年：与基因泰克签署长期合约，生产利妥昔单抗

2003年，Lonza与基因泰克（Genentech，现为罗氏集团的一部分）签署了一项重要的长期合约，为其生产利妥昔单抗（Rituxan）。重磅药物利妥昔单抗于1997年上市，成为当时全球最畅销的抗体类药物之一。其广泛应用于治疗非霍奇金淋巴瘤和自身免疫性疾病，推动了抗体药物市场的迅速扩展。这一合作标志着Lonza在生物制药制造中的重要突破，并为其后续的生物药CDMO业务奠定了坚实基础。通过与Genentech的合作，Lonza不仅在技术上得以深耕生物药物的生产工艺，还强化了其在抗体药物生产领域的核心竞争力，为其未来在生物药CDMO市场中的持续增长打下了重要基础。

5．2006年：收购Cambrex Bio Science

2006年，Lonza通过收购Cambrex Bio Science，进一步强化了其在生物技术和生物制药生产中的能力。Cambrex Bio Science是一家专注于生物药物生产和工艺开发的公司，这次收购大大增强了Lonza的生物制药技术平台，并扩展了其全球产能。

通过这一并购，Lonza能够为更多客户提供从临床前开发到商业化生产的一站式服务。Cambrex的生物制药技术与Lonza的全球网络结合，帮助Lonza确立了其作为全球领先CDMO的地位。这一举措为Lonza在生物药物合同生产市场的领导地位奠定了基础。

6．2017年：收购Capsugel，扩展至制剂和药物递送系统

2017年，Lonza以59亿美元收购了Capsugel，这是一家全球领先的胶囊制剂和药物递送系统供应商。此收购标志着Lonza进军药物剂型开发和药物递送系统领域的重大里程碑。通过这次并购，Lonza不仅扩展了其CDMO服务范围，还增强了其在药物递送技术方面的核心竞

争力。Capsugel的加入使得Lonza能够为客户提供从活性药物成分（API）生产到成品剂型的全方位服务，进一步完善了其全流程的CDMO业务体系。这一战略收购大幅提升了Lonza的市场地位，巩固了其在全球医药外包服务领域的领导者地位。

二、药明康德：让天下没有难做的药

药明康德通过近20年的发展，已经从中国CRO龙头到全球医药服务领军者。其愿景"让天下没有难做的药，没有难治的病"不仅反映了公司在全球医药研发外包领域的雄心壮志，也展现了其推动医药创新的决心。以下是药明康德发展历程中六个重要的里程碑，这些节点深刻塑造了其今天的市场地位和全球影响力。

1. 2000年：药明康德成立，进入药物研发外包市场

药明康德成立于2000年，由创始人李革博士在中国上海创办。药明康德的初衷是为全球制药公司提供高效、优质的药物研发服务，帮助其加速药物发现和开发流程。公司最早从药物化学研究起步，为全球制药公司提供化学合成、化合物筛选、分析测试等服务。这一时期，中国的医药外包行业尚处于起步阶段，而全球制药企业则面临研发成本上升和创新压力加大的困境。药明康德抓住了这个行业机会，凭借其技术实力和成本优势，迅速在国际市场中获得了一席之地，成为中国药物研发外包行业的先驱。

2. 2007年：成功在纽交所上市，推动国际扩展

2007年，药明康德成功在美国纽约证券交易所（NYSE）上市，股票代码为"WX"，成为中国第一家在美国主板上市的医药外包企业。此次上市标志着药明康德进入了全球资本市场，并获得了大量资金支持，用于进一步的业务扩展和全球化布局。通过上市，药明康德提高了国际知名度，并获得了资金来加速全球市场扩展。这一里程碑不仅奠定了药明康德在全球医药外包市场中的重要地位，还标志着其从区域性公司向国际化企业的转型。这一时期，药明康德开始积极在全球范围内开设研发中心，并加强与跨国制药企业的合作，迅速拓展其全球业务网络。

3. 2008年：收购AppTec，进军生物制药领域

2008年，药明康德通过收购美国公司AppTec，正式进军生物制药领域。这一收购是药明康德发展历程中的重要转折点，标志着公司业务从小分子化学扩展到大分子生物制药，包括细胞和基因疗法等新兴领域。通过收购AppTec，药明康德获得了进入美国市场的桥头堡，增强了其在生物制药和细胞治疗领域的技术实力。这一战略性并购帮助药明康德大幅扩展了服务范围，使其能够为客户提供更全面的药物开发和生产服务，并奠定了公司在全球生物制药外包市场中的领先地位。

4. 2015年：推出一体化CRDMO服务平台，推动全球化发展

2015年，药明康德分拆事业部，设立药明生物，定位为一体化的合同研究、开发与生产

组织（CRDMO）服务平台，涵盖从药物发现、临床开发到商业化生产的全流程外包服务。这一战略性举措标志着药明康德正式从单一研发服务企业转型为涵盖药物全生命周期的一站式解决方案提供商。通过这一平台，药明康德整合了全球的研发资源和生产能力，为全球制药公司提供更加灵活、全面的服务。同时，药明康德加强了全球布局，在美国、欧洲和亚太地区建立多个研发和生产基地，进一步推动了公司的全球化战略。同年，因为发展模式不适应美国的资本市场等因素，药明康德从美国退市。

5．2018年：A股回归上市，巩固国内市场地位

2018年，药明康德成功在中国A股市场（上海证券交易所）和香港H股市场上市，成为医药外包行业的"A+H双平台融资公司"。A股上市不仅为药明康德提供了更多资金支持，帮助其加速业务扩展，还增强了其在中国本土市场的影响力。通过回归A股上市，药明康德进一步加强了与中国制药公司的合作，帮助本土制药企业加速创新药研发，促进中国医药产业的国际化和升级。此外，A股上市也为药明康德带来了更多的资本资源，支持其进一步的全球扩展和技术创新。

6．2020年：布局细胞与基因疗法，迈向高科技前沿

2020年，药明康德通过大规模投资和战略合作，加码细胞与基因疗法（CGT）领域，推动其在全球最具前沿的生物医药领域的布局。公司扩展了细胞和基因疗法的生产能力，构建了全球领先的CGT产能平台，服务于包括CAR-T疗法、基因编辑和mRNA疫苗等新兴技术的开发与生产。这一布局标志着药明康德在高科技医药外包领域的进一步深入，巩固了其作为全球药物开发和生产外包行业领导者之一的地位。随着细胞与基因疗法的快速崛起，药明康德通过提前布局这一领域，抢占了生物医药前沿技术的发展机遇，进一步增强了其在全球市场中的竞争优势。

第九章 SMO行业

第一节 SMO行业概述

一、什么是SMO？

临床研究现场管理组织（Site Management Organization，SMO）是指专门从事临床试验现场管理的组织，其职责包括患者招募与管理、数据采集与报告、试验合规性管理、研究中心的协调和支持等。SMO的产生与发展可以追溯到20世纪90年代，当时随着制药行业的快速发展和全球多中心临床试验的增多，传统的研究管理方式已经无法满足复杂的试验需求。SMO因此应运而生，提供专业化的管理服务，提高试验效率和合规性。

二、SMO的角色与定位

SMO在临床试验中的角色是桥梁作用，将制药公司、CRO（合同研究组织）与研究中心连接起来。作为临床试验现场的管理者，SMO的主要职责包括以下几类。

1. 临床试验的桥梁

SMO在制药公司、合同研究组织（CRO）和试验地点（如医院、诊所）之间，充当了一个关键的桥梁：

（1）**连接医药企业与试验中心** 医药企业或CRO往往需要在全球范围内寻找符合条件的试验中心，而SMO通过其庞大的网络，能够迅速联系到具备条件的医疗机构或诊所，为临床试验的顺利启动奠定基础。

（2）**协调多方沟通** SMO负责协调试验设计、伦理审批、数据管理等多项任务，确保各方的信息流通和资源整合，这大大减少了医药企业直接管理多家试验中心的复杂性。

2. 试验现场的管理者

SMO在临床试验现场的管理中具有核心作用，它通过全面的管理策略确保试验顺利进行：

（1）**试验启动与实施** SMO负责试验地点的选择、伦理委员会（IRB/IEC）审批的准备和提交、现场设施的检查和设置，以及确保所有的试验操作符合药物临床试验质量管理规范

（GCP）的标准。

（2）**研究人员与现场团队的培训**　SMO不仅要为临床研究人员提供系统的培训，还要定期评估和更新他们的技能，以确保他们能够正确操作并记录临床试验数据，从而保障试验的质量和合规性。

3．患者管理的核心枢纽

患者的招募、筛选和管理是临床试验中的一个关键环节，SMO在这方面的角色非常重要：

（1）**患者招募与筛选**　SMO利用其数据库和合作网络，可以快速找到符合试验标准的受试者，并通过多种途径（如社交媒体、医院合作、社区宣传）进行招募。

（2）**患者依从性和试验保留**　SMO还要跟踪和管理受试者在整个试验过程中的参与情况，确保他们按要求完成每一个阶段的试验，并在必要时提供支持服务（如交通补贴、健康咨询等）来提高患者的依从性和保留率。

4．质量和数据管理的保障者

在临床试验中，数据的准确性和可靠性至关重要，SMO在此过程中充当了质量和数据管理的保障者：

（1）**质量保证（Quality Assurance，QA）**　SMO会定期对试验现场进行审查和监督，确保每一个环节都符合法规和试验标准。这包括从知情同意书的签署到数据采集和存储的每一个步骤。

（2）**数据管理与合规性监测**　SMO通过建立完善的数据监测系统，对临床试验中的数据进行实时分析和记录，确保试验结果的准确性。同时，SMO需要确保所有数据都符合相关监管机构（如FDA、EMA等）的合规要求。

5．新药上市加速器

SMO的存在显著提高了临床试验的效率，为新药的快速上市提供了重要支持：

（1）**加速临床试验周期**　通过集中管理和标准化流程，SMO能够缩短试验的准备时间和执行周期，大大加快了新药从概念到上市的过程。

（2）**成本效益的提升**　SMO通过规模化和集中化管理，降低了每个试验中心的运营成本，从而为医药企业节省了大量的时间和资源，使得新药研发的经济效益显著提升。

三、SMO的发展历程

SMO的发展历程体现了临床试验管理模式的不断演进，从初期的地方性管理到全球化、数字化和多元化的全面服务，SMO已成为推动现代医药研发和临床试验不可或缺的一环。未来，随着个性化医学和虚拟试验的进一步发展，SMO将在提升试验效率、优化患者管理和推动技术创新方面发挥更加关键的作用。

1. 起步阶段：20世纪90年代

SMO的概念最早出现在20世纪80年代末期，彼时制药公司和合同研究组织（CRO）发现传统的试验模式存在多个瓶颈，包括患者招募速度缓慢、试验现场管理不统一、合规性风险较高等。SMO应运而生，以填补这一空白。最初的SMO主要集中在欧美市场，并与当地的医疗机构合作，以小规模的形式管理试验现场，帮助制药公司和CRO加速试验进程。

在这一时期，SMO主要扮演协调者和管理者的角色，通过为特定试验中心提供支持服务，确保试验能够符合药品临床试验质量管理规范（GCP）要求。此时的SMO大多规模较小，运营范围也较为局限，但其专业化的管理服务已经初见成效。

2. 规模化发展：20世纪90年代中期至21世纪初

进入20世纪90年代中期，随着全球制药企业不断扩展其研发项目，SMO的需求量迅速增长。制药公司不仅需要在单一国家或地区进行临床试验，还开始在全球范围内进行多中心试验，以加速新药上市的步伐。这种情况下，SMO开始迅速扩张，逐渐从地方性的小型服务组织发展为能够覆盖多个国家和地区的大型机构。

在这一阶段，SMO不仅扩大了其地理覆盖范围，还逐渐形成了标准化的操作流程和管理体系，包括患者招募流程优化、研究者培训项目、试验数据管理系统的建立等。这些标准化操作大大提高了临床试验的效率，并增强了试验现场的一致性和合规性。

3. 全球化与多元化：21世纪初至2010年

21世纪初至2010年，SMO进入全球化扩展阶段。为了适应全球制药公司的需求，SMO逐渐将其业务扩展到亚洲、南美、东欧等新兴市场。这些市场的患者群体大且多样化，成为全球临床试验的重要地区。随着全球化的推进，SMO在这些地区建立了长期合作关系，形成了一个跨国的临床试验网络。

与此同时，SMO也开始多元化其服务内容。从最初单纯的试验现场管理，逐渐扩展到全面的临床试验解决方案，包括患者数据管理、远程试验监控、试验地点的选择与评估、伦理审批协助等。这些多样化的服务使SMO能够在试验的不同阶段提供全面支持，成为制药公司和CRO的重要合作伙伴。

4. 数字化和创新：2010年至今

2010年后，随着科技的迅猛发展，SMO进入数字化和创新阶段。电子数据采集（EDC）、远程监控系统和虚拟临床试验技术逐渐兴起，SMO开始将数字技术整合到其服务中，以提高效率和精准度。例如，SMO利用电子健康记录（EHR）系统和大数据分析技术，优化患者筛选和招募流程，实现个性化和精准化管理。

此外，去中心化临床试验（Decentralized Clinical Trials，DCT）模式的兴起，也推动了SMO业务的转型。如今，SMO不仅在传统的物理试验中心进行管理，还能够通过远程技术支持虚拟试验的运行，包括远程患者监控、电子知情同意（eConsent）系统的应用等。这些新技术和模式的引入，使SMO在全球临床试验领域的作用愈发重要。

第二节 核心价值链

一、临床试验的新趋势

随着医学研究的复杂化、个性化治疗需求的增加以及科技的迅猛发展，临床试验正经历着一系列重要的变革。这些新趋势不仅在技术层面上推动了临床试验的效率和精确性，也在理念和操作模式上为其引领了新的方向，以下是当前临床试验领域的几个主要新趋势。

1．数字化与虚拟临床试验的兴起

（1）**电子数据采集（EDC）和远程监控** 传统的纸质数据采集方式正逐渐被电子数据采集系统取代。这种系统能够实时采集和分析患者数据，提高数据的准确性和一致性。此外，远程监控技术也被广泛应用，通过物联网设备和可穿戴技术，研究者可以实时监测受试者的健康状况，这不仅提高了数据质量，还减少了患者必须前往试验中心的次数。

（2）**虚拟和去中心化临床试验（DCT）** 虚拟临床试验利用数字工具和平台，使患者能够在家或在附近的医疗设施中参与试验。电子知情同意（eConsent）、远程健康监控设备和移动健康应用程序的使用，使得临床试验的灵活性大大提高。这种模式特别适合于慢性疾病和罕见病患者，有助于增加患者招募的成功率和试验的依从性。

2．个性化与精准医学驱动的临床试验

（1）**生物标志物导向的试验设计** 随着基因组学和分子生物学的快速发展，个性化治疗成为临床研究的核心趋势之一。现代临床试验越来越多地基于特定的生物标志物或基因组特征来设计，这种方法使试验更具针对性，提高了新药或治疗方法的有效性。例如，通过筛选出符合特定生物标志物的患者，试验可以更精确地测量药物在目标人群中的疗效。

（2）**精准医学试验平台** 许多制药公司和研究机构正在开发精准医学试验平台，通过整合患者的基因组数据、生活方式和病史信息，创建个性化的试验方案。这种趋势推动了临床试验从"人群平均"向"个体差异"的转变，使药物研发更高效，同时也减少了试验失败的风险。

3．AI和大数据的整合应用

（1）**AI驱动的患者招募和数据分析** 人工智能（AI）和大数据技术正在改变临床试验的各个环节。通过分析电子健康记录（EHR）和患者基因数据，AI可以识别出符合试验标准的患者，大大提高患者招募的效率。同时，AI算法还能在试验过程中实时分析数据，发现潜在的趋势和问题，及时优化试验设计或操作流程。

（2）**预测性分析和个性化治疗方案** AI不仅可以用于患者筛选，还可以根据个体患者的数据进行预测性分析，帮助研究人员预测试验结果或可能的副作用，从而及时调整试验方案。此外，AI在分析大量基因组数据和疾病模式时表现出色，可以加速个性化治疗药物的研发和临床试验。

4．区块链技术保障数据安全与透明度

（1）**数据完整性和溯源性**　区块链技术作为一种去中心化的数字账本，被逐渐引入临床试验领域，以解决数据透明和数据完整性的问题。通过区块链，所有试验数据的记录和修改都可以被追踪和验证，从而防止数据篡改和造假。这种技术还可以保护患者隐私，因为数据可以在不暴露个人身份信息的情况下进行验证。

（2）**智能合约在临床试验中的应用**　智能合约是区块链技术的一个重要应用，它可以自动执行预先设定的条件，在临床试验中可以用于自动化流程管理。例如，当患者完成特定的试验步骤时，智能合约可以自动记录数据、更新试验进度，或在符合条件时进行付款结算。

5．罕见病和孤儿药的优先发展

（1）**罕见病的临床试验设计**　罕见病（即少见疾病）和孤儿药物开发已成为全球制药行业的重要领域。由于这些疾病的患者数量少、分布广泛，传统的临床试验设计难以有效实施。因此，许多临床试验采用适应性设计（Adaptive Trial Design）和替代终点（Surrogate Endpoints）的方法，以提高试验的灵活性和效率。

（2）**患者支持和跨国合作**　罕见病的试验需要更广泛的国际合作，试验地点通常跨越多个国家和地区，以确保足够的患者样本。制药公司和研究机构越来越多地与患者组织合作，提供针对性支持和教育，以提高患者参与度和依从性。

6．适应性试验设计与实时调整

（1）**适应性设计**　传统的临床试验通常严格遵循预设的试验设计，而适应性设计允许根据中期数据实时调整试验参数（如剂量、患者组别或终点指标）。这种方法可以加速决策过程，使试验更灵活、高效，同时提高试验的成功率。

（2）**基于数据的动态调整**　借助AI和数据分析技术，研究人员可以在试验进行过程中实时获取中期数据，从而调整试验策略。这种动态调整不仅可以优化资源分配，还可以最大程度地减少试验失败带来的时间和资金浪费。

7．监管机构的创新与政策支持

（1）**加速审批通道（Fast Track）**　为推动新药研发，特别是在应对重大疾病（如癌症、传染病和罕见病）领域，全球各国的监管机构（如FDA、EMA等）纷纷推出加速审批通道。这些通道允许临床试验阶段与审批过程并行展开，显著缩短了新药从研发到市场的时间。

（2）**创新监管模式**　一些监管机构还开始采用基于真实世界证据（RWE）的审批方法，这种方法允许将临床试验数据和实际应用中的数据相结合，以提供更加全面和真实的药物效果评价。RWE的引入也推动了虚拟临床试验和远程监测的普及。

二、突破限速环节

新药研发是一个漫长且复杂的过程，通常从实验室的概念验证到最终上市获批需要

10~15年，其中Ⅰ~Ⅲ期临床试验阶段耗时最久，占据了整个研发周期的约7年。这一阶段是新药研发的核心环节，负责验证药物的安全性和有效性，同时确定最佳剂量和潜在副作用。然而，患者招募速度缓慢、试验地点管理不善、数据质量不稳定等问题，往往成为试验进展的"限速"环节。因此，如何突破这些瓶颈，提高试验效率，是推动新药研发的关键所在。

SMO在此过程中发挥了重要作用。作为专门的临床试验管理机构，SMO通过一系列优化措施，显著缩短了试验周期。首先，SMO拥有广泛的试验中心网络，能够迅速匹配并启动符合特定试验标准的地点，大大减少了试验地点选择和启动的时间。它们还具备专业的伦理审批团队，熟悉各国和地区的法规要求，确保伦理审查快速通过，使试验尽早进入患者招募和筛选阶段。

在患者管理方面，SMO借助其数据管理系统和广泛的合作网络，能够快速识别并筛选符合入组标准的患者。传统的患者招募方法常常耗时长、成本高，尤其在面对罕见病和特定患者群体时更为困难。而SMO利用大数据和AI技术，优化患者招募渠道，包括电子健康记录（EHR）的自动筛选和社交媒体的精准广告投放，从而显著提高了患者招募的效率和准确性。此外，SMO通过与患者建立长期信任关系，并提供交通、住宿等配套服务，有效提高了患者的依从性和试验保留率。

在数据管理和质量控制方面，SMO建立了标准化操作流程（SOP）和监控系统，确保各试验地点和研究人员严格遵循药物临床试验质量管理规范（GCP）。这种集中化管理不仅提高了数据的质量和一致性，还减少了人为错误的发生率。此外，SMO在整个试验过程中定期培训和监督研究团队，确保所有试验活动均符合监管和伦理要求。

通过突破患者招募、试验管理和数据合规等多个临床试验中的限速环节，SMO大幅缩短了Ⅰ~Ⅲ期临床试验的执行时间，使新药研发的整体周期得到显著压缩。这种集中化、标准化和技术化的管理模式，不仅提高了临床试验的效率和合规性，也为制药公司节省了大量时间和资源，加速了新药上市的步伐，最终惠及全球患者和医疗健康行业。

三、临床试验的痛点

临床试验过程中，约80%的工作属于事务性、非医学判断的任务，包括患者招募、数据录入、资料整理、知情同意管理等。这些工作传统上由医生承担，但由于医生的主要职责是治疗患者，他们难以投入足够的时间和精力来管理这些烦琐事务，从而影响了临床试验的推进速度和质量。SMO的出现，有效解决了这一痛点，通过专业化的现场管理服务，大幅提升了临床试验的效率和质量。

SMO企业凭借其丰富的临床试验现场管理经验，搭建了系统化的试验执行体系，核心在于临床协调员（CRC）的专业支持。这些经过专业培训的CRC负责处理试验中的非医学判断任务，例如患者筛选和招募、数据采集与录入、文件维护以及试验药物管理等。通过将这些事务性工作分离出来，SMO大大减轻了医生的负担，使他们能够将精力集中在医学判断和患者评估等核心科学任务上。这种分工模式不仅提高了医生参与临床试验的意愿和效率，还确保了医学判断部分的专业性和精准性。

在数据管理和试验质量控制方面，SMO的专业化运营体系尤为突出。CRC团队按照标准化操作流程（SOP）进行数据记录和处理，确保各试验地点的数据一致性和规范性。这种集中化的数据管理和监督机制有效减少了数据错误，提升了试验的合规性和科学性。同时，SMO的系统化管理还能实时跟踪和审查试验进展，迅速识别并解决问题，从而避免试验因资料不全或数据不合规而被迫暂停或推迟。

SMO的专业服务还显著缩短了临床试验的整体周期，并降低了研发成本。通过加速患者招募、提升试验现场效率以及确保数据质量，SMO不仅使试验的各个环节更为高效、顺畅，还减少了因试验延误或失败带来的资金浪费。其专业化和标准化的服务模式大幅压缩了新药从研发到上市的时间，为制药企业带来了巨大的经济效益，也为患者更快带来了创新治疗的机会。

第三节　挑战和机遇

一、全球市场的挑战

1. 挑战一：监管和合规性挑战

（1）**全球法规差异**　随着全球化临床试验的增多，SMO需要应对各国和地区不同的监管要求和伦理标准。例如，美国的FDA、欧洲的EMA和亚洲国家的监管机构都有各自的法规和审查流程。SMO必须确保在不同国家的试验都符合当地的法律和国际药物临床试验质量管理规范（GCP），这对合规性管理提出了巨大的挑战。

（2）**伦理审查和审批流程复杂**　伦理委员会（IRB/IEC）审批的要求和速度因地区而异，特别是在多中心和国际性试验中，如何协调多个伦理审查委员会的审批是一个复杂且耗时的问题。SMO需要具备跨国法规和伦理的深刻理解，以确保各个试验地点的合规性。

2. 挑战二：患者招募和保留的困难

（1）**患者招募难度大**　患者招募一直是临床试验中的一个重大瓶颈，尤其是对于罕见病和特定患者群体的试验。SMO需要设计有效的招募策略并使用多种渠道（如社交媒体、医院合作、社区宣传等）来吸引符合标准的患者，这通常需要大量时间和资源。

（2）**患者保留和依从性问题**　即使成功招募到合适的患者，如何保持他们在试验中的参与度并确保他们的依从性也是一大挑战。许多患者可能因地理距离、时间安排或健康状况的变化而中途退出试验，这对试验数据的完整性和可信度产生负面影响。

3. 挑战三：数据管理与技术整合

（1）**数据质量控制**　随着试验地点和患者数量的增加，SMO在数据收集和管理上面临巨大压力。如何确保所有数据的准确性和一致性，同时遵循GCP和数据隐私保护法规（如GDPR）的要求，是SMO必须面对的挑战之一。

（2）**技术整合和数字化转型**　在现代临床试验中，越来越多的技术（如电子数据采集系统、远程监控、虚拟试验平台等）被引入。SMO需要整合这些技术，优化其运营流程。然而，不同试验中心和国家之间的技术兼容性、系统整合以及技术培训需求可能导致执行上的困难。

4．挑战四：市场竞争与价格压力

（1）**竞争加剧**　随着临床试验市场的扩展和全球化的推进，越来越多的CRO和SMO进入市场，竞争变得愈发激烈。尤其是在新兴市场（如亚洲和南美），SMO必须与本土的和国际的同行展开竞争，获取项目和试验机会。

（2）**价格压力**　面对制药公司和CRO对成本控制的需求，SMO经常面临压缩预算的压力。如何在维持高质量服务的同时，控制运营成本并确保盈利，是许多SMO需要解决的现实问题。

5．挑战五：人力资源管理与培训

（1）**临床研究人员的短缺**　高素质的临床研究人员和协调员对SMO的成功至关重要，但在一些地区，合格的专业人员短缺是一个普遍问题。SMO需要投入大量时间和资源进行人员培训，并且还要不断评估和提高他们的专业水平。

（2）**高员工流动率**　由于临床试验领域的竞争激烈，员工跳槽和流动性较高，这可能导致经验和知识的流失，影响项目的稳定性和连续性。如何留住人才并创造一个具有吸引力的工作环境，是SMO长期面临的挑战。

6．挑战六：全球化运营的复杂性

（1）**文化差异与沟通障碍**　在跨国试验中，不同国家和地区的文化差异、语言障碍以及工作习惯的不同，可能会影响SMO与试验地点和患者的沟通。SMO需要有能力跨越这些障碍，确保临床试验顺利进行。

（2）**物流和供应链管理**　全球化的临床试验需要SMO协调和管理大量的物流和供应链问题，如药品和设备的运输、温控管理以及当地法规的通关程序。这些复杂的环节如果处理不当，可能会导致试验延迟或额外的成本支出。

7．挑战七：新技术和创新模式的适应

（1）**虚拟试验与远程监控的挑战**　随着虚拟临床试验和远程监控技术的兴起，SMO需要迅速适应这些新的试验模式。然而，这也带来了新的技术适应和合规性问题，如如何确保远程数据采集的准确性、患者的隐私安全，以及各国法规对虚拟试验的监管要求。

（2）**持续技术更新的压力**　临床试验领域的技术发展迅速，SMO必须持续投资于技术和系统升级，以跟上行业的步伐。这对SMO的资金和技术团队能力提出了更高要求。

二、全球市场的机遇

1．机遇一：病种覆盖广泛

SMO在临床试验领域的一个显著优势在于其病种覆盖的广泛性。从常见的肿瘤、内分泌

疾病，到更复杂的免疫性疾病、血液系统疾病，以及新兴的医疗器械试验和病毒性肝炎、感染等，SMO企业能够支持各类临床研究。这种多样化的病种覆盖，不仅为制药公司和研究机构提供了广泛的选择，还为SMO行业本身带来了无限的市场机会。随着全球人口老龄化和慢性疾病发病率的上升，对新药和新疗法的需求持续增加，这使得SMO在多病种、多治疗领域的市场潜力不断扩大。

2. 机遇二：临床试验覆盖面广

头部SMO企业在全球范围内建立了广泛的临床试验网络，城市覆盖和试验机构的数量均达到上千家。这样广泛的覆盖面使得SMO能够迅速启动临床试验，并在全球范围内高效开展多中心试验。这一优势特别有利于制药公司和研究机构在新药研发中需要快速进入多个市场、招募不同种族和地域的患者时。通过庞大的试验地点网络和深厚的合作关系，SMO企业可以确保试验的灵活性和高效性，同时减少试验启动和执行的时间成本。

3. 机遇三：高准入壁垒

SMO行业具有较高的准入壁垒，这主要体现在申办方（如制药公司、CRO等）对SMO企业的严格考核流程上。申办方通常会对SMO进行长达3～9个月的系统稽查，只有通过这一系列严苛评估的SMO企业才能成为合格供应商，有资格参与项目竞标和执行。此外，一旦SMO被纳入合格供应商名单，申办方较少更换，因为前期筛选和评估的成本很高，更换供应商还可能导致临床试验的延误成本。因此，高准入壁垒为SMO带来了长期稳定的合作关系，一旦建立信任，就能维持长期的项目合作。这种长期合作不仅为SMO企业提供了持续的收入流，更确保了它们在市场中的稳固地位。

4. 机遇四：项目管理体系的优势

随着临床试验项目的设计日益复杂，项目组织和管理的细化程度越来越高。申办方在选择SMO企业时，项目管理能力、执行经验以及试验机构的覆盖能力成为关键因素。这为那些拥有完善项目管理体系、能够将事务性工作流程化、分解化、高效化的SMO企业提供了巨大的市场机会。标准化操作流程（SOP）在这里起到了关键作用，SOP使得所有参与试验的机构和执行人员能够保持同一技术和质量水平，并确保试验的高效推进。

具备完善项目管理体系的SMO企业还可以将SOP快速复制到其他试验项目中，这种复制能力带来了规模效应，使SMO企业能够快速扩展其业务范围，并在短时间内启动并管理多个项目。此外，庞大的患者管理数据库和与临床试验机构的稳定合作关系，使这些SMO企业能够在全球范围内满足申办方的多样化需求。这种集中度的提升和管理能力的加强，进一步巩固了头部SMO企业的市场地位。

三、中国市场的挑战

SMO行业中国市场的挑战主要集中在总人力成本高、个体薪酬水平低，以及业务壁垒较低所带来的低人效①等方面。尽管SMO行业在中国市场具有巨大的发展潜力，但这些结构性问题也限制了其盈利能力和长期可持续增长的空间。以下从人力成本、薪酬水平和人效三个角度深入分析中国SMO行业面临的挑战。

1. 人力成本高，成本结构偏向劳动密集型

SMO行业在中国属于典型的劳动密集型行业，从成本拆分来看，这一特点尤为突出。在SMO企业的主营业务成本中，直接人工成本占比高达82%。如果再加上出差相关的费用，人工成本比例甚至接近90%。这一成本结构说明，SMO企业的核心竞争力依赖于大量的现场执行人员和他们的日常工作。然而，随着人工成本的不断上涨，SMO企业面临如何保持盈利的巨大压力。在这种背景下，如何通过优化人员配置、提升人效或使用技术手段来降低人力成本，成为SMO企业必须解决的问题。

2. 低薪酬水平与较低的从业门槛

由于SMO行业的主要执行人员为临床协调员（CRC），其从业门槛相对较低。与临床合同研究组织（CRO）的临床研究监查员（CRA）相比，CRC的准入要求较少，不需要丰富的临床经验或高级专业背景。通常，CRC人员只需具备护理学、药物化学、药物制剂或临床医学的基础知识，并在实际参与现场工作前接受3个月左右的培训。这种低门槛虽然使得SMO企业能够迅速扩展团队规模，但也限制了CRC人员的薪酬水平。因此，SMO行业整体薪酬水平远低于CRO企业。相比之下，CRA人员通常要求具备临床医学、卫生统计学、药学等专业知识，并且必须有至少2年以上的工作经验，因此其薪酬水平显著高于CRC人员。这种薪酬差距不仅影响了SMO行业吸引高素质人才的能力，还导致CRC人员流动性较大，使得SMO企业在人员培养和管理上面临更大的挑战。

3. 低人效与业务壁垒的局限

SMO行业的业务壁垒较低，导致了相对较低的人效水平。从财务数据来看，SMO企业的平均人均创收仅维持在12万~15万元/（人·年），而人均创利（扣非净利润）在1.3万~2.2万元/（人·年），明显低于临床CRO和CXO企业。这种低人效主要与SMO业务模式的特点和市场竞争格局有关。SMO企业的核心业务集中在临床试验中的事务性工作，如患者招募、数据采集和现场执行等，这些工作相对标准化且易于复制，但缺乏较高的技术含量和差异化服务空间。相较于SMO企业，临床CRO企业拥有更丰富的业务类型，包括药物研发支持、统计分析、数据管理等高附加值服务，使其在议价空间和利润率上具备更大的优势。这种业务模式的差异使得CRO企业能够提高人效，并实现更高的创收和利润增长。因此，SMO企业在面对市场竞争时，需要通过业务扩展、提升服务水平或引入技术创新来增强其业务壁垒，从而在市场中形成差异化竞争优势。

---

① 人效：人力资源效能，是指单位时间内员工创造的营业收入，反映了员工的工作效率和药店的劳动利用情况。

四、中国市场的机遇

SMO行业在中国市场正在快速扩展，受益于政策支持、新药研发投入增加，以及国际多中心临床试验（MRCT）数量的快速增长。随着中国药物研发创新环境的改善和全球制药行业的关注，SMO在中国的市场前景广阔，呈现出巨大的发展潜力。以下从政策背景、数据监管、国际化趋势和人力资源等方面详细阐述中国SMO行业的机遇。

1. 中国SMO行业逐渐成熟，市场快速扩容

近年来，中国政府出台了一系列鼓励药物研发创新的政策，推动了国内药物研发的快速增长。中国的药物研发投入持续走高，新药临床试验申请（IND）数量快速增加，其中国产药物的增幅尤为显著。与此同时，临床试验登记数量也在不断上升，为SMO企业带来了广阔的市场需求。随着市场的扩容和药物研发创新环境的不断优化，SMO行业的成熟度逐步提高，成为推动中国药物研发和临床试验的重要力量。

2. 政策对数据质量要求提升，推动SMO需求

政策对中国SMO行业的影响深远。2015年7月，国家食品药品监督管理总局（CFDA）发布了《关于开展药物临床试验数据自查核查工作的公告》，对2033个已申报生产或进口待审药品注册申请进行核查，结果显示65%的申请者主动撤回了申请，显示出临床试验数据质量的重要性。此外，在已核查的注册申请中，有超过12%的项目涉嫌数据造假。这一事件促使中国监管机构加强对临床试验数据质量的要求，并制定了一系列相关法规。自2017年中国正式加入国际人用药品注册技术协调会（ICH）以来，监管标准逐渐与国际接轨。中国政策明确了申办方、临床试验机构和研究者的责任，同时细化了试验执行过程中的质量管理要求。这一系列变化强化了SMO在中国市场的地位，因为它们能够通过标准化的管理和流程保障试验数据的合规性和可靠性。

同时，药物临床试验机构由过去的资格认定制转为备案管理模式，加强了对试验过程的事中监管。这种转变减少了前置审批的壁垒，但加大了对数据质量和试验过程的要求，使得SMO企业在试验执行过程中的作用更加重要。尤其是临床试验中非医学判断性质的事务性工作，如数据采集和文档管理，这些正是药监局现场核查中最容易出问题的领域，因此SMO的专业化服务成为确保试验顺利推进的关键。

3. 国际多中心临床试验数量的快速增长

随着中国临床试验环境逐步国际化，越来越多的国际多中心临床试验（MRCT）进入中国市场。MRCT作为全球新药开发的一部分，有助于减少各国重复试验的必要性，已经成为临床试验的趋势。2017年10月，中国政府发布《关于深化审评审批制度改革鼓励药品医疗器械创新的意见》，允许境外企业和科研机构在中国同步开展MRCT并接受境外临床试验数据。这一政策的实施，加速了国际制药公司在中国进行临床试验的步伐。中国在病人资源、临床试验成本及整体临床研究设计和执行能力上具备优势，使其成为MRCT的重要市场之一。这不仅为SMO行业提供了参与国际临床试验的机会，也促使其提升自身的服务标准和质

量,以适应全球市场的需求。

4. 临床试验机构和CRC人员数量快速增长

随着政策的推动和市场的扩展,中国的临床试验机构和临床协调员(CRC)的数量也在快速增长。临床试验机构的数量和覆盖城市的范围不断扩大,临床试验逐渐向二、三线城市拓展。这种区域发展的不均衡状况正在逐渐改善,为SMO企业提供了更广泛的市场覆盖机会。SMO作为人才密集型行业,通常需要派驻大量人员来管理和协调项目,包括与试验机构、受试者和申办方的沟通。因此,CRC人员的需求快速增加,尤其是在二、三线城市的CRC数量明显上升,以支持当地临床试验的管理需求。

第四节 实例分析:ICON Plc与普蕊斯

一、ICON Plc与PRA Health Sciences整合

ICON Plc是一家全球领先的合同研究组织(CRO),其业务涵盖了药物开发、临床试验管理、SMO(临床研究现场管理组织)服务等多个领域。自成立以来,ICON Plc凭借其创新能力、全球网络和战略性并购,不断扩展服务范围并巩固其市场地位。以下是ICON Plc发展的历程以及SMO业务的关键节点和标志性事件。

1. 公司成立及早期发展(1990年)

1990年,ICON Plc由John Climax和Ronnie Fitzpatrick在爱尔兰成立,最初是一家小型CRO,主要为制药公司提供临床试验支持服务。在公司的早期阶段,ICON Plc着力构建其核心的临床运营能力,尤其是在欧洲市场建立了稳固的基础。

2. 初步国际扩展和SMO业务的雏形(1998—2000年)

(1)1998年,ICON Plc在美国纳斯达克(NASDAQ)上市,筹集资金用于国际扩展。此时,公司开始逐步进入北美和亚太市场。

(2)1998年,为更好地管理全球临床试验,ICON Plc开始将目光转向SMO服务,即通过直接管理临床试验现场(医院、诊所、试验中心等)来提高试验效率和数据质量。这一时期,ICON Plc开始在全球范围内建立试验中心网络,为未来的SMO业务奠定了基础。

3. 全球扩展与SMO业务的正式建立(2000—2010年)

(1)2000年,ICON Plc收购了数家位于北美的临床试验公司,这些公司拥有广泛的临床试验中心网络。通过这些并购,ICON Plc加速了其SMO业务的扩展。

(2)2003年,ICON Plc在全球范围内建立了多个区域性SMO中心,以支持多国临床试验的管理。ICON Plc的策略是通过这些中心更好地管理现场操作,简化流程并提升临床试验的

整体效率。

（3）2008年，ICON Plc成立了全球SMO部门，正式将SMO业务作为独立的业务单元来运营。这一举措使公司能够整合其全球资源，并进一步优化临床试验现场管理的标准和流程。

4．战略性并购与全球领先地位的确立（2011—2020年）

（1）2011年，ICON Plc收购了Firecrest Clinical，这是一家专注于临床试验现场管理的技术供应商。通过此次收购，ICON Plc不仅进一步强化了自身的技术能力，也为其在临床试验现场效率提升和研究过程管理方面奠定了更加坚实的基础。通过这次收购，ICON Plc大幅度扩大了其在北美的SMO业务能力，进一步增强了其在全球市场的影响力。

（2）2014年，ICON Plc完成了对中国市场的布局，收购了几家中国本土的CRO和SMO公司。这次并购使ICON Plc能够进入中国这一全球增长最快的制药市场，并建立了一个覆盖全国的SMO网络，帮助其全球客户在中国更高效地进行临床试验。

（3）2016年，ICON Plc与数家全球领先的制药公司达成长期合作协议，负责管理这些公司在全球范围内的临床试验现场。这些合作不仅提升了ICON Plc的行业地位，也为其SMO业务带来了大规模的增长。

（4）2018年，ICON Plc正式启动了数字化SMO管理平台，整合了数据管理、患者招募、现场管理等功能。通过这一平台，ICON Plc得以在全球范围内实时管理和监控临床试验现场的运营情况，大大提升了效率和数据准确性。

5．未来的战略与技术创新（2020年至今）

（1）2020年，在突发性公共卫生事件的背景下，ICON Plc的SMO业务展现了其适应能力和灵活性。ICON Plc在多个国家和地区快速部署了预防性疫苗和治疗药物的临床试验现场，并通过其数字化平台和全球SMO网络确保了数据的迅速汇总和分析。

（2）2021年，ICON Plc完成了对PRA Health Sciences的收购，这是公司历史上最大的一次并购。此举进一步增强了ICON Plc的全球临床试验和SMO服务能力，使其成为全球规模最大的CRO之一，同时也巩固了其在SMO领域的市场领导地位。

（3）2023年，ICON Plc推出了以AI和大数据为基础的SMO管理系统，通过智能化的患者匹配、现场管理优化和实时数据分析，进一步提升了临床试验效率。这些技术创新不仅增强了ICON Plc的竞争力，也为行业树立了新的标杆。

二、普蕊斯：行业集中度提升+规模效益

普蕊斯自成立以来，迅速发展成为中国领先SMO企业。通过高效的管理模式和国际化战略布局，普蕊斯在SMO领域取得了显著成绩，成为国内外药物开发和临床试验支持的重要力量。以下是普蕊斯的发展历程及其SMO业务的关键节点和标志性事件。

1．创立与SMO业务起步（2009—2014年）

2009年，公司核心管理团队正式涉足SMO业务，开始建立一套符合中国临床试验环境的

标准化管理流程。普蕊斯从一开始就致力于提供高效、合规的现场管理服务，与中国多家顶级医院和临床研究机构建立了合作关系。这一阶段，公司通过积累经验和不断优化服务模式，为后续的全国扩展奠定了坚实基础。

2．标志性突破与行业认可（2015—2016年）

（1）**项目管理通过严格审查** 2015年，国家食品药品监督管理总局（CFDA）启动了"722核查"行动，对全国范围内的临床试验项目进行严格审查。普蕊斯凭借其高效的项目管理型SMO模式，所管理的所有项目在此次核查中无一被撤回，显示出公司在数据管理和现场合规性上的专业水平。这一事件不仅提升了普蕊斯的行业声誉，也为其进一步扩大市场份额提供了有力支持。

（2）**在国际临床试验领域获得认可** 2016年，普蕊斯承接首个CAR-T项目，入选亚太临床试验联盟的SMO公司。这一成就标志着普蕊斯在国际临床试验领域获得了认可，并为其国际化战略的推进奠定了基础。公司开始与更多的全球制药企业合作，为其在中国和亚太地区的多中心临床试验提供全面的现场管理服务。

3．扩展与重大合作项目（2018—2019年）

（1）**助力纳武单抗和瑞百安上市** 2018年，普蕊斯承接并成功支持了中国第一个PD-1抑制剂纳武单抗（Opdivo）的上市，该药物由百时美施贵宝（BMS）开发并用于肺癌治疗。同时，公司助力安进生物在中国上市了首个高血脂治疗单抗药物——瑞百安（Repatha）。这些项目的成功不仅彰显了普蕊斯在SMO领域的执行力和专业性，还进一步提升了其在创新药物领域的影响力。

（2）**继续取得突破** 2019年，普蕊斯在该年度继续取得突破，助力吉利德科学公司（GILEAD）在中国成功上市了首个直接口服抗丙肝病毒药物——索磷布韦片（Sovaldi）。此外，公司还支持葛兰素史克（GSK）推出全球首个用于系统性红斑狼疮（SLE）治疗的生物制剂——贝利尤单抗（Benlysta）。同年，普蕊斯参与了中国首个国产人类乳头瘤病毒（HPV）疫苗——厦门万泰的馨可宁的上市工作。这些重大项目不仅巩固了普蕊斯在SMO行业的领导地位，还进一步拓展了公司在多个关键治疗领域的项目管理经验。

4．上市与国际化推进（2022年至今）

2022年，普蕊斯成功在中国创业板上市，进一步推动了公司的全国和全球扩展。通过募集资金，普蕊斯加强了其在技术研发和项目管理上的投资，并继续扩大其SMO网络。上市后，公司实现了在国内外支持90多个产品的成功上市，涵盖肿瘤、传染病、自身免疫病等多个重要治疗领域。这些产品的成功上市，不仅显示了普蕊斯在项目管理和患者招募上的实力，也突显了其在全球药物开发支持方面的重要地位。

第十章 CSO行业

第一节 CSO行业概述

一、什么是CSO？

销售服务外包（Contract Sales Organization，CSO）是创新药产业链不断分化和精细化的必然产物，正如合同研究组织（CRO）和合同研发生产组织（CDMO）一样，CSO在创新药从研发到市场化的过程中发挥着重要作用。随着药品研发、生产、推广等各个环节的专业化需求日益增加，药企越来越依赖外部的专业服务来优化流程、降低成本并提高效率。CSO正是在这种背景下应运而生，专注于为药品企业提供销售及市场推广方面的专业支持。

在创新药产业链中，研发和生产常常是企业的核心关注点，而市场推广和销售则需要面对更加复杂的市场环境。CSO通过提供一系列的外包服务，帮助药企有效触达目标市场并推动药品销售。这些服务包括但不限于消费者教育、产品的学术推广、营销策划、商务接洽、产品分销、流向跟踪以及供应链管理等。通过签订相关推广协议，CSO与药企形成紧密合作，成为药品从实验室到市场的桥梁，为新产品的上市和销售提供全方位的支持。

CSO的价值在于它通过专业化的市场运作经验和资源网络，帮助药企解决了药品市场化过程中面临的诸多挑战。首先，创新药的销售推广具有高度的技术性，尤其是在学术推广和医生教育方面，往往需要具备深厚的行业知识和推广经验。CSO可以为药企提供专业的推广团队，开展深入的产品学术推广和医生教育活动，从而提升产品的市场认知度和使用率。其次，CSO的销售网络和渠道管理能力使得药企可以迅速进入不同的市场和地区，优化产品的分销策略，提升市场覆盖率。

此外，CSO通过精细的流向跟踪和供应链管理服务，帮助药企实时掌握产品的市场表现，优化库存管理，确保产品的及时交付。这种专业化的供应链服务不仅提高了市场响应速度，还能有效减少库存积压，降低运营成本。通过这种方式，CSO在推动药品市场化的过程中，不仅能够帮助药企降低销售和营销成本，还能提升销售效率，最终实现降本增效的目标。

从产业链的角度来看，CSO的兴起标志着创新药行业的分工越来越精细和专业化。随着行业的不断发展，市场竞争加剧，药企对成本控制和市场化效率的要求也越来越高。CSO作为创新药产业链后端的一个关键环节，正是这种趋势下的产物。其通过提供全方位的市场推广和销售支持服务，为药企提供了高效、灵活的解决方案，帮助它们应对复杂的市场环境，提升竞争力。

二、CSO与传统药品总代的区别

CSO与传统药品总代在业务模式、核心价值以及推广服务等多个方面存在显著差异，且在当前创新药产业链中，CSO的角色具有一定的稀缺性。两者虽然都承担药品销售的职能，但其业务关系的本质和服务内容的深度有所不同。CSO通过更加专业化的综合服务，赋予药品销售更强的竞争力和市场渗透力，已成为药企提升市场表现的关键环节。

首先，在业务关系上，传统药品总代通常采用的是"底价代理和经销"模式，即药企以固定底价将产品销售权交付给总代，总代负责市场的覆盖和销售。总代通过自身的渠道网络，快速将产品推向市场，但其主要目标往往是通过价格差实现销售利润，较少涉及产品的品牌塑造和市场推广。这种模式下，总代与药企之间的关系更类似于一种简单的买卖合同，强调的是数量和区域覆盖，缺乏深入的市场推广合作。而CSO则采取了"区域买断"的业务模式，虽然同样拥有产品的所有权，但其角色远不止是单纯的代理商。CSO不仅负责特定区域内的产品销售，还承担着更多的市场推广和品牌运营职责。通过这种模式，CSO与药企形成更紧密的合作关系，关注的不仅仅是销售量的增长，更是通过多层次的推广服务来提升产品的市场竞争力和品牌影响力。这种模式下，CSO实际上成了药企在区域市场上的"代言人"，其市场表现直接影响药企的长期战略目标。

其次，核心价值的不同也是CSO与传统药品总代的关键区别之一。传统药品总代的核心价值主要在于快速完成产品的市场覆盖，帮助药企在短时间内实现一定的市场占有率和销售目标。由于总代的推广服务相对有限，往往无法深入挖掘产品的市场潜力，重点还是放在销售网络的拓展和快速铺货上。相比之下，CSO的核心价值在于通过提供全方位的综合销售服务，挖掘产品的潜在价值并提高其市场竞争力。CSO不仅帮助药企实现市场目标，更关注如何通过精准的市场策略、专业的学术推广、消费者教育等手段提升产品的品牌影响力和长期市场表现。其综合服务往往包括市场分析、营销策划、学术推广、医生培训等，这些服务不仅能帮助药企有效触达目标客户，还能持续优化产品的市场定位和销售策略。因此，CSO的市场价值不仅体现在销售量的提升上，更在于它能够增强产品在市场上的持续竞争力。

最后，在推广服务方面，传统药品总代通常只提供少量或基础的推广服务，主要依赖其现有的销售网络进行产品的流通和铺货，缺乏深入的市场推广支持。这种模式下，药企往往需要依赖自身的市场团队进行进一步的推广和宣传，而CSO则以专业化的推广服务为其核心竞争优势之一。CSO具备更强的市场推广能力，不仅能够为药企提供全面的推广策划，还可以通过学术会议、产品培训等方式提升产品在医生群体中的认知度。此外，CSO还会通过供应链管理、销售数据分析等手段帮助药企实时跟踪产品的市场表现，确保产品的持续销售和品牌增长。

总的来说，CSO与传统药品总代相比，不仅在业务模式和核心价值上有所不同，更重要的是，CSO通过专业化、系统化的市场推广服务帮助药企实现更高效、更深入的市场渗透。因此，CSO的稀缺性不仅体现在其市场推广能力上，还在于它为药企带来了更高的市场竞争力和品牌价值。

三、CSO的发展历程

CSO的发展历程可以划分为四个主要阶段，从最初代理进口原研药物，到逐步与跨国药企和本土药企建立深度合作，最终迈向自主IP和创新研发的阶段。随着医药行业的不断演变，CSO逐渐从简单的销售服务转向多维度的合作模式，最终进入自主研发和创新兑现的成熟期。

1．初创萌芽：20世纪90年代的探索期

CSO的发展起源于20世纪90年代，中国的医药市场逐渐开放，一批早期的医药CSO企业应运而生，包括康哲药业、泰凌医药、先锋医药、红惠医药和上海百润等。这一阶段的CSO主要致力于进口原研药物的代理销售，充当跨国药企的代理商或营销合作伙伴，将国外的原研药物引入中国市场。

这些CSO企业的主要任务是通过其本地的市场网络，将进口药品有效推向中国市场。由于中国当时缺乏完善的创新药开发能力和资源，跨国药企将产品通过代理模式引入中国，这为CSO企业提供了早期的成长机会。虽然当时这些企业的业务主要集中在代理少数大规模营销产品上，但它们为未来的发展奠定了基础，积累了初步的市场经验和行业网络。

2．深化合作：与跨国药企建立紧密伙伴关系

进入21世纪后，CSO企业开始逐渐与跨国药企（MNC）建立更紧密的合作关系。随着中国医药市场的快速增长，跨国药企希望更加深入地开拓这一庞大的市场，CSO企业凭借其本地化的市场运作能力，成为这些跨国药企在中国市场的重要合作伙伴。

在这一阶段，CSO的角色从单纯的代理商逐渐转变为更加综合的市场服务提供商。一个典型的例子是，2006年诺凡麦与赛诺菲（Sanofi）达成合作，拿下赛诺菲神经系统药物德巴金和思诺思在中国的销售权。这种合作模式不仅为CSO企业带来了新的增长机会，也标志着它们从简单的药品代理商向更具市场洞察力和执行能力的战略伙伴转变。

与此同时，本土药企也开始注意到CSO企业的价值，特别是在市场推广和销售能力方面。2008年，康哲药业与西藏药业达成合作，负责其药品新活素的销售与推广。这标志着CSO企业开始服务于中国本土的创新药企业，帮助它们在激烈的市场竞争中获得更大的曝光度和市场份额。这一时期，CSO企业的商业模式仍以收取服务费为主，主要任务是帮助药企实现销售目标，提升市场覆盖率。

3．政策驱动：医药政策改革推动CSO企业发展

随着中国医药政策的逐步改革，尤其是集采、药品零加成、医药分离等政策的出台，医药市场的销售格局发生了显著变化，CSO企业在这一阶段的地位得到了极大的提升。这些政策带来了药品价格和医院销售模式的深刻变革，传统的销售模式受到了挑战，药企必须寻找更加灵活和专业的销售合作伙伴。在这一阶段，CSO企业的作用不仅仅局限于销售，它们还开始与药企在股权合作、代工生产（OEM）等多种形式上展开更为深入的合作。这使得CSO与药企的合作模式更加多样化，进一步增强了合作的黏性。此外，部分领先的CSO企业也开始拓展海外市场，通过引入国外的创新药物和合作伙伴，进一步扩大其业务范围。这不仅提

升了CSO企业的国际化水平，也为其积累了更多的市场经验，推动了业务的全球化发展。

4. 迈向创新：自主研发与创新兑现期的到来

经过多年积累和发展，CSO企业逐渐具备了丰富的院内外品牌营销经验，并拥有了强大的市场网络。在这一阶段，CSO企业不再仅仅满足于为跨国药企和本土药企提供销售服务，而是逐渐转向自主研发和创新兑现。这一转型的关键在于CSO企业通过技术引进（License-in）和自主研发的方式，开发具有自主知识产权的创新药品，进而成为拥有自主IP的甲方。通过整合市场、研发、生产等资源，CSO企业可以获得更高的利润回报，并在医药产业链中占据更为核心的地位。Pharma模式的出现标志着CSO企业不再仅仅是药品的推广和销售方，而是成为了具有研发和生产能力的药企。这一阶段的代表企业包括康哲药业等，它们通过自主IP、自主研发和全球化的合作网络，进入了创新药物的研发和市场化阶段。这不仅使CSO企业的业务模式更加多元化，也为其带来了更高的商业价值和市场竞争力。

四、CSO的分类

随着全球医药市场的不断发展和细分，CSO行业逐渐形成了多样化的分类，以满足不同类型药企的需求。根据药企的业务重点、市场需求和发展阶段，CSO可以大致分为三类：服务于MNC、传统药企和Biotech企业的CSO。这三类CSO在业务模式、市场需求和服务方式上各有特点，反映了它们各自在销售、市场推广和资源整合上的不同需求。

1. MNC CSO：跨国药企的专业市场推广伙伴

伴随着医药市场的国际化，跨国药企（MNC）逐渐将部分产品的市场推广和销售任务外包给专业的CSO公司。这一趋势源于跨国药企对中国市场，尤其是院外市场的复杂需求了解不足。中国市场的监管环境、医院系统以及药品推广渠道与欧美国家存在较大差异，跨国药企在进入这一市场时面临诸多挑战。因此，出于对市场风险的考量，许多跨国药企愿意支付一定的费用，选择与本地的CSO合作。通过外包销售和市场推广业务，跨国药企可以专注于自身的核心竞争力——即药品的研发与生产，而将销售的复杂性交给具备本地市场经验和网络的CSO公司。CSO公司可以利用其广泛的本地渠道，帮助跨国药企迅速将产品推向市场，同时根据中国市场的特殊性进行本地化推广。此外，部分跨国药企的产品逐渐进入成熟期，市场增长空间有限，尤其是在中国，集采政策的实施进一步压缩了药品的利润空间。为了应对市场环境的变化，降本增效成为这些药企的优先考虑。因此，外包产品销售成为了新的模式，此举不仅能降低药企自身的市场推广成本，还能通过专业CSO提升销售效率，保持市场竞争力。

2. 传统药企CSO：市场格局变化下的高效选择

传统医药生产企业通常以大城市和大医院市场为主要销售目标，其销售团队的重点在于覆盖顶级医院和专科医生。然而，随着集采、处方外流、药品零加成等政策的逐渐出台，医药市场的销售格局发生了显著变化。传统药企需要面对从单纯依赖医院销售渠道，向更加多样化的销售模式转型的挑战。在这一背景下，CSO成为了传统药企的更高效选择。政策变化使得传统药企不得不重新衡量其销售团队的效率与成本，尤其是在拓展院外市场时面临的挑战。三四线城市的医疗资源相对薄弱，销售渠道下沉的难度较大，同时院外市场的药品销售模式也与传统医院市场存在较大区别。这种市场的细化和复杂性要求药企具备更强的渠道管理和市场推广能力，而传统药企的销售团队往往缺乏应对这种变化的经验和资源。CSO在这种情况下具备明显的优势。通过与CSO合作，传统药企可以有效实现渠道下沉，覆盖三四线城市以及零售药品市场。同时，CSO还能够提供精细化的药品商业化服务，帮助药企在新政策环境下提升市场竞争力，降低市场开拓的成本。因此，随着市场和政策格局的变化，越来越多的传统药企开始依赖CSO来应对销售的多元化和市场细分化的挑战。

3．Biotech CSO：新药管线的中坚力量寻求商业化支持

生物技术（Biotech）公司逐渐成为全球新药研发的核心力量，根据全球新药研发管线的统计，Biotech企业的贡献已超过40%，成为创新药物领域的重要增长点。随着越来越多的Biotech公司进入商业化阶段，商业化能力的欠缺成为它们面临的主要挑战。许多Biotech公司，特别是A股和H股上市的本土Biotech公司，虽然在研发方面具备强大的竞争力，但在产品商业化和销售团队建设上相对经验不足。部分Biotech企业选择自建销售团队，但高昂的销售费用和相对缺乏的商业化经验使得这些企业的盈利能力受到严重限制。Biotech公司在销售推广方面的平均费用率通常显著高于大型制药公司（Big Pharma）和CSO，销售结果往往也未达到预期。与CSO合作成为了一种有效的解决方案。Biotech企业可以将药品的销售和市场推广任务外包给具备丰富经验的CSO，借助后者的专业团队和市场网络，迅速推动产品进入市场。同时，CSO还能够为Biotech企业提供专业的市场策略、推广方案，帮助其克服在商业化过程中遇到的挑战，降低市场推广成本，提高产品的销售效率。

从销售结果来看，Biotech药品的市场表现具有较大的不确定性。例如，截止到2019年，美国上市产品的平均销售峰值约为8亿美元，然而只有五分之一的新药在美国的销售峰值达到了10亿美元，而一半的药物甚至没有达到2.5亿美元的销售额。传染病、免疫学、心血管疾病等治疗领域的药物推广难度较大，进一步增加了Biotech企业在销售方面的挑战。在这种情况下，借助CSO的专业能力，Biotech企业能够更加高效地完成商业化进程，并避免高昂的推广成本带来的财务压力。

第二节　核心价值链

一、循证和学术推广

CSO的核心价值，尤其体现在其循证医学和学术推广的能力上。在全球医药行业日益规范化、合规化的背景下，药品的市场推广已经不仅仅是销售驱动，循证医学和科学推广成为药企提升市场竞争力的关键因素。CSO在这一过程中，扮演着桥梁与推动者的角色，帮助药企在市场推广中实现从"推销"向"科学传播"的转变，这也是其深层次的核心价值所在。

首先，循证医学为药品推广提供了坚实的科学基础。药品上市后的推广需要严格依托临床数据和科学证据，而不是传统的营销手段。CSO在这一方面发挥了重要作用，通过整合临床试验结果、科研数据和真实世界证据，将这些数据转化为有力的推广工具，帮助药企向医生群体传递药品的真实临床价值。医生在治疗选择中越来越依赖科学依据，而CSO的学术推广模式能够确保这种循证信息准确无误地到达临床一线，影响医生的处方决策。这不仅提高了药品的市场认知度和信任度，还保证了药品在临床实践中的正确使用。

其次，学术推广是CSO为药企提供的另一项重要服务，通过专业的学术活动和医生教育，帮助药企进行更深层次的市场渗透。传统的推广方式在面对愈加复杂的医药市场时显得力不从心，单纯依靠销售团队已经难以满足临床需求。而CSO通过组织学术会议、病例讨论、继续医学教育（CME）等活动，能够将最新的药品研究成果、用药指南和治疗方案带到医生面前，帮助医生更全面地理解药品的作用机制、适应证以及临床应用场景。这种知识传递不仅提升了医生对药品的认可度，也有助于在实际治疗过程中促进药品的规范化使用。

此外，CSO还在药企与关键意见领袖（KOL）之间构建了有效的桥梁。KOL作为医学领域的重要影响者，他们的认可和推广对于药品的市场表现至关重要。CSO通过与这些医学专家的紧密合作，推动药品的临床应用和学术传播，使药企能够在医药市场中获得更高的权威性和科学背书。这种基于学术和专业影响力的推广方式，使药品在市场竞争中具备了更强的信服力和长期生命力。

在医药行业日趋合规、创新药物不断涌现的背景下，CSO的学术推广和循证服务对于药企而言，不仅是降本增效的战略选择，更是提高市场竞争力的必由之路。通过提供精准的循证医学传播和科学推广服务，CSO帮助药企超越了传统的销售模式，确保了药品在临床中的正确使用和科学传播。这种专业化和规范化的推广模式，正是CSO在医药产业链中不可替代的核心价值。

二、懂药、渠道、品牌

在全球医药市场不断发展的背景下，CSO企业面临着前所未有的机遇。凭借其专业化的销售服务能力，CSO不仅能够帮助药企在院内外市场上快速扩展，还能通过强大的渠道资源和品牌营销经验，助力药品进入更广阔的市场。随着全球药品市场的复杂化和多样化，CSO企业在连接药企与终端市场之间的价值愈发突出。

1. 专业懂药：科室营销与药企合作的强大能力

CSO企业拥有丰富的科室营销经验，能够根据各类药品的特点精准锁定目标市场。例如，在消化道疾病领域，罗欣药业与安翰科技、未知君的合作便展示了CSO在专业科室领域中的深厚积累。通过精准的市场推广，CSO帮助这些企业有效地将新技术和新产品推向医疗机构。此外，CSO在疫苗及内分泌领域也展示了其独特的优势。智飞生物通过独家经销葛兰素史克（GSK）的疱疹疫苗，借助CSO的专业推广能力，实现了产品的快速渗透；三生生物则与阿斯利康（AstraZeneca）、礼来（Lilly）在内分泌领域展开合作，成功推广了百泌达和优泌林等产品。CSO通过整合药企的优势资源，结合自身的推广能力，推动了这些药品在专业市场中的迅速占领，充分发挥了其"懂药"的专业性。

2. 渠道转化：强大的合作网络

CSO不仅在专业营销上具备优势，还通过其广泛的流通渠道和药企建立了长期合作关系，极大地推动了药品的市场化进程。国药控股与阿斯利康合作推广倍他洛克，与勃林格殷格翰（Boehringer Ingelheim）合作推广美卡素，甚至西安杨森的多个OTC产品也由其流通推广。这种长期的合作关系帮助药品在市场中的转化更加高效，实现了药企与终端市场的无缝对接。类似地，上海医药与拜耳（BAYER Group）OTC产品及赛诺菲多款产品的推广合作，也是CSO通过流通渠道提升药品市场占有率的成功范例。此外，九州通与正大天晴、东阳光、阿斯利康等多个国际国内知名药企的合作，展示了CSO在全球市场中的强大渠道整合能力。这种基于长期战略合作的模式，使得CSO能够在医药市场变革中占据有利位置，推动药品快速流通和转化。

3. 品牌营销：院外市场的优势拓展

CSO的品牌营销能力尤其体现在院外市场的强大竞争力上。院外市场是药品推广中最具增长潜力的领域，百洋医药通过精准的品牌营销，帮助多个药企成功打造院外市场品牌。CSO通过建立品牌忠诚度，帮助药品深入渗透到基层医疗和零售市场，扩大了其市场份额。与此同时，院内市场的开拓也是CSO不可忽视的优势领域。康哲药业在院内市场的开拓中扮演了重要角色，其对专业医生群体的精准推广，使得多款药品在医院中的使用率得以大幅提升。通过科学推广和品牌塑造，CSO在医院市场中的推广效果远超传统销售模式，充分展示了其在专业市场中的竞争力。

第三节 挑战和机遇

一、全球市场的挑战

在全球医药市场的快速发展和高度竞争背景下，CSO虽然面临巨大的机遇，但也需要应对复杂多变的市场环境和一系列严峻的挑战。

1. 挑战一：全球医药市场的多样性与复杂性——文化和法规的巨大差异

全球医药市场的多样性和复杂性是CSO面临的首要挑战。不同国家和地区的市场环境千差万别，尤其是在法规、文化、医疗体系和市场准入要求方面，存在着极大的差异。这种全球化与本地化并存的复杂市场环境，使得CSO在全球推广药品时，必须不断适应不同国家的法规要求、医疗政策和市场需求。

首先，各国的药品监管法规差异巨大。在美国，药品推广需严格遵循美国食品药品监督管理局（FDA）的规定，而欧盟市场受欧洲药品管理局（EMA）的监管。同时，新兴市场如中国、印度和巴西等国家的药品审批流程、市场准入要求和推广限制也与西方国家存在显著差异。CSO在进入这些市场时，必须具备深刻的法规理解和合规管理能力，否则可能因不熟悉当地法规而导致推广失败，甚至面临法律和财务风险。

其次，各国的文化和医疗实践也影响了药品推广的效果。例如，在美国和欧洲，医生和患者对新药的接受程度相对较高，推广学术型产品或高端创新药较为容易。而在一些新兴市场，医生可能对新药持保守态度，更依赖于传统治疗方法。因此，CSO必须针对不同市场制定个性化的推广策略，既要确保药品的科学性和合规性，又要充分考虑当地的文化和临床实践差异。

2．挑战二：日益严格的合规要求与道德风险——全球合规化压力的加剧

全球医药市场的监管环境日益严格，各国对于药品推广和销售的合规要求逐年升级，尤其在欧美市场，药品推广的合规性成为药企和CSO面临的核心挑战之一。合规压力的增加不仅源自政府和监管机构的政策收紧，还来自于社会对药品销售行为透明化、道德化的高度关注。例如，美国的《阳光法案》要求药企和推广机构披露与医生、医疗机构的所有经济往来，旨在确保市场透明度并防止利益冲突。此外，欧洲的《药品营销行为守则》对药品推广活动进行严格限制，禁止通过任何形式向医生提供经济诱因。这些法规要求CSO在开展市场推广活动时，必须严格遵守法律规定，确保每一个市场活动都符合法律要求，同时维持高水平的道德标准。

然而，合规化的压力加大了CSO的运营难度。在多个市场中同时执行高度合规的市场推广活动，既需要对各国法规的深入理解，也需要在推广过程中建立系统化的合规监控机制。这种复杂的合规要求大幅增加了CSO的运营成本和管理压力。如果不能有效应对合规挑战，CSO将面临重大风险，包括法律诉讼、市场准入障碍甚至品牌声誉受损。

3．挑战三：竞争加剧——内部竞争与外部竞争的双重压力

CSO行业正在经历日益激烈的竞争。全球范围内，越来越多的CSO公司涌入市场，争夺有限的客户和业务资源。这种内部竞争加剧了市场的价格战，导致利润率下降。同时，药企在选择CSO合作伙伴时，通常会比较不同CSO的服务质量、成本和市场经验，进一步加剧了行业的竞争压力。除了内部竞争外，CSO还面临外部竞争者的威胁。例如，许多大型药企开始倾向于建立内部市场推广团队，而不再依赖外部CSO公司。这些内部团队能够更好地控制推广质量，且对药品和市场有更深入的理解，尤其在高价值的创新药品领域，药企更愿意通过内部团队推进高效的市场推广。此外，随着数字技术的发展，数字化营销工具的普及使得药企在市场推广中能够借助线上平台和数据分析工具，直接接触医生和患者，进一步削弱了传统CSO的市场优势。为应对竞争，CSO需要不断提升自身的服务质量，提供更加定制化、灵活化的推广方案。同时，CSO必须拥抱数字化转型，利用数据分析、人工智能等技术手段，提升推广效率和精准度，为客户创造更大价值。

4．挑战四：技术革新带来的市场变革——数字化转型的压力

技术革新正在快速改变全球医药市场的推广方式。数字化、智能化的市场推广模式正逐

渐取代传统的面对面推广，全球范围内的远程推广、线上教育和数字化营销工具被广泛应用。这对CSO行业提出了新的要求：如何在数字化浪潮中保持竞争力并实现转型，成为CSO必须应对的重大挑战。

传统的CSO服务模式依赖于线下推广，尤其是在医院和医疗机构中进行学术推广和医生教育。然而，随着数字化技术的普及，药企逐渐转向通过线上平台直接与医生和患者互动。通过电子邮件、视频会议、虚拟学术研讨会等方式，药企能够更灵活、低成本地推广新药品，而不再依赖于CSO的大规模线下推广活动。这种市场变革削弱了CSO的传统优势，迫使其加速数字化转型。为了应对这一挑战，CSO必须迅速提升其数字化能力。首先，CSO需要整合数字化营销工具，通过大数据分析、人工智能和自动化平台，提升市场推广的精准性和效率。其次，CSO需要加强线上学术推广和医生教育的能力，打造专业的线上内容和推广平台，以满足医生和药企日益增长的远程推广需求。如果CSO不能跟上数字化转型的步伐，将在未来的市场竞争中处于劣势。

二、全球市场的机遇

在全球医药市场加速发展的今天，CSO正处于空前的战略机遇期。随着医药市场的全球化、创新药物的激增、法规合规要求的日益严格以及成本控制压力的持续加大，药企对CSO的依赖愈发加深。

1. 机遇一：全球化与本地化的交织——跨国药企对本土CSO的依赖

医药市场的国际化进程不断加快，跨国药企（MNC）在全球范围内积极扩展业务，尤其是在新兴市场，因这些市场正展现出强劲的增长潜力。然而，全球化的推进并非一帆风顺，各国医药市场在法规、医疗体系、药品分销渠道、患者需求和文化差异等方面存在显著差异，药企在不同市场中面临着复杂的本地化推广挑战。

为了适应这种多变的市场环境，跨国药企逐渐依赖于CSO来优化其市场推广策略。CSO作为熟悉本地市场的专业推广组织，能够帮助跨国药企实现全球化战略中的本地化落地。在新兴市场，尤其是中国、印度和巴西等地，CSO凭借其深厚的本地资源和丰富的市场推广经验，能够迅速建立药品的市场认知，帮助跨国药企避开复杂的市场壁垒。例如，辉瑞、诺华（Novartis）和阿斯利康等大型跨国药企通过与当地CSO合作，快速进入多个新兴市场，实现药品的高效推广。CSO不仅帮助这些跨国药企应对市场监管、药品分销和医院渠道的挑战，还能够根据本地化需求，制定个性化的市场推广策略，提高药品的市场渗透率。这种全球化与本地化的交织，正是跨国药企在全球扩展过程中对CSO需求日益增长的核心原因之一。

2. 机遇二：创新药物研发的加速——Biotech企业对商业化推广的依赖

全球医药行业正处于创新药物研发的高峰期，尤其是生物技术（Biotech）公司成为新药研发的中坚力量。根据数据显示，Biotech公司在全球新药研发管线中的贡献率已超过40%。然而，尽管这些公司在创新药物的研发上表现强劲，它们在产品商业化推广方面却面临巨大的挑战。

Biotech公司往往专注于药物的早期研发，缺乏成熟的市场推广能力和销售网络。当这些创新药物进入市场时，如何有效推向全球市场成为它们的主要难题。相比传统制药巨头，Biotech公司通常没有庞大的商业化推广团队和复杂的全球销售网络，这使得它们在全球范围内推广创新药物的过程中，越来越依赖于CSO的支持。CSO凭借其广泛的市场网络、对各国医疗市场的深刻理解以及强大的学术推广能力，成为Biotech企业商业化过程中的重要合作伙伴。CSO可以通过学术推广、医生教育和临床支持等方式，帮助Biotech公司加速药品在各个市场的落地与推广。例如，在生物药物、细胞疗法和基因疗法等高度复杂的创新领域，CSO的专业推广团队能够将这些新技术和新产品有效传递给医生和患者，缩短市场教育的时间。这种合作不仅加速了Biotech企业创新药物的全球市场化进程，也为CSO提供了持续增长的市场机遇。

3．机遇三：全球医药市场的合规化——药企对专业化推广的强烈需求

全球医药市场的监管环境日益严格，药品的销售和推广行为面临前所未有的合规压力。各国政府和监管机构对药品推广的要求不断提升，市场推广行为必须严格遵循科学依据和循证医学原则，确保临床试验数据的透明性、药品推广的规范性，以及患者和医生的知情同意。这一趋势在欧美市场尤为明显，同时也在新兴市场逐步强化。

这种合规化趋势加剧了药企在全球范围内开展市场推广的难度，特别是在涉及创新药物和高风险药品的推广时，药企必须在遵守严格法规的同时，确保推广的科学性和有效性。CSO在这一领域的专业能力使其成为药企合规推广的理想合作伙伴。CSO的推广团队不仅具备深厚的学术背景，还能够在遵守各地法规的基础上，开展高效的学术推广、临床教育和医生培训等活动。例如，欧洲的《药品营销法规》和美国的《阳光法案》对药品推广中的数据透明度和医生-企业之间的利益关联提出了严格要求。CSO通过高度合规的市场推广服务，帮助药企在不同市场中有效应对法规挑战，确保推广活动符合当地法律要求。这种合规需求的日益增长，将CSO的服务推向更高的价值层次，使其在全球医药推广链条中的地位更加巩固。

4．机遇四：降本增效与支付端压力——药企对成本优化的强烈需求

随着全球老龄化问题的加剧，医疗费用持续攀升，尤其在创新药物领域，高昂的研发和推广成本给全球医保系统带来了巨大的负担。各国政府为了缓解支付端压力，纷纷采取控费措施，要求药企在市场推广中寻求更加高效的方式，降低药品推广和销售的整体成本。CSO作为一种灵活且高效的外包服务模式，为药企提供了优化成本的理想解决方案。通过将市场推广、销售和渠道管理外包给CSO，药企能够避免自建销售团队的高昂成本，同时提升市场推广效率。CSO通过其规模化的运营、完善的市场推广体系和专业的学术推广服务，帮助药企在全球市场中实现降本增效。

此外，药企在面对全球医保系统的价格压力时，通过与CSO合作，可以在保证推广质量的前提下，进一步压缩市场运营成本，保持药品的市场竞争力。例如，辉瑞和默克等跨国药企通过与全球范围内的CSO合作，优化其销售网络，降低运营成本，提升整体市场推广效率。这种基于降本增效的合作模式，使得CSO在全球医药市场中的价值日益突出。

三、中国市场的挑战

随着中国医药行业政策的持续改革，医药市场的结构和运作模式正在发生重大变化。作为连接药企与市场的桥梁，CSO在中国医药市场中的地位愈发重要。然而，政策变革也为CSO带来了巨大的挑战，尤其是在"两票制"、带量采购、医保目录调整和反商业贿赂政策的压力下，CSO必须不断调整其业务模式与运营策略，以适应新的市场环境。

1．挑战一："两票制"——削弱了CSO在药品流通中的角色

"两票制"是中国医药行业改革的一项重要政策，旨在减少药品流通环节，降低药品价格，遏制过多的中间环节利润。"两票制"要求药品从生产企业到流通企业开一次发票，再从流通企业到医疗机构开一次发票，取代以往复杂的多级代理和分销模式。这项政策的实施，对CSO的传统业务模式产生了深远影响。

首先，"两票制"直接削弱了CSO在药品流通链中的角色。过去，CSO企业通常通过多级代理的模式在药品流通中扮演中间商角色，从中赚取差价。然而，"两票制"的实施将代理环节大幅减少，导致CSO在药品分销中的利润空间被压缩，甚至部分业务模式面临淘汰。CSO必须转向更加精细化的推广服务和市场渗透，而不再依赖多级代理获得收入。

其次，"两票制"的推行还要求药品流通更加透明化，这对CSO提出了更高的合规要求。过去的多级代理模式通常存在不透明的利益链条，而"两票制"的实施迫使药品从生产到终端的每一个环节都必须符合严格的合规标准。对于CSO来说，这意味着需要重新审视其业务流程，确保在新的流通体系下，能够有效地提供合规的销售与推广服务，同时维持业务的可持续性。

为应对"两票制"的影响，CSO企业需要转型升级，从传统的流通代理向更具增值服务的方向发展。特别是在学术推广、医生教育以及市场洞察等领域，CSO必须通过提供更高质量的服务，来弥补其在流通环节中的收入损失。转型成功的关键在于CSO如何利用自身的市场经验和渠道资源，为药企提供更加精准、有效的市场推广策略，帮助药企在透明化的药品流通体系中保持竞争力。

2．挑战二：带量采购——压缩利润空间与推广预算

带量采购（集中采购）是中国政府为了降低药品价格、减少医疗成本而推行的政策。通过国家和地方政府的集中采购，药品供应商在大规模订单的竞争中以最低价格中标。尽管带量采购有效地降低了药品价格，但这一政策对药企和CSO的业务模式带来了极大的挑战，尤其是在利润空间和推广预算方面。

首先，带量采购导致药品价格大幅下降，直接压缩了药企的利润空间。在药品利润下降的背景下，药企在市场推广上的预算也随之缩减。这对CSO来说是一大挑战，因为CSO的收入主要依赖于药企的推广投入。随着推广预算的减少，CSO必须在有限的资源下，提供更加高效和精准的推广服务，以帮助药企在竞争激烈的市场中脱颖而出。

其次，带量采购还改变了药品推广的重点。过去，CSO的主要任务是帮助药企通过学术推广和医生教育，增加产品的市场认知度和医院的采购量。然而，带量采购的核心在于价格

竞争，药品能否中标，主要取决于价格，而非市场推广。CSO传统的学术推广和销售驱动模式在这一政策下受到了极大冲击。为了应对这一变化，CSO必须转变策略，从简单的产品推广向更多元化的市场服务转型，例如帮助药企优化供应链管理，提升产品在中标后的市场执行力和医院覆盖率。

3．挑战三：医保目录调整——市场准入与推广难度加大

医保目录的调整是中国政府控制医疗费用、优化医保资源配置的重要手段。通过医保目录的动态调整，政府对纳入目录的药品进行严格的选择和定价控制，这直接影响了药品的市场准入、销量以及推广模式。对于CSO来说，医保目录调整带来了新的挑战。

首先，医保目录的调整加剧了市场准入的难度。药品能否进入国家或地方的医保目录，直接决定了该药品在市场中的竞争力。对于未能进入医保目录的药品，市场推广的难度大大增加，因为患者在选择非医保目录的药品时，必须承担更高的自付费用。对于这些药品，CSO必须提供更加精准的市场推广策略，帮助药企提高药品的市场接受度，同时探索更多的院外市场和零售渠道，以降低对医保市场的依赖。

其次，医保目录的调整还增加了药品推广的合规风险。医保目录的动态调整意味着药品的定价和报销标准不断变化，CSO必须紧密跟踪政策变化，确保在药品推广过程中不违反医保政策。例如，过度推广非目录药品或违规操作可能导致药企和CSO面临巨大的合规风险。因此，CSO需要建立更强大的政策研究团队，实时监控医保政策变化，并与药企共同制定合规推广策略。

4．挑战四：反商业贿赂政策——合规运营与商业模式的转型

近年来，中国政府加大了对医药行业商业贿赂行为的打击力度。通过出台一系列反商业贿赂政策，政府试图遏制医药行业中存在的回扣、灰色收入和不正当竞争行为。这些政策为CSO在市场推广中的行为设立了更高的合规门槛，并迫使CSO重新审视其商业模式。

首先，反商业贿赂政策对CSO的推广行为提出了严苛的合规要求。过去，药品推广中的一些灰色行为，例如通过给予医生回扣来促进处方，虽然在法律上禁止，但在行业中仍然存在。如今，随着反商业贿赂政策的严格执行，CSO必须确保其所有推广活动完全合法合规，否则将面临巨额罚款、业务停滞，甚至失去药企的信任。因此，CSO需要加强内部合规审查机制，确保市场推广过程中的每一个环节都符合法律法规。2024年10月11日，国家市场监督管理总局（市场监管总局）发布《医药企业防范商业贿赂风险合规指引（征求意见稿）》，意在加强监管执法的同时，充分发挥医药企业主体作用，推动医药领域商业贿赂治理关口从事后执法向事前预防前移，推进医药领域商业贿赂治理长效机制建设。

其次，反商业贿赂政策促使CSO加速业务模式的转型。在合规压力下，传统依赖医生关系的推广模式不再可行，CSO必须依赖于更加科学的市场推广手段，例如通过学术推广、医生教育和患者教育等合规方式，来提升药品的市场认知度和医生的处方意愿。CSO在这一背景下，需要加强与医院、医生以及药企的合作，通过透明、科学的推广模式，保持其在市场中的竞争力。

四、中国市场的机遇

随着中国医药行业的迅速发展和政策的持续深化，CSO在中国市场面临着前所未有的机遇。多项政策的推进，如医药分离、处方外流，以及生物医药产业的崛起和老龄化带来的医疗支出压力，促使Biotech企业、跨国药企以及传统药企日益依赖CSO来优化市场推广和销售。与此同时，产业集中度提升和行为规范化推动了行业分工的再精细化，使CSO成为医药产业链中不可或缺的专业力量。

1．机遇一：医药分离与处方外流——渠道变革带来的机遇

中国医药市场正在经历一场深刻的变革，医药分离和处方外流的政策逐步推行，使得药品销售从传统的医院渠道向零售药店、互联网医疗和基层医疗机构流动。这一政策旨在打破医院对药品销售的垄断，降低药品价格，改善患者获取药品的途径。然而，这一趋势也使得药企的销售模式发生了重大变化，药企不再能依赖医院的单一销售渠道，而必须适应新兴的市场生态。对于药企而言，如何在新的院外市场中高效推广产品、建立品牌成为一大挑战。CSO在这一领域具备丰富的经验和完善的销售网络，能够帮助药企迅速适应市场的变化。CSO通过整合零售药店、电商平台和基层医疗机构的资源，帮助药企将产品快速导入新渠道，确保处方药在院外市场中得到充分推广。尤其在基层医疗市场的扩展中，CSO的灵活性和渠道优势使其成为药企推广新产品的理想合作伙伴。

2．机遇二：集中度提升与行为规范化——产业分工的精细化

近年来，中国医药行业的集中度不断提高，尤其是在医药工业和流通领域，头部企业的市场份额逐渐增加。这一趋势推动了行业内部的专业化和分工精细化。与此同时，监管部门对药品销售和推广行为的要求日趋严格，行为规范化成为行业发展的重要方向。随着药品集采政策的推进，药企在价格上的竞争加剧，如何在确保合规的前提下，通过更加高效的推广手段保持市场竞争力，成为药企关注的焦点。在这种背景下，CSO的角色愈加重要。CSO凭借其专业的市场推广能力和对政策的深刻理解，能够帮助药企有效应对日益严格的市场规范。在行业分工越来越细化的趋势下，药企可以将市场推广和销售职能外包给专业的CSO，专注于研发和生产等核心业务，从而降低管理成本，提升市场反应速度。通过外包，药企能够确保其产品在合规推广的基础上，快速占领市场，尤其是在政策变化频繁的市场环境中，CSO的价值愈发凸显。

3．机遇三：Biotech企业的崛起——商业化需求带来的推广机会

Biotech企业近年来快速崛起，成为新药研发的中坚力量。随着越来越多的Biotech公司进入商业化阶段，它们面临的主要挑战之一是如何将创新药物成功推向市场。相较于传统药企，Biotech公司通常缺乏成熟的商业推广团队和市场运作经验，这使得它们在商业化过程中对CSO的依赖逐渐加大。CSO在这一过程中能够发挥重要作用，通过其专业的推广能力和广泛的市场渠道，帮助Biotech企业加速创新药物的市场化。尤其是在生物药、创新药领域，CSO能够为Biotech公司提供学术推广支持，组织专业的学术会议、医生教育活动，将药品的

临床价值传递给医生和患者。与此同时，CSO还能为Biotech企业量身定制推广策略，确保新药能够精准触达目标市场。这种合作不仅帮助Biotech企业快速建立品牌影响力，也加速了创新药物的市场普及。

4．机遇四：老龄化与支付端压力——降本控费驱动的需求

中国人口老龄化趋势日益严峻，老年人群的慢性病、长期护理需求急剧增加，给医保系统带来了巨大的压力。为应对这一挑战，政府加大了对医保控费的力度，药企在定价和市场推广上的压力越来越大。在这种背景下，降本增效成为药企的核心诉求，特别是在创新药领域，如何通过更加高效的市场推广手段，实现降本控费，成为药企能否成功竞争的关键因素。CSO凭借其在市场推广和成本控制上的优势，成为药企降本增效的理想选择。通过与CSO合作，药企可以将高成本的自建销售团队外包给更专业的外部团队，降低运营成本。CSO通过其优化的推广渠道和高效的管理系统，能够在保持市场覆盖率的同时，显著降低市场推广成本。这种模式不仅帮助药企应对老龄化和医保控费带来的压力，还提升了药品的市场渗透率和竞争力。

第四节　实例分析：康哲药业

在世界制药行业的棋盘上，谁拥有真正的商业化能力，谁就有能力让药品"走进医生处方、走入患者身体"，而不只是停留在实验室的梦想。康哲药业（文中也简称：康哲）正是这样一家，以极致的商业化能力起家、发力、再到反哺创新的中国药企。30年间，康哲药业从一家初创代理公司，逐步进化为创新药资产整合平台和国际化商业化枢纽，走出了一条独具特色、难以复制的成长路径。

1．1992—2010年从药品代理起步，商业化体系雏形初成

1992年，康哲药业在深圳成立。那是中国医药行业刚刚从计划体制中松绑的年代，西方原研药开始进入，但推广模式却水土不服。彼时，康哲洞察到了一个关键：国外药企需要本地化商业化伙伴，尤其是在临床推广、学术对接和医生教育等环节。康哲没有盲目投入制造，而是将全部资源投入医生渠道与医院网络的建设上。从市场、学术到销售，它打造了一套高效、标准化的商业化体系。

1997年，康哲拿下法国赛诺菲的抗抑郁药"黛力新"的中国独家推广权。翌年，又引入意大利护肝药"优思弗"。这两款药在中国的推广不仅成为行业经典案例，更验证了康哲在专业推广、快速渗透方面的独到能力。此后几年，康哲不断扩展产品组合：2006年，施图伦滴眼液、肝复乐；2008年，新活素、西施泰、莎尔福；2010年，亿活（补脑药）等多个品种陆续引进。这些产品横跨精神、心脑血管、消化、眼科等多个领域，背后都是康哲对中国临床需求与医院行为深刻理解的体现。

这18年，是康哲构建基础商业化能力的黄金期。它不仅建立起全国性的营销网络，更培养出一支以医生教育为核心的专业推广队伍——这一切，为其后续进行更复杂的资产收购与创新药开发，打下了坚实基础。

2．2010—2017年资本加持，产品权益成为"新资产"

2010年，康哲药业在港交所上市。这一刻，它完成了资金层面的"加注"，也为企业下一步战略升级提供了充足"弹药"。不同于传统上市公司倾向于"建厂、扩销"，康哲更关注产品权益的掌控与商业化效率的提升。一场围绕"药品资产"的攻防战就此展开。

2011年，康哲收购天津普瑞森，获得本地化生产平台；2014年，康哲将施图伦滴眼液、默维可、澳隐亭和兰美抒的中国及部分国际市场资产收入囊中；更以约26.61%股份控股西藏药业，完成药企控股布局；2015年，喜辽妥、慷彼申、丹参酮等多款优势产品被收入旗下；2016—2017年，获得波依定独家商业化权，并参股英国Destiny Pharma，获取抗菌创新药XF-73在中国及多国市场的独家权益。

这一时期，康哲清晰确立了新定位：不做仿制药制造商，而成为创新药和原研药的"中国商业化运营平台"。它用资本的手，撬动全球资源，同时用极致的执行力，将收购的产品快速推向市场。每一个产品背后，都是一套标准化的"商业加速流程"：渠道评估、医院入院、医生教育、学术推广、医保目录覆盖……康哲让药品变现的速度，远超同行。

3．2018—2022年创新转型，商业化平台反哺研发

2018年，康哲迈入第三阶段：以国际合作为桥梁，系统性地进入全球Biotech创新药资产整合。在这一时期，康哲完成了从"原研药资产经营者"向"创新药平台构建者"的升级。它并没有自己搭建庞大研发团队，而是通过股权投资、联合开发、战略授权的方式，提前锁定优质创新药。

2018年，康哲参股Neurelis等4家海外Biotech公司，获得地西泮鼻喷雾剂、ACT017、BB2603、VXM01等重要产品权利。

2019—2020年，康哲陆续获得环孢素滴眼液、替瑞奇珠单抗、德度司他、亚甲蓝、甲氨蝶呤等10多个管线产品的区域权益。

2021年，康哲成立"康哲美丽"，打造独立医美平台，眼科业务也单独运营，实现专业化细分。

2022年，康哲收购禾零医药，开拓皮肤学护肤品市场，并打入东南亚11国的胰岛素市场，购入VEGF+ANG2四价双抗资产，打开肿瘤免疫治疗赛道。

康哲的核心逻辑非常明确：用过去积累的商业化经验与渠道资源，去承接全球创新药"最后一公里"的临床开发与市场推广。康哲不再只是药品的代理者，而是中国患者与全球创新之间的桥梁。

4．2023年至今创新落地，商业化成果显现

经过多年铺垫，康哲在2023年终于进入"创新兑现期"。维图可（地西泮鼻喷雾剂）：中国首个此类急救抗癫痫药，于3月获批；益路取（替瑞奇珠单抗）：IL-23靶点新型银屑病

治疗药，于5月上市；丁苯那嗪片：罕见病新药正式纳入医保；新活素续入医保目录，稳固其在重症急救领域的主导地位；芦可替尼乳膏：于博鳌乐城开出国内首张处方，创新产品先行先试；与康龙化成联手收购新加坡生产工厂，布局东南亚CDMO产业链；2024年初，亚甲蓝肠溶缓释片（莱芙兰）在中国获批上市，进一步补强神经产品矩阵。

　　康哲不再仅仅是"接收全球创新"的平台，而是实现创新转化、价值兑现的推动者。产品上市速度加快、医保覆盖提升、患者可及性增强——这一切，归功于其强大的商业化系统。

第十一章
原料药行业

第一节 行业概览

一、什么是原料药？

原料药（API），是药物中具有治疗作用的核心成分。无论是治疗慢性病的常见药物，还是应对复杂病症的特效药，背后的关键物质都是原料药。然而，原料药本身通常无法直接服用，它需要经过一系列加工，与辅料混合，才能制成我们熟悉的药片、胶囊、注射液等可供患者使用的最终药品。

原料药的生产涉及复杂的产业链结构。首先，上游环节依赖基础化工材料，如石油化工产品，或者从天然动植物中提取的原料。这些原料通过化学合成或生物发酵等技术，经过多步骤的反应生成"中间体"，中间体再经过进一步加工和纯化，才最终变成可以用来制造药物的原料药。整个过程需要严格的技术控制和质量保证，以确保药物的有效性和安全性。原料药不仅仅应用于制药行业，还广泛用于保健品、饲料、食品及化妆品等领域。原料药是医药行业的基石，决定了药物的疗效、安全性和可及性，其技术突破与创新对全球医药产业的发展具有深远影响。

二、原料药的分类

根据生产难度、市场需求和专利情况，原料药可分为三类：大宗原料药（需求大、附加值低）、特色原料药（技术壁垒高、增长快）和专利原料药（创新性强、附加值高）。

1. 大宗原料药

（1）**定义与代表品类** 大宗原料药是指市场需求相对稳定、应用广泛且规模较大的传统药物原料。它们通常用于生产治疗常见病症的药物，市场规模较为庞大，需求持续但增速较为缓慢。典型的大宗原料药包括抗生素类、维生素类、氨基酸类和激素类。这些药物种类是全球医疗体系中不可或缺的一部分，长期以来一直是制药行业的基础。

（2）**用量与需求** 大宗原料药的市场用量巨大，通常以千吨至万吨级为单位。全球大宗原料药行业目前已进入成熟期，市场需求的增长主要是缓慢的自然增长。其下游需求主要由医药和保健品行业推动，而这种需求增长与全球人口增长和老龄化趋势密切相关。值得注意的是，目前大宗原料药的产能主要集中在中国，中国的制药企业在这一领域占据了重要的地位。

（3）**竞争格局与技术壁垒**　大宗原料药的生产技术壁垒相对较低，因此国内市场上的参与者较多，行业竞争非常激烈。尽管个别产品可能会存在一定的技术壁垒，但大部分大宗原料药的技术门槛较低，更多考验的是企业的生产规模和成本控制能力。由于产品附加值较低，企业必须通过规模化生产来获得利润，成本控制能力成为成败的关键。与下游客户的合作关系较为松散，客户集中度较低，通常是通过市场化渠道进行销售。

（4）**代表企业**　在中国，川宁生物和联邦制药是大宗原料药领域的代表性企业。这些公司在规模化生产、成本控制和全球化布局方面具有竞争优势，能够在市场竞争中占据重要地位。

2. 特色原料药

（1）**定义与代表品类**　特色原料药是指那些专利已经到期或即将到期的原料药产品，通常具有一定的仿制难度。其代表性品类包括沙坦类（降压药物）、普利类（降压药物）、他汀类（降脂药物）、肝素类（抗凝药物）和造影剂类等。这类药物的市场需求较为活跃，尤其是随着全球医疗需求的增长，特色原料药的需求呈现出快速增长的趋势。

（2）**用量与需求**　特色原料药的需求量较大，且其市场需求与下游制剂产品的生命周期有着紧密的相关性。随着越来越多专利药物进入到专利保护期的末端，仿制药逐渐涌入市场，推动了特色原料药的需求。整体来看，特色原料药的需求增长较快，尤其是在仿制药崛起的背景下，这类原料药的市场前景广阔。

（3）**竞争格局与技术壁垒**　目前，中国特色原料药市场主要由一些大型原料药企业主导。随着技术的不断进步，未来会有更多的企业进入这一领域，推动市场竞争加剧。相比于大宗原料药，特色原料药的生产技术要求更高，产品附加值也较高。这类药物通常需要开发规避专利路线，还可能与仿制药企业合作进行首仿药的开发，因此研发能力、质控能力和注册申报能力是企业能否进入这一市场的关键。

（4）**代表企业**　华海药业、仙琚制药和千红制药是特色原料药领域的代表性企业。这些公司凭借其强大的研发能力和与下游仿制药企业的紧密合作关系，在特色原料药市场中占据了重要地位。

3. 专利原料药

（1）**定义与代表品类**　专利原料药是用于生产原研药（即专利药物）的活性成分。它们主要服务于跨国制药公司和新兴生物制药公司，用于满足创新药在药物临床研究、注册审批及商业化销售各阶段的需求。专利原料药的代表性品类差异较大，通常与制药企业正在开发的创新药物密切相关。

（2）**用量与需求**　与大宗原料药和特色原料药相比，专利原料药的市场需求规模相对较小。其需求量通常弹性较大，主要取决于原研药的市场表现和制药企业的研发进度。由于专利原料药主要供给跨国制药公司，因此其需求与全球创新药市场密切相关。虽然需求量相对较小，但其附加值较高，利润空间大。

（3）**竞争格局与技术壁垒** 专利原料药的生产技术壁垒极高，进入这一市场的企业需要具备强大的研发能力、工艺开发能力和持续优化能力。目前，国内市场上参与专利原料药生产的企业相对较少，市场竞争相对较小。一旦企业与专利药公司建立了合作关系，合作关系通常非常稳定，并且可能会覆盖多个项目，因此这一领域的获客难度较大，但合作关系一旦建立，便具有较高的黏性。

（4）**代表企业** 在专利原料药领域，医药研发外包服务公司（CXO公司）如凯莱英、博腾、合全药业等，是该领域的代表企业。它们通过与国际制药巨头合作，深度参与到原研药物的临床前、临床和商业化生产过程中，推动了专利原料药的供应链优化。

三、中国原料药行业回顾

1. 2017年：环保高压与供给侧改革推动行业出清，产品价格普遍上涨

2017年是原料药行业重要的转折点之一。在这一年，中国政府推出了更严格的环保政策，对化工和制药行业施加了前所未有的环保压力。这一高压政策导致许多不合规的企业被迫限产、搬迁，部分小型企业甚至退出了市场。由于供给受到限制，原料药行业出现了显著的供给缺口，部分关键品种价格大幅上涨。

在2017年6月的世界制药原料上海展（CPHI China 2017）结束后，以维生素和抗生素中间体为代表的原料药品种，开始出现大规模涨价的现象。由于环保政策导致的供给紧张，加之全球需求的稳定增长，维生素和抗生素中间体原料药价格迅速走高。10月，巴斯夫（BASF）位于德国的工厂发生火灾，进一步加剧了全球维生素供给的紧张局面，推升了维生素原料药全球市场的价格。

总体来看，2017年的环保压力和供给侧出清，推动了原料药行业产品价格上涨。企业不得不提升自身的环保标准，行业供给集中化趋势逐步显现。这种环境下，具备合规生产条件和规模经济优势的企业表现更为突出，获得了更大的市场份额和盈利空间。

2. 2019—2021年：公共卫生事件与供应链管理凸显行业竞争力

从2019年到2021年，全球原料药行业经历了前所未有的变动，公共卫生事件的爆发对全球供应链产生了深远影响。在这一时期，能够承接特殊项目、具备全球竞争力的企业表现尤为突出。随着突发事件的蔓延，全球供应链紧张，尤其是对原料药的需求激增，供给侧进一步收紧。

2019年3月发生的江苏省盐城市响水大爆炸事件，直接导致了国内多个原料药生产企业的限产或停产，再次收紧了行业供给。而早在2018年7月，沙坦类药物的杂质事件也暴露了原料药生产中的质量控制问题，引发了全球范围内对药物安全的更高要求。质量控制和环保标准的提升，使得行业中的许多中小型企业难以适应，迫使它们退出市场或缩减生产。这一阶段，原料药行业的供给端持续收缩，推动价格进一步上升。与此同时，全球公共卫生事件的蔓延导致部分印度原料药生产企业停产，欧美国家对原料药的需求开始部分转向中国。中国原料药企业由于此前积累的合规产能、供应链集约化管理能力和长期建立的客户资源优

势，在全球市场中表现出较强的竞争力。尤其是那些能够快速响应全球需求变化、保证产品质量和供给稳定的企业，获得了更大的市场份额和利润增长。

3. 2023—2024年：产业升级与价格波动，行业分化加剧

进入2023年和2024年，原料药行业的表现逐渐分化。一方面，部分大宗原料药产品如维生素、抗生素类品种，继续受益于海外供给的收缩和全球需求的扩展。这些产品的价格维持在高位，且由于国内环保标准的进一步提升，许多企业难以进入这一市场，使得竞争格局相对稳定。规模化企业凭借其环保合规和成本控制能力，在市场中占据了优势地位，得以享受较高的利润率。

另一方面，部分原料药产品则面临价格下行压力，市场竞争日益激烈。随着新工艺的涌现，下游客户的去库存化进程加快，一些产品价格出现下滑。那些产品结构单一、缺乏规模化的原料药公司受到了较大冲击。对于这些企业而言，成本控制能力和产品创新能力的不足使其在激烈的市场竞争中难以生存。

同时，产业升级成为行业的关键词。原料药企业逐渐从单纯的原料生产向更高附加值的制剂和成品药方向延伸。对于部分创新能力强、具备研发优势的企业，产业升级带来了新的增长机会。这种转型不仅提高了企业的竞争力，还增强了它们抵御市场波动的能力。

四、中国原料药生产行业：大而不强

在全球制药产业链中，中国与印度是两大主要的API和中间体生产国。从全球范围来看，仿制药协会（CPA）的数据显示，全球有超过3000家原料药企业，其中中国占48%，印度占19%。这一数字清晰地表明了中国在原料药生产中的重要地位。然而，尽管中国拥有庞大的生产能力，2022年中国原料药的全球产量占比为30%，中间体产量更是占据全球80%的份额，但"量大而不强"依然是中国原料药行业的主要问题。

中国原料药企业在全球市场中占据重要份额，然而大多数企业集中于产业链的低端环节。它们主要生产起始物料和中间体，附加值较低。尽管产量庞大，但中国企业在下游的精细化工艺、创新药研发和高附加值产品的生产方面相对薄弱。这种局面导致中国原料药企业的整体利润率较低，一般维持在5%~10%。

尽管存在技术壁垒和环保压力，中国原料药行业的某些区域，特别是江苏和浙江，已经形成了产业集聚效应，成为国内原料药生产的核心区域。江苏和浙江凭借其完善的产业链和便利的地理位置，拥有相对成熟的基础设施和供应链，能够较为有效地应对环保政策的严格要求。同时，这些地区的企业在行业中具有一定的规模化优势，能够通过集约化生产控制成本，并逐渐向下游产品和更高附加值的领域延伸。江苏、浙江的原料药企业在国际市场中占据重要位置，部分企业已经开始与全球制药公司建立长期的合作关系，逐步提升其市场竞争力。这些地区的成功不仅得益于区域优势，还与当地政府支持产业升级、引导企业加强环保合规建设密切相关。

第二节 核心价值链

一、带量采购

带量采购政策对国内原料药市场产生了深远影响,显著推动了原料药的需求增长。根据《医保药品管理改革进展与成效蓝皮书》数据显示,带量采购的实施实现了"量升价降"的效果。例如,2021年一季度与2015年相比,第一批国家集采药品的用量增长了3.5倍,药品金额则减少了3.6%。这一政策不仅降低了药品费用,同时大幅提高了药品的使用量,进而带动了原料药需求的提升。

带量采购还放大了原料药企业在生产与成本控制方面的竞争优势。随着带量采购的深入推进,制剂企业对原料药供应商的要求逐渐提高,不仅要求原料药供应商能够保证供应的稳定性,还要求它们具备较强的成本控制能力。原料药企业作为制药产业链的上游,通过大规模、集约化生产,能够有效降低成本,这使得它们在与下游制剂企业的合作中具有更强的谈判优势。在带量采购和一致性评价政策出台后,原料药企业逐渐向下游制剂领域延伸。这是因为在集采政策的影响下,药品中标的关键在于成本控制。拥有原料药自给能力的制剂企业在成本竞争中具备明显优势,而那些能够自主供应高质量原料药的企业,在保证制剂药品质量和供应链稳定性方面更具竞争力。原料药企业通过控制上游供应链,不仅降低了生产成本,还能够快速响应下游制剂企业的需求,进一步增强了产业链的整合能力。随着集采政策的推广,制剂企业与优质原料药供应商的合作关系越来越紧密,这为原料药企业带来了更多的市场机会和长远的发展空间。

二、产业重新分布

在20世纪90年代以前,全球化学原料药的生产主要集中在美国和欧洲。美国、德国、法国等国家不仅拥有先进的生产工艺和技术,还凭借其严格的质量标准,长期主导着全球原料药市场。然而,自20世纪90年代以来,随着环保法规日益严格和劳动力成本的上升,这些发达国家的原料药生产逐渐向以中国、印度为代表的发展中国家转移。这一转移并非偶然。中国和印度等国家在原料药生产方面拥有巨大的成本优势,不仅劳动力价格低廉,环保成本相对较低,而且这些国家逐步通过大规模投入和政策支持,提升了技术水平与生产能力。随着研发投入的增加和生产工艺的优化,中国和印度原料药企业的竞争力迅速提升,逐渐成为全球原料药供应的重要力量。根据中国产业信息网的数据显示,全球原料药供给如今主要集中在中国、印度和意大利三大区域,而中国已经成为全球最大的原料药生产基地。中国和印度在全球原料药供应链中的地位持续增强,已经对传统的欧美供应链格局形成了明显的替代效应。

1. 欧洲药典适用性证书:亚太地区供应占比显著提升

全球原料药市场供给重心从欧美向亚太的转移,在多个国际认证体系中表现得尤为明显。欧洲药典适用性证书（CEP）是确保药品质量标准的核心文件之一，企业只有通过CEP认证才能进入欧洲市场销售原料药。根据MundiCare的数据，在过去20年里，来自亚太地区的原料药企业申请并获得CEP认证的比例逐步提升，接近全球的2/3。而与此同时，欧洲制造商的市场份额则从接近60%下降至约1/3。这一变化背后反映了欧洲原料药制造商受到环保成本上升、劳动力成本攀升以及政策限制等因素的影响，逐步削弱了其市场竞争力。相反，中国和印度的原料药企业通过更具竞争力的价格和日益提升的技术水平，成功地在全球市场上占据了更大的份额。

2．美国药品文献档案：中国市场份额不断扩大

美国药品文献档案（DMF）是原料药进入美国市场的准入标准之一。长期以来，印度一直是美国原料药市场的最大供应来源。然而，随着中国原料药企业的不断壮大，中国企业在美国DMF文件中的占比持续攀升。据统计，至2023年上半年，中国供应商在美国DMF申请中的占比已超过1/3，显示出其强劲的增长势头。这一趋势体现了中国原料药行业在供应链中的地位提升。中国不仅在生产成本方面具有优势，还通过大规模的研发和工艺改进，逐步缩小了与欧美企业在质量和技术上的差距。随着越来越多的中国原料药企业通过美国DMF认证，这种市场份额的增长趋势预计将在未来继续保持。

3．日本药物材料档案主文件：中国和印度替代日本与欧洲

日本的药品市场一向以严格的质量控制和高标准的生产要求著称，尤其是其药物材料档案主文件（MF）制度，对供应商的资质要求极高。然而，近年来，全球原料药供应链向亚太地区的重构趋势中，日本市场表现尤为典型。根据日本药品与医疗器械管理局（PMDA）的数据，过去十年间，提交MF文件的主要供应商从日本和欧洲逐渐转向中国和印度企业。这一变化再次显示了全球原料药供应链格局的重新分布。中国和印度的原料药企业不仅以低成本、高效率取胜，还通过加强质量控制和技术创新，逐步获得了发达国家市场的认可。在日本市场中，越来越多的药品制造商开始依赖中国和印度的原料药供应，这标志着亚洲供应商在全球原料药市场中的地位日益巩固。

三、专利悬崖

1．头部药企的达摩克利斯之剑

"专利悬崖"是医药行业中常见的现象，指的是当创新药物的专利保护期结束后，仿制药企业开始进入市场，导致原研药物失去市场独占权。根据Evaluate Pharma的分析，2023—2028年，全球医药行业面临一波专利悬崖的高峰。预计在这段时间内，原研药物专利到期所带来的市场风险敞口（即到期或即将到期品种的销售额占公司总收入的比例）将达到3540亿美元，占2022年全球医药市场总规模的32%。对部分制药企业来说，专利到期带来的冲击尤为明显。在2030年前，大多数企业的风险敞口将达到30%以上，这意味着专利悬崖将成为众多原研药企业面临的长期挑战。

2. 专利悬崖对原料药的影响

专利到期后，仿制药企业可以以较低的价格推出等效药物，从而迅速抢占市场。为了鼓励仿制药的迅速上市，许多国家和地区推行了专利挑战机制，允许仿制药企业提前挑战原研药的专利，争取在专利到期前获得市场份额。同时，部分国家设立了首仿药独占期，鼓励仿制药企业争取成为首个上市的仿制药，享受市场的独占红利。这使得仿制药企业不仅能够降低药品价格、提高药品的可及性，还能够在短时间内获得可观的市场收益。

专利到期意味着原研药企失去了在该药物市场上的垄断地位，仿制药企迅速涌入竞争，抢夺市场份额。过去，专利到期后的2~3年是仿制药集中申报的高峰期，然而，随着市场竞争的加剧，仿制药企业纷纷提前布局，加快研发和审批步伐，力图在专利到期前完成仿制药的研究和提交仿制药申请（ANDA），市场争夺战变得更加激烈。

3. 专利挑战制度的全球实践

为应对专利悬崖的挑战，多个国家建立了相对完善的药品专利保护体系。美国、欧盟和日本等发达国家通过药品试验数据保护、专利期补偿、专利链接等制度，确保创新药企业的权益，同时也为仿制药的早期市场进入提供了法律依据。在美国，专利挑战制度允许仿制药企业通过"专利挑战"途径提前上市首仿药。根据规定，仿制药企业可以在原研药专利到期前，针对原研药的专利有效性提出挑战，一旦胜诉，仿制药企可以提前推出产品。美国的首仿药通常可以提前2.5年进入市场，而中国则是2.25年，这为仿制药企业提供了重大市场机会。中国近年来也在药品专利保护制度上进行了积极探索，逐步完善了专利链接制度，并加强了对药品试验数据保护的力度。随着中国药品监管体系的不断完善，更多的仿制药企业有望在全球药品市场中占据更大份额。

4. API需求与仿制药市场的扩张

仿制药的广泛应用不仅有助于降低患者的治疗成本，也为API市场带来了巨大的机遇。随着专利悬崖的到来，仿制药的需求量不断上升，这也直接带动了API的需求增长。特色原料药企业将从中受益，特别是那些能够快速响应仿制药需求、拥有技术优势的企业，将在全球市场中占据有利地位。

未来几年，将迎来专利到期的重磅小分子药物包括百时美施贵宝的阿哌沙班（Eliquis）、勃林格殷格翰的恩格列净（Jardiance）以及拜耳的利伐沙班（Xarelto）等。这些药物的专利到期将吸引大量仿制药企业争相进入市场，推动API需求的增加。根据美国DMF（药品文献档案）申报情况来看，这些热门药物已有大量企业进行申报，部分品种的DMF登记信息超过50条，显示出市场对这些药物的高度关注。中印作为全球主要的API生产基地，已经积极为即将到来的专利悬崖做好准备。大量原料药企业加速布局，提升产能和质量管理，以迎接全球仿制药市场的扩张。特别是对于那些具备研发能力和规模生产优势的企业，未来几年将是开拓全球市场、提高市场份额的关键时期。

四、制剂一体化

近年来，中国药品市场面临着深刻的变革，制剂一体化企业的竞争优势日益凸显。2021年，国家发改委和中华人民共和国工业和信息化部（工信部）发布的《关于推动原料药产业高质量发展实施方案的通知》中明确提出，要"鼓励原料药制剂一体化发展，引导原料药企业依托优势品种发展制剂"。这标志着中国制药行业从原料药生产向高附加值的制剂环节转型，旨在通过推动产业链一体化来提高供应链稳定性和成本控制能力。

1. 制剂一体化企业的优势

在药品集采、环保政策趋严等多重背景下，制剂一体化企业凭借其整合上游原料药生产的优势，展现出较强的竞争力。这些企业不仅可以通过自给自足的原料药供应链控制生产成本，还能够通过自主把控质量，保障药品的稳定供应。首先，国家集采政策虽然导致了药品价格的显著下降，但也带来了销量的上升，推动了上游原料药需求的增长，进而为制剂一体化企业贡献了利润增量。其次，集采中的价格下降幅度较大，通常在50%左右，药品价格的剧烈下滑给利润率较低的企业带来了生存压力。然而，对于那些能够自主生产原料药的制剂一体化企业来说，原料药的生产成本可控，这使得它们能够承受集采后的价格压力，并在激烈的市场竞争中保持盈利能力。最后，这类企业通过掌握整个生产链条，还能够更加有效地保障产品质量和供应稳定性，进一步提升市场竞争力。2024年以来，虽然整体医药市场表现低迷，但制剂一体化企业的业绩表现却相对优异。此前，市场曾担忧这类企业的业务增长空间有限，尤其是在集采药价承压的情况下，收入增长的持续性受到质疑。然而，从2024年上半年以来，这些企业不仅实现了业绩稳步增长，股价表现也超出了市场预期。这表明，在药品市场结构逐渐重塑的过程中，制剂一体化企业展现出了强大的抗压能力和长远的竞争力。

2. 中国药品市场结构重塑与集采政策的推动

相比日本等发达国家，国内药品市场结构尚不成熟，有待进一步优化。以日本为例，2022年，日本的仿制药销量已占药品市场的一半左右，但金额占比仅为药品市场规模的1/6。这表明仿制药在日本已被广泛接受，并且价格相对低廉。随着中国医保支付方式改革（如DRG/DIP支付改革）在2024年实现全国统筹，药品在医院成本管理中的重要性将更加突出。这将进一步推动药品集采的广泛应用，仿制药的可及性和销量有望进一步上升，从而促使国内药品市场结构发生深刻变革。随着集采等政策的推进，国内药品市场的集中度不断提升。集采后，价格下降的同时，销量上升，促使企业必须通过规模化和整合来提高生产效率。在这一过程中，制剂一体化企业能够通过整合原料药生产，借助供应链稳定性和成本优势，获取更大的市场份额。

3. 中国仿制药市场的广阔前景

全球范围内，仿制药市场的增长潜力巨大。以日本为例，日本仿制药企业主要依赖于国内市场，出口业务扩展较为有限，因此头部仿制药企业的整体收入规模相对较小。相比之下，中国的市场规模和老龄化趋势为仿制药企业提供了巨大的发展机遇。中国与日本的慢性病发病率接近，尤其是"三高"疾病（高血压、高血糖和高血脂）患者群体庞大，且随着老龄化的加剧和生活方式的改变，患病率呈现持续上升的趋势。然而，中国的老龄化人口基数几乎是日本的10倍，这意味着未来对仿制药的需求将更加巨大。随着医保控费政策的实施，仿制药的市场渗透率有望进一步提高，国内仿制药企业的市场空间将极其广阔。

4. 集中度提升与头部企业的整合趋势

在仿制药市场，集中度的提升是行业发展的重要趋势。参考日本的经验，2023财年，日本的仿制药销量达到917亿片，渗透率超过80%，且过去十年仿制药销量以年均6.5%的增速持续增长。未来，随着渗透率的提升，中国仿制药的需求量有望达到万亿片的量级。然而，仿制药价格持续下降，市场竞争也将变得更加激烈。为了应对利润端的下滑压力，行业内的企业将通过并购和整合重新配置资源，以提升生产效率、降低成本。这将促使仿制药行业出现新的行业整合浪潮，头部企业通过扩大规模和提高技术实力，将进一步增强其市场领导地位。

第三节　中国和印度的对比

一、中国的成本优势

在全球原料药（API）行业中，成本依然是竞争的首要因素。尽管地缘政治因素对产业链分工有所影响，但成本优势决定了企业在市场中的竞争力。中国凭借其独特的化学工程师红利、完善的从石油化工到基础化工的产业链、高效的高端产能建设，以及领先的反应速度，始终在全球原料药行业中占据优势地位。相比印度，中国在多个关键环节的成本结构上展现出明显的竞争力。

1. 化学工程师红利

中国拥有全球最多的化学工程师，尤其是在小分子合成领域，中国的人才储备和技术水平首屈一指。充足的高技术人才供给不仅降低了劳动力成本，还为原料药生产提供了强大的技术支撑和研发优势。在这一领域，印度与中国的差距较为明显，虽然印度的人工成本较低，但技术人才的短缺使得其在研发创新方面略显不足。

2. 完善的基础产业链

中国在基础化工产业链上的完备性是其领先全球的另一重要原因。从石油化工到基础化工，中国拥有完整的上下游配套设施。这使得中国的原料药企业能够就地获取原材料，减少了进口依赖，降低了供应链风险。而印度在这方面相对薄弱，其上游大石化产业不发达，很多原料和中间体需要从中国进口。这使得印度的生产成本在原材料这一环节上明显高于中国。

3. 高端产能建设与技术反应能力

在全球医药供应链加速重塑的趋势下，中国原料药行业凭借强大的技术创新能力和卓越的市场响应速度，迅速提升国际竞争力。面对不断变化的全球需求，中国领先企业通过优化产能布局、强化供应链整合和推动技术升级，展现出极高的适应性。高端产能的建设使中国企业从单纯的低成本供应商向高质量、高附加值的创新型制造者转型，而技术反应能力的增强则确保了企业能够精准匹配国际市场需求，高效承接全球订单。这种敏捷性不仅巩固了中国原料药在全球供应链中的关键地位，也推动了行业向更高水平发展，加速迈向国际医药产业链的核心环节，塑造全球医药供应的新格局。

4. 成熟的头部企业

经过20年的积累，中国的头部原料药企业已经具备了较为成熟的全球竞争力。这些企业不仅能够在生产规模上实现优势，还在质量控制、供应链管理等方面逐步迈向全球最顶级的药品供应链。相比之下，印度企业虽然在生产规模上有所增长，但在全球顶级供应链中的话语权和竞争力仍存在差距。

5. 具体成本优势的对比

根据毕马威（KPMG）的数据，中国在多个方面的成本优势十分明显。

（1）**原材料成本** 印度的原材料成本比中国高出25%~30%，而原材料成本在原料药生产总成本中的占比可达2/3。因此，中国在这一关键环节上具有显著的成本优势。

（2）**人力成本与劳动生产率** 虽然印度的人工成本仅为中国的55%，但中国的劳动生产率是印度的1.5倍。中国在劳动效率上的优势弥补了人力成本的差距，使得两国在人力成本上差异不大。

（3）**电力成本** 中国的电力费用比印度低50%，蒸汽费用低40%~50%。这些能源成本差距，使得中国在原料药生产过程中具有更低的单位能耗支出。

二、印度上游对中国存在依赖

尽管中印两国都是全球原料药（API）生产大国，但印度在原料药产业链的上游环节对中国的依赖却非常显著。根据数据显示，2019年，印度API进口额中有68%来自中国，而在1991年这一比例仅为1%。随着全球供应链的发展，中国逐渐成为印度API生产的关键上游供应国。其中，有两个重要趋势值得关注：首先，印度50%的关键API依赖进口，而这些进口几乎全部来自中国。其次，尽管印度自产另一半的API，但大多数关键起始材料（KSM）仍然依赖于从中国进口。这意味着，尽管印度在某些API的生产上自给自足，但其供应链的上游环节，尤其是原材料和中间体，依然依赖中国的供给。

三、印度特色原料药优势

尽管中国在原料药生产的整体规模和成本上占据优势,但在面临"专利悬崖"的特色原料药领域,印度企业相较中国仍有一定的竞争优势。这主要体现在以下几个方面:

1. 更完善的药品主文件布局

印度企业在特色原料药的布局上相对更为全面和成熟。头部企业如MSN Laboratories、Dr. Reddy's、Sun Pharma等,对于即将面临"专利悬崖"的主要品种,已经实现了全面的药品主文件(DMF)申报覆盖。这些企业凭借丰富的国际市场经验和技术积累,能够在第一时间针对热门仿制药物进行DMF备案,确保其在全球市场中占据有利位置。相比之下,国内原料药企业在DMF布局的覆盖度上还有一定的差距。虽然近年来中国企业逐步加大了在特色原料药领域的投入,但整体的申报范围和品种覆盖度还不及印度。这使得在面对"专利悬崖"的竞争中,印度企业能够凭借更全面的产品线,抢占更多市场份额。

2. 申请时间和备案状态领先

在同一品种的DMF备案时间上,印度企业通常更早开始申报。DMF备案时间的提前,使得印度企业在产品上市时更具竞争优势。更早的备案意味着这些企业能够更快获得市场准入,并在竞争中取得先发优势。此外,印度企业在DMF备案的状态上也更为领先,转为"激活(Active,A)"或"完成(Complete,C)"状态的比例更高。这表明印度企业在申请流程上更加成熟,能够快速推进注册审批,尽早具备市场化生产的资格。相比之下,国内企业的备案时间相对较晚,申报的成熟度和完成度也有所欠缺。

四、生产挂钩激励计划

为了增强对外部冲击的抵御能力,提高关键原料药(API)和高价值产品的国内生产能力,印度自2020年起启动了多项生产挂钩激励计划(Production Linked Incentive,PLI)。这些计划旨在通过经济奖励吸引全球和印度国内企业投资原料药的本地化生产,减少对进口的依赖,尤其是对中国原料药的依赖。印度的PLI计划涉及三大核心领域:①原料药生产挂钩激励计划(PLI 1.0):主要针对API、关键起始材料(KSM)和药物中间体(DI)的生产。②药品生产挂钩奖励计划(PLI 2.0):进一步促进药品领域的整体生产能力提升。③大宗药物园区计划:旨在通过基础设施的建设,扩大原料药的生产规模。

1. 印度原料药进口依赖及PLI计划的动因

长期以来,印度对进口原料药的依赖较高。根据印度政府的数据,2018—2019财年,原料药占印度药品进口总额的63%。其中,大部分进口来自中国,因中国具备明显的成本和规模优势。为了减少这种依赖,印度药品局成立了药品安全委员会,并确定了严重依赖进口的53种关键原料药,旨在通过本地生产来实现"自力更生"。2020年3月,印度政府批准了PLI计划,具体针对41种关键原料药产品,通过提供为期六年的经济奖励,推动这些产品的本地化生产。不同于此前依赖进口的策略，PLI计划针对发酵类和化学合成类产品提供了不同的激励政策，鼓励企业在印度建设和扩展API生产设施。

2．PLI计划对中国原料药行业的潜在影响

印度的PLI计划将对中国的原料药出口产生一定的冲击。印度作为中国原料药的第二大出口市场，原料药的进口量依赖中国超过一半。通过PLI计划，印度正在试图缩小对中国的依赖，尤其是在那些利润率较低、体量较大的大宗品种上。这可能意味着，中国对印度市场的原料药出口规模将在未来几年受到一定的挑战。然而，印度的PLI计划仍面临一些实际问题，可能影响其实施效果：①投资品种局限性：PLI计划的重点主要集中在利润率较低的大宗产品领域，这些品种大多为发酵类中间体和一些低利润的API。尽管这些产品的进口依赖性较高，但其市场价值有限，投资回报率较低，可能难以彻底改变印度对中国高附加值产品的依赖。②投资金额有限：大多数企业在PLI计划下仅获批单个或少量产品，且投资金额相对较小。以印度药企Aurobindo为例，其获得了三个关键原料药的生产项目，总投资额为304亿卢比（约合4亿美元），相当于其2023财年资本支出的1.3倍。这表明，即便是印度的大型制药企业，在应对大规模本土化生产时仍面临资金和技术挑战。

3．PLI计划的实施难度与延后

尽管PLI计划的出台为印度原料药生产提供了强劲的政策支持，但实际实施可能面临延后。根据市场分析，当前获批的大多数项目集中在发酵类中间体的扩产上，且整体投资金额有限。由于这些投资项目的回报周期较长、利润空间有限，许多企业可能无法快速推进大规模生产，这将延缓印度对中国原料药的依赖减少。

第四节　实例分析：磷酸西格列汀、印度Aurobindo公司

一、磷酸西格列汀：从专利原料药到特色原料药的转变

磷酸西格列汀（文中也称：西格列汀）是一种重要的口服降糖药，隶属于二肽基肽酶-4（DPP-4）抑制剂类药物，由美国默沙东公司（Merck & Co./MSD）研发并推出，用于治疗2型糖尿病。它可以单独使用，也可以与其他口服降糖药（如二甲双胍或噻唑烷二酮）联合使用，以帮助患者更好地控制血糖水平。西格列汀在全球范围内已成为治疗2型糖尿病的重要药物之一，尤其是在欧美和中国市场，其复方制剂（如与二甲双胍的联合制剂）也广泛应用于临床治疗。

1．专利到期带来的市场变化

西格列汀自2006年首次获批上市以来，迅速占据了全球糖尿病药物市场的主导地位。2007年4月，西格列汀与二甲双胍的复方制剂在美国获批，2009年9月西格列汀在中国也获批

上市，并且在2012年7月，复方制剂再次在中国市场获得注册。然而，随着时间的推移，西格列汀的核心专利逐渐到期，尤其是在欧美等发达市场，这种专利到期现象为全球仿制药企业进入该领域提供了机遇。

根据美国默沙东（Merck & Co./MSD）公司年报，西格列汀及其复方制剂的核心专利在欧美地区已经陆续到期。这意味着，原本受专利保护的原料药西格列汀不再是由单一原研企业独占的专利原料药，而开始逐渐转变为特色原料药。专利的到期为仿制药企业提供了机会，它们纷纷开始布局西格列汀的生产和市场，推动全球对该原料药的需求增长。

2. 磷酸西格列汀市场格局的变化

根据原料药情报局的统计数据，2022年全球西格列汀原料药的用量已经达到700t，同比增长了15%。这种显著的增长不仅反映了全球糖尿病患者数量的上升，也显示了仿制药市场对西格列汀原料药的巨大需求。随着专利到期，西格列汀的市场进入了一个新的竞争阶段，特别是在原料药生产领域，印度和中国成为了全球主要的供应国。

从全球西格列汀API（活性药物成分）的备案登记情况来看，印度和中国在这一市场中占据了主导地位。截至2024年1月，印度和中国已激活西格列汀API的企业数量分别为46家和38家，两国合计占全球激活企业数量的82%。这表明，印度和中国企业在西格列汀原料药市场中的布局相对较早，且具备强大的生产能力和市场供应能力。

3. 印中两国在磷酸西格列汀市场中的竞争力

印度和中国的企业在全球西格列汀市场中展现出较强的竞争力，尤其是在仿制原料药的生产和供应方面。两国的仿制药企业在专利到期前已经开始提前布局，通过提高生产能力和技术水平，迅速抢占了市场份额。印度在仿制药领域的全球地位一直领先，凭借成熟的仿制药生产经验和全球市场网络，印度企业在西格列汀的生产备案方面处于领先地位。与此同时，中国的原料药企业近年来也在迅速崛起，尤其是随着国内对原料药质量要求的提高和生产工艺的改进，更多中国企业正在向国际市场扩展。目前，国内有3家企业在美国、欧洲和中国均获得了西格列汀API的激活证书，这些企业在全球市场上的布局较为全面。此外，还有3家企业在两个主要市场中拥有激活证书，这进一步表明，中国企业在特色原料药领域的国际化步伐正在加快。

二、印度Aurobindo：垂直一体化和供应链整合

Aurobindo Pharma Ltd. 是印度乃至全球最具规模的制药公司之一，以其强大的原料药（API）生产能力、卓越的垂直一体化模式及供应链整合闻名。自成立以来，Aurobindo不断通过关键战略扩展其业务版图，逐步实现从API生产到仿制药制造的全产业链覆盖。以下七个关键事件，展示了Aurobindo如何通过垂直一体化和供应链整合，走向全球药企的前列。

1. 公司成立与API生产起步（1986年）

1986年，Aurobindo Pharma Ltd. 在印度成立，最初专注于抗生素类原料药的生产。公司

通过集中生产API奠定了早期的发展基础，凭借较低的制造成本和印度庞大的人才储备，迅速在本地市场崭露头角。API的生产不仅让Aurobindo积累了技术和资本，也为其未来向下游仿制药领域的扩展提供了强大的供应链优势。公司一开始就采用垂直一体化策略，确保从原料到药品的生产流程高度整合，优化了供应链效率。

2．国际市场的首次扩展（1992年）

1992年，Aurobindo首次向国际市场出口原料药，标志着公司全球化战略的启动。通过向欧美等发达市场出口API，Aurobindo逐步确立了国际声誉，并成为跨国制药公司的主要供应商之一。这一扩展不仅提升了公司的营收和国际市场影响力，还进一步加强了Aurobindo的供应链管理能力，促进了全球化供应链的整合。API业务的全球布局为其未来在国际市场中的进一步扩展打下了基础。

3．进入仿制药市场，垂直一体化初见成效（2000年）

2000年，Aurobindo进入仿制药领域，正式确立了其垂直一体化的商业模式。这一战略转型是公司发展中的重要里程碑。通过结合其在API领域的优势，Aurobindo能够以低成本生产仿制药，同时确保原料药供应的稳定性和质量。这种垂直整合模式帮助公司有效控制了生产成本，并通过打通上下游供应链，增强了其在全球仿制药市场中的竞争力。Aurobindo从原料药到仿制药的一体化生产让其迅速成为全球仿制药市场的强劲竞争者。

4．首次公开募股（2001年）

2001年，Aurobindo Pharma Ltd. 在印度孟买证券交易所（BSE）和国家证券交易所（NSE）成功上市，为公司筹集了大量资金。这一事件为其进一步扩展垂直一体化业务和供应链整合提供了资本支持。上市后的Aurobindo迅速扩充了API产能，并加速了仿制药业务的全球扩展。公司利用筹集的资金提升生产设施和技术水平，进一步巩固了其在全球供应链中的地位，尤其是在API供应上的领先地位。

5．与辉瑞合作，供应链全球化迈出重要一步（2009年）

2009年，Aurobindo与全球制药巨头辉瑞达成重要合作协议，成为辉瑞在抗生素、抗逆转录病毒药物（ARV）和中枢神经系统药物领域的主要API供应商之一。这一合作不仅帮助Aurobindo大规模进入全球市场，还展示了公司在供应链整合方面的卓越能力。通过与辉瑞的合作，Aurobindo得以更加稳固其在全球医药供应链中的地位，并加强了API生产与仿制药制造的联动性，使其供应链更加高效和全球化。

6．收购Actavis部分欧洲资产（2014年）

2014年，Aurobindo收购了Actavis公司在欧洲的部分资产。这一收购进一步强化了Aurobindo的全球供应链布局，特别是在欧洲这一重要市场的影响力。通过这次收购，Aurobindo获得了强大的欧洲生产基地，并将其API和仿制药业务整合到当地市场中。该事件标志着公司在供应链整合方面的重大进展，使其从原料药到成品药的供应链管理更加国际化和高效化。

7．参与印度政府的生产挂钩激励计划（PLI）（2020年）

2020年，Aurobindo参与了印度政府推出的"生产挂钩激励计划"（PLI），旨在减少对进口原料药的依赖并推动本土API生产能力的发展。Aurobindo获得了多个重要API生产项目的资助，包括青霉素G、7-ACA和硫氰酸红霉素。这一计划进一步推动了Aurobindo的垂直一体化发展，通过增强其上游原料药生产能力，公司能够更好地整合供应链，减少对外部原料的依赖。这不仅增强了公司应对全球供应链中断的能力，还巩固了其作为全球领先API供应商的地位。

第十二章
中药行业

第一节 中药行业概览

一、什么是中药？

中医药是中华民族几千年来对生命、健康与疾病探索与总结的结晶，涵盖了汉族以及众多少数民族的传统医药知识和实践。作为独具中国特色的医疗体系，中医药不仅体现了中国古代对人体与自然关系的深刻认识，还在实践中不断发展完善，形成了一整套理论和技术方法。中医药的核心理念可以追溯到先秦时期的《黄帝内经》，其中提出的"阴阳五行"和"天人合一"的学说奠定了中医理论的基础。这种思想主张人体与自然界是相互依存、动态平衡的关系。通过阴阳的调和、五行的相生相克来解释人体健康与疾病的变化，这不仅体现了古代中国人的哲学思维，也为后世的中医理论发展提供了理论框架。随着历史的推进，各代医家不断丰富和完善中医药理论，涌现出大量代表著作与经典方剂，如东汉时期的张仲景《伤寒杂病论》、明代李时珍的《本草纲目》等，都是中医药理论宝库中的璀璨明珠。这些经典文献奠定了中医药在诊断、治疗和预防疾病方面的基础。

中医药的独特之处在于它强调整体观念和辨证施治。在预防保健方面，中医通过养生理论强调"治未病"，即通过调节生活方式、饮食习惯、情志状态来预防疾病的发生。在治疗疾病时，中医讲究因人、因时、因地制宜，强调"辨证论治"，即根据患者的具体病情和体质特点，采用不同的治疗方案。此外，中医药在疾病康复阶段也有着显著的优势，尤其在慢性病调理和整体康复方面，中医药通过平衡身体的内在系统，帮助患者恢复健康。

中药是中医药体系中的重要组成部分，指的是在中医理论指导下用于预防、治疗和诊断疾病的物质，具有康复和保健作用。中药来源广泛，主要包括植物、动物和矿物药，其中以植物药最为常见，因此有"诸药以草为本"之说。中药经过千年的传承和应用，形成了庞大的药物体系，并在现代医学中也占有一席之地。无论是过去、现在，还是未来，中药都是中国医疗体系中不可或缺的重要力量。

二、中药的分类

中药的分类体系复杂而细致，涵盖了从天然原料到精制成品的多个层次。随着中药产业的不断发展和市场需求的多样化，中药逐步形成了完善的分类体系，其中包括中药材、中药饮片、中药配方颗粒、中成药、中药OTC药品以及中药处方药等，每个类别都有其独特的生产、加工和应用方式。

1．中药材

中药材是中药体系的基础原料，主要包括植物药、动物药和矿物药三大类。植物药是中药材的主流，种类繁多，资源丰富。例如，甘肃的当归，宁夏的枸杞，青海的大黄，内蒙古的黄芪，东北的人参、细辛、五味子，山西的党参，河南的地黄、牛膝、山药、菊花等，这些道地药材因产地特殊、品种优良、疗效显著而著称于世。道地药材是指在特定地域种植或采集的药材，由于这些地区的气候、土壤和环境条件有利于特定药材的生长，因此其药效往往优于其他产地。道地药材不仅历史悠久，而且其生产过程注重传统工艺和质量控制，使得这些药材在临床应用中疗效更为突出。

2．中药饮片

中药饮片是指经过传统炮制工艺加工后的中药材，可以直接用于中医临床。炮制是中药加工的重要步骤，通过一系列物理和化学处理方法，如洗、漂、泡、渍、炒、煨、蒸、煅等，来调整药物的性质、增强疗效或减少毒副作用。比如，大黄在未经炮制时具有强烈的泻下作用，而经过煨制处理后则泻下力减弱，适合治疗慢性病或体虚患者。不同的炮制方法会对中药的药效产生显著影响，因此，炮制不仅是中药饮片生产的关键环节，也是中医理论的具体体现。中药饮片广泛应用于中医院和中医诊所，是中医临床诊治的重要基础。

3．中药配方颗粒

中药配方颗粒，又称免煎中药颗粒，是以中药材为原料，经过炮制、提取和浓缩工艺加工而成的单味颗粒，供临床使用。这种现代化的中药剂型因其无需煎煮、服用便捷、剂量精确等优点，受到了广泛欢迎。传统中药需经过烦琐的煎煮过程，而中药配方颗粒大大简化了这一流程，适合现代快节奏生活方式的患者使用。同时，由于这些颗粒在生产过程中经过严格的质量控制，保证了药效的稳定性和一致性。中药配方颗粒不仅保留了传统中药的治疗优势，还进一步优化了中药的使用体验，尤其适合医院和社区医疗机构的推广应用。

4．中成药

中成药是以中药材为原料，依据中医药理论，在特定的处方和工艺指导下制备的成品药品。作为商品化的中药制剂，中成药经过国家药品监督管理部门的批准并制定了明确的药名、剂量、规格、质量标准、适用范围和禁忌事项。中成药的剂型多样化，包括片剂、胶囊、丸剂、膏剂、口服液等，适应不同患者的需求。中成药通过标准化生产，在保证疗效的同时，具有使用方便、储存稳定、质量可控等优点。许多中成药不仅在国内市场广泛应用，还出口到全球多个国家，成为国际市场上颇受欢迎的天然药物之一。典型的中成药如银翘解毒片、六味地黄丸、安宫牛黄丸等，都在不同的治疗领域享有很高的声誉。中成药市场正在快速发展，主要分为三个细分领域：精品中药、品牌OTC和创新中药。这三个领域各自具备独特的市场特性和发展趋势。

（1）**精品中药**　精品中药市场近年来实现了量价齐升，传统的老字号品牌在现代市场中重新焕发了活力。精品中药的核心竞争力在于上游中药材的稀缺性，特别是一些野生动植物资源日益匮乏，导致这些中药材的供应更加有限。同时，部分中药配方是国家保密配方，进一步提升了其市场价值。品牌效应在精品中药中尤为重要，主要面向高净值客户群体，具有较强的议价能力。这类中药产品不仅依赖于稀缺的原料，还强调传承和独特的制药工艺，因此在市场中占据了高端定位。由于部分药材的人工养殖效益较低，人工养殖积极性不高，精品中药的资源供给也较为紧张。

（2）**品牌OTC**　品牌OTC（非处方药）市场随着消费者自我诊疗意识的增强和新零售渠道的赋能而蓬勃发展。非处方药在满足日常健康需求、提高药物使用便捷性、降低医疗成本等方面发挥了重要作用。患者通过自行购买品牌OTC药物，可以实现轻微疾病和慢性病的自我治疗，从而有效减轻医院负担，缓解医保基金压力。品牌OTC药品的合理使用，有助于推动我国医改和药物分类管理政策的目标实现。近年来，新零售渠道的兴起，进一步推动了品牌OTC的普及，使消费者能够通过线上线下多种渠道获得便捷的药品购买体验。

（3）**创新中药**　创新中药市场也在迅速崛起，随着中药创新体系的逐步完善和审评加速，企业的研发成本得到了有效控制。与西药创新不同，中药创新更加注重经典名方的现代应用、基于真实世界的研究，以及积累的人用经验。通过经典方剂、院内制剂和临床经验方的创新研发，中药创新体系变得更加多元化。此外，随着中药新药注册审批制度的不断完善，越来越多的中药创新药物进入了收获期，展现出广阔的市场前景。

5. 中药OTC药品

中药OTC药品是指无需医师处方即可自行购买和使用的中成药或中草药制剂，广泛应用于日常保健、轻微疾病治疗及预防。此类药品通常具有安全性高、不良反应低、使用便捷等特点，涵盖感冒、消化不良、皮肤病等多个领域。例如，感冒灵颗粒、藿香正气水和六味地黄丸等。OTC中药由国家药监局（NMPA）审批，并分为甲类和乙类，甲类需在药店销售，乙类可在超市购买。

6. 中药处方药

中药处方药是指需执业医师或执业助理医师开具处方，患者方可购买和使用的中药，包括中成药和中药饮片。此类药品多用于治疗较复杂或慢性的疾病，疗效确切，但可能伴随一定风险，需在医生指导下使用。例如，安宫牛黄丸、血府逐瘀丸、附子理中丸等。中药处方药受国家严格监管，需在医院或特定药房销售，确保合理使用，降低误用风险。其研发与推广需兼顾疗效、安全性和市场需求，以提升商业价值。

三、中药市场的发展历程

中药市场的发展历程是伴随着政策调整、市场需求变化和技术创新而逐步演变的。从2000年至今，中药行业经历了多个阶段的变革与发展，每个时期都有不同的市场驱动力和发展特点。

1. 2000—2005年：中药注射剂主导的快速增长

2000—2005年是中药注射剂市场高速增长的阶段，尤其是在肿瘤、心脑血管疾病、抗细菌和病毒感染等领域的应用推动了市场的快速扩展。中药注射剂因其便捷、高效、吸收快的特点，在这一时期逐渐成为市场的主导产品。针对多种慢性病、重大疾病的治疗需求，中药注射剂在医院临床中得到广泛使用，并在抗肿瘤、心脑血管疾病治疗、抗感染等关键领域占据重要地位。这种增长得益于当时医疗体系对中药注射剂的需求旺盛，且政策支持较为宽松。然而，中药注射剂也因其存在的质量标准不一、部分安全性问题和使用不当引发的不良反应，在后期受到一定的监管压力。

2. 2006—2013年：注射剂仍主导，品牌与创新中药崛起

进入2006年，中药行业进入了一个新的调整期。虽然中药注射剂仍然是市场的主导产品，但品牌中药和创新中药开始崛起，逐渐成为市场的重要增长点。与此同时，国家加大了对医药行业的监管力度，特别是在反腐和药品价格控制方面进行了多次重大政策调整。在2006年和2013年的反腐浪潮中，医药行业的商业环境受到一定冲击，招标降价和行业整顿加剧了市场竞争。例如，2006年鱼腥草注射剂、2008年茵栀黄注射剂、2009年双黄连注射剂和清开灵注射剂等中药注射剂陆续被整顿或限制使用。这些调整有利于提高行业集中度，推动了行业的洗牌和资源的重新配置。2009年，新一轮的医药改革政策出台，旨在控制药品价格和医疗费用。这一政策环境虽然对抗生素类药物的使用施加了更严格的限制，但中药特别是中药注射剂在此背景下依然保持了较为亮丽的表现。2009版《国家基本药物目录》纳入28个中药注射剂，2012版《国家基本药物目录》增至36个，其中部分中药独家品种受益匪浅。随着地方增补政策的推出，多个品牌中药借此获得了更多市场机会，从而进一步扩大了市场份额。

3. 2014—2021年：控费加剧与注射剂市场放缓

2014—2021年，中药行业面临更严格的控费政策和监管要求，尤其是注射剂市场开始放缓。国家继续加强对药品的费用控制力度，推动临床路径的推广，以期规范化治疗流程并降低医疗成本。

2015—2016年，药品招标制度进一步完善，二次议价机制被引入。这一制度使得医药市场竞争更加激烈，药品价格进一步被压低，特别是中药注射剂面临巨大压力。与此同时，《药品重点监控目录》的出台和"药占比考核"（要求医院中药占药品总支出比例下降到30%）政策的推行，使得中药注射剂的市场份额进一步受挤压。许多中药注射剂被纳入重点监控范围，使用量和市场增长显著放缓。此外，临床路径的推广使得中药的使用更加规范化，创新中药在此阶段也逐渐获得更多市场关注。但总体而言，这一时期中药行业的增速较为缓慢，注射剂市场特别受到限制，获批的新中药品种也明显减少。

4. 2021年至今：鼓励政策与创新驱动

自2021年以来，国家陆续出台了一系列鼓励中药创新和发展的政策，推动中药行业进入新一轮的快速发展期。《"十四五"中医药发展规划》（2022年发布）明确了中医药产业在

"十四五"期间的发展目标和重点任务,强调中药的创新发展和国际化。2021年以来,国家药监局加快了中药新药的审评审批流程,尤其是基于经典名方、院内制剂和真实世界临床数据的中药创新药研发得到了更多政策支持。国家药品监督管理局印发《关于促进中药传承创新发展的实施意见》鼓励中药企业通过技术创新推动产品升级,提出了"经典名方+现代科技"的双轨研发思路。随着国家医保政策的调整,越来越多的创新中药被纳入医保报销范围。这不仅有助于扩大中药的市场覆盖率,也为患者提供了更多的用药选择,提升了中药的可及性和使用率。

四、中药的安全性和有效性质疑

中药的安全性和有效性问题长期以来备受质疑。历史上的监管体系和研发模式未能完全跟上现代医学的发展节奏,导致许多中药产品缺乏规范的临床前和临床试验支持,积累了大量"历史欠账"。虽然中药在中国有着悠久的历史和广泛的应用,但在现代医学框架下,其疗效与安全性的科学证据相对薄弱,尤其是在全球药品安全性标准不断提升的背景下,中药面临的挑战更加明显。

1. 历史包袱:地方标准升国家标准的不足

2001—2004年,国家药监局推动了药品注册标准的提升,旨在将地方标准(地标)药品转为国家标准(国标)。这一政策的实施在当时被视为提升中药质量和安全性的关键步骤。然而,直到2023年3月31日,中成药批准文号达到57343个,其中40744个是从地标转为国标的品种,占比高达71%。但是,大多数地标升国标的中药,在注册时并未经过严格的临床前和临床试验。

数据显示,在对410份中药说明书的调查中,302个品种的【不良反应】一项标注为"尚不明确",占比73.7%;262个品种的【禁忌】项同样不明确,占比63.9%。这种信息的缺失不仅反映了中药在研发过程中的不规范性,也使得消费者在使用中药时面对更多的不确定性。更为严重的是,中药不良反应的潜在风险。2022年全国药品不良反应/事件报告显示,共涉及怀疑药品218.5万例次,其中12.8%与中药相关,5.9%的严重不良反应报告与中药有关。在这些不良反应事件中,24.8%与注射给药有关,62.5%与口服给药相关。这些数据表明,尽管中药被普遍认为是"天然、安全"的治疗手段,但其在实际使用中依然存在潜在的安全风险。

2. 中药新药研发停滞不前的原因

中药新药的研发在过去的数十年中进展缓慢,特别是2016—2020年,中药新药的获批数量显著减少。这一停滞的背后,是一系列复杂的因素共同作用的结果。首先,中药注射剂的风险事故频发,使得中药行业的整体信任度受到影响。中药注射剂因其迅速起效的特点,曾被广泛应用于多种疾病的治疗。然而,随着大量不良反应事件的报告,其质量控制和安全性问题暴露无遗。这使得国家加强了对中药注射剂的监管,药企在开发此类产品时也变得更加谨慎。其次,中药的审评审批体系尚未完全成熟,未能为中药新药的研发提供充分的支持。

中药新药的创新难度较大,其作用机理复杂且缺乏明确的评价体系。相比化学药物,中药的多靶点、多系统调节机制难以在传统的药物试验模型中得到验证,导致新药研发周期长、投资风险大。再加上2015年国家食品药品监督管理总局发布了严查新药临床数据造假的政策,进一步加剧了中药新药的审评难度。2016—2020年,中药新药的年均申报数量仅为31.6件,年均获批数量仅为2.6个。这表明,中药新药的开发在这一阶段几乎陷入了停滞状态,制药企业也对新药研发持更为保守的态度。

3. 临床评价体系的不足

中药新药"难产"的背后,还反映出其临床评价体系的不完善。2012—2020年,中国境内批准上市的中药新药数量逐年下降,从2012年的17个降至2020年的3个。中药新药的审批速度和数量远低于化学药物新药,主要原因之一是现有的临床评价体系未能有效适应中药的特点。自2002年起,中国的中药新药审评基本采用现代循证医学证据评价体系。然而,循证医学强调通过随机对照试验(RCT)来验证药物的疗效,但中药的疗效往往表现为多靶点、多维度、整体调节等特点,这些复杂的治疗机制很难通过单一的、线性的试验模式进行有效验证。更为根本的是,现代药物审评体系主要以治疗"病"为核心,而中药则以调理"证候"为主,这种理论上的差异使得中药在新药研发中的临床试验设计方面往往难以契合现有的评价标准,导致中药新药的审评通过率较低。

此外,中药在药材基原、物质基础、作用机理和副作用等方面的基础研究也相对滞后。相比于现代化学药物,中药的研发路径更多依赖于传统经验和历史传承,基础研究的薄弱使得中药在科学化、现代化的进程中举步维艰。与此同时,中药企业大多以营销驱动为主,研发投入和创新能力严重不足,进一步限制了中药新药的开发和国际化进程。

五、中药注册的突破

"三结合"模式的引入,标志着中药注册管理和技术评价体系的重塑,推动了中药全生命周期的科学化管理。1985—2020年,我国中药新药的临床试验和技术要求经历了从经验型、粗放型向规范化、科学化发展的三个阶段。虽然中药研发的质量有所提升,但临床试验数据的真实性、规范性和可靠性仍然存在不足,疗效评估多依赖症状性软指标,难以达到现代药物评价的高标准。这些问题使得中药新药的研发和推广面临较大阻力。

为了解决这些行业痛点,国家陆续出台了一系列政策。2019年10月,国务院发布了《中共中央 国务院关于促进中医药传承创新发展的意见》,要求对中药的分类注册管理进行改革,优化以人用经验为基础的中药新药审评审批流程。核心的突破在于建立了"中医药理论、人用经验、临床试验"三结合的中药注册审评证据体系,全面提升了中药新药审评的科学性和系统性。这一体系的提出,帮助中药在现代医学标准下得到更加合理的评价。

2020年版《药品注册管理办法》进一步将中药注册分类明确为中药创新药、中药改良型新药、古代经典名方中药复方制剂和同名同方药等多种类别,为中药研发提供了更清晰的路径。这一分类改革不仅为中药的开发和申报提供了更加灵活的模式,也帮助不同类型的中药产品在法规框架内得到更合适的管理和评价。此外,国家药监局和其药品审评中心(CDE)

在随后的几年中，发布了大量技术指导文件，针对中药的药学研究、制剂生产、质量研究和注册申报等环节提供了具体的指导。这些技术文件强化了中药在全生命周期内的安全性和有效性管理，确保中药产品从研发到上市的每一步都有明确的质量和技术标准。通过"三结合"模式和新政策的推动，中药的注册管理和技术评价体系得到了根本性改进，不仅促进了中药研发的现代化，还为其未来的发展奠定了更为坚实的科学基础。

六、中药集采的特点

从中成药集中带量采购的拟中选与备选结果可以看出，国家在中药领域的政策导向和市场反应呈现出一些独特的特点。首先，中成药产品在带量采购中的平均降价幅度约为40%，但独家品种的降幅仅在10%左右，这远低于化学药品通常60%以上的降价幅度。这一现象不仅表明了国家通过带量采购引导企业理性竞争的意图，还体现了国家医保政策对中药的区别性待遇。通过保持独家品种较低的降幅，国家希望激励企业更多地关注研发和创新，推动中医药行业从以往重营销的模式向高质量发展的方向转变。这种差异化的政策也反映出国家在医保账户上的战略性开放，目的是支持中医药的传承与创新发展。

其次，从集采数据看，独家品种在集中带量采购中的参与比例较低。在过往的集采中，独家品种仅涵盖两次，且占比仅为18.6%，这类品种的降价幅度平均为10%左右。这表明，中成药中的独家品种在很大程度上具有"免疫"集采的特性。对于主营业务中独家品种占比较大的公司来说，这种"免疫性"显然是一个优势，可以使企业在集采的价格压力下仍能保持一定的利润空间，受益于集采政策。

独家剂型在集采中的表现则更加复杂。尽管在部分地区，如广东等6省联盟、北京市、山东省和全国30省联盟，独家剂型的降价幅度低于非独家产品，但在湖北等19省（区、市）联盟和上海市的集采中，独家剂型的降幅反而更大。这表明，独家剂型并不一定能获得较低的降幅。只有当该剂型对应的产品在市场上竞争相对不足时，独家剂型才能真正受益于带量采购，保持较小的降价幅度。

对于非独家产品，平均降幅通常较高，许多产品的降幅超过60%。然而，市场竞争相对不足的非独家产品在降价中也能表现出相对较小的降幅。杏灵滴丸就是一个典型例子，其降幅较小，表明非独家产品的降价幅度不仅取决于市场竞争，还与具体产品的市场地位和竞争态势有关。一般来说，市场竞争越激烈，非独家产品的降幅就越大。

最后，非处方药（OTC）品种因不在医保支付范围内，因此不受集采降价的影响。这类产品的市场价格和销售策略更多受到市场需求和企业营销模式的影响，而非医保政策的直接调控。

七、中药医保目录的特点

近年来，国家医保目录对中成药的覆盖范围呈现出持续扩展的趋势，反映出中医药在国家医疗体系中的重要性不断提升。国家医保目录内中成药品种总数再创新高，由2000年版医保目录的575种，增加到2024年版医保目录的1394种。这种扩容不仅表明了国家对中医药产业的政策支持，也反映了中成药在临床治疗中的广泛应用和需求增长。

中成药在国家基本药物目录（基药目录）中同样呈现扩容趋势。2018年版基药目录中，中成药的品种数量达到268个，相较2009年的102个，增加了166个。中成药在基药目录中的占比接近四成，这一比例显现出中药在基础医疗体系中的重要作用。随着中医药在临床中的应用逐渐增加，业内普遍预期，新版基药目录在未来的调整中，中成药品种有望继续扩容，进一步巩固其在基本药物体系中的地位。

新版基药目录的调整正处于推进过程中，"医保+非基药"产品有望率先入选基药目录。基药目录与医保目录的协同效应正逐步显现，已经纳入医保的非基药产品可能在下一轮基药目录调整中率先入选。一旦这些中成药被纳入基药目录，它们将享受到政策红利，借助一系列机制优势，如加速挂网、临床优先使用，以及不设置药占比等，有望实现快速市场化。这一政策支持将帮助新入选的中成药产品在医疗机构中更广泛地应用，并加速其销售增长。

第二节 核心价值链

一、中药创新药

中药的创新驱动正在引领中医药行业走向高质量发展的新时代。在新药研发方面，既体现了对中医药传统的传承，又展现了现代科技和生命科学的创新成果。通过深挖中医药的原创理论，同时结合新发现的生命科学规律和新技术，中药行业正逐步提出创新的疾病诊治方案，实现了"守正创新"这一核心理念。中药的传承不仅限于延续古方和经验，更在于将这些传统知识与现代科学技术相结合，推动行业不断向前发展。

1. 中药品种保护制度的变革

2022年12月，《中药品种保护条例（修订草案征求意见稿）》的出台，打破了过去中药行业中"保护品种一保永逸"的局面。这一条例的修订标志着中药行业将面临更加激烈的市场竞争。过去，中药品种一旦被列入保护名单，企业可以长时间享受相对垄断的市场地位，然而随着保护期的结束，未来中药保护品种或将迎来行业洗牌。中药品种的市场格局将更加开放和透明，迫使企业在保护期内不断提升产品质量和技术含量，以应对保护到期后可能面临的竞争压力。这一变化为中药行业提出了新的挑战，同时也为市场注入了新的活力。未来的市场竞争将不仅仅依赖于保护期的"护航"，更多依赖于产品的创新能力和研发实力，这将有助于推动整个中药行业从注重保护走向注重创新和高质量发展。

2. 中药创新药的多重优势

相比于化学药物和生物创新药，中药创新药具备多重独特优势，推动其在研发和商业化阶段脱颖而出。首先，基于中医药的丰富经验，中药创新药的研发风险相对较小。中医药在数千年的应用中积累了大量临床经验和数据，为中药创新提供了可靠的基础。这种优势不仅降低了研发成本和时间，也提高了研发成功的几率。其次，中药创新药在商业化阶段虽然销售达峰速度较慢，但其生命周期通常更长。这意味着中药产品可以在市场上持续获得稳定的收入，尤其是那些经过长期市场验证的中药品种。再加上中药品种保护和专利保护政策的双重支持，独家中药产品在市场中的竞争格局良好，企业可以在较长时间内维持其市场份额。此外，中药创新药的优势还体现在其医保政策的支持上。许多中药产品有望优先列入医保目录或国家基本药物目录，减少了企业在价格谈判和集采中的降价压力。中药在医保谈判中的降价风险相对较小，这为企业的长期盈利提供了有力保障。

3. 珍稀濒危中药材替代品研制

2024年10月，国家药监局和国家中医药管理局联合发布的《国家药监局 国家中医药局关于支持珍稀濒危中药材替代品研制有关事项的公告》，标志着中国中药行业迈入了可持续发展的新阶段。此公告提出了对珍稀濒危药用动植物资源的保护和替代品研制的支持政策，倡导通过野生抚育、人工繁育等手段减少珍稀资源的过度采集压力，同时鼓励替代品的开发和应用。这一政策对于中药行业的影响不可低估。长久以来，中药材供应链中部分珍稀药材面临资源枯竭的风险，市场供应波动较大，不仅影响药物生产的稳定性，还推高了中药材的价格。通过替代品的研发，行业可以减少对野生资源的依赖，使得一些濒危药材在供应上更加可控，同时降低成本。这也意味着中药企业能够在满足疗效和安全性的前提下，采用更加可持续的方式来生产中成药和中药配方。对于中药创新药领域而言，替代品研制提供了新的思路和技术拓展空间。替代品的开发需要深入分析珍稀药材的活性成分和药理作用，这不仅推动了中药成分的科学研究，还激励企业从源头上创新，开发功能相似或更优的合成或天然替代物。

二、审评审批加速

中药新药的申报与获批量在近年来呈现出加速的趋势，种类也日益丰富。在2015年发布《关于改革药品医疗器械审评审批制度的意见》之前的四年中，每年都有超过10款中药新药获得批准。然而，随着药品审评改革的推进，中药新药的上市审评趋于严格，尽管新药临床试验申请（IND）审评通过数量有所增加，但实际上市的新品种数量却大幅减少。这一现象持续了几年，但随着中医药支持政策的陆续出台，尤其是2020年版《药品注册管理办法》及其配套文件《中药注册分类及申报资料要求》的实施，中药新药的上市进程显著提速，过去三年中药新药的上市数量保持在两位数水平，显示出行业回暖的趋势。

1. 审评审批提速，研发投入较低

相比于化学药物和生物创新药，中药创新药在研发和审批环节展现出明显的优势。自2020年9月《中药注册分类及申报资料要求》以及2022年4月发布的《基于"三结合"注册审评证据体系下的沟通交流技术指导原则（试行）》出台以来，中药创新药的研发和审批流程变得更加具有方向性和可操作性。数据显示，中药创新药从首次申请上市到获批的时间，普遍在0~1.2年，这一速度明显快于化学药物和生物创新药的8个月至1.6年。此外，中药创新药的研发成本相对较低。据各大上市公司的公告，近年来上市的十余款中药创新药的累计研

发支出普遍在1000万元至1亿元之间，这与化学药和生物药的高昂研发成本形成鲜明对比。中药创新药在投入和产出上的这种优势，为企业在激烈的医药市场中提供了竞争优势，也为中药企业的创新驱动发展创造了条件。

2．中药新药申报与上市趋势

政策支持下，中药行业的创新研发热情持续高涨，审评审批呈现加速趋势。从申报和批准数据来看，2019—2024年，分别有3款、6款、9款、11款、23款、39款中药新药申报上市，显示出中药新药申报数量的逐年增长；分别有1款、4款、9款、6款、10款、12款批准上市，上市批准数量逐年持续上升，但增速明显放缓。2024年全年中药获批上市新药共12款，其中，创新药3款，古代经典名方9款，古代经典名方NDA批准率达到100%。从治疗领域来看，呼吸系统疾病、神经系统疾病以及内分泌系统疾病用药一直是中药新药研发的优势领域和热点，反映了中药在这些慢性病和复杂疾病领域的独特作用和潜力。

从申报数据来看，中药新药的申报也呈现出加速的态势。2019—2023年，分别有3款、6款、7款、10款和23款中药新药申报上市，显示出中药新药申报数量的逐年增长。到2024年5月31日，已经有18款中药新药申报上市，占2023年全年数量的78.26%。这一趋势表明，中药创新药的研发热情持续高涨，行业的研发投入和新药申报正在加速。

3．创新药和古代经典名方复方制剂引领发展

从中药新药的注册类型来看，行业传承与创新并重的特点愈发明显。中药新药的研发偏重于创新药和古代经典名方复方制剂，显示出行业不仅在传承中医药文化，还在积极进行现代创新。尤其是1类创新药的占比明显高于其他类型的中药，这些创新药物的获批反映了中药企业在技术创新、临床应用和药物开发上的不断突破。

三、中药配方颗粒

中药配方颗粒纳入中药饮片管理范围，标志着其享受了与传统中药饮片相同的政策红利，包括享有25%的加成以及不占医院的药占比。这些政策优惠大大提高了医院开具中药配方颗粒处方的动力，推动了其销量的增长。同时，与化学药和中成药相比，中药配方颗粒和饮片不参与一致性评价，且由于集采难度较大，企业能够在定价和市场竞争中维持较为稳定的利润水平。

中药配方颗粒的发展至今已有30多年的历史，大致可以分为三个阶段。

1．第一阶段：科研探索期（1987—2000年）

1987年，卫生部与国家中医管理局联合发布《卫生部、国家中医药管理局关于加强中药剂型研制工作的意见》，明确提出了"开发中药新剂型"的战略目标，要求中药剂型向"体积小、毒副作用小、使用量少、效力高、生产和使用方便"的方向发展。广东省中医研究所在此背景下率先开始了中药配方颗粒的研究和改良工作。1993年，国家科学技术委员会与国家中医药管理局将中药配方颗粒列入"星火计划"，这一政策加速了中药配方颗粒的科研进

程。1994年，广东一方制药被国家中医药管理局科技司确定为"单味中药饮片浓缩颗粒研究开发试点单位"，江阴天江提出的"中药饮片浓缩颗粒剂"项目列入国家火炬计划，标志着中药配方颗粒研究得到了国家的高度重视与支持。

2．第二阶段：试点推广期（2001—2015年）

这一时期中药配方颗粒生产进入了试点推广阶段。2001年，国家药品监督管理局（SDA）发布了《中药配方颗粒管理暂行规定》，明确将中药配方颗粒纳入中药饮片管理范畴，并要求其实行批准文号管理。这一政策规定，仅有6家企业获得生产试点资格，包括江阴天江、广东一方、北京康仁堂等龙头企业，且试点企业需要满足"研制品种超过400个"等严格要求，生产的配方颗粒只能用于指定的备案医院。为了进一步规范行业发展，2003年，国家食品药品监督管理局出台了《中药配方颗粒注册管理办法（试行）》，对注册生产和临床应用进行了更为细致的规范，并明确了国家标准与非国家标准品种的注册申请流程。

3．第三阶段：全面放开期（2016年至今）

2016年，中药配方颗粒行业迎来了全面发展的新阶段。随着行业试点的扩大，更多省级企业获得生产许可，逐步形成了全国范围内的竞争格局。2015年，国家食品药品监督管理总局发布的《中药配方颗粒管理办法（征求意见稿）》提出，企业应向所在地省级药监部门申请中药配方颗粒的生产许可证变更，试点审批权下放至省级。此后，超过60家企业进入了配方颗粒的生产领域，但这些企业的产品在试点期内只能在本省内销售。

配方颗粒行业的全面放开始于2021年。国家药典委员会在2016年发布了《中药配方颗粒质量控制与标准制定技术要求（征求意见稿）》，推动了配方颗粒国家标准的研究。到2019年，国家药典委员会发布了部分中药配方颗粒的统一标准，标志着这一行业逐渐实现了标准化。2021年，国家药监局、国家中医药管理局、国家卫生健康委员会（国家卫健委）和国家医保局联合发布《关于结束中药配方颗粒试点工作的公告》，正式宣布试点工作结束，行业全面放开。

四、古代经典名方

古代经典名方，是中医药文化传承中的瑰宝，至今仍在临床上广泛应用，因其疗效确切、特色鲜明、优势显著而被认可。古代经典名方中药复方制剂是指基于这些古代中医典籍中记载的方剂，按固定处方配伍，经过现代化的生产工艺如水提、分离、浓缩、干燥、制粒等加工制作而成的药物制剂，通常作为处方药在中医临床中广泛应用。这类中药复方制剂不仅传承了中医药的核心精髓，还结合了现代制药技术，进一步提升了其质量和应用范围。

1．人用经验证据的豁免政策助力古代经典名方

在中药研发过程中，临床和非临床研究是决定新药是否能顺利上市的关键环节之一。然而，对于古代经典名方及其制剂，近年来政策层面的利好显著降低了研发的难度和成本。2023年2月出台的《中药注册管理专门规定》对古代经典名方、院内制剂和经验方的中药创新药提出了更加灵活的审评机制。根据这一新规，如果中药创新药的处方来源于古代经典名

方、中医临床经验方或医疗机构制剂,在符合一定条件的情况下,部分非临床有效性研究可以被豁免。这意味着,临床经验能够为这些药物的开发提供重要的支持证据,特别是在临床定位、适用人群筛选、疗程和剂量探索等方面可以减少Ⅱ期临床试验的要求。这一政策的实施,对中药研发,特别是院内制剂和经验方的转化具有重要意义。研发者可以利用已有的人用经验证据,加速新药的开发进程,大幅降低研发失败的风险。这不仅缩短了药物上市的时间,也减轻了企业在早期开发阶段的成本压力,为古代经典名方的现代化应用铺平了道路。

2. 古代经典名方与中药创新药的比较

与传统的中药创新药相比,古代经典名方中药复方制剂享有更短的研发周期和简化的研发路径。按照《中药注册管理专门规定》中的豁免条款,古代经典名方复方制剂可以在很大程度上避免烦琐的临床试验阶段。这为中药企业提供了一条快速获取新产品的路径。比如,苓桂术甘汤作为古代经典名方的代表,其从列入经典名方目录到最终获批上市仅用时4年,这一速度在中药创新药的开发中是非常罕见的。

此外,古代经典名方经过数百年甚至上千年的临床验证,疗效确切,经过历代医家的演变与实践,其功效与禁忌已经非常明确,因此在临床终端拥有较高的接受度。相比中药创新药,古代经典名方中药复方制剂的历史经验和临床支持为其产品竞争力提供了强有力的背书,成为中药企业丰富产品管线的重要手段。

3. 古代经典名方与已上市中成药的比较

古代经典名方中药复方制剂的独特之处在于其严格遵循古代医籍的记载,无论是在制备方法、剂型(如汤剂可以制成颗粒)、给药途径,还是在功能主治方面,都与原方保持高度一致。比如,桂枝茯苓丸的处方、制法、剂型和给药途径都与古籍记载基本一致,忠实传承了古代经典方剂的精髓。然而,在现代中药产业中,许多来源于古代经典名方的已上市中成药在传承的基础上进行了现代化的改良,比如桂枝茯苓胶囊,其基于原方开发了新制法,并新增了现代病症的治疗适应证。对于这些经过现代工艺改良,在处方、剂型和适应证方面进行了重大调整的中成药,按照2020年版《中药注册分类及申报资料要求》的规定,这些中药必须开展临床试验研究,以验证其疗效和安全性。这一要求使得古代经典名方与现代中成药在审批和市场准入方面存在较大差异,也进一步确保了中药在现代医学体系下的科学性和安全性。

第三节 日本汉方药

一、日本汉方药的发展历程和启示

1. 汉方药纳入医保体系是推动其发展的关键动力

1976年,日本政府将医疗用汉方制剂纳入国家医保报销范畴,自此开启了汉方药市场的快速增长阶段。此前，日本的汉方药市场规模较小，1976年市场规模约为95.58亿日元，但在两年后的1978年就翻倍增长至200亿日元，到1987年更是突破了1000亿日元大关。这一惊人的增长背后，医保政策的支持是主要推动力量。医保的介入使得汉方药在日本的医疗体系中获得了广泛应用，促进了汉方药的普及与市场扩展。因此，汉方药纳入医保不仅推动了需求的增长，也让汉方药逐渐成为主流治疗手段之一。

2．质量管控与审批政策的规范化推动发展

汉方药的发展并不仅仅依赖于医保体系的支持。随着汉方药纳入医保，日本政府也制定了严格的质量管控和审批政策，确保市场上的汉方药能够达到高质量标准。1975年，日本政府颁布了《一般用汉方制剂承认基准》，该基准收录了210种常用的汉方药处方，成为汉方药审批的主要依据。与中药在中国市场上较为多样的配方来源不同，日本的汉方药审批严格依照这一标准内的处方进行，这保证了汉方药的统一性和可控性。

随后，1976年日本政府制定了《药品生产质量管理规范》（GMP），进一步强化了汉方药的生产质量管理。随着汉方药行业的快速发展，1987年日本汉方制药协会发布了《医疗用汉方浸膏制剂的生产管理和品质管理基准》，这一基准相当于汉方药的GMP标准。通过这一系列的政策和管理措施，日本汉方药行业的质量控制得到了全面提升。与中药行业在部分领域存在的质量参差不齐问题不同，日本的汉方药在质量管理方面形成了系统化、标准化的体系，这不仅提高了其市场信任度，也确保了其安全性与疗效。

3．小柴胡汤事件对行业的冲击与恢复

然而，汉方药的发展并非一帆风顺。20世纪90年代初的"小柴胡汤事件"对日本汉方药市场造成了巨大冲击。这一事件是由于患者在服用小柴胡汤后出现了严重的副作用，特别是在与免疫抑制剂结合使用的情况下，导致肝功能损伤。该事件对汉方药行业，尤其是处于事件核心的津村集团旗下的顺天堂药业，带来了毁灭性的影响，顺天堂药业因此破产。"小柴胡汤事件"对日本整个汉方药市场造成了重大打击，尤其是医疗用汉方制剂的市场规模大幅缩水。尽管1992年日本汉方药市场接近2000亿日元，但受事件影响，之后的市场规模一度跌至1100亿日元左右。这一阶段的汉方药市场发展陷入低迷，许多消费者和医疗机构对汉方药的信心受到打击，行业一度停滞不前。

4．质量管控提升助推汉方药市场复苏

尽管"小柴胡汤事件"让汉方药行业经历了一段低谷，但随着日本政府不断强化汉方药的质量管控和不良反应的监管，汉方药市场逐步恢复并重新走上了发展的轨道。针对"小柴胡汤事件"所暴露的质量和安全问题，日本在后续出台了更加严格的药物安全监控机制，确保每种汉方药在上市后的使用过程中都能够得到更为严密的监管。在经历了一段时间的市场徘徊后，日本汉方药行业逐渐走出了事件的阴影，并重新迈入了增长阶段。到2018年，日本汉方药市场规模才重新超过1992年的水平，显示出行业已经恢复到此前的高点。而在2019年，日本汉方药市场首次突破了2000亿日元大关，标志着汉方药行业的全面复苏和新一轮的加速发展。

二、日本汉方药与中国中药的区别

日本的汉方药与中国的中药虽然都源于传统的中医药理论，但由于两国的医疗体系、监管框架、文化背景等方面的差异，导致两者在市场发展、处方来源、应用方式等方面存在显著区别。这些差异不仅为两国传统药物的发展带来了不同的挑战与机遇，也为中药的国际化提供了宝贵的参考经验。

1．处方来源和品种数量的差异

日本汉方药的处方来源相对单一，且已上市的品种有限。日本政府自1975年起通过《一般用汉方制剂承认基准》对汉方药的处方进行严格管理。所有市售汉方药基本都来源于这个基准，经过多次增补，目前大约有几百个处方被允许用于汉方药的生产和销售。汉方药的配方主要来自《伤寒论》和《金匮要略》等中国经典中医著作，其中《伤寒论》与《金匮要略》贡献了近一半的处方，另有少部分来自日本本土的汉方医籍。自该基准颁布以来，日本的汉方制药企业尚未有成功研发的新汉方药品种，导致汉方药的创新发展相对滞后。在数量上，来自148个医疗用汉方处方的汉方药仅获得近700个批文，而一般用汉方处方（非处方药）的批文也仅有约2400个。这一数据与中国中成药的庞大数量不可相提并论。中国的中药处方体系更为广泛和灵活，拥有数万种批文覆盖不同的中药产品和中成药品种。中国中药在创新和扩展方面的速度明显快于日本，这也使得中国中药市场在品种数量和多样性方面占据了绝对优势。

2．医疗体系与治疗方式的差异

日本汉方药的应用特点与中国的中药存在显著区别。首先，日本汉方药主要由西医开具，而非具备中医诊疗能力的医生。日本的西医在开具汉方药时，主要依赖的是现代医学的诊断方法和西医病名，而非中医的辨证论治理论。换言之，汉方药在日本的使用更多是一种"中药西用"的模式，医生根据患者的病症（如感冒、胃炎等西医病名）选择适合的汉方药。这种模式使得日本汉方药的传统中医药特色相对薄弱，尤其是在辨证论治方面欠缺深厚的理论支持和实际应用。经典的中医理论强调辨证论治，根据患者的体质、症候以及病因，个性化地开具药方。这也是中医药区别于现代西药治疗的重要特色。然而在日本，汉方药的使用更多是标准化和程式化的，医生在治疗时并没有充分运用中医的理论来指导药物选择。"小柴胡汤事件"便是日本汉方药辨证论治基础薄弱的一个显著案例。20世纪90年代初，许多日本患者因不当服用小柴胡汤出现了严重的肝功能损伤，甚至导致一些企业破产。这一事件反映了由于缺乏中医辨证论治的专业基础，西医医生在开具汉方药时未能根据患者个体差异进行个性化治疗，最终酿成了药物不良反应。

3．中医传承与创新的差距

与日本汉方药不同，中国中医药体系拥有深厚的理论基础和丰富的传承历史。中国的中医药教育体系完善，培养了大量具备中医诊疗能力的医生，这使得中药在中国的应用不仅依赖于经典名方，还通过中医理论指导临床实践，发展出更多个性化的治疗方案。中国中医药不仅在传统中医理论的传承方面走得更远，也在创新方面取得了显著进展。近年来，随着中药现代化的推进，中国中药的创新能力大大增强，中药制药企业积极推动新药研发和临床应用，使得中药在全球市场上的影响力逐步提升。相比之下，日本汉方药的研发创新较为滞后。由于汉方药的处方来源受限，日本的汉方制药企业并未在过去几十年里推出新的汉方药品种，现有产品大多依赖于固定的经典方剂。这种创新缺乏使得日本汉方药在应对现代医学需求时显得力不从心，限制了其市场进一步扩展的潜力。

第四节　实例分析：日本津村与中国云南白药

一、日本津村公司：日本汉方龙头

作为日本汉方药行业的龙头企业，津村公司在汉方药的发展史上发挥了至关重要的作用。从其创立之初到如今主导日本汉方市场的历程中，津村公司始终致力于推动汉方药的现代化和国际化发展。

1．1893年：津村顺天堂的创立，奠定汉方药基础

1893年，津村重舍创立了津村顺天堂，这是津村公司前身，标志着津村公司在汉方药领域的起步。最初，津村顺天堂主要生产和销售妇科药物——中将汤。这一方剂是传统汉方药的代表，通过其有效的治疗效果迅速获得市场认可。这一早期成功不仅为公司未来的发展奠定了基础，也推动了汉方药在日本民间的普及，成为许多家庭常备的药物。津村顺天堂的创立和早期发展，为汉方药在日本现代化进程中的长期发展铺平了道路。

2．1974年：进入医疗用汉方制剂市场

1974年，津村公司做出了战略性转型，开始生产和销售医疗用汉方制剂。这一举措标志着津村公司正式进军医疗领域，并成为汉方药在现代医疗体系中应用的重要推动力量。通过将汉方药引入医疗体系，津村公司在汉方药的临床应用上迈出了关键的一步。此举推动了汉方药与现代医学的结合，为后续的市场扩展和科学化发展奠定了坚实基础。

3．1981年：在东京证券交易所上市，奠定其市场领导地位

1981年，津村公司在东京证券交易所成功上市。这一资本市场的突破使津村公司获得了更强的资金支持和市场认知度，为其在汉方药市场的快速扩张提供了重要保障。上市后，津村公司能够进一步加大对汉方药研发、生产及质量控制的投入，推动其在现代汉方行业中的领先地位。这一举措不仅提升了公司在日本的市场影响力，也为汉方药的全球化发展提供了动力。

4．1988年：更名为"株式会社津村"，品牌升级并开始全球化布局

1988年，津村公司正式更名为"株式会社津村"，这一名称的更改标志着公司的品牌升级与

战略扩展。这一时期，津村不仅专注于日本市场，还开始着眼于全球市场，尤其是中国市场。

5．1991年：进入中国市场，推动汉方药国际化

1991年，津村公司在中国深圳设立了分公司——深圳津村药业，标志着其正式进军中国市场。这一举措不仅体现了津村公司对中国传统中医药市场的重视，也推动了汉方药的国际化进程。通过在中国设立生产和销售基地，津村公司进一步扩展了汉方药的全球市场，并推动了汉方药在中国市场的应用和推广。

6．2021年：实现1300亿日元销售额，主导日本汉方药市场

2021年，津村公司实现了约1300亿日元（约合人民币65亿元）的销售收入，占日本汉方药市场总规模的60%，其中在医疗用汉方制剂市场的份额超过80%，成为行业绝对的领军企业。通过专注于老年人相关疾病、癌症辅助治疗以及女性健康领域，津村的10个重点品种销售占公司总收入的50%。其中，大建中汤、抑肝散和补中益气汤三个品种在2020年分别实现销售额104亿、79亿和76亿日元，成为津村公司的核心增长动力。这一成就不仅巩固了津村在日本汉方药市场的领导地位，还为整个行业树立了现代汉方药企业的典范。

二、云南白药：从传统到现代的转型

云南白药的成功发展历程是中国传统中药企业转型现代化的典型范例。作为一个拥有百年历史的品牌，云南白药不仅从传统中药企业成功转型为现代化的医药企业，还在全球市场上占据了一席之地。其转型过程中的五个关键节点，不仅反映了中国中药行业的发展轨迹，也展现了一个传统品牌如何通过创新与市场化战略实现现代化突破。

1．1902年：云南白药的诞生，奠定其传统中药基础

云南白药的诞生可以追溯到1902年，当时名为"曲焕章百宝丹"的配方由著名民间医生曲焕章发明。这款药方以其卓越的止血疗效迅速在中国民间获得广泛认可，成为了治伤止血的中药瑰宝。云南白药的创立标志着传统中医药的一个重要成就，在长期的历史演进中，它始终以其独特的疗效和传统工艺保持着重要的市场地位。这一传统配方奠定了云南白药品牌的初始基础，并成为后续公司品牌发展和扩张的核心竞争力。尽管起步时产品种类单一，但其卓越的疗效使云南白药成为了中国传统中药的标志性代表。

2．1956年：云南白药国有化，开启新篇章

1956年，云南白药被政府收归国有，进入国营企业体制。国有化是云南白药现代化进程中的第一个关键转折点。在此背景下，政府的支持不仅为云南白药的生产和研发提供了更多资源，还让该品牌有了更广泛的市场渠道。这一阶段，云南白药的生产工艺和质量控制得到大幅提升，成为了国家重点保护的中药品牌。同时，政府的投入使得云南白药在国内市场上得以迅速扩展，并开始逐步规范化生产。国有化不仅增强了云南白药的市场影响力，还为其后续的创新和品牌扩展奠定了坚实的基础。

3．1993年：云南白药改制为股份制企业，在深圳证券交易所上市

1993年5月云南省体制改革委员会云体改〔1993〕48号文同意成立云南白药实业股份有限公司，公司同年在深圳证券交易所挂牌上市，成为云南省第一家上市公司。云南白药从国有企业改制为股份制企业，这是其现代化转型的关键一步。股份制改革标志着云南白药从传统国有企业向现代化企业管理体系的过渡，开启了企业发展的新阶段。改制后，云南白药开始实行现代企业管理制度，重点加强了市场化运作、资本运作以及品牌推广。股份制改革不仅改善了企业的经营效率，还使其有能力通过资本市场筹集更多资金用于研发和产品创新。同时，随着公司体制的现代化，云南白药开始探索多元化发展路径，为后续的跨界创新和品牌扩展奠定了基础。

4．2005年：进军口腔护理市场，品牌跨界创新

2005年，云南白药正式进入口腔护理市场，推出了"云南白药牙膏"，这是其品牌跨界创新的典型代表。这一举措不仅标志着云南白药从传统医药向日常健康产品的跨界转型，还推动了企业的市场版图扩展。"云南白药牙膏"凭借其独特的草本配方和云南白药品牌的传统药效优势，迅速在口腔护理市场上占据一席之地。该产品成为了云南白药非药品类产品中最成功的代表之一，也为其实现品牌多元化打下了坚实基础。通过这一跨界创新，云南白药证明了传统中药品牌可以通过技术创新和市场定位，在新的消费领域取得成功。

5．2021年：销售收入逼近400亿元，实现全球化布局

2021年，云南白药的销售收入逼近400亿元，标志着企业在全球化和多元化发展上的成功。作为中国中药行业的领军企业，云南白药在这一阶段不仅巩固了其在国内市场的领先地位，还通过国际合作和跨境投资逐步布局海外市场。云南白药已经从一家以传统中药为核心的企业，发展成为涵盖医疗、健康、个人护理等多个领域的综合性现代化企业。国际化战略的实施也进一步提升了其品牌的全球影响力。

第十三章
医药流通行业

第一节 医药流通行业概述

一、什么是医药流通?

医药商业是医疗行业中关键的中游环节,承载着医药商品从生产到终端消费市场的流通职能。其核心任务是通过采购、销售、调拨、储运等一系列经营活动,将药品供应给下游的终端市场。医药商业的运作机制可以分为批发和零售两个主要环节,分别对应着大宗货物的分销和面向消费者的零售销售模式。

医药流通是医药商业中的核心业务,它将上游的医药生产厂家与下游的经销商、医院、药店及终端消费者联系起来。流通过程通常从药品生产厂家采购,然后通过批发商分发给下级经销商或直接供应给终端客户,如医院和药店。批发和零售是医药流通的两大渠道,批发环节的特点是采购量大、毛利相对较低,而零售环节则由于直接面向消费者,毛利较高,但伴随着更高的销售费用。

批发环节是医药流通的基础部分,通常是生产厂家将药品和医疗器械通过批发商配送至医院、基层医疗机构或药店。有时,一级经销商还会将商品出售给下级经销商,形成多层级的流通模式。然而,近年来,随着中国医药流通市场结构和供应链布局的优化,企业纷纷采取措施减少流通层级,从而提升了运营效率,增强了规模效应。随着市场竞争加剧,企业更加重视供应链管理,通过优化配送流程和信息化手段,提高流通环节的透明度和反应速度,提升整体服务质量。

零售业务则是将药品从批发商或直接从厂家采购后,销售给终端消费者的过程。零售药店是这一环节的主要载体,它们不仅直接向消费者销售药品,还在一定程度上承担了健康管理和用药指导的职能。近年来,随着消费者对医疗健康的需求日益多样化,零售药店不仅在数量上快速增长,还通过扩展药品品类、加强服务、数字化管理等方式,提升了竞争力。

二、中国医药流通的发展历程

回顾中国医药商业的发展历程,从计划经济到市场化改革,再到如今的"两票制"改革,每个阶段的变化都深刻影响了行业的运行模式和竞争格局。如今,随着政策和市场环境的不断变化,医药商业正在向着更加集约化、规范化、透明化的方向发展。未来,随着行业集中度的进一步提升，龙头企业的市场主导地位将更加巩固，而中小型企业则需要通过创新和差异化竞争寻找新的生存空间。

1. 第一阶段：1950—1983年（计划经济时期）

在这个时期，中国医药商业完全由政府主导，处于高度集中管理的计划经济体制之下。政府通过医药局（即如今国家药监局的前身）以及各级医药公司，对药品的生产、流通和分销实行严格的计划管理。医药流通的结构为多层级分销体系，从一级批发站到二级、三级批发站，逐级向下调拨药品，最终将药品供给医院和零售药店。

这种模式的特点是"包销包购"，即政府统一采购并分销药品，所有流通环节均为政府部门或国有企业控制。这一体系的优点在于统一、规范的分销网络，确保药品在全国各地的供应。但其弊端也相对明显，药品流通效率低，层级过多，决策流程烦琐，缺乏市场灵活性和效率。

2. 第二阶段：1983—2000年（区域竞争时期）

随着改革开放政策的实施，中国医药商业开始迈向市场化。计划经济的严格控制逐渐松动，各地二级、三级批发站开始以市场为导向，变得更加独立，并逐渐发展成为区域性流通企业。在这一阶段，医药流通行业迎来了多元化发展的初期，企业数量快速增加，尤其是在一些经济发达地区，如上海、南京等地，地方医药公司通过上市，借助资本市场扩大规模。

然而，这一阶段的市场化初期也暴露出了一些问题。由于缺乏统一的监管标准，行业内企业规模普遍较小，重复建设严重，企业集约度低，管理效率不足，整体利润率也相对较低。医药商业虽然进入了一个竞争性市场，但由于市场秩序不够规范，企业间的过度竞争导致行业陷入困境。

3. 第三阶段：2000—2017年（多元化竞争时期）

进入21世纪后，随着中国加入世贸组织，市场经济体制逐步完善，医药商业迎来了一个快速发展和剧烈竞争的时期。2000年以后，国家出台了一系列政策，旨在规范医药流通市场。例如，推行药品集中招标采购制度，调整药品定价方式，以及医药流通企业的药品经营质量管理规范认证（GSP认证）。这些政策的实施，逐步提高了行业的规范性和透明度。

同时，市场逐渐向买方倾斜，企业数量迅速增长。民营资本和外商资本的涌入，使得医药商业市场进入了多元化竞争的时代。新的商业模式层出不穷，行业内的兼并与重组频繁发生，三家全国性医药流通巨头和十余家区域性龙头企业逐步形成。三家全国性医药流通巨头分别是国药控股、华润医药和上海医药，它们依托强大的供应链网络、庞大的药品资源，在全国范围内提供医药批发、零售及医疗健康服务。此外，十余家区域性龙头企业主要服务于地方市场，它们凭借精细化运营、稳定的客户群体和深厚的本地资源，在特定省份或区域占据主导地位。例如，九州通在湖北、湖南等地实力强劲，重庆医药深耕西南市场，柳州医药在广西具备领先优势。在这个阶段，医药商业的市场化程度进一步加深，企业通过资源整合和资本运作，不断扩大自身的市场份额。然而，过度竞争也带来了市场碎片化的问题。虽然整体行业规模不断扩大，但市场上的中小型企业数量依然庞大，行业集中度不高，药品价格虚高、流通效率低的问题仍然存在。

4. 第四阶段：2017年至今（"两票制"改革时期）

2017年，伴随着"两票制"政策的推行，中国医药商业进入了一个全新的发展阶段。"两票制"是指药品从生产企业销售到一级经销商开具一张发票，再由一级经销商销售到医院或零售终端开具第二张发票。这项政策的核心目标是减少药品流通中的中间环节，降低层层加价的现象，从而压缩药品虚高价格，减轻患者用药负担。

"两票制"的实施对整个行业产生了深远影响。首先，中小型流通企业由于缺乏规模效应和资源整合能力，面临被市场淘汰的风险。其次，行业龙头企业则借助"两票制"带来的市场集中化趋势，通过并购和资源整合，进一步扩大自身的市场份额。医药流通行业的集中度显著提高，几大全国性龙头企业的市场份额逐步扩大，行业进入了"强者更强"的阶段。

在"两票制"改革的背景下，医药商业的市场格局发生了深刻的变化。药品流通环节得到简化，流通效率显著提高，同时，药品价格的透明度和可控性也大幅提升。通过政策的推动和市场的调节，医药商业的集中化趋势逐渐凸显，市场竞争的秩序更加规范，企业的运营效率和服务质量得到了提升。

三、医药流通行业的产业链

医药流通行业的产业链可分为三个主要环节：上游、中游和下游。每个环节都各司其职，确保医药产品从研发生产到最终消费市场的顺利流通和供应。

1. 产业链上游：药品及医疗器材生产厂商

产业链的上游主要由负责药品和医疗器材研发和生产的厂商组成。根据产品类型，这些厂商可以分为七大类：

（1）**西药类厂商**　生产现代医学中的化学药物，包括抗生素、抗病毒药物、抗癌药物等。

（2）**中成药类厂商**　生产基于传统中医理论的药物，如感冒药、消化系统用药和滋补类药物。

（3）**中药材类厂商**　提供中药生产所需的原材料，如中草药的种植和加工企业。

（4）**医疗器械类厂商**　生产医疗设备和器械，涵盖从基础设备（如血压计）到高端设备（如CT机、核磁共振仪）。

（5）**化学试剂类厂商**　生产医疗研究和诊断所需的化学试剂。

（6）**玻璃仪器类厂商**　生产医疗和实验室常用的玻璃器具，如烧杯、量筒等。

（7）**其他类厂商**　生产其他与医疗相关的产品，如诊断耗材和特殊辅助设备。

上游企业的研发能力和生产效率直接影响到整个产业链的供应速度和产品质量，是医药产业的基础。

2. 产业链中游：医药批发和零售企业

中游是医药流通的核心环节，主要由医药批发企业和零售企业组成。

（1）**医药批发企业** 这些企业负责从上游生产厂商采购药品和医疗器械，进行仓储管理、物流配送和销售。医药批发企业的作用是确保产品能够迅速、安全地流通至下游的医院、零售药店和其他终端。代表性的医药批发企业有国药控股、上海医药、华润医药和九州通等，它们通过规模化和系统化运营，在全国范围内建立了庞大的分销网络。

（2）**零售终端** 零售终端是医药产品面向最终消费者的渠道，包括医院、零售药店以及第三方终端，如康复中心、保健中心等。医院是药品消耗的主要终端之一，而零售药店则面向个人消费者，提供处方药和非处方药。知名的医药零售企业有国大药房、大参林、老百姓、益丰药房以及同仁堂等。这些企业通过广泛的连锁药店网络，确保药品能够覆盖各类消费者的需求。

中游环节的批发和零售企业负责确保医药产品的高效流通，优化供应链管理，提升流通效率。

3. 产业链下游：医药产品的消费市场

产业链的下游是医药产品的最终消费市场，主要包括病患和一般消费者。在医疗需求较高的地区，尤其是医药工业发达、市场需求旺盛的华东和华南地区，医药流通行业尤为活跃。这里的消费者需求不仅体现在数量上，也体现在对产品质量和种类的高要求上。

下游市场的需求直接推动了上游和中游的供应和运营。消费者的购买行为、医疗机构的采购需求，都对整个医药流通链产生重要影响。随着医疗服务的不断进步和人们健康意识的提升，消费市场对于药品的种类、质量和可及性提出了更高的要求，这进一步推动了医药流通行业的优化升级。

四、医药流通的竞争格局

中国医药流通行业的竞争格局正在不断演变，集中度持续提升，形成了"4+N"的格局。这一格局中的"4"指的是四大全国性龙头企业——国药控股、华润医药、上海医药和九州通。这些企业凭借强大的规模和完善的供应链，已经在全国范围内建立了稳固的市场地位。它们在收入体量、销售客户数量、产品品类（SKU）等关键指标上，远超行业内其他企业，牢牢占据了市场的主导地位。

与此同时，"N"代表的是各地的地方性龙头企业，这些企业在地方市场上表现强劲，市场份额迅速提升。南京医药、英特集团、嘉事堂、柳药股份、重药控股和中国医药等地方性企业，凭借其对地方市场的深入了解和快速响应能力，逐步扩展影响力。这些地方性龙头企业有望进一步提升份额，在区域市场中占据更大的竞争优势。

1. 央企国企的价值重塑

央企国企凭借资源优势和政策支持，在医药流通行业中占据主导地位。国药控股（国药系）和华润医药（华润系）作为分销龙头，始终稳居行业前列，依托广泛的供应链和强大的分销网络，巩固了其市场主导地位。上海医药依托上海国资背景，实现工商业协同发展，近年来通过创新药的研发进入兑现期，进一步提升了其市场竞争力。国药控股子公司国药股份专注于精麻药品分销，并积极拓展物流、器械、口腔和零售等领域，形成多元化发展格局。重药控股立足重庆，辐射全国，专注纯销业务，特别是在精麻药品的全国分销中具有竞争优势。

2. 民营企业的差异化特色

民营企业通过创新和灵活的商业模式，在市场中取得了显著成就。九州通是四大医药流通商中唯一的民营企业，全面向新零售、新产品、互联网医疗及不动产证券化（REITs）领域转型，展现出强大的市场适应能力。百洋医药作为稀缺的CSO企业，聚焦OTC大健康、肿瘤创新药和高端医疗器械，构建起多元化品牌运营矩阵，逐步扩大其市场影响力。

五、传统的流通模式

医药流通行业在传统商业模式下，主要分为批发模式和零售模式。批发模式通过高效的供销、垫资和配送，保证了大规模药品流通的稳定；零售模式则通过高毛利的小规模销售，直接面向消费者，逐步发展成为更加灵活的市场力量。这两个模式构成了医药供应链的重要组成部分，从生产商到最终消费者之间的流通过程都依赖于它们的高效运作。随着行业的发展和政策的推进，批发和零售模式将不断优化，推动整个医药流通行业向着更加智能化、高效化的方向发展。

1. 批发模式：供销、垫资、配送三合一

批发模式，即分销模式，指的是医药流通企业将药品和医疗器械以大宗销售的形式，批量供给下游的医疗机构、零售药店、基层医疗机构或其他分销商。批发模式是药品流通的关键一环，尤其是面对中国庞大且复杂的医疗需求时，批发企业发挥了"供销、垫资、配送"三项不可替代的功能。

（1）**供销职能** 在中国，药品生产商和下游的医院、药店等零售终端往往是高度分散的，批发企业通过整合大量上游的医药产品，进行商品的归集与分配。批发商利用其广泛的渠道网络，确保各类医药产品能够高效地进入全国各地的终端市场。

（2）**垫资职能** 批发商承担着重要的资金周转角色。由于下游的医疗机构（尤其是公立医院）回款速度较慢，批发企业往往需要垫付资金，确保供应链的正常运转。这一垫资职能在短期内难以被替代，因为下游市场的资金压力较大，批发商通过提供资金周转，保持了药品的稳定供应。

（3）**配送职能** 药品供应强调稳定性和及时性，批发企业通常承担直接的配送工作，确保药品能够按时送达医疗机构和零售终端。虽然有部分配送任务委托第三方物流，但大多数批发商依然保留了强大的自有物流体系，以应对紧急和特殊需求。

2. 批发模式的细分类型

批发业务根据销售对象的不同，可细分为几种主要形式，每种形式在市场中都有其特定的地位和作用。

（1）**医院直销** 批发模式中最典型的形式之一，医药生产企业或流通企业通过直销商将药品供应给医院、零售药店等终端。针对公立医院的药品销售业务通常遵循"两票制"，即药品生产商向一级经销商开具一次发票，经销商再向医院开具一次发票。由于此类业务毛利率较低，但涉及资金周转、配送等职能，因此批发商在公立医疗机构中依然占据重要地位。

（2）**商业调拨** 指医药流通企业之间的药品交易，这种模式本质上是渠道的补充，通过将医药产品从一家批发企业转移至另一家批发企业来实现货物的分配。虽然商业调拨的毛利率和对终端市场的掌控力较低，但其资金周转速度更快、渠道建设成本更低，因此对批发企业来说也是一种重要的业务模式。

（3）**第三终端** 主要面向基层医疗机构、城市社区卫生服务中心、乡镇卫生院等基层医疗市场。随着分级诊疗制度的推进和公立医院改革的深化，第三终端成为医药销售增长最快的市场之一。其特点是市场分散、渠道下沉，市场份额逐年提升，尤其适合互联网医药企业的布局。

3．零售模式：面向消费者的高毛利模式

零售模式是指零售药店从批发企业或医药制造商处购进药品，并直接销售给个人消费者（如患者），通过赚取进销差价来获利。与批发模式相比，零售模式规模相对较小，但毛利率较高，且与终端消费者的互动更加直接。零售模式可以进一步分为两种主要类型：单店模式和连锁模式。连锁模式在近年来逐渐成为主流，其中又分为直营连锁和加盟连锁两种形式。

（1）**直营连锁** 指连锁药店企业直接投资、经营和管理旗下所有零售药店。此模式下，企业能够在采购、物流配送、品牌管理、信息系统等各方面实现统一管理，从而在全国范围内构建强大的零售网络。直营连锁通过集中采购和规模效应，能够获得较低的采购成本，提高盈利能力。

（2）**加盟连锁** 连锁药店主导企业以合同形式授权加盟商使用其商标、经营模式等，加盟商按照合同规定经营并支付相关费用。加盟模式的优势在于扩张速度快、资本投入小，但企业对各个门店的管理和控制力相对较弱。

4．零售终端的市场格局

中国医药零售终端主要分为三大类：公立医院终端、零售药店终端和公立基层医疗终端。公立医院终端，即医院市场，目前是医药零售的主要渠道，占据着市场的绝对份额。然而，随着国家政策的推动，院外市场（包括零售药店终端和公立基层医疗终端）份额正在稳步提升。

院外市场的特点是体量较小，但数量众多，覆盖广泛，尤其在基层医疗和零售药店领域。其渠道深入到城市和乡镇，呈现出"渠道下沉"的趋势。正因为这种分布特点，院外市场与医药电商B2B模式的结合变得更加紧密，使得在线医药采购和配送高效运作，逐渐成为医药零售行业的重要增长点。随着政策和技术的推动，院外市场正快速发展，未来增长潜力巨大。

六、"两票制"的影响

"两票制"是中国医药流通领域一项具有深远影响的改革政策,旨在通过简化药品流通环节,提升透明度,降低药价,减轻患者负担。这一改革的核心目标是打击过票、虚开发票等不规范操作,减少中间环节的加价,最终实现药品价格的透明化和合理化。

1. 政策背景与实施

在"两票制"推行之前,中国医药流通环节繁多,常见的模式是:药品从生产企业经过多个中间代理层层加价,再到医院销售给患者。这种模式不仅导致药品价格虚高,也滋生了大量不透明的灰色操作,比如过票、挂票、虚开发票等行为。这些问题直接增加了患者的用药负担,也损害了行业的规范发展。为了解决这些问题,2017年1月,国务院深化医药卫生体制改革领导小组办公室(国务院医改办)与国家卫计委等8个部门联合发布通知,明确规定在综合医改试点省市和公立医院改革试点城市的公立医疗机构率先推行"两票制",鼓励其他地区逐步跟进。这一政策的推行,旨在减少药品从生产企业到医院的流通环节,打击层层盘剥,解决药品价格虚高问题。

2. 改革后的医药流通模式

在"两票制"改革之前,医药流通模式复杂,涉及到药品生产公司、多个代理商、医药配送商、医院等多方。经过改革,流通模式得到了显著简化,变为"药品公司—医药配送商—医院—患者"的模式。每一批药品从生产到最终流向医疗机构,只有两次发票开具,大大减少了中间环节的复杂性和不透明性。

3. 该模式的优势

(1)**透明度提升** 减少了层层代理的存在,药品流通过程更加可控和透明,药品的价格变化也变得更加清晰。

(2)**打击违法行为** 由于两票制压缩了中间的流通环节,过票、挂票等违规操作变得更加困难,违法行为得到了有效遏制。

(3)**降低药品价格** 减少不合理的中间加价环节,药品价格趋于合理化,有助于降低患者的用药成本。

4. "两票制"的影响与挑战

"两票制"在推动医药流通行业透明化的同时,也给行业带来了不小的挑战,尤其是对中小型医药流通企业和药品经销商影响显著。

(1)**缩短流通环节,延长资金回款周期** 由于"两票制"的推行,医药流通环节得以简化,但与此同时,药品经销商和流通企业的资金回款周期被拉长。过去多层代理模式下,资金周转相对较快,而"两票制"要求一级经销商承担垫资职能,确保药品能够顺利供给医院。这导致医药流通企业的经营现金流出现了明显的压力。数据显示,医药流通行业的应收账款周转率显著下降,行业的经营现金流占收入的比例降至4%以下,远低于医药生物行业平均12%的水平。

（2）小企业出局，行业整合加速　"两票制"的推行对小型、不合规企业产生了淘汰效应。由于中小企业在资金、渠道和合规操作上存在劣势，许多小型企业难以适应"两票制"下的竞争环境，被迫退出市场。这一政策加速了行业的整合，大型医药流通企业借机通过并购扩展市场份额，增强了其在医药流通链中的主导地位。

（3）对企业融资能力提出更高要求　由于垫资需求增加、资金周转周期延长，医药流通企业面临更大的融资压力。大型企业通过自身的资本实力和融资渠道，能够较好地应对这一挑战，但中小企业的融资能力不足，面临较大资金压力。为适应新政策，流通企业需要更高效的资金管理和更灵活的融资方案。

（4）"两票制"的长期影响　"两票制"的改革，不仅简化了药品流通环节，提升了流通效率，还通过打击不合理加价行为，促进了药品价格的透明化和合理化。同时，"两票制"加速了医药流通行业的优胜劣汰，大型企业通过资源整合，提升了行业的集中度。在未来，随着公立医院药品集中采购制度的进一步推进，"两票制"将进一步推动药品流通模式的规范化和透明化。公立医院的药品采购集中化趋势也将使得医药流通企业必须具备更强的资金实力和资源整合能力，行业的竞争格局将进一步向规模化和集约化方向发展。

七、集采和带量采购的影响

近年来，中国的药品集采（集中采购）政策深刻改变了医药流通行业的竞争格局。通过全国范围内的集采推广，药品价格大幅下降，药企和流通企业的利润空间也受到挤压。这一政策不仅带来了药价的下行压力，还加速了行业的整合与分化，尤其对中小企业造成了巨大的冲击。在此背景下，头部企业依靠规模效应和强大的渠道能力，展现出更强的盈利稳定性。

1．药价下行与利润压缩

药品集采政策的核心目标是通过大规模集中采购，降低药品价格，减轻患者的用药负担。然而，这一过程中，医药流通环节的利润空间也被大幅压缩。药品价格的持续下行意味着药品生产商、流通商必须适应利润率的降低。对于那些无法依靠规模效应实现成本摊销的中小医药流通企业来说，集采带来的压力尤其明显。随着集采品种的增加，配送成本和订单维护的复杂性也随之上升。中小型医药流通企业由于缺乏规模效应，难以通过降低成本来缓解利润压缩，导致经营压力不断加大。相反，头部企业由于拥有完善的物流网络、强大的供应链管理能力和广泛的渠道覆盖，能够更好地应对集采带来的成本上升和利润压缩压力，保持相对稳定的盈利水平。

2．集采下流通商的重要性上升

在集采政策的压力下，药品生产商对流通商的要求逐渐转变。过去，药品生产商更多地依赖流通商进行简单的分销，但如今，他们愈发看重流通商在分销渠道覆盖和品牌推广方面的能力。集采的推行，使得药企在院内市场的利润空间变窄，而对院外市场的依赖性增加。

为保持市场份额并实现销售增长，药品生产商倾向于选择那些具备强大分销渠道网络和品牌推广经验的流通企业，以确保药品在院外市场能够迅速铺开。特别是在集采中弃标或丢标的原研药品牌，更加依赖于流通商的推广能力。这些品牌为减少市场损失，积极拓展院外市场，寻找有能力的流通商合作，将其品牌推广至基层医疗机构和零售药店等非公立医院终端。这样一来，拥有较强渠道能力的头部流通企业在这一市场变化中显现出巨大的优势。

3．一致性评价与集采制度的深化

集采制度的深化与药品一致性评价密不可分。通过一致性评价是进入带量采购的前提，国家医保局明确指出，只有通过一致性评价的仿制药才能参与集采竞标。这一举措不仅确保了仿制药在质量上的可靠性，也进一步推动了仿制药市场的竞争。在带量采购政策下，仿制药企业不仅面临价格压力，还必须保证药品的质量符合一致性评价标准，这对那些未通过评价的药企构成了巨大挑战。在这种背景下，集采通过"带量采购、量价挂钩、招采合一"的模式，有效压低了药品价格。带量采购确保了药企能够获得稳定的大订单，减少了过去散单销售模式的不确定性。这一大批量订单模式极大提升了药品生产企业和医药包装企业的生产效率，降低了单位成本，部分药企通过规模效应仍能维持可观的盈利空间。

八、取消药品加成

中国医药改革的进程中，药品加成政策的取消是一次具有深远影响的制度变革。2006年，国家发改委发布《关于进一步整顿药品和医疗服务市场价格秩序的意见》，规定县及县以上医疗机构销售药品时，可在药品实际购进价基础上顺加不超过15%的加价率，这部分收入被称为药品加成。这一政策虽然在一定程度上缓解了医疗机构的运营压力，但也导致了"以药补医"现象的泛滥，药品价格虚高成为常态，患者的药费负担也随之增加。

1．公立医院取消药品加成的改革

2012年，国务院发布《深化医药卫生体制改革2012年主要工作安排》，明确提出公立医院要逐步取消药品加成。到2017年9月底，全国各级公立医院全面取消药品加成，除中药饮片外的所有药品都实行零差率销售，即药品以医院购入价直接销售给患者，不再有加价。这一改革标志着"以药补医"时代的终结，药品销售不再成为医院的盈利手段。药品加成的取消是中国医药卫生体制改革中的重要一步，这一政策通过减轻药品费用，促使医院回归医疗服务本质，逐渐摆脱对药品销售的依赖。取消药品加成的核心目的在于减轻患者的用药负担，控制药品价格上涨，并推动医院运营模式从依赖药品销售转向更加合理的医疗服务提供。然而，取消药品加成之后，医院的收入面临缩减，如何弥补这一部分收入成为改革后的关键问题。

2．新型补偿机制的建立

为了补偿医院取消药品加成后减少的合理收入，国家采取了多项措施。首先，通过调整医疗服务价格，尤其是提高了与医务人员劳动价值密切相关的诊疗、手术、护理等项目的收费标准。通过调整价格，医院能够更合理地获取收入，从而摆脱对药品销售的依赖。其次，地方政府加大了对公立医院的财政支持，确保其正常运营。财政补贴的加大不仅用于医院的日常运营，还包括改善医疗基础设施和人员待遇。这些措施在一定程度上减轻了医院的财务压力，确保了医疗服务的稳定性。

3．信息化平台与药品集中采购的互联互通

在取消药品加成的同时，国家药监部门还建立了跨部门的价格信息平台，与药品集中采购平台和医保支付审核平台实现互联互通。这一信息平台的建立，不仅提升了药品价格的透明度，还确保了药品采购、销售和支付环节的高效监管。通过药品集中采购平台，药品价格进一步降低，避免了不合理的中间环节加价。医保支付审核平台则确保了药品价格与医疗费用的合理性，加强了对医院和药品流通环节的监管。

九、"营改增"降低企业税负

"营改增"政策的实施标志着我国税制改革的重要一步，尤其对医药流通行业产生了深远的影响。自2016年1月起，中国全面推行"营改增"政策，将营业税改为增值税。这一改革不仅是为了减轻企业的税负，更是为了规范行业秩序，打击此前普遍存在的"过票"行为，并提高税务监管的透明度和准确性。

1．"营改增"前后的税务差异

在"营改增"之前，企业需要缴纳的是营业税。营业税按照销售额进行计算，企业只要按照定税率缴纳税款，并不需要对商品销售的具体数量、单价等进行详细的披露。这种简化的方式给了某些企业操作"过票"的机会，特别是在医药流通行业，存在通过虚开发票、虚报销量等手段规避税负的现象。由于税务部门对商品的实际交易情况缺乏深入审查，一些医药流通企业得以通过非规范手段获取额外利润。

"营改增"政策的推行改变了这一局面。增值税强调"税款抵扣"机制，即企业购进商品或服务时可以获得进项税额，销售时则需按销项税额缴纳增值税。进销之间的抵扣过程迫使企业必须保证其进货和销售发票的一致性，否则无法进行税务抵扣。对于医药流通企业而言，这意味着在开具增值税发票时，商品的品类、金额、数量等信息必须准确无误，税务机关将对这些发票进行严格监管。这样的严格审查使得虚开发票和"过票"行为变得更加困难，推动了整个医药流通行业的合规化发展。

2．对医药流通行业的影响

"营改增"对医药流通行业的影响体现在多个方面，尤其是税务流程的严格化和行业操作的规范化方面。

（1）**发票管理更加严格**　在新政策下，公立医疗机构在验收药品时，要求票据、账目和货物完全一致。医药流通企业必须确保从药品生产企业到最终销售的各个环节中，发票上的内容（如企业名称、药品批号等）与实际货物相符，才能完成交易。这一规定提高了医药流

通企业在发票管理、购买、开具和比对等环节的工作量，要求企业对每一个交易环节都进行更加细致的管理。

（2）**税率的调整**　根据"营改增"政策，医药物流业被划归交通运输业，适用的税率从原来的5%上调至11%。这一税率的提高，虽然增加了企业的税务压力，但通过增值税抵扣机制，医药流通企业也可以在采购药品或服务时抵扣进项税，从而减少整体税负压力。

（3）**税务监管更加透明和精细**　"营改增"政策通过加强对增值税发票的监管，使得医药流通行业中的交易透明度大大提升。税务机关能够详细跟踪企业的每一笔交易，确保商品的销售和进货过程符合规定，避免了过去因票据管理不善而导致的税务漏洞。这种严格的税务管理有助于提高行业的公平性，也促使企业在经营中更加规范，减少了灰色操作的空间。

第二节　核心价值链

一、打造第二成长曲线

在利润空间日益压缩的背景下，医药分销企业逐渐意识到，仅依靠传统批发分销模式无法满足市场需求和企业的可持续发展。头部企业开始寻求向产业链的上下游以及高附加值服务领域进行拓展，探索新的增长路径，培育第二增长曲线。

1．向上游拓展

一些领先的医药分销企业通过投资医药研发和生产，布局医药工业，逐步实现"研–产–销"一体化。通过深入参与医药研发和生产过程，分销企业不仅能够掌握药品供应链的更多环节，还能通过自主研发新药或合作研发获得更多利润。这种上游拓展使得企业能够提升其对产品和市场的控制力，从而在竞争中占据更有利的位置。

2．向下游拓展

在下游，医药分销企业纷纷进入零售领域，推进批零一体化模式。在处方外流政策的推动下，越来越多的医院处方药销售流向院外市场，零售药店成为处方药销售的重要渠道。头部企业抓住这一红利，整合批发和零售业务，打通医药供应链的上下游，提升市场覆盖率和盈利能力。

3．向高附加值服务拓展

除了传统的批发和零售业务，医药分销企业也在积极拓展品牌运营、SPD（Supply, Processing, Distribution，即供应，加工，配送）供应链管理解决方案、"互联网+"等高附加值服务。这些新兴业务不仅为企业带来了新的利润来源，还帮助企业提升服务能力和竞争力。例如，SPD通过为医院提供全流程供应链管理，帮助其优化库存和配送，降低成本、提高效率。而"互联网+"则通过在线平台提供药品销售、患者管理等服务，进一步扩展业务模式。

4．业务结构优化带来的盈利提升

随着头部企业向上下游及高附加值领域的拓展，传统批发业务的收入占比逐渐降低，企业的业务结构得到优化。尽管批发业务仍在稳步增长，但新业务的增长势头更为显著，推动了整体盈利能力的提升。这一转型不仅增强了企业的抗风险能力，还为其在未来市场竞争中占据了更有利的地位。

二、新型流通模式

随着医药行业的不断发展和政策的推进，传统的批发和零售模式已不能完全满足市场需求，新型流通模式应运而生。这些新型模式不仅提升了医药供应链的效率，还改善了患者的用药体验，推动了行业向更加智能化、专业化的方向发展。当前，几种主要的新型流通模式包括：DTP（Direct-To-Patient，直接面向患者）药房、SPD服务、药房托管和"互联网+医药"新零售模式。

新型医药流通模式的崛起，标志着中国医药行业从传统的批发零售模式向更加专业化、智能化、以患者为中心的方向转变。DTP药房通过直送高值药品和提供专业用药指导，提高了患者的用药依从性和用药安全；SPD服务通过集中化、透明化的供应链管理，优化了医院药品的库存与配送流程；药房托管在缓解医院运营压力的同时，也面临着政策的严格监管；而"互联网+医药"新零售模式通过线上平台的处方流转和药品配送服务，打破了传统购药模式的限制，为患者提供了更加便捷的购药渠道。

1．DTP药房：以患者为中心的高值药品直送平台

DTP药房是指直接面向患者提供高值、特效药品及相关服务的药房模式。这一模式下，零售药店获得医药生产企业的经销或代理权，直接将药品从药房配送给患者。患者在医院开具处方后，可以选择由DTP药房配送到指定地点，并且药房还会提供用药咨询、追踪患者的用药进展，帮助患者实现更好的治疗效果。

DTP药房与传统零售药店最大的不同在于，它从"以药品为中心"转变为"以患者为中心"，主要销售高值处方药，而非传统的非处方药（OTC）。此外，DTP药房会配备专业的执业药师，为患者提供个性化的用药指导，尤其是在慢性病管理中，帮助患者优化用药方案、提高依从性。这种模式不仅提高了患者的用药体验，也促进了药品在患者中的合理使用。

经营上，DTP药房通常选址于医院附近，并配备冷链配送服务，确保药品能够以最佳状态送达患者手中。DTP药房的经营成本较高，因为它不仅需要药事服务人员，还需要高效的配送系统。目前，DTP药房有两种主要经营模式：一是传统药店划分出专门区域经营特药；二是专门设立仅销售高值药品的药房。

2．SPD服务：提升医疗机构药品物流管理的解决方案

SPD是医疗机构药品和医疗器械领域的一种集中物流管理模式，旨在通过系统化的管理

方法提高供应链的效率和透明度。SPD系统对药品的供应、加工、库存和配送进行集中管理，并且通过信息化系统实时监控每个药品的物流流向和库存情况，从而避免了传统管理模式下的混乱和漏洞。

SPD系统的优势在于其对药品全流程的追踪与管理。每一批药品的入库、出库、配送都记录在案，任何异常情况都能被追溯到源头，便于监管部门进行监督。这种模式减少了人为操作可能导致的漏洞，提升了供应链的透明度，确保药品安全、合规流通。随着国家医疗体制改革的推进，SPD系统被广泛应用于医院，帮助其提升药品管理的精细化水平，同时降低库存和管理成本。SPD模式不仅优化了医院内部的药品管理，还能有效配合监管部门的工作，防止药品流通过程中的腐败现象。因此，随着医疗行业的不断整顿和升级，SPD模式预计将在未来进一步普及，成为提升药品流通和管理透明度的重要工具。

3．药房托管：药品管理的过渡性模式

药房托管是一种药品管理模式，指医疗机构将药房的采购、销售、管理等业务外包给具备专业管理能力的医药企业，而药房的所有权仍归医院所有。这种模式通过契约的形式明确医院与医药企业之间的权利义务关系，确保医院药房的管理更加专业化，同时也能够实现医院药房的资产保值和增值。

自公立医院取消"药品加成"后，医院药房从盈利部门转变为成本中心，运营压力骤增。药房托管因此成为医院的一种减压手段，药品采购、销售及贮存的管理交由专业的医药公司处理，而医院则专注于提升医疗服务。然而，药房托管模式也引发了利益输送和不透明操作的风险，尤其是在药品采购和价格制定过程中，容易滋生腐败问题。

为此，2020年，国家卫健委、国家医保局等六部门联合发布《关于加强医疗机构药事管理 促进合理用药的意见》，明确规定公立医院不得将药房承包或出租给营利性企业进行经营管理。这一政策的出台，表明药房托管模式虽然缓解了医院的运营压力，但其潜在的道德风险和政策漏洞引发了监管部门的高度关注。尽管药房托管模式在一定时期内为医院和医药企业带来了双赢的局面，但随着国家政策的进一步规范，其适用范围将逐渐缩小。药房托管在医药分业的过渡阶段起到了积极的作用，但未来可能被更规范的药品管理模式所取代。

4．"互联网+医药"新零售模式：药品流通的数字化转型

"互联网+医药"新零售模式是近年来随着电子商务和互联网技术的发展而兴起的药品销售模式。它通过互联网平台将医疗诊疗、药品销售与配送服务结合起来，实现在线开具处方、购药、支付以及配送的全流程服务。互联网医院、医药电商平台是这一模式的核心。

2019年，国家发改委等多部门制定的《促进健康产业高质量发展行动纲要（2019—2022年）》进一步推动了"互联网+药品流通"改革，提出建立互联网诊疗处方信息与药品零售信息互联互通的机制，支持在线开具处方药并进行第三方配送。这一政策推动了互联网医院、处方流转平台的快速发展，促进了处方药从医院向零售药店流转，为患者提供了更多元的购药渠道。"互联网+医药"模式下的处方流转平台通过与医院HIS（Hospital Information System，医院信息系统）和药店管理系统的对接，实现处方信息的互联共享。医生在互联网

平台上为患者复诊后,可以直接将处方传输到连锁药店或第三方配送平台,患者可以选择到药店取药,或通过快递送药上门。这一模式不仅解决了患者购药的便利性问题,还促进了药品销售的线上化、数字化发展。

三、新零售模式

随着公众健康意识的提升和数字化消费习惯的养成,线上问诊与购药需求持续增长,推动了在线医疗咨询和医药电商业务的快速发展。医药电商不仅为消费者提供了更加便捷、高效的购药渠道,还在国家政策的引导下逐步走向规范化发展。在政策支持和市场需求的双重驱动下,医药电商行业正迎来新一轮增长机遇,覆盖处方药、非处方药、健康管理及线上医疗咨询等多个领域。传统医药流通企业面对这一趋势,需加快数字化转型,通过线上线下融合[O2O(Online To Offline,线上到线下)模式]拓展市场,提升供应链效率,形成与医药电商既合作又竞争的新格局。

1. 线下药店与医药电商的优势比较

在新零售模式下,线上和线下药店各具独特优势。线下药店在时效性、药事服务和医保支付等方面具有明显优势。患者可以快速获得药品,享受专业的药师咨询,同时可以使用医保支付。此外,线上下单、线下自提或配送(O2O)模式进一步增强了线下药店的便利性。相较之下,线上药店[B2C(Business To Consumer,企业对消费者)医药电商]则以药品种类丰富、价格更低和购买方便著称。消费者可以通过线上平台访问大量药品信息,进行价格比较并选择适合的产品。然而,医药电商在支持医保支付方面仍有局限,特别是在处方药的支付和报销环节,存在一定的政策障碍。总体而言,线上和线下药店在消费需求、产品种类和用户群体上存在差异化。这种错位使得两者能够在一定程度上互补发展,但也存在竞争压力。

2. 新零售模式下的购药场景转变

在传统医药零售模式中,药店的区域布局是决定营销效果的重要因素。患者通常会选择就近的医院药房或零售药店购买药品,便捷性成为关键考量。因此,连锁药店凭借广泛的门店布局在获取客流上具备优势。然而,新零售模式改变了这一局面。随着购药场景从面对面(F2F,Face-To-Face)向面对屏幕(F2S,Face-To-Screen)转变,消费者可以通过互联网随时随地购买药品,打破了地域限制。消费者在灵活时间和场景下选择药店和药品,在线评价系统也使得购药体验更加公开透明。

3. 技术与物流的推动作用

随着健康科技(Health-Tech)的不断渗透,以及国内物流体系的日益完善,患者的购药方式更加多元化。购药场景从传统的线下进店逐步扩展到B2C电商购药,并进一步结合O2O模式,提供线上下单、线下配送的无缝体验。通过F2S场景,患者可以购买从OTC产品到常见病、慢性病的处方药,满足更多个性化需求。

4．传统零售模式的挑战

在传统医药零售模式中，实体药店通常推广利润率较高的药品，店员对消费者的购药决策有很大的影响，掌握了较大主动权。这使得消费者难以在实体店中获得价格合理的药品。而新零售模式赋予消费者更多的主动权，通过线上平台选择物美价廉的药品，打破了传统零售模式中的信息不对称问题。

四、税务合规

医药流通企业在销售药品和医疗器械时，通常采用自营销售和外包CSO（合同销售组织）等第三方营销模式。这两种模式下，企业都可能面临诸如虚开发票、偷逃税款等税务合规风险。

1．药企自营销售模式的风险

在自营销售模式下，医药企业可能通过"带金销售"或支付虚构的咨询费、知识产权费用等方式，向医疗机构或医务人员输送利益。为将这些费用在税前列支，企业可能会使用虚开的发票或不相关的票据进行入账。此外，医药企业可能向销售人员报销"销售费用"，而这些报销凭证中可能存在不合规发票，这都为企业带来了潜在的税务风险。

2．外包CSO模式的风险

在外包CSO模式下，部分CSO企业未能提供真实的推广服务，反而通过"假会议""假交易"等手段开具虚假发票。这不仅帮助医药企业进行不当的税款抵扣，还可能导致更严重的税务违规问题。如果CSO企业因为虚开发票被查处，医药企业即便主观上没有违法意图，也可能因接受虚开发票而受到连带影响。此外，部分CSO利用壳公司拆分交易，违规享受税收优惠，这也会让医药企业面临开票方与服务提供方不一致的情况，进一步加剧税务风险。

3．加强税务合规的建议

短期来看，医药企业应立即进行税务自查，特别是在当前的反腐和税务严查背景下。自查应着重于销售费用的税前列支及增值税抵扣凭证的真实性和合规性方面。如果发现有虚开发票或不合理列支的情况，企业应及时补缴税款和滞纳金，以避免责任扩大。为了确保自查过程的专业性，企业可考虑引入第三方专业机构协助。长期来看，医药企业需要逐步建立健全的税务合规管理体系。供应商审核、合同审核、发票审核、资金审核，以及档案留存等环节必须严格管理，以持续降低税务风险，保障企业的长期合规运营。通过完善这些制度，医药企业不仅能有效规避税务风险，还能在税收监管日益严格的环境中，提升合规水平并确保可持续发展。

五、"双通道"保障合理需求

"双通道"机制是中国医保改革中的一项重要举措，旨在通过定点医疗机构和定点零售药店两个渠道，为患者提供国家医保谈判药品的供应保障，确保药品的合理使用，并同步将其纳入医保支付体系。这一机制的推出不仅解决了药品供应链的瓶颈问题，还有效扩展了患者的用药渠道，让更多人能够便捷获取到关键药品。

1．"双通道"机制的背景

2021年5月，国家医保局和国家卫健委发布了《关于建立完善国家医保谈判药品"双通道"管理机制的指导意见》。这份文件明确提出，将定点零售药店纳入国家医保谈判药品的供应保障体系，与定点医疗机构一同构建药品供应的"双通道"模式。这种"双通道"机制使得患者不仅可以在定点医院获得谈判药品，还可以通过定点零售药店购买相同的药品，并享受医保报销待遇。此举旨在解决患者在院内无法及时获得药品的困境，同时提高药品的可及性和便利性。

国家医保局在政策解读中着重强调了"双通道"机制的四个关键方面：

（1）**双通道管理药品范围的确定**　在确定哪些药品纳入"双通道"管理时，政策主要考虑了药品的临床使用需求、市场供应情况，以及医保谈判药品的供需平衡。只有那些临床价值高、能够有效治疗特定疾病的谈判药品，才有可能进入"双通道"的药品管理范围。这一举措确保了有限的医疗资源能够优先满足患者的实际需求，特别是对于那些高价值的创新药物。

（2）**定点零售药店的遴选和动态管理**　"双通道"机制强调了定点零售药店的选择标准和后续管理。被纳入"双通道"的零售药店不仅需要具备专业的药品销售能力，还必须确保药品供应的稳定性和药品质量的安全性。此外，零售药店的管理将采取动态调整机制，确保药店能够持续符合规范要求，同时根据市场需求及时调整和优化定点药店的布局。

（3）**医保支付政策的完善**　为确保患者能够顺利享受到"双通道"带来的便利，医保支付政策也在同步优化。国家医保局根据不同渠道的药品供应特点，确保无论是在定点医院还是零售药店购买药品，患者都能享受到相同的报销政策。这种医保支付的一致性保障了药品流通渠道的多元化，同时也为患者减轻了经济负担，提升了用药的可及性。

（4）**强化医保基金的监管**　"双通道"机制还通过处方流转中心的核心作用，强化了医保基金的监管。通过建立统一的处方流转平台，国家医保局可以更高效地监管药品的流通和使用，防止虚假开具处方或药品滥用的情况发生。这不仅保障了医保基金的安全使用，也有效规范了药品的管理。

2．"双通道"机制的意义

"双通道"机制的推出，标志着中国医保药品供应体系的进一步完善。通过将定点零售药店纳入医保谈判药品供应网络，国家确保了药品的多渠道供应，大大提升了药品获取的便捷性，尤其是对于那些慢性病、特殊病患者，他们可以在离家更近的药店购买到所需的药物。此外，"双通道"机制的建立，还推动了药品供应链的优化，使得定点零售药店和医疗机构能够形成互补关系，提升整体药品供应的效率。结合处方流转中心的监管作用，医保基金的使用更加透明和合理，为医疗体系的可持续发展提供了有力保障。

六、器械与药品配送的差异

药品和医疗器械是医疗保健体系中不可或缺的两大类产品，但这两者在物流配送和供应链管理方面有着显著的差异。药品配送以高度标准化、严格的温控与法规要求为主，而医疗器械的配送则更加复杂，涉及到多样化的设备、规格、合规性，以及安装调试等要求。以下将从五个关键点探讨器械与药品配送的差异。

1. 产品种类与复杂性

（1）**药品配送**　药品种类虽然多样，但其配送相对标准化。大多数药品为处方药、非处方药和生物制剂等，其成分和剂量相对固定，包装规格相对单一。药品的物流主要集中在保持药物的稳定性，确保药品在运输和存储过程中保持其药效，避免因温度、湿度等外部因素导致变质。

（2）**器械配送**　医疗器械的种类则极其多样化，范围从简单的手术工具、绷带、注射器，到复杂的大型医疗设备如CT机、MRI扫描仪等。由于器械的尺寸、重量、技术复杂度各异，配送方式和要求差异巨大。对于一些高精尖医疗设备，其运输不仅涉及到标准的包装和物流，还需考虑设备的安装、调试，甚至需要专业技术人员的现场支持。器械的多样化增加了其物流环节的复杂性和难度。

2. 温控与储存要求

（1）**药品配送**　药品对温度、湿度等储存条件有极为严格的要求，尤其是生物制药、疫苗、血液制品等高敏感产品。冷链物流是药品配送中的核心部分，确保药品从生产、运输到终端使用的全程都处于适宜的温度范围内。药品配送必须遵守GSP（药品经营质量管理规范）和GDP（良好分销规范）等国际和国家级法规，确保药品在整个供应链中的稳定性与安全性。

（2）**器械配送**　相比药品，医疗器械大多数不需要特殊的温控环境，但对物理保护有较高的要求。许多器械，特别是高精度的诊断设备和手术器械，容易受到冲击、震动和湿度的影响。大型医疗设备，如影像仪器或手术机器人，通常需要特殊的包装、减震设备，以及稳定的运输工具，以防止运输过程中的物理损害。因此，医疗器械配送更注重设备的完好性和物理安全，而非温控。

3. 法规和合规要求

（1）**药品配送**　药品属于高度监管的产品，必须符合国家及国际药监部门的严格规定。药品的生产、运输、存储和销售必须完全符合GSP、GDP以及国家药监局等监管机构的规定。此外，药品配送必须全程可追溯，包括药品的批号、出入库时间、温度监控记录等，以确保药品从生产到使用的每一个环节都能被监管。

（2）**器械配送**　医疗器械的监管要求同样严格，但其重点在于产品质量认证、设备安装合规性以及使用安全性上。器械的流通必须符合ISO 13485《医疗器械质量管理体系用于法规的要求》等国际质量管理体系标准，某些器械还需符合特定国家的认证标准，如欧盟的CE认证或美国的FDA批准。此外，一些高端器械在到货后，必须由专业人员进行安装调试，并由医院或使用单位进行现场验收。这些步骤不仅影响器械的交付时间，还对物流服务提出了更高的要求。

4．配送时间与交付时效

（1）**药品配送**　药品尤其是急救药品和疫苗的配送，通常具有非常严格的时效性要求。在突发公共卫生事件或患者急需药品时，配送时间至关重要。为了保证药品在规定时间内送达，许多药品配送采用加急服务或专用通道，确保药品能够快速送到医疗机构或患者手中。

（2）**器械配送**　相比药品，医疗器械的配送时效性要求较低。多数器械并不涉及紧急医疗需求，更多的是根据医院设备更换或升级的计划进行交付。但大型医疗设备，特别是涉及手术、重症监护等关键科室的设备，其交付时间必须与医院的手术安排和使用计划相协调，因此物流计划需与医院需求密切配合。复杂设备可能还需考虑到安装、调试的时间安排，确保交付后能够立即投入使用。

5．安装、技术支持与售后服务

（1）**药品配送**　药物的分发由医院或药店完成，药品的配送流程到达终端即告完成，基本不涉及复杂的后续操作。因此，药品配送的后续服务相对简单。

（2）**器械配送**　医疗器械尤其是大型、高技术含量的设备，往往需要专业的安装、调试和技术支持。复杂的影像设备、手术机器人等器械需要由专门的工程师进行现场组装、调试，并对医院技术人员进行培训。配送后，还需提供持续的售后支持，确保设备在运行过程中得到及时维护和故障处理。售后服务的复杂性使得医疗器械的物流配送链更为冗长和复杂。

第三节　国际经验借鉴

一、美国医药流通行业的演变与借鉴

美国医药流通行业在毛利率不断下降的背景下，经历了显著的三段式发展。该行业起源于19世纪，当时以区域性的小型批发企业为主，主要盈利模式是批发零售。随着市场的发展和并购浪潮的推动，行业逐渐走向高度集中，形成了寡头垄断的格局。如今，麦克森（McKesson Corporation）、嘉德诺健康集团（Cardinal Health）和美源伯根（AmerisourceBergen）这三家公司占据了美国医药分销市场的主导地位。

1．第一阶段：三大分销巨头（成立至20世纪90年代）

在20世纪50年代，McKesson建立了美国最早的全国性医药分销网络，开启了行业扩张的序幕。到20世纪80年代，美国医药分销业开始进入并购扩张阶段。这个时期的主要特征是国内范围内的横向并购，各大公司通过收购区域性分销商快速扩大规模。通过这一系列的横

向并购，McKesson、Cardinal Health和AmerisourceBergen迅速占领了市场，成为行业的领头羊。此阶段的并购标的主要集中在国内的区域分销商上，企业通过规模扩张占据了市场主导地位，为后续的国际化奠定了基础。这一阶段的核心目标是通过并购增强市场覆盖率，提高在国内市场的议价能力。由于当时的医药流通行业仍处于分散状态，市场整合通过并购是最快速有效的途径。这一时期，三大分销巨头确立了在行业中的领先地位，奠定了其未来的扩张基础。

2. 第二阶段：国内纵向和混合并购（20世纪90年代中期至2010年前）

随着信息技术的快速发展，20世纪90年代中期开始，医药分销行业进入了纵向和混合并购阶段。除了继续进行区域性分销商的收购外，巨头们开始向信息技术、管理服务等领域延伸，并购范围不再局限于医药流通领域，而是扩展到信息软件公司和相关技术企业。这一时期的并购主要是为了增强技术实力，提升服务效率，降低下游成本，并提高公司的整体运营能力。在这一阶段，医药分销行业的竞争焦点从规模竞争转向了效率和服务创新。各大公司通过引入信息化管理系统，提高了物流配送效率，帮助药品供应链各个环节实现了现代化管理。同时，企业还通过纵向并购，向药品制造、药房零售等上下游领域扩展，逐渐由单纯的医药分销企业转型为综合性医疗服务提供商。这段时间，美国医药流通行业的集中度进一步提升，巨头企业不仅在传统医药分销业务上占据了绝对优势，还通过技术创新和服务拓展，提升了整体竞争力。与此同时，信息技术的应用为未来的全球扩张奠定了基础。

3. 第三阶段：全球横向并购（2010年至今）

自2010年起，美国医药分销行业进入了全球范围内的横向并购阶段。三大巨头通过收购国际竞争对手，进一步扩大了全球市场份额。例如，McKesson通过以83亿美元收购德国竞争对手Celesio，成功进入欧洲市场，并取得了显著的协同效应。Celesio拥有欧洲强大的分销网络，特别是其旗下的劳埃德药店（LloydsPharmacy），是欧洲三大药品批发商之一。这笔交易不仅帮助McKesson扩展了其在全球市场的覆盖，还显著增强了其与全球制药企业的采购谈判能力。与此同时，AmerisourceBergen于2012年以5.18亿美元收购了世递国际（World Courier），该公司在全球15个国家开展业务，是全球领先的医药物流企业之一。这一并购标志着AmerisourceBergen正式开启了全球扩张的步伐。而Cardinal Health则通过在中国的投资，尝试进军新兴市场，扩大其国际业务布局。通过全球并购，三大医药分销巨头逐渐实现了全球范围内的规模效应，在多个市场建立了强大的分销网络。这一阶段的扩张不仅提升了企业的国际影响力，还增强了它们在全球供应链中的控制力和议价能力。

4. 对比：美国与中国医药流通行业的集中度

在美国，医药流通行业的集中度相对较高，主要由三大巨头控制：McKesson、AmerisourceBergen和Cardinal Health。这三家公司占据了美国医药流通市场的约90%，具备强大的市场议价能力和供应链控制力。高集中度带来了规模经济效应，使这些公司在药品分销过程中能够实现成本控制，同时确保药品的高效流通。美国的这种高集中度还受到严格的政府监管和标准化的药品采购体系的支持，有利于提升药品供应链的效率和透明度。

相比之下，中国医药流通行业的集中度较低，市场更加分散。尽管国药控股、华润医药和上药集团等大型企业占据了市场较大的份额，但前五大公司的市场占有率总和仍不足50%。中国医药流通行业的分散性源于市场区域分割和较为复杂的监管环境。此外，地方性和区域性流通企业在中国市场中占有重要地位，导致了行业的低集中度。近年来，随着"两票制"等政策的实施，中国医药流通行业正逐步向整合和集中化方向发展，但与美国相比，仍处于较低水平。总结来看，美国医药流通行业高度集中，规模化优势明显，而中国行业尚处于整合阶段，集中度相对较低。

二、日本医药流通体系的改革与启示

日本的医药流通行业在药价形成机制中扮演着至关重要的角色。每两年，日本政府会对医保目录中的处方药价格进行下调，而作为这一调整的基础，是由医药流通企业与全国超过15.7万家医疗机构和药店通过协商和谈判确定的药品市场批发价。这意味着，医药流通企业不仅是药品市场批发价的直接决策者，也是药品医保支付价的间接参与者，这在全球范围内属于日本医药流通行业的独特职能。日本医药流通行业的独特职能和盈利模式，使其在药价谈判、信息管理和应对突发事件中发挥了不可替代的作用。随着仿制药推广和医保控费的压力逐渐加大，日本的医药流通企业面临严峻的挑战，这也为中国医药流通行业提供了宝贵的经验。

1. 日本与美国医药流通企业的不同

日本医药流通企业和美国同行相比，承担了不同的职能。首先，日本的医药流通企业拥有药品市场批发价的定价权，而美国的企业则没有这种权力。其次，日本的医药流通企业垄断了药品流通过程中的中间环节，这与两国不同的医保制度紧密相关。日本的全民医保制度由政府统一制定药品支付价，而药店和医疗机构尽管数量众多，集中度却很低。84%的日本连锁药店规模在14家以下，且并没有类似美国GPO（药品采购组织）那样的采购组织。因而，医药流通企业承担了与所有药品零售终端进行价格谈判和药品流通的职能。

此外，日本医药流通企业不仅负责药品的物流和销售，还充当药品信息传递的中枢，并履行债权管理等金融职能。这些特殊的职能通过全国约1.8万名销售人员（MS）实现，MS不仅与药企的医药代表（MR）、拥有处方权的医师和药店药剂师保持紧密联系，还在药品销售中起到了MR的替代作用。据数据显示，MS与医师的联系影响了70%医生开具的处方量，这使得MS在日本医药流通中占据了重要地位。此外，MS掌握了处方数和药品库存的第一手信息，帮助日本政府在应对突发事件时有效调配急救药品，这也是日本医药流通企业成为医疗信息中枢的重要原因。

2. 日本医药流通的盈利模式

日本医药流通企业的利润来源主要包括药品销售利润、药品销售返点和药品销售活动补助。然而，随着仿制药使用比例的提升，仿制药的低利润、高周转率逐渐侵蚀了药品销售利润。医药流通企业依赖原研药企提供的返点和补助，勉强维持盈亏平衡状态。

日本的医保改革以控费为主要目标，推动了仿制药的使用，这对依靠原研药销售返点维持盈利的医药流通企业造成了持续压力。日本政府的仿制药推广目标明确，未来仿制药占比的进一步提升将对流通企业的收益结构产生更大的负面影响。

另外，日本政府推出的原研药创新加成制度，旨在鼓励研发创新，为抗肿瘤制剂等高价药品提供加成支持。然而，原研药企为了维持加成资格，通常不愿降低药品出厂价格，这类高价药品的销售活动补助一直是医药流通企业的重要利润来源。随着原研药创新加成制度的推动，医药流通企业不仅面临仿制药的价格压力，也受到创新药品利润减少的双重打击。

3. 日本医药流通的运营挑战

作为医疗服务产业链的中间环节，医药流通企业在运营模式上存在天然的挑战。首先，日本医药流通企业普遍采取"未签约先发货"的结算方式，即在药品市场批发价尚未确定前，企业先行发货，药款通常在半年至一年后通过谈判才能收回。这种模式增加了企业的资金压力。

其次，药品谈判多以打包价进行，这并未准确反映单个药品的市场价格，给医药流通企业的品类管理带来了挑战。此外，日本的物流配送费包含在药品批发价中，通常不单独收取，导致在集中采购压低批发价的情况下，物流成本无法得到有效覆盖。当销售终端出现药品短缺时，医药流通企业还需进行免费紧急调拨，这进一步加剧了企业的运营负担。

4. 对中国医药流通行业的启示

日本医药流通的发展模式为中国提供了重要借鉴。目前中国医药流通企业处于相对分散的粗放型经营阶段，但随着医保支付价、"两票制"等政策的逐步落地，行业整合势在必行，集中度有望迅速提升。那些具备优势的企业有机会在行业并购和整合中受益，实现快速增长。然而，集中度的提升并不意味着企业可以躲避医保控费的影响。未来，医药流通企业需要依靠精细化运营模式来应对政策压力。日本的MS制度对中国医药流通行业具有重要的参考价值，特别是在面临医保控费压力的背景下，MS制度能够有效替代药企MR，发挥销售、信息传递和物流调配的综合作用，为中国医药流通行业提供发展思路。

第四节 实例分析：麦克森与九州通

一、麦克森：北美第一大的医药批发商

麦克森（McKesson Corporation）是全球领先的医药分销和医疗服务公司之一，成立于1833年，凭借其持续的创新和全球扩展，McKesson逐步成为医药流通行业的巨头。公司在近两个世纪的发展历程中，通过一系列战略性并购和技术进步，不断推动全球医药供应链的现代化。以下是McKesson发展中的6个关键事件，重点说明它对医药流通的重大贡献。

1．1833年：公司成立，迈入医药分销行业

McKesson的成立可追溯到1833年，由John McKesson和Charles Olcott在纽约创建，最初以药品和化学品的批发业务为主。作为当时少数从事药品分销的企业之一，McKesson在早期美国药品市场中占据了重要地位，帮助推动了药品供应链的初步规范化。在那个时期，药品的分销和供应面临着诸多挑战，如运输不便、质量管理欠缺等。McKesson通过建立一个规范的分销体系，确保了药品能够高效、安全地从生产商送达零售商和医疗机构。公司通过这一系统性管理，提升了药品流通的可靠性，为现代医药流通的基础设施奠定了基础。

2．20世纪50年代：建立全国性分销网络

20世纪50年代，McKesson在美国建立了全国性医药分销网络，这一举措极大地扩大了公司在美国医药市场的影响力。通过收购多个区域性分销商，McKesson形成了覆盖全国的配送体系，使药品能够快速、准确地送达各地的医院、药店和诊所。这次扩展不仅使McKesson成为美国最大的医药分销企业之一，还推动了整个行业的物流管理和配送效率的提高。公司的创新性全国网络成为现代药品流通系统的范本，促使美国医药分销行业向更高效、标准化的方向发展。

3．1999年：推出自动化物流解决方案

1999年，McKesson引入了自动化物流解决方案，开启了医药流通的技术革新时代。通过部署自动化系统，McKesson大大提高了药品分拣、包装和配送的速度和准确性。自动化技术减少了人工错误，提升了供应链的效率。这种创新使得McKesson成为供应链管理的全球领导者，通过精确和快速的订单处理，为医院和药店提供了更好的服务。此举也标志着医药流通行业的数字化转型，使药品分销更加智能化和高效化。

4．2013年：收购Celesio，进军欧洲市场

2013年，McKesson以83亿美元收购了德国的Celesio，这一并购被视为McKesson历史上最具战略意义的扩展之一。Celesio是欧洲领先的医药分销和药品零售企业，拥有强大的分销网络和多个知名零售品牌，如劳埃德药店（LloydsPharmacy）。通过此次收购，McKesson正式进军欧洲市场，将其业务扩展至全球多个国家。这一并购使McKesson的国际业务规模大幅扩大，不仅提升了其在全球药品供应链中的控制力，也加强了其与全球制药厂商的议价能力。通过Celesio的网络，McKesson在欧洲建立了强大的物流和供应链体系，进一步提升了药品全球流通的效率。

5．2020年：全球医药供应链的应急管理与高效分发体系

面对突发公共卫生事件和全球医疗需求的激增，全球医药供应链的应急管理能力成为行业关注的重点。McKesson作为全球领先的医药流通企业，在应对重大医疗物资分发挑战时，展现了其高效的供应链调度能力和先进的物流体系。在关键医疗物资的分发过程中，McKesson迅速调整供应链网络，确保低温存储、精准运输和高效配送，满足全国各地医疗

机构和终端的需求。同时，公司依托冷链技术、数据分析和追踪系统，确保产品在整个供应链中的安全性与可追溯性。这一系列举措不仅突出了McKesson在全球医药物流领域的领导地位，也进一步验证了其在医疗供应链应急管理方面的成熟经验。随着医疗供应链的数字化与智能化升级，McKesson的经验为未来全球医药流通体系的优化提供了重要借鉴，同时也巩固了其在应对全球卫生挑战中的核心影响力。

6．2021—2023年：退出零售药房业务，专注供应链和医疗服务

2021年，McKesson宣布退出零售药房业务，转而将更多资源集中在其核心业务——药品分销和供应链服务上。这一战略调整标志着McKesson在医疗服务领域的进一步深化，公司更加聚焦于为医院、诊所、零售药店提供供应链解决方案。此外，McKesson在2021—2023年期间加强了对医疗信息技术的投入，推进供应链数字化转型。公司通过大数据分析、区块链技术等创新手段，提升了药品供应链的透明度和可追溯性。通过这些技术，McKesson能够更好地应对全球医药市场的复杂需求，确保药品在供应链中的每一个环节都得到有效管理。

7．McKesson对医药流通的贡献

在近两个世纪的发展中，McKesson通过其持续的技术创新和全球扩展，深刻影响了全球医药流通行业。以下是公司对医药流通领域的三大核心贡献：

（1）**推动药品供应链现代化**　McKesson通过全国性和全球性分销网络的建立，确保了药品从生产到零售端的高效流通。公司不断引入自动化、信息技术等创新手段，提升了医药供应链的效率和安全性。

（2）**全球扩展与供应链优化**　通过并购和战略扩展，McKesson构建了全球性的分销体系，覆盖北美、欧洲和亚洲等主要市场。这不仅增强了公司的全球影响力，也为全球药品供应链的整合和优化提供了范本。

（3）**医疗服务与供应链融合**　McKesson在传统医药流通业务基础上，深入拓展了医疗服务领域。公司通过信息化手段，为医疗机构提供全面的供应链管理解决方案，不仅降低了医疗成本，还提升了医疗服务的质量。

二、九州通：民营医药流通龙头

九州通医药集团股份有限公司（简称"九州通"）是中国最大的民营医药流通企业之一，也是中国医药流通行业的领先者。自成立以来，九州通通过持续的创新、战略性扩张，以及对市场的灵活应对，逐渐确立了其在国内医药流通领域的龙头地位。以下是九州通发展中的6个关键事件，重点说明其对中国医药流通行业的重大贡献。

1．1999年：公司成立，扎根湖北市场

九州通成立于1999年，起步于湖北武汉。公司创始人刘宝林凭借其敏锐的商业洞察力，在医药分销行业开始了自己的创业之路。当时的中国医药流通市场以国有企业为主，民营企

业尚处于起步阶段。九州通从一个小型区域性医药分销商起步，主要为湖北及周边地区的医疗机构、零售药店提供药品配送服务。这一阶段，九州通的主要贡献在于打破了国有企业垄断医药流通市场的格局，推动了民营医药流通企业的崛起。在国有医药流通体系之外，九州通为药品分销市场引入了更多竞争，提升了医药分销的灵活性和效率。

2．2004年：全国扩展战略启动

2004年，九州通启动了全国扩展战略，开始在全国范围内设立分支机构和物流中心。公司逐步从一个区域性企业发展成为全国性医药流通龙头。通过设立全国配送网络，九州通将业务从湖北扩展至全国各省市，显著提高了药品分销的覆盖范围和服务能力。这一阶段，九州通通过创新的分销网络布局，改变了传统的医药流通模式。在过去，药品分销的网络较为封闭，区域分割明显。而九州通通过建立覆盖全国的医药配送网络，实现了药品供应链的全国化，推动了全国药品流通的效率提升，为医药市场的统一化奠定了基础。

3．2010年：上市，成为中国民营医药流通企业的标杆

2010年，九州通在上海证券交易所成功上市，成为首家在国内A股上市的民营医药流通企业。这标志着九州通发展进入了一个新阶段，通过资本市场的支持，公司加快了全国布局和业务扩展。上市后，九州通利用资本市场募集的资金，进一步投资于物流基础设施建设，尤其是现代化物流中心的建立。公司在全国范围内建立了多个大型仓储和配送中心，显著提升了药品流通的效率和精度。此外，九州通还加大了信息化系统的投入，通过数字化手段优化供应链管理。这一阶段，九州通成为中国医药流通行业中最具创新性和活力的企业之一。九州通的上市不仅为公司带来了资本支持，还为中国其他民营医药流通企业树立了榜样，推动了行业的进一步开放和发展。

4．2015年：战略转型，拓展新零售业务

2015年，九州通开始实施战略转型，拓展新零售业务。在此之前，九州通的业务模式主要集中在企业对企业（Business-to-Business，B2B）的医药分销和供应链管理。随着中国医药零售市场的快速发展，九州通敏锐地意识到零售市场的巨大潜力，开始拓展新零售模式，面向消费者提供服务。公司通过投资和并购的方式，逐步进入零售药店领域，推出了九州通大药房品牌。同时，九州通还大力发展线上业务，通过医药电商平台满足消费者线上购药的需求。借助于自身强大的供应链和物流网络，九州通在医药零售市场迅速占据一席之地，成为新零售模式的积极推动者。通过新零售业务的拓展，九州通有效打通了从药品生产、分销到零售终端的全产业链，提升了企业的市场竞争力和综合服务能力。

5．2017年："两票制"推行下的机遇与挑战

2017年，国家推行"两票制"政策，要求药品从生产企业到流通企业再到医疗机构的销售过程中只开具两张发票。这一政策的实施旨在减少药品流通环节、降低药价，并打击流通领域的灰色地带。对于医药流通企业来说，"两票制"既是挑战，也是机遇。九州通凭借其全国性的物流网络和强大的供应链管理能力，在"两票制"推行后迅速适应了市场变化。通

过优化自身业务流程，提升运营效率，九州通成功应对了"两票制"带来的冲击，并在新的市场环境中巩固了其龙头地位。九州通在"两票制"实施中的表现，展示了其强大的适应能力和供应链管理优势，进一步推动了中国医药流通市场的规范化。

6．2020年：推动医药供应链升级，加速线上线下融合

面对全球医药供应链日益增长的挑战，企业的供应链调度能力与数字化转型成为行业竞争的关键。九州通依托全国性的物流网络，充分发挥其在医药流通领域的优势，确保各类药品与医疗物资能够高效触达终端医疗机构和消费者市场。在此过程中，九州通积极推进线下物流体系与线上平台的融合，通过数字化供应链管理提升配送效率，优化药品流通模式。公司借助智能仓储、冷链物流以及数字化运营平台，实现了精准供应与快速响应，进一步增强了其在医药供应链中的保障能力。与此同时，线上医药消费需求的增长推动了行业的数字化进程。九州通加速布局医药电商与新零售业务，通过互联网购药平台与线下渠道的联动，为消费者提供更加便捷的购药体验。这一举措不仅强化了公司的市场竞争力，也加速了中国医药流通行业向数字化、智能化方向发展，推动行业进入全渠道融合的新阶段。

第十四章
医药零售行业

第一节 医药零售行业概述

一、什么是医药零售？

医药零售行业如今已成为全球经济中不可忽视的力量，它连接了药品从生产到消费的每一个关键环节，堪称现代医药生态系统的中枢神经。无论是新药的推广、市场的开拓，还是最终消费者健康需求的满足，零售药店都在其中发挥着不可替代的作用。

从供应链角度分析，医药零售的上游由制药公司和批发商组成，它们通过高效的分销系统将药品快速送达全国各地的药店。例如，像九州通这样的企业，凭借高效的物流和配送网络，确保药品能够迅速覆盖城乡。下游则是遍布城市和乡村的成千上万家药店，这些药店直接服务于消费者，满足人们的日常健康需求。上下游的无缝连接构建了一个高度协作的药品供应体系，确保医疗资源能够及时、有效地触达每一个角落。

然而，药店的角色不仅限于药品销售终端。随着消费者健康意识的不断提升，药店正逐步转型为综合健康管理平台。它们不仅提供药品，还提供健康咨询、慢性病管理、药物使用指导、健康监测等多元化服务。药店的职能逐渐扩展，使其成为人们日常健康管理中的重要一环。这一变化不仅优化了药物使用，还推动了疾病预防和健康促进，进一步巩固了药店在医疗体系中的核心地位。未来，随着数字化和个性化健康管理需求的不断增长，医药零售行业的战略意义将进一步凸显，它不仅关乎药品流通，更关乎全球健康管理的全新格局。

二、医药零售行业的分类

医药零售行业在全球经济中的重要性日益凸显。随着消费需求的多样化以及政策法规的不断完善，医药零售市场逐渐呈现出更为清晰的分类结构。在中国，医药零售行业主要通过处方药和非处方药的分类管理，同时形成了连锁药店、单体药店和网上药店三大零售渠道。这种分类不仅决定了药品销售的渠道和形式，也深刻影响了行业的整体发展。

1. 处方药与非处方药的分类管理

医药零售行业的基础之一是处方药与非处方药（OTC）的分类管理。1999年，国家药监局发布了《处方药与非处方药分类管理办法（试行）》，该办法对药品销售作出了明确的分

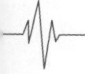

类规定。根据该规定，处方药必须凭执业医师或执业助理医师的处方才能调配、购买和使用，而非处方药则可以不凭处方自行购买。这一制度的设立不仅保障了药品使用的安全性，还引导消费者更加理性地购药。处方药的销售通常依赖于医院和大型连锁药店的药师服务，因为处方药的管理和使用更加严格，需要专业的医药知识进行指导。而非处方药则更多通过零售药店、网上药店等渠道销售，方便消费者在日常健康管理中自行选择。处方药和非处方药的分类管理在保障药品安全使用的同时，也对医药零售行业的业务模式进行了规范。

2．医药零售行业的三大类型

根据市场结构，医药零售行业可以分为连锁药店、单体药店和网上药店三大类。

（1）**连锁药店** 如益丰、老百姓、大参林等品牌，凭借广泛的网络覆盖和标准化的服务质量，迅速占领了市场的主导地位。连锁药店通过统一采购、集中管理等手段，降低了运营成本，提高了药品的供应效率。这些药店依托强大的品牌效应和规模优势，不仅在城市地区拥有广泛的市场份额，还向农村和偏远地区扩展，确保药品能够触达更广泛的消费者群体。连锁药店的统一管理和专业化服务使其在消费者中获得了较高的认可度，成为医药零售行业的重要力量。

（2）**单体药店** 通常是由家庭或个人经营的小型药店，虽然规模较小、资金有限，但在某些市场中依然占据了一定的份额。这些药店灵活性强，通常更贴近社区，能够为本地消费者提供个性化服务。尽管单体药店在面对大型连锁药店和网上药店的竞争时处于不利地位，但凭借其与社区居民的密切联系和高效的客户服务，它们在特定区域内仍然具备一定的竞争优势。

（3）**网上药店** 随着互联网技术的发展和消费者购药习惯的变化，网上药店已成为医药零售行业的重要增长引擎。叮当快药、京东健康等在线平台依托强大的供应链体系、智能化运营模式和高效的物流配送能力，迅速吸引了大量消费者，推动了医药零售市场的数字化升级。相比传统药店，网上药店提供24小时购药、即时配送、线上问诊等便捷服务，极大提升了消费者的购药体验。同时，智能推荐、远程医疗咨询和健康管理服务的结合，使网上药店不仅是一个购药平台，更成为健康管理的重要入口。随着政策的完善和消费者对"互联网+医疗"模式的接受度不断提高，网上药店将加速与线下药店融合，构建线上线下一体化的医药零售生态，为未来医药流通行业的高效发展奠定基础。

3．药店分类与分级管理

随着医药零售行业的快速发展，规范化和精细化的管理成为行业发展的新方向。2018年，商务部发布了《全国零售药店分类分级管理指导意见（征求意见稿）》，按照经营条件和合规状况将零售药店划分为三个类别。这一政策通过提高药店的准入门槛，强化执业药师的配置，并推动信息化管理系统建设，旨在提升药店的专业化服务水平。

一类药店仅允许销售乙类非处方药，其经营范围较为有限，药店内需配备至少1名药师。由于其服务范围较小，这类药店主要面向基础健康需求的消费者。

二类药店的经营范围更广，包括非处方药、处方药（不包括禁止类、限制类药品）和中药饮片。这类药店必须配备1名执业药师和1名药师以上职称的药学技术人员，能够提供更专业的药品服务。

三类药店的经营范围最广，销售包括处方药、非处方药和中药饮片，且需配备至少2名执业药师和2名药师以上职称的药学技术人员。这类药店通常具备更完善的服务设施和信息化管理系统，并且在政策上享有更多的优惠。这一分类分级管理体系不仅提高了行业的准入门槛，也对药店的专业服务能力提出了更高要求。高评级药店享有更大的经营范围和政策支持，而低评级或不规范的药店则面临淘汰。这一政策的实施将推动药店行业朝着更加规范化、专业化的方向发展。

三、药品销售渠道的全球对比

1. 美国药店行业的高集中度

作为连锁药店的发源地，美国的零售药店市场经历了几十年的快速整合与发展，逐渐形成了三大巨头的格局。通过大规模的并购和整合，连锁药店的市场份额逐年增加。数据显示，美国药店的连锁率从1990年的不到40%迅速提升至2019年的87%。其中，三大巨头——沃尔格林联合博姿集团（WBA）、CVS Health（文中也称为：CVS）和Rite Aid等，控制了大部分市场，2019年TOP3连锁药店的市场集中度（CR3，前三名连锁药店的市场占有率）达到77.1%。美国连锁药店的成功模式主要依赖于并购和多元化发展策略。以WBA为例，该公司不仅在国内市场通过并购其他连锁药店扩展市场份额，还通过布局全球，创新业务模式，成为全球药品零售业的领军企业。WBA的股价在35年间上涨了440倍，这一成就标志着连锁药店行业在高集中度的市场中具有巨大的成长潜力。

2. 日本药店行业的稳健扩张

与美国类似，日本的连锁药店行业也经历了快速的整合。2020年，日本连锁药店的CR3达到32.18%，而CR10则高达70%。尽管日本市场的集中度较美国稍低，但其整体连锁化率也在逐步提升。日本最大的药妆连锁店Welcia，通过持续并购扩展市场，成功结合药品和美妆产品的销售，成为行业龙头。Welcia的股价在9年内上涨了9倍，充分证明了日本连锁药店行业的成长潜力。同样，日本药店的成功案例表明，持续的并购扩张和业务模式的创新，是提升行业集中度和提高企业竞争力的关键。

3. 中国药店行业的低集中度

相比之下，中国药店行业的集中度仍远低于美日市场。2022年，中国连锁零售药店行业的CR3仅为12%，CR10在2020年也仅有25.2%的市占率。这一数据表明，中国药店市场的高度分散性，仍有大量独立的单体药店在市场中占据一定份额。中国药店行业的低集中度原因有多方面。首先，中国市场地域广阔，药店分布区域性强，连锁药店的扩展受到区域经济发展不平衡的影响。其次，医药零售行业的监管政策较为严格，行业内资本整合速度相对较慢。此外，药店的模式多样化发展较为滞后，单一的药品销售模式限制了行业的集中度提升。

4．药店是孕育牛股的摇篮

参考美国和日本的经验，药店行业是孕育"牛股"的摇篮。美国的WBA、CVS，日本的Welcia、Cosmos等企业，都是依靠并购扩张和业务多元化实现了股价的快速增长。中国的药店行业随着市场的成熟、资本的进入，以及政策支持的增加，也有望逐步走向集中化和连锁化。未来，中国市场可能会孕育出类似WBA和Welcia这样的龙头企业。在资本市场上，连锁药店凭借其稳定的现金流、规模效应以及不断增长的市场需求，具备长期成长潜力。通过并购整合和创新业务模式，中国药店行业有机会在未来实现快速发展，市场集中度的提高也将为投资者带来更多机遇。

四、门诊统筹和医保定点药店的区别

随着中国医疗保障体系的不断完善，医保定点药店和门诊统筹药店作为医保服务的重要环节，在药品销售和服务模式上逐渐形成了各自的特点与管理要求。两者在资质要求、信息备案、处方来源以及价格限制等方面存在明显差异。这些差异不仅反映了两类药店在服务对象和功能定位上的不同，也体现了中国医疗保障体系在推动药品零售服务精细化管理方面的努力。随着互联网医疗的不断发展，门诊统筹药店将逐渐发挥出更重要的作用，而医保定点药店也将在药品销售和医保服务中继续保持其核心地位。

1．资质要求的差异

（1）**医保定点药店** 需要至少配备1名具有执业药师资格或相关药学专业技术资格的药师，并且药师必须注册在该药店所在地，签订1年以上的劳动合同，确保在合同期内履行职责。这意味着药店的药师资质与药品服务质量紧密挂钩，确保参保人员在定点药店中能够获得专业的药品指导和服务。

（2）**门诊统筹药店** 要求确保营业时间内至少有1名取得执业药师资格的药师在岗，并且该药师必须在国家医保平台注册登记。这一规定强化了药师在医保服务中的作用，确保其不仅能够审方配药，还能为患者提供合理用药的专业指导。同时，门诊统筹药店要求严格的信息化管理，确保参保人员能够在购买药品时获得准确的用药指导和保障。

2．信息备案与监控要求

（1）**医保定点药店** 需要将参保人员购买的药品品种、规格、价格及费用等信息上传至医保经办机构，定期上报医保目录内药品的"进、销、存"数据，并保存相关数据2年，以备医疗保障部门的核查。这种信息备案制度不仅保障了医保药品的透明度，也确保了药店的药品流通可追溯性。

（2）**门诊统筹药店** 对信息备案的要求更加严格，特别是在信息监控方面。门诊统筹药店需要在医保结算区域配备视频监控和人脸识别设备，对整个医保结算过程进行音像记录，确保参保人员购药的真实性和合法性。记录数据需留存不少于6个月。此外，门诊统筹药店还需保存电子处方档案及纸质档案，保存期限不少于2年，以保证参保人员用药的合规性。

3．处方来源的区别

（1）**医保定点药店** 主要依赖定点医疗机构医师开具的处方，特别是医保目录内的处方药，必须凭处方销售，且药师需对处方进行审核和签字。外配处方需由定点医疗机构的医师开具，且应具备医师签章。定点药店还可接受定点医疗机构开具的电子处方，进一步方便参保人员的购药流程。这种模式确保了药品销售的合法性和药师在审核过程中的把关作用。

（2）**门诊统筹药店** 在处方来源上则具有更强的互联网医院连接功能。门诊统筹药店需设置独立的问诊区，并配备PC端或移动端设备，方便参保人员通过网络与"互联网医院"的医生实时沟通并开具处方。这一模式有效整合了线上医疗资源，为参保人员提供了更为便捷的购药渠道，特别是在互联网医疗快速发展的背景下，门诊统筹药店发挥了互联网医院与医保服务的衔接作用。

4．价格限制的规定

（1）**医保定点药店** 药品价格需按照公平、合理、诚实信用和质价相符的原则制定，并遵守医疗保障行政部门的价格政策。医保定点药店在价格制定过程中受到一定的监管，特别是在销售医保目录内药品时，需确保价格透明合理，以保障参保人员的利益。

（2）**门诊统筹药店** 需严格遵守国家和省级医保支付标准。门诊统筹药店销售的谈判药品价格不得高于该药品的医保支付标准，而集中带量采购的中选药品销售价格需参考中选价格执行。对于其他医保目录内药品，门诊统筹药店的销售价格需参考省级药品采购平台的价格执行。这些规定确保了门诊统筹药店的药品价格始终在合理范围内，有效控制了药品费用，减轻了参保人员的经济负担。

5．服务对象与功能定位的区别

（1）**医保定点药店** 更侧重为参保人员提供常规的药品购买服务，尤其是基于外配处方的药品销售。其功能定位主要集中在药品销售与医保报销的衔接上，确保参保人员能够便捷购药，并享受医保报销待遇。

（2）**门诊统筹药店** 更倾向于整合互联网医疗资源，为参保人员提供便捷的线上问诊与线下购药相结合的服务。其定位不仅是药品销售，还包括互联网医院的配套药品服务，为参保人员提供一站式的药品服务体验。这种模式下，门诊统筹药店不仅是医保报销的渠道，也是互联网医疗的重要节点，具有更为广泛的服务功能。

五、门诊统筹药店和"双通道"药店的区别

1．门诊统筹药店的优势

根据中康科技数据，门诊统筹药店在客流和客单价方面显著领先于全国普通药店水平。其年均订单量为18337单，比全国普通社会药店高出15%；客单价约为104元/单，超出全国

药店水平28%。这使得门诊统筹药店的单店销售额和毛利额均远超普通药店，年均销售额达到192万元，店均毛利额为53万元，比全国社会药店高出26%。尽管门诊统筹药店的处方药占比较高，毛利率略低，但整体销售表现和盈利能力仍明显优于普通药店。

2. 门诊统筹药店与"双通道"药店的比较

在医疗保障体系中，门诊统筹药店和"双通道"药店的准入条件和药品覆盖范围存在显著差异，这些差异使得两者在运营模式和市场定位上有所不同。

（1）**药品目录范围的差异** 从药品目录的覆盖范围来看，门诊统筹药店具有更宽泛的优势。2024年国家医保目录中的药品数量达到3088种，包括1698种西药和1390种中成药。这意味着几乎所有国家医保目录中的药品都可以在门诊统筹药店购买并报销，覆盖范围广泛，给参保人员提供了更多的用药选择。相比之下，"双通道"药品目录各地存在显著差异。例如，2024年广东的"双通道"药品目录中仅有526种药品，而湖南只有226种。"双通道"药店的药品目录受到更严格的限定，通常涵盖的是国家谈判药品等特定药品。这使得"双通道"药店在药品种类的丰富性和灵活性上不及门诊统筹药店。

（2）**资质要求的差异** 门诊统筹药店和"双通道"药店在资质要求上也有不同的门槛。"双通道"药店的准入条件更为严格。以河北省为例，纳入"双通道"管理的药店必须具备以下资质：药店必须已纳入省本级医疗保障定点零售药店管理3年以上，且近3年内无违反医保规定的记录；药店需供应国家谈判药品种类占比达85%以上，并具备至少100平方米的独立经营场所，专门为谈判药品设立40平方米以上的专区。此外，药店必须具备冷链系统设备和相应的管理经验，确保特殊药品的存储与配送条件。药店还需配备至少2名专职执业药师，并设立专门的用药管理岗位。门诊统筹药店的资质要求相对宽松。纳入门诊统筹的药店必须获得统筹区内医保定点资格3年以上，近3年内无严重违规记录，同时上年度考核评分需达到90分以上。门诊统筹药店的经营场所要求为独立场所，但面积要求并不如"双通道"药店严格。门诊统筹药店需配备至少1名执业药师，并设立用药管理岗位，确保为参保人员提供必要的用药指导和服务。

（3）**运营优势与挑战** 门诊统筹药店在运营上具备明显优势，尤其是在客流和客单价方面领先。这种优势部分得益于其覆盖范围广泛的医保药品目录，满足了更多参保人员的用药需求。此外，门诊统筹药店在店均销售额和毛利额上均优于普通药店，使其在激烈的市场竞争中占据更有利的位置。然而，尽管门诊统筹药店的处方药销售占比较高，但由于处方药毛利率相对较低，其整体毛利率较"双通道"药店有所下降。这也表明，门诊统筹药店在拓展销售规模的同时，仍需通过提升运营效率和优化服务质量来保持盈利能力的提升。

六、药店政策回顾

近年来，中国药品零售行业的监管日益严格，尤其是在药品安全与质量控制方面。国家药监局不断发布相关政策和规定，以加强对药品零售企业的监管，并确保执业药师的合法配置与使用。

1. 新版GSP的推出：药店行业的质量升级

《药品经营质量管理规范》（GSP）第一次修订版于2013年6月实施，2016年第二次修订稿公布。新版GSP对药店行业的影响深远，其核心在于提升药品零售企业的质量管理标准，特别是在药师配置、信息化管理和冷链管理等方面提出了更高要求。具体而言，新版GSP规定，药品零售企业的法定代表人或负责人必须具备执业药师资格，并按照相关规定配备足够数量的执业药师。这大大提升了药店开设的门槛——无执业药师的药店将不得开业。此外，新版GSP还加强了对药品采购、验收、仓储、售后服务等环节的管理，并要求零售药店建立更为严格的信息化管理系统，确保药品的安全流转。这一系列要求对中小型药店企业带来了不小的挑战。由于这些企业通常基础薄弱、资金有限，难以迅速适应日益严格的质量要求，可能会面临被市场淘汰的风险。随着行业整体监管的提升，资金实力雄厚、管理水平高的连锁药店将在这一过程中占据优势。

2. 政策推进：药店经营质量的提升

为了进一步规范药品零售行业的发展，国家出台了一系列政策以提高行业标准。2004年，国家食品药品监督管理局发布了《药品经营许可证管理办法》，为药品零售企业的资质管理奠定了基础。2019年，国家药监局取消了对GSP证书的强制性认证，转而加强对日常监管的力度。2020年发布的《关于规范药品零售企业配备使用执业药师的通知》则对药师的配置提出了更高要求，确保药店合规经营，提升整体服务质量。

3. "挂证"清查：执业药师监管趋严

2019年，国家药监局发布了《关于开展药品零售企业执业药师"挂证"行为整治工作的通知》，启动了一场为期6个月的全国范围清查行动。这项行动旨在严肃整治药品零售企业中执业药师"挂证"的问题。所谓"挂证"，是指药店虽名义上配有执业药师，但该药师并未实际履行职责。这种行为不仅违反了相关法规，还严重威胁到患者用药安全。

此次专项整治的核心在于，未能实际履行职责的执业药师将被清退，相关药店的《药品经营质量管理规范》（GSP）证书也将被撤销。这一措施强化了执业药师的配置监管，明确要求药品零售企业必须确保执业药师在岗，并实际承担相应的药学服务职责，特别是在经营处方药和甲类非处方药的情况下。

药师的合理配置是药品零售企业运营质量的关键，国家要求在经营处方药、甲类非处方药的零售企业中，必须配备执业药师；而只经营乙类非处方药的药店，则需配备经过药监部门考核合格的业务人员。在特定地区，2025年之前，零售药店还允许配备其他药学技术人员临时承担执业药师的职责，但这只是短期过渡措施。

4. 零售药店与医保统筹：地位提升与待遇持平

近年来，随着零售药店逐步纳入医保统筹体系，其在国家医疗保障体系中的地位显著提升。2023年2月，国家医保局发布了《关于进一步做好定点零售药店纳入门诊统筹管理的通知》，明确指出，零售药店在购药报销待遇方面与基层医疗机构持平。根据通知规定，零售药店的门诊统筹起付标准、支付比例和最高支付限额等政策，均可按照当地定点基层医疗机构的医保待遇执行。这意味着，大部分地区的零售药店报销待遇已与一级医疗机构保持一致，而部分地区甚至规定，统筹药店的报销标准与处方开具的医疗机构相同。

在药品支付标准方面，各地对医保谈判药物的规定为，门诊统筹药店的药品价格不得高于全国统一的医保支付标准。然而，对于非谈判药品和集采药品，各地政策存在差异。例如，山西、西安、北京等地采取了较为友好的支付政策，允许医保基金按市场实际价格为药店支付，尽管这可能导致医保基金面临更大的支付压力。

同时，零售药店的统筹预算管理仍处于探索阶段，因纳入统筹体系的时间较短，缺乏历史统计数据。为此，通知提出要"探索建立定点零售药店门诊统筹总额预算管理"，通过激励约束机制更好地管理医保基金。在已开展门诊共济改革的地区，主要通过对统筹药店或医疗机构实施总额预算，并根据项目进行费用支付。

七、医保政策回顾

1. 药品使用的规范化：数量限制与药占比政策

除了对药店质量的监管，国家在药品使用上也出台了一系列政策，进一步规范医疗机构和零售企业的药品管理。

（1）**一品双规** 2007年，卫生部发布了《处方管理办法》，明确要求同一通用名称的药品、注射剂型和口服剂型各不得超过两种，而处方组成相同的复方制剂则仅能选择1~2种。这一政策的出台旨在减少医疗机构和药店中药品品种的过度重复，规范药品采购和使用行为。

（2）**药占比限制** 2015年，国家卫计委等部委发布了《关于控制公立医院医疗费用不合理增长的若干意见》，提出公立医院药品收入占总医疗收入的比重应逐年下降。到2017年，试点城市的公立医院药占比（不含中药饮片）需降至30%左右。该政策旨在降低医院对药品收入的依赖，推动合理用药，控制医疗费用的过快增长。

（3）**零加成政策** 2017年，国务院办公厅印发了《深化医药卫生体制改革2017年重点工作任务》，明确要求所有公立医院在2017年9月底前取消药品加成（中药饮片除外）。该政策的核心在于减少药品定价中的利润空间，确保患者能够以更合理的价格获取所需药物。

2. 药品集采与监控：推动药品使用的优化

近年来，国家还通过药品集采政策和重点监控合理用药目录，推动药品的采购和使用标准化。

（1）**集采政策** 2018年开始，国家推行了药品集中采购政策，旨在通过批量采购降低药品价格，减轻患者用药负担。未中选的药品，医疗机构只能在保证中选品种用量的前提下少量采购和使用。这一政策有效限制了非集采药品的使用量，鼓励医院优先选择中选品种。

（2）**监控目录** 2019年和2023年，国家卫健委发布了两批重点监控合理用药目录，要求医疗机构重点监控目录内药品的临床使用。这一政策的推出加强了对药品使用的监管，避免过度用药和滥用药物的情况发生。

（3）一些药品退出省级医保　2019年，国家医保局要求各省逐步消化退出省级医保目录的乙类药品，临床使用这些药品将不再由医保支付。这一政策进一步推动了药品目录的优化管理，减少了不必要的药品使用，提升了医保资金的使用效率。

八、医疗与营销的平衡

在医药零售行业中，医疗与营销的平衡是企业成功的关键所在。由于药品直接关系到消费者的健康与安全，医药零售行业的核心使命是确保患者用药安全、提供专业的医疗服务。然而，随着市场竞争的加剧，药店不仅需要履行医疗职责，还需通过有效的营销手段提升品牌影响力与市场占有率。如何在保障医疗服务质量的同时，推动企业的营销和增长，成为医药零售企业必须面对的挑战。

1. 医疗服务：专业性与合规性

作为医疗体系的重要组成部分，医药零售企业的首要责任是确保药品质量和用药安全。药店在销售药品时必须严格遵守国家法规，尤其是处方药的销售，需确保药师严格审核处方，防止不合理用药。同时，药店还需配备具备专业资格的执业药师，以为患者提供专业的用药指导和健康咨询服务。

医药零售行业的独特之处在于其高度专业性，药品不仅是商品，更是关系到患者健康的治疗手段。因此，医药零售企业必须时刻保持医疗服务的合规性和专业性，确保所售药品的安全性和有效性。随着医疗消费者对健康意识的不断提升，药店不仅要提供药品销售服务，还需要承担更多健康管理职能，例如慢性病管理、健康监测等，这也使得药店成为患者日常健康管理的重要一环。

2. 营销策略：品牌建设与消费者沟通

尽管医疗服务是医药零售企业的核心，但在竞争激烈的市场中，企业仅靠专业服务难以获得长期增长。因此，医药零售企业必须通过营销手段来提升品牌知名度，吸引并留住消费者。如何在医疗合规的前提下，合理运用营销手段，是企业需要思考的关键问题。

非处方药（OTC）和健康产品的推广成为医药零售企业营销的主要方向。数字化营销、会员体系、社交媒体平台的利用，使得企业能够与消费者建立更深层次的互动。例如，开展线上健康讲座、社交平台互动，以及优惠活动等，不仅可以提升品牌的影响力，还能够吸引更多顾客到店或在线购药。

与此同时，随着电子处方、互联网医院等政策的推行，药店也开始通过线上平台扩展其营销渠道。通过与互联网医疗结合，药店可以为消费者提供更加便捷的服务，并进一步推动销售。此外，专业的药师咨询服务、健康管理套餐等营销模式，既能提升顾客的忠诚度，又能增强企业在市场中的竞争力。

3. 医疗与营销的平衡：相辅相成

在医药零售领域，医疗服务与营销并非互相对立，而是相辅相成。高质量的医疗服务是药店的立身之本，而有效的营销则为药店带来更大的市场份额与品牌影响力。两者的平衡在于：企业既要严格遵守医疗法规、提供专业服务，又需通过多元化的营销手段吸引消费者。

药店可以通过提升药师团队的专业水平、加强客户健康管理来增强医疗服务的竞争力，同时借助数字化工具与线上平台进行精准营销，扩大客户群体。在确保医疗质量的基础上，合理运用营销手段，使医疗与营销形成良性互动，企业才能在竞争激烈的医药零售市场中获得持续发展。

第二节 核心价值链

一、处方外流的驱动因素

1．处方外流的发展历程

中国的处方外流历程，伴随着医药卫生体制的变革和政策推动，经历了多次关键转折。

（1）**改革开放前：医疗服务对政府拨款的依赖** 在1978年之前，中国的医院主要依赖政府财政拨款，所有的投资和开销几乎完全来自于政府。医院的主要职责是提供医疗服务，药品的销售并未成为医院的主要收入来源。然而，1978年改革开放后，国家对医院的财政支持大幅减少，政府拨款仅能覆盖医院开支的10%左右。医院需要通过创收自行维持运营。在这种情况下，医院逐渐依赖药品销售和冗余检测等方式增加收入，形成了"以药养医"的局面，导致了医疗费用居高不下，患者面临"看病难、看病贵"的问题。由此，医疗资源配置不当，甚至出现寻租和腐败现象。

（2）**2009年新医改启动：政策初探与处方外流的萌芽** 为了解决这一体制问题，2009年，《中共中央 国务院关于深化医药卫生体制改革的意见》发布，开启了中国新医改的序幕。新医改旨在减少医院对药品销售的依赖，逐步推动医药分开，通过一系列政策手段打破"以药养医"现象。早在2007年，《处方管理办法》首次提出"处方外流"的概念，要求医生在开具处方时必须使用药品通用名，且不得限制处方外流。新医改的实施进一步推动了这一趋势，政府层面明确提出医药分业的方向，探索通过改革药品补偿机制来打破医院对药品销售的依赖。

（3）**2017年政策加速：处方外流的催化期** 自2017年起，政府在推动处方外流方面加大了政策力度。首先，取消了医院的药品加成政策，禁止医院通过销售药品获取额外收入，同时实施药占比考核，要求医院药品收入占总医疗收入的比例控制在30%左右。随后，国家启动了药品集中采购（集采）政策，2018年的"4+7"带量采购大幅降低了药品价格，从根源上削弱了医院通过药品盈利的动力。此外，2021年推出的"双通道"政策则进一步推动了处方外流。该政策要求部分医保谈判药品可通过定点零售药店购买并报销，降低了患者对医院药房的依赖。上述政策组合拳的持续实施，使得处方外流的速度明显加快。

（4）**2023年：处方外流进入新纪元** 进入2023年，处方外流进入了新的发展阶段。

1月,国家医保局和中华人民共和国人力资源和社会保障部明确要求,到2023年12月31日,全国各省必须建成电子处方中心。电子处方流转平台的建设意味着处方外流有了技术支撑,药品在医院和药店之间的流转将更加顺畅。同年2月,国家医保局推动药店接入医保门诊统筹结算系统,进一步强化了药店在处方药销售中的作用。虽然目前药店在处方药销售中的占比仍然较低,但随着电子处方流转平台的建成和门诊统筹政策的全面实施,未来处方外流速度有望进一步提升,零售药店将在处方药销售中扮演越来越重要的角色。

2. 处方外流的驱动因素

近年来,处方外流在中国医药市场的发展加速,成为医药分离、药品销售多元化的重要趋势。这一过程得益于多项政策的驱动,涵盖从处方外流的动力、处方来源和外流通道、承接模式到医保统筹等多个层面。

处方外流的主要驱动力来自医改政策的深入推进,特别是在药品定价、医保支付方式和医院管理模式等方面的改革方面。

(1) **药品零加成政策的实施** 自国家取消公立医院药品加成以来,医院不再允许在药品批发价格基础上加成,这直接切断了"以药养医"的利益链条。随着医院药品收入的减少,医保支付方式也进行了改革,推行按病种付费等政策,使得医院的药品费用不再是利润来源,而是转变为成本中心。在这种背景下,医院和医生有更多动力支持医药分离,并推动处方外流至院外零售药店或其他渠道。

(2) **药品集采政策的推动** "4+7"带量采购等药品集采政策进一步降低了药品价格,尤其是集采中标药物的价格大幅下降,给医院和药企带来了收入压力。这迫使制药企业加大对院外终端市场的关注,推动药品零售市场的拓展。零售药店,特别是大型连锁药店,逐渐获得更高的议价能力,并有机会获取更多的处方药品种资源,从而促使处方外流进一步加速。

随着医疗信息化的发展,处方来源和外流通道不断丰富,推动了处方外流的快速发展。

(3) **处方来源的多样化** 处方外流的主要来源包括长处方、电子处方流转平台、互联网医院和第三方健康APP等渠道。特别是长处方政策的实施(如针对慢性病患者的一次性处方可开具数月用药量),使得更多的患者能够在院外购买处方药物,推动了药品从医院向零售药店的外流。

(4) **电子处方流转平台的构建** "双通道"政策和电子处方等法规的陆续出台,为处方外流提供了技术基础。电子处方流转平台通过信息化手段,实现医院处方与零售药店、互联网医疗的对接。目前,全国多个地区已试点处方流转平台,相关商业模式逐渐成熟。药店对接这些平台的要求也逐步完善,未来符合条件的零售终端将有望承接更多的医院外流处方。

随着处方外流的推进,各类药房和互联网平台积极布局,形成了多元化的处方承接模式。

(5) **院边店与DTP药房** 许多药店,尤其是靠近医院的"院边店",在处方外流的背景下扮演了重要角色。此外,DTP药房(直接面向患者的特药药房)和专注于慢性病管理的门诊特殊病(门特)门诊慢性病(门慢)药房等特殊药房也逐渐兴起,为特定患者群体提供更专业的药学服务和用药管理支持。

(6) **互联网医疗与医药电商** 互联网医疗正加速发展,成为线下医疗服务的有效补充。电子处方的普及和互联网医院的兴起,使患者能够在线问诊、开具处方,并直接通过医药电商平台购药，提升了处方药获取的便捷性。随着处方外流政策的推进，医药电商与医疗服务的融合进一步加深，推动医疗资源的优化配置，为患者提供更高效的健康管理解决方案，同时拓展了医药零售市场的发展空间。

（7）**定点零售药店纳入医保统筹**　近年来，国家加速推动定点零售药店纳入门诊统筹，使得越来越多的药店能够为患者提供医保报销服务。这一政策改变了过去只有医院能够为患者提供医保报销的局面，零售药店成为医保体系中重要的一环。

（8）**医保基金改革与支付便捷化**　医保基金改革逐步取消个人账户，扩大统筹基金的使用范围。虽然个人账户资金整体减少，但通过个账共济机制，个人账户的利用率得以提升。同时，随着统筹基金池的扩大，纳入门诊统筹的药店将直接受益。此外，医保支付的逐步信息化和便捷化也大大增强了患者选择院外药店购药的意愿。

二、门诊统筹的影响

门诊统筹政策的实施对零售药店的影响深远。要判断一个地区的门诊统筹政策是否对零售药店有利，主要可以从处方获取的难易程度、商品定价，以及起付线和报销比例等方面进行分析。这些因素直接影响药店是否能从门诊统筹政策中受益，并推动处方药的外流，进而影响药店的收入和市场表现。

1．处方获取的难易程度

处方获取的便利性是影响药店从门诊统筹中获益的首要因素。处方外流越容易，药店越能通过外流处方实现销售转化。因此，处方来源的多样化、外配要求的宽松程度，以及报销待遇的不同是关键考量因素。

（1）**处方来源**　处方的来源渠道越多，意味着药店获取处方的难度越低。根据各省政策，处方来源的便利性差异明显。接受互联网医院处方的省份在推动处方外流方面条件最为宽松，这有助于药店通过多种渠道获得处方，尤其是通过互联网医院开具的电子处方，患者可以直接选择零售药店购药。

（2）**处方外配要求**　部分地区对处方外配的要求更加严格，规定只有当定点医疗机构无法满足用药需求时，患者才能将处方带到外部药店购买药物。对于药店而言，处方外配限制较少的地区更有利于获取处方资源。例如，上海明确规定，医疗机构不得限制患者持处方到零售药店购药，这为药店承接医院处方外流提供了更大的便利。

（3）**报销待遇差别**　报销待遇的不同直接影响患者的购药选择。门诊统筹政策下，报销待遇大致分为三类：与基层医疗机构相同、与处方来源机构相同、与二级或三级医院相同。对于药店最有利的是第一类政策，药店可以凭借品类齐全的优势吸引更多患者；第二类政策下，药店无需担心因报销差异导致患者回流至基层医疗机构；而第三类政策相对不利，因患者可能会选择在医院购药以获得更好的报销比例。

2．药品定价

药品定价直接决定了零售药店的毛利率和盈利能力。不同地区的门诊统筹政策对药品定价的规定有所不同，主要分为以下三类：

（1）**无明确定价限制**　在一些地区，药品定价没有被严格限制，药店可以根据市场需求灵活定价，建议参考省级集采平台的定价。这类政策为药店提供了更大的定价空间，能够通过灵活定价增加利润。

（2）**允许超出医保支付标准**　部分地区虽设有医保支付标准，但允许药店自行定价，超出医保支付标准的部分由患者自付。这类政策在保护医保基金的同时，给予了药店适度的定价自主权。这对药店来说是相对有利的，因为它允许药店在保障医保药品覆盖的同时获取一定的利润空间。

（3）**有明确的药品定价限制**　在一些地区，政策对药品定价进行了严格限制，药店必须按照规定定价。这种限制可能压缩药店的利润空间，尤其是在药品毛利率已经较低的情况下，这类政策对药店的盈利能力不利。

3．起付线和报销比例

门诊统筹政策中，起付线和报销比例直接影响患者的支付意愿和报销额度，进而影响药店的销售额。起付线越低、报销比例越高，患者在药店购药的意愿就越强，处方外流的可能性也越大。

根据各省的门诊统筹政策，起付线主要集中在0～200元（占比38%）和500～1000元（占比24%），另有17%的地区设定了0元的起付标准。起付线较低的地区能够更好地为患者提供医保覆盖，降低他们的自付费用，因此更有利于药店承接外流处方。

支付限额方面，主要集中在2000～5000元（占比41%）和2000元以下（占比31%）。较高的支付限额意味着患者能够在药店报销更多的药品费用，进一步提升了药店的吸引力和患者的购药意愿。

三、门诊共济的影响

2021年4月，《国务院办公厅关于建立健全职工基本医疗保险门诊共济保障机制的指导意见》发布，启动了门诊共济保障机制的改革工作。改革的主要驱动原因是原有体制存在的"三个不适应"，即未能适应慢性病高发、医疗技术进步和人口老龄化的发展趋势。

（1）**慢性病的挑战**　我国的疾病谱正逐渐向慢性病化转变。慢性病导致的死亡占全国总死亡人数的85%以上，慢性病带来的疾病负担也占总疾病负担的70%以上。传统依靠个人账户保障普通门诊费用的模式，已无法满足日益增加的慢性病管理需求。个人账户的资金有限，无法覆盖长期的门诊医疗支出，尤其是在慢性病患者中。

（2）**医疗技术进步的影响**　随着医疗技术的飞速发展，门诊服务的范围和功能都得到了极大扩展。从2001年到2021年，全国医疗机构的门急诊人次从19.5亿次增至80.4亿次，增长了312%。然而，个人账户积累的资金有限，难以应对参保人对门诊服务不断增长的需求。

（3）**老龄化趋势**　中国正在快速步入老龄化社会，预计到2035年，60岁及以上的老年人口将突破4亿，占总人口的30%以上。随着年龄的增长，老年人患慢性病的概率大幅提升，门诊医疗需求显著增加。老年人需要频繁就医，且费用高昂，原有的个人账户制度难以满足这些需求。

1．改革的两大关键调整

（1）**在职职工个人账户调整** 改革前，在职职工的个人账户由单位缴费的一部分和个人缴费组成。改革后，个人缴费仍全部划入个人账户，但单位缴费的部分不再进入个人账户，而是划入统筹基金，用于扩大门诊保障的覆盖范围。

（2）**退休人员个人账户调整** 改革前，退休人员个人账户的资金按实际养老金发放数划入。改革后，划入个人账户的资金标准改为基于统筹地区的基本养老金平均水平，且划入标准有所降低，这释放了更多资金用于统筹基金，强化了门诊保障功能。

2．改革带来的三大收益

（1）**普通门诊报销覆盖面扩大** 改革后，大多数地区实现了普通门诊报销从无到有的转变，即便是之前已有门诊报销机制的地区，报销额度也得到了提升。这直接减轻了参保人的门诊支出负担，增强了医疗保障的广泛性。

（2）**医疗资源配置优化，缓解住院压力** 由于普通门诊保障的不足，过去一些参保人通过"无指征住院""挂床住院"等方式滥用住院资源，导致住院率高企。改革后，参保人在门诊就可以享受报销，减少了不合理的住院现象，优化了医疗资源的使用效率，缓解了"住院难"问题。

（3）**个人账户使用范围拓展** 改革将个人账户的使用范围从参保人本人扩展到了家庭成员。这一拓展使得参保人家庭成员的部分医疗支出可以通过个人账户支付，增强了个人账户资金的灵活性和使用价值。

四、药店的驱动因素

在医药零售行业，连锁药店的增长取决于内生增长和外延扩张的结合。短期内，门店扩张是连锁药店提高市占率和收入的关键手段，而长期的可持续增长则需要企业利用规模效应和更高的运营效率来提升盈利能力。

1．门店扩张：快速占领市场的关键策略

门店扩张对于连锁药店来说，既是提高收入的短期驱动力，也是增加市场份额、提升竞争力的重要手段。门店扩张的方式主要包括自建、并购和加盟三种形式，每种方式都对应着不同的市场需求和企业战略。

（1）**自建门店** 品牌强势区域的扩展。连锁药店在自身品牌影响力较强的区域，通常选择自建门店的方式进行扩张。自建门店的优势在于，企业可以直接控制新门店的运营模式和服务质量，进而缩短新店的盈亏平衡期，快速实现盈利。此外，品牌效应在这些区域的发酵，也能够帮助企业在扩展过程中更加顺利。

（2）**并购** 快速进入新市场。在进入新的区域市场时，并购是连锁药店快速扩展市场份额的有效手段。通过收购当地现有的药店网络，连锁药店可以迅速渗透新市场并获得初始客

户基础。并购不仅可以节省市场进入的时间成本，还可以通过整合现有资源和渠道，实现规模效应的最大化。随着并购活动的增加，连锁药店可以快速提升在各个区域的市场份额，增强其市场影响力。

（3）**加盟**　轻资产扩展的第二增长曲线。"直营式加盟"模式正在成为连锁药店快速扩张的另一个重要途径。与自建和并购相比，加盟模式具有轻资产、高灵活性的优势。这种模式使企业能够通过较少的资本投入迅速扩展门店数量，同时确保加盟店的运营质量。近年来，大参林、益丰药房、漱玉平民等连锁药店通过这一方式实现了高速增长，2022年这些公司每年新增的加盟店数量均超过100%。加盟模式有助于连锁药店发挥规模效应，降低运营费用占比，成为其第二增长曲线的有力支撑。

2．规模效应与净资产收益率的提升

规模效应是连锁药店持续扩大市场份额的核心驱动因素之一。随着药店网络的不断扩张，规模效应的体现主要包括经营效率的提升和毛利率的增加。

（1）**经营效率的提升**　规模效应能够显著提升药店的运营效率，具体表现为人效、坪效和租效的提高。例如，通过优化店员的配置和提高门店的坪效，连锁药店可以实现单位面积销售的最大化。此外，随着门店数量的增加，药店可以通过更灵活的库存管理和供应链优化来降低运营成本，提高整体盈利能力。

（2）**毛利率的提升**　规模化采购也是规模效应的重要组成部分。大型连锁药店由于采购量大，能够与供应商谈判获得更好的采购价格和条件，进而提高毛利率。同时，药店龙头还可以与供应商共同推动产品的营销推广，进一步提升销售额和净利率。区域垄断地位和强大的营销推广能力也是药店龙头企业盈利能力不断提升的重要原因。

（3）**股本回报率的提升**　药店的规模效应不仅体现在经营效率的提高，还在于净资产收益率（ROE）的提升。通过杠杆提高、资金周转加快以及老店业绩增长，药店的期间费用率逐渐摊薄，进一步增强了盈利能力。随着门店的扩张和老店的稳定运营，连锁药店能够在规模效应的推动下实现ROE的持续提升。

3．新战略定位：从药品销售到健康服务的转型

随着行业的不断发展，医药零售企业正从单纯的药品销售逐步转型为全生命周期的健康服务提供者。门诊统筹、处方外流等政策的推进，使得连锁药店必须重新思考其竞争战略，并逐步摆脱对个人账户医保支付的依赖，回归到零售本质，专注于门店和顾客的忠诚度运营。

（1）**精细化运营**　从门店增长到效益提升。在新的市场环境下，药店的扩展已不仅仅局限于增加门店数量，而是进入了"向单店增长要效益"的精细化运营阶段。通过提高每家门店的顾客忠诚度和服务质量，药店可以实现单位门店利润的最大化。

（2）**从药品销售到健康服务的转型**　连锁药店的未来发展不再仅仅依赖于药品销售，还需进一步向健康管理领域拓展。通过提供健康监测、慢性病管理等增值服务，药店能够提升顾客黏性，成为消费者日常健康管理的重要伙伴。这一转型不仅使药店与患者建立更紧密的联系，也有助于企业拓展盈利渠道，实现从传统药品销售向全方位健康服务的升级。

（3）**减少对个人账户医保支付的依赖** 通过提升顾客忠诚度和加强健康服务的供给，药店可以更有效地锁定核心顾客群体，减少对医保支付的过度依赖。同时，药店还可以通过扩大非处方药品、保健品和健康管理服务的销售比例，进一步提升自有收入渠道的多样性。在消费者自费购买占比增加的情况下，提升顾客服务和体验将是企业保持竞争力的关键。

五、"互联网+医保"

随着国家政策的支持，2024年7月，北上广深四大城市率先落地了线上购药医保支付的试点项目，标志着"互联网+医保"服务进入了一个新的发展阶段。特别是深圳在2023年6月率先试点线上医保统筹支付，成为全国首个打通医保支付"最后一米"的城市，为全国的线上到线下（O2O）购药模式提供了示范。这一举措为消费者提供了极大的便利，并推动了线上购药模式的发展，但也面临着诸多挑战。

1．线上医保支付的推动力

线上医保支付的开放，为医药零售行业提供了新的增长动力，尤其是O2O模式的发展。通过线上购药，消费者可以直接通过互联网平台购买处方药并享受医保报销，从而大大提升了购药的便捷性和可及性。这不仅为慢性病患者等需要长期用药的人群带来了福音，也加快了传统医药零售企业向数字化转型的步伐。此外，线上医保支付的逐步放开，使得零售药店可以接触到更广泛的消费者群体，不再局限于线下门店的物理位置限制。对于远离药店或不方便到店购药的患者，这一模式为他们提供了更安全、便捷的购药途径。

2．线上医保支付的挑战

尽管线上医保支付为行业带来了巨大机遇，但在实施过程中仍存在诸多挑战，尤其是在信息安全、医患纠纷和价格管理方面。

（1）**信息安全问题** 患者在享受线上医保服务时，需要提交个人身份信息、医保卡信息和健康状况等敏感信息，这些数据如果没有得到妥善保护，可能被不法分子窃取。个人信息一旦泄露，不仅可能被用于诈骗，患者还可能面临被误导购买不适当的医疗服务或商品的风险。因此，如何确保线上购药平台和医保支付系统的安全性，防止信息泄露成为一大挑战。

（2）**医患沟通不足引发的纠纷** 与传统的线下就诊购药模式不同，线上购药过程中缺乏医生与患者的面对面沟通，医生无法直接观察患者的体征。虽然一些平台提供在线问诊服务，但这种模式仍然存在误诊或误解的风险，可能引发医患纠纷。例如，患者在线购药后，如果药品使用不当或疗效未达到预期，纠纷的发生几率将大大增加。这种情况要求企业不仅要提供便捷的购药渠道，还需要加强患者教育和售后服务。

（3）**价格管理问题** 线上购药的价格管理是另一个重大挑战。由于线上平台的价格竞争激烈，部分药品价格可能低于线下甚至省级挂网平台，导致"一处低价、全渠道跟随"的现象。一些工业企业已因线上价格低于省级挂网价格而受到监管部门的约谈，进而影响到整个价格体系。为了避免线上线下渠道之间的价格失衡，企业需要在制定线上药品价格时更加谨慎，确保价格体系的协调性和规范性。

六、药店新趋势

随着医药零售行业的快速发展，药店企业逐步从传统的药品销售转型，朝着服务一体化、商品多元化以及上下游产业布局的方向迈进。这种转型不仅提高了药店的市场竞争力，还显著增强了顾客黏性和企业的盈利能力。以下是药店行业目前三大核心趋势的分析：

1. 服务一体化：从商品经营到顾客经营的转型

在当前的医药零售环境下，药店企业正在从单纯的商品销售转型为更加注重顾客价值的服务模式。越来越多的药店通过升级会员权益体系、推动慢性病管理和线上诊疗服务等方式，逐步构建起以顾客为核心的服务网络。例如，许多连锁药店通过免费健康检测、健康档案管理、回访跟踪等方式，帮助慢性病患者实现用药依从性，并提供全生命周期的健康管理服务。这不仅增强了患者对药店的依赖性，还通过提升用户体验增加了用户的复购率。此外，借助用户画像等数据工具，药店能够更精准地为用户提供个性化的服务，增强用户对药店品牌的认同感和忠诚度。

一些药店还在尝试将药店与诊所或中医馆结合，以满足患者的基础医疗需求，并增加药店的客流量和处方量。例如，益丰药房通过开设中医诊所，邀请名老中医提供中医内科、妇产科、针灸等服务，极大提升了药店的附加值。这一模式参考了美国零售药店龙头CVS的"分钟诊所"（Minute Clinic）模式，后者通过设立在药店内部的诊所，满足了顾客对于常见病的即时就诊需求。2023年，CVS已拥有超过1000家"分钟诊所"，这些诊所在"分级诊疗"体系中发挥了重要作用。

此外，药店还逐步提供全方位健康管理解决方案。例如，药店通过分析客户的健康需求，提供定制服务套餐及健康包，为客户提供按需场景的康养管理服务。中医拔罐、艾灸、推拿等中医增值服务，甚至瑜伽和普拉提等健身课程，也成为药店提供多元化健康服务的补充，有效提升了客户的体验和满意度。

2. 商品多元化：从药品销售到多元商品结构

与日本药妆行业相比，中国药店的商品结构仍然相对单一，发展潜力巨大。日本的药妆店不仅销售药品，还提供日化洗护、食品饮料等产品，以满足消费者的多样化需求。相比之下，中国药店以药品销售为主，2020年，处方药、OTC药品、医疗器械和中药饮片合计占比达92%。这种高度依赖药品销售的模式，限制了药店的盈利和客户黏性。

然而，随着医保政策的变化以及处方外流的推进，药店的商品结构正逐步朝着多元化方向发展。未来，创新药、保健品、中药、药妆等高毛利率产品有望在药店中占据更大的销售份额。同时，日化洗护、食品饮料等非药品类商品作为高周转品类，也将为药店带来稳定的现金流，进一步提高药店的资产回报率（ROA）。

这种商品多元化的发展不仅可以提高药店的毛利率，还能够通过加快周转率，提升药店的整体经营效率。未来，药店的商品结构将更加多样化，逐渐从单一的药品零售商转变为提供全方位健康管理服务的综合体。

3. 布局上下游业务：从供应链整合到业务延伸

为了在竞争激烈的市场中保持优势，药店企业正在通过向上下游延伸，整合供应链资源，提升盈利能力。通过向上游布局，药店可以自建药厂或与制药企业合作，确保药品质量和供应链的可靠性。例如，益丰药房于2019年投资成立恒修堂药业，专注中药饮片的研发和生产。这不仅保证了药品的供应和品质，还为益丰药房带来了更高的利润率。向下游延伸，药店可以通过诊疗服务、慢性病管理、中医增值服务以及O2O（线上到线下）模式，提升顾客的购买频次和转化率。通过整合上下游产业链，药店不仅能够获得稳定的药品供应，还可以通过代理、自营、原始设备制造（OEM，即委托加工）等模式拓展盈利渠道。例如，全球最大的药店连锁企业沃尔格林联合博姿集团（WBA）通过自有品牌，包括Boots Pharmaceutical和No.7等化妆护肤品牌，实现了上游供应链的整合，极大提升了其市场竞争力。

第三节 国际经验借鉴

一、日本医药分工关键因素和启示

医药分工指的是将药物的处方和调剂分离，由医生开具处方、由药剂师进行配药调剂。这一模式的推行不仅有助于打破医院和医生依靠"开药"获取收入的补偿机制，还能够推动医疗机构和医务人员通过提供优质诊疗服务获得合理的报酬。通过实施多样化的医药分业措施，日本成功提升了处方外流率，推动了药店行业的快速发展。本文将探讨日本医药分工的关键因素及其对医药零售行业的深远影响。

1. 日本医药分业的历史与背景

日本医药分业的起源可以追溯到明治时代。当时，日本通过学习德国的医疗制度，决定改革原有的医药一体化模式，逐步推行医药分工。1889年，日本制定了《药律》，正式引入了药事制度，首次使用了药房和药剂师的概念。1955年，日本颁布了《医药分业法》，然而在当时，处方并未真正脱离医院，医药分业进展有限。

1974年成为了日本医药分业的转折点。当时处方费的大幅上涨使医生通过处方药物获得了更多合法收入，医药分业开始取得实质性进展。1974年也因此被称为日本"医药分业元年"。通过对医师和药剂师职责的规范、医生待遇的改善，以及药价调整等一系列措施，日本的医药分业进程得以稳步推进。

2. 日本医药分业的关键因素

（1）**强制立法明确各方职责**　日本医药分业的制度基础始于1874年《医制》的提出。当时，日本明确提出参考德国的医药分业制度，将医生和药剂师的职责进行区分。此后，日本陆续颁布了《药律》以及《医师法》《牙医法》和《药事法》的修订案，从法律层面初步奠定了医药分业的框架。尽管制度逐步完善，利益集团的阻挠一度导致医药分业的进展缓慢。为此，日本政府采取了一系列行政手段，通过调控诊疗报酬、调剂报酬和药价，平衡医院、医生、药剂师等各方的利益，推动处方外流。这些举措为医药分工的实施提供了坚实的制度保障，使得医药分业逐渐成为日本医疗体系的重要组成部分。

（2）不断改善医生待遇 医药分业虽然自明治时期开始提倡，但在相当长的时间里，医生的待遇问题一直阻碍其全面推广。直至1974年，医药分业才开始获得实质性进展，主要原因在于日本政府通过提高医生的诊疗服务报酬，缓解了医生的经济压力。1970—1974年，日本全行业平均价格指数上涨了11.34%，而医疗服务价格指数仅上涨3.64%，导致医生的实际收入未能提升。为了推动医药分业，日本政府大幅提高了医生的诊疗报酬，随后又多次进行上调，医生通过诊疗服务获得了更合理的收入，经济压力得到缓解，医药分业的阻力随之减少。同时，为鼓励医院将处方转移至院外药局，日本政府设置了不同的诊疗报酬点数（1点=10日元）。在相同条件下，医生开具院外处方可以获得更高的报酬。例如，处方种类少于6种的情况下，医生在院外药局开具处方可获69点报酬，而在院内开药时仅能获得42点。这一差异显著推动了医生增加院外处方的比例，进一步促进了处方外流和医药分业的推广。

（3）协调院内外药价与药占比 日本的药品价格由政府统一定价，不同于美国等国家的自由定价模式。自1953年起，日本采用"90%销量价格线"的定价机制，即根据药品销量累计至90%时的价格确定药品销售价格。这一机制曾经给予医疗机构较大的利润空间，不利于推动医药分业。为解决这一问题，1982年日本政府将药品定价机制调整为"81%销量价格线"，并在1991年进一步改为"加权平均价格+一定溢价"的模式，逐步降低药品价格，减少医疗机构在药品销售中的获利空间。这一系列的政策调整，使得医院和医生通过药品销售获取收入的动机减少，推动了处方外流的加速。根据日本厚生劳动省的统计，药剂费用占医疗费的比例由1979年的36.8%下降至1993年的28.5%，并进一步下降至2020年的22.3%。这种药价的调整为医药分业奠定了经济基础，有效减少了医疗机构依赖药品盈利的现象。

3. 日本医药分业的启示

日本的医药分业和药店行业发展为全球提供了宝贵的经验，尤其对中国的医药零售市场具有重要借鉴意义。

（1）处方外流率有望持续提升 日本医药分业的一个重要成果是处方外流率的显著提升。通过医药分业，日本有效切断了医院和医生依赖药品销售获取收入的机制，推动处方药流向零售药店。借鉴日本的发展历程，中国的处方外流率也有望在未来快速提升。目前，中国的处方外流率与日本1997年之前的情况类似，仍然处于较低水平。然而，随着门诊统筹、医保支付改革等政策的推进，处方外流的环境正在逐步改善。例如，中国的三明医改已经提出了将处方药从公立医院向社会药店转移的改革方向，试图改变以往公立医疗机构依赖药品收入的模式，并通过提高医生的诊疗服务报酬，推动医药分业的进程。日本的经验表明，平衡医药分业前后医生的收入是促进医药分业的重要因素。在日本，通过多次提高医生的诊疗报酬，确保医生在医药分业后能够获得合理收入，这有效化解了医生的抵触情绪，推动了处方药从医院向零售药店的外流。因此，中国也应借鉴这一经验，进一步改善医生的薪酬结构，使其更倾向于依靠诊疗服务而非药品销售获取收入。随着医药分业改革的推进，预计中国的处方外流率将持续提升，药店在处方药销售中的地位也将进一步增强。

（2）**连锁药店集中度有望提升** 日本医药零售市场的另一个重要特点是市场集中度高，连锁药店在药品零售市场中占据了主导地位。相较于中国，日本药店行业的连锁化和集中程度要高得多，这极大增强了行业的竞争力。在中国，药店的连锁化率近年来有所提升，但与日本相比仍有很大增长空间。数据显示，中国零售药店的连锁化率从2006年的38%提升至2022年的58%，但领先的连锁药店百强企业的市场份额仅为36%。相比之下，日本前五大药妆店的市场份额已高达53%，中国的行业集中度依然偏低。随着政策的推动和市场的整合，预计中国药店行业的集中度有望进一步提升。连锁药店通过并购、扩张和品牌影响力的提升，将逐渐在市场中占据更多份额。像国大药房、大参林、老百姓、益丰药房和一心堂等领先的连锁药店，已经在中国市场形成了规模化运营的优势，但其合计市占率约为17%，与日本的集中度仍有较大差距。未来，中国药店连锁化和市场集中度的提升，将有助于行业的规范化和整体竞争力的提升。

（3）**非药业务占比有望提升** 日本药店的多元化经营模式也为中国药店提供了启示。日本的药妆店不仅销售处方药和非处方药（OTC），还涵盖了化妆品、日用品、食品饮料等非药品类商品。在这种多元化的经营模式下，药妆店可以满足消费者的多样化需求，并通过销售高周转率的非药品类商品来提升盈利能力。相较之下，中国药店的业务结构仍然以药品为主，2020年药品销售占比高达92%，非药品类商品占比较低。然而，随着政策的逐步放开，中国药店的非药业务占比有望显著提升。近年来，随着医保基金监管的智能化，部分地区已陆续放宽了药店销售非药品类商品的限制。例如，2023年，甘肃、安徽等多地取消了零售药店不得销售生活日用品的限制，北京、广东等地甚至试点"药店+便利店"的融合业态。这为药店发展多元业务提供了新的机遇。参考日本药妆店的发展，中国药店可以通过增加非药品类商品的销售，如化妆品、保健品、健康食品等，扩大收入来源。此外，药店还可以探索提供健康管理、健康咨询等服务，进一步增强顾客的黏性和服务的多样性。随着消费升级和健康意识的提升，中国药店的多元化经营模式有望迎来快速增长，从而提升药店的盈利能力和抗风险能力。

二、美国医药零售市场的演变

美国医药零售市场经过多年的发展，已经形成了高度集中的市场结构。CVS、WBA和Rite Aid三大连锁药店占据了主导地位。这些企业通过庞大的销售网络和卓越的供应链管理能力，在市场竞争中稳固了其领先地位。这一成熟的医药零售体系发展历程可分为两个关键整合期，这不仅塑造了当前的行业格局，还为全球其他市场提供了宝贵的经验。

1. 第一整合期：20世纪80年代的仿制药推动与行业整合

20世纪80年代初，美国的药品零售市场开始经历第一次重大整合。这一进程的催化剂是

《Hatch-Waxman法案》的颁布，该法案通过鼓励仿制药生产，降低了药品的生产和销售成本，促进了药品市场的竞争。

《Hatch-Waxman法案》的通过，加速了仿制药的普及。这一政策使得仿制药品在市场上快速扩展，改变了传统的药品供应链格局。在这样的背景下，药品批发行业率先进行了整合，小型的独立药品批发商被迫并入大型药品批发企业，或者退出市场。药品批发行业的集中化也推动了药店行业的变革，小型药店面临强大的竞争压力，不得不进行自我调整，以求在快速变化的市场中生存。

在这一整合过程中，大量小型独立药店被并购或退出市场，市场逐渐向少数大型连锁药店集中。CVS和WBA等连锁药店企业凭借其规模优势，在供应链管理和采购议价中获得了更多的市场主导权。这一时期的整合使得美国的药店行业集中化显著加速，为未来的市场扩展和多元化经营奠定了基础。

2．第二整合期：20世纪90年代至21世纪初的商业保险与药品福利管理扩展

20世纪90年代至21世纪初，美国医药零售市场经历了第二个整合期。这一时期的关键推动因素是商业保险与药品福利管理（PBM）的迅速扩展。随着美国医疗保险体系的发展，保险公司和PBM成为医药供应链中的重要参与者，医疗支付方式的改变，显著增强了医保方在医药采购中的议价能力。

PBM在美国的快速发展改变了药品的支付和报销体系，使得药品价格竞争更加激烈。医保支付方的议价能力大幅增强，对药店行业提出了更高的效率和成本控制要求。为了在新的市场格局中保持竞争力，药店行业进一步加快了整合步伐。大型连锁药店如CVS和WBA通过并购扩展业务，迅速扩大了市场份额，实现了规模效应。

这一整合期的重要标志是美国药店行业的集中度显著提高，连锁药店通过全国范围内的扩展和兼并重组，逐渐形成了今天的市场主导地位。例如，CVS在这一时期通过并购进入了药品福利管理领域，并逐步扩大其业务覆盖范围，使其不仅成为药品零售商，还成为医药福利服务提供商。通过这种纵向一体化的战略，CVS不仅掌控了药品销售的渠道，还深度介入了药品采购、管理和支付的各个环节，从而大幅提升了企业的竞争优势。

3．对中国医药零售市场的启示

美国医药零售市场的成功经验为中国的医药零售行业提供了宝贵的借鉴。首先，美国市场的整合过程展示了政策引导和市场自我调节相结合的重要性。中国可以通过制定合理的医药政策，推动市场的集中和整合，以提高行业的整体效率和竞争力。

其次，美国药店行业的成功还表明，供应链管理能力和规模效应是市场竞争的核心因素。中国药店行业的发展需要通过不断提升供应链管理能力，实现成本控制和效率提升，以应对日益激烈的市场竞争。

最后，美国药店的多元化经营模式也为中国药店的发展提供了参考。中国的连锁药店可以通过业务的多元化发展，不仅销售药品，还可以涉足健康管理、保险服务和医疗咨询等领域，提升自身的盈利能力和市场竞争力。

第四节 实例分析：Welcia与CVS Health

一、Welcia：日本连锁药店龙头

Welcia Holdings（文中也称为：Welcia）作为日本最大的连锁药店之一，其崛起历程展示了日本医药零售行业的发展与转型，也为全球医药零售市场提供了宝贵的借鉴。Welcia的成功并非偶然，而是通过一系列战略调整和市场扩张逐步确立了其在日本药品零售市场的领导地位。以下是Welcia崛起过程中的六个关键事件及其对医药零售行业的深远影响。

1. 成立与早期发展（1997年）

Welcia的前身是几家小型地方药店，由它们合并而成，1997年公司正式成立，初期专注于传统药品零售业务。Welcia通过整合资源和区域内的小型药店，奠定了其扩展的基础，并逐步确立了药品零售和健康服务结合的发展模式。Welcia早期的扩展方式主要依赖于兼并地方小型药店，这一策略帮助其快速占领市场份额，同时提升了供应链效率和议价能力。

在这个阶段，Welcia确立了以顾客为核心的服务理念，不仅销售药品，还开始提供健康管理服务。通过早期的成功实践，Welcia意识到药店不仅可以是药品销售的终端，更可以是健康服务的提供者。这一理念在之后的扩展和服务模式创新中，发挥了关键作用。

影响：Welcia的成立标志着日本药品零售行业开始向规模化和集中化方向发展，药品销售和健康服务结合的商业模式逐步确立。这一趋势使得日本药店行业的竞争进入了一个全新的阶段，小型独立药店逐渐退出市场，连锁化、规模化经营成为主流。

2. 进入大规模兼并期（2008年）

2008年，Welcia进入了大规模兼并扩张期。在此期间，Welcia通过兼并多家中型连锁药店，迅速扩大了门店数量和市场占有率，特别是在地方市场的扩展中取得显著成绩。Welcia不仅兼并了其他药店，还收购了医疗用品、日常护理产品等相关业务，从而扩展了商品类别，增强了业务多元化。

通过兼并扩张，Welcia不仅提高了市场份额，还显著提升了其供应链的议价能力，增强了其与上游供应商的谈判地位。兼并扩展不仅让Welcia获得了规模效应，还为其后续的成本控制和运营效率提升提供了基础。

影响：这一时期的兼并扩张改变了日本药店行业的竞争格局，大型连锁药店逐渐占据主导地位，行业的集中度显著提高。对于医药零售行业来说，兼并扩展成为推动企业快速发展的主要策略，这一模式也推动了日本医药零售市场的整合。

3. 与永旺集团的战略合作（2014年）

2014年，Welcia与日本零售巨头永旺集团（Aeon Group）达成战略合作，标志着公司发展的新里程碑。永旺集团通过持股Welcia，加强了在医药零售领域的布局，同时Welcia也借助永旺的资源和影响力，进一步加快了全国范围内的扩展。

永旺集团的零售网络覆盖广泛，这为Welcia提供了更广泛的门店选址和扩展机会，并增强了其供应链整合能力。通过与永旺的合作，Welcia不仅获得了更强大的资本支持，还实现了运营管理和资源的协同效应，使得其扩展更加稳健高效。

影响：这一合作标志着日本药店行业进入了跨行业协作的新阶段。零售巨头的加入推动了药店行业与综合零售行业的深度融合，进一步增强了连锁药店的扩展能力和市场竞争力。对于医药零售行业而言，这也展示了跨行业合作所带来的新增长点和协同效应。

4．多元化服务模式的形成（2016年）

Welcia在2016年推出了多元化服务模式，开始将药品零售与健康管理、护理服务、家庭护理产品销售结合在一起，正式确立了"药品零售+健康管理"的商业模式。Welcia不仅为顾客提供处方药和非处方药，还推出了慢性病管理、家庭护理服务等增值服务，为老年患者和长期护理需求人群提供一站式服务。

这一模式特别针对日本社会老龄化的背景，为越来越多的老年顾客提供了便利的健康管理和药品服务。Welcia的药剂师不仅承担药物调剂的工作，还成为顾客的健康顾问，提供慢性病管理、用药指导等服务。这一模式大大提升了顾客的忠诚度，并强化了Welcia在行业中的领先地位。

影响：Welcia的多元化服务模式顺应了日本人口老龄化的趋势，提供了更加全面的健康服务体验。这一模式成功吸引了更多的顾客，并为药店行业提供了新的增长点，推动了整个医药零售行业从单一药品销售向综合健康服务的转型。

5．推行自有品牌策略（2017年）

2017年，Welcia开始推行自有品牌策略，推出了一系列自有品牌药品和健康护理产品。这一策略帮助Welcia有效提升了毛利率，同时增强了品牌的市场认知度。自有品牌的推出不仅丰富了Welcia的产品线，还通过更具竞争力的价格吸引了大量顾客。

自有品牌的策略帮助Welcia在激烈的市场竞争中建立了差异化优势。通过在价格和质量上的控制，Welcia能够为顾客提供高性价比的药品和护理产品，进一步提高了其市场竞争力和顾客忠诚度。

影响：自有品牌策略的成功表明，在竞争激烈的医药零售市场，企业需要通过差异化的产品策略提升竞争力。自有品牌不仅提高了Welcia的盈利能力，也增强了其与消费者的品牌联系，为医药零售企业提供了一个有效的创新路径。

6．数字化转型与线上布局（2020年）

2020年，Welcia加速推进数字化转型与线上业务布局，推出在线药房及健康管理服务平台，以提升消费者的购药便利性和健康服务体验。随着零售行业向数字化方向演进，Welcia通过线上线下融合优化业务渠道，实现了更高效的药品销售与健康管理服务。

Welcia的线上布局不仅拓展了销售网络，还利用数字化工具提升顾客管理与药事服务效率。其在线平台提供处方药配送、健康咨询、用药提醒等个性化服务，极大增强了用户体验与黏性。

影响：Welcia的数字化转型顺应了全球医药零售行业线上化的趋势，为行业发展提供了借鉴。数字化不仅提升了企业运营效率，还创造了新的增长机会，进一步巩固了Welcia在医药零售领域的领先地位。

二、CVS Health的转折点：分钟诊所

CVS Health作为美国最大的连锁药店之一，它的发展历程提供了全球医药零售行业中的一段标杆式的成功案例。CVS不仅通过连锁药店扩张占据了药品零售市场的主导地位，还通过多元化服务、收购战略和科技创新实现了从传统药品零售商向全面健康管理企业的转型。

1. 公司创立与早期发展（1963年）

CVS（Consumer Value Stores）于1963年由Stanley和Sidney Goldstein兄弟以及Ralph Hoagland在美国马萨诸塞州创立，最初是一家专门销售健康与美容产品的零售店。到了1967年，CVS开始销售处方药，这是公司转向医药零售领域的第一个关键举措。这一早期的战略转型让CVS进入了更广泛的市场，开始竞争处方药销售，这一业务逐渐成为其核心。通过进入药品零售行业，CVS抓住了医药零售市场不断扩展的机会，并逐步发展成为全美领先的药店连锁企业。

影响：CVS的创立和转型奠定了公司在医药零售行业的基础。通过迅速扩展业务范围，特别是进入处方药领域，CVS开始与传统药房竞争，并通过连锁化运营，逐渐扩大市场份额。该事件标志着连锁药店的崛起，推动了美国医药零售市场的整合和扩展。

2. 大规模兼并与扩张（20世纪90年代）

20世纪90年代是CVS Health发展史上的关键时期，公司通过大规模的兼并和收购策略迅速扩展其市场份额。1990年，CVS收购了People's Drug，扩大了其在美国东海岸的药店网络。之后，公司在1997年收购了Revco，成为美国最大的药品零售商之一。这一阶段的成功收购极大地增加了CVS的门店数量，使其在竞争激烈的美国医药零售市场中占据了主导地位。

通过大规模的并购，CVS不仅扩展了其地理覆盖范围，还获得了更强大的供应链管理能力和市场议价能力。凭借这些优势，CVS能够更好地控制成本，并提供更具竞争力的药品价格，吸引了更多消费者。

影响：大规模兼并和收购策略帮助CVS迅速扩展市场份额，推动了美国医药零售行业的集中度提升。通过兼并，CVS不仅巩固了其市场领导地位，还为连锁药店行业的整合奠定了基础，推动了医药零售行业进入高集中度、高效益的新阶段。

3. 分钟诊所的引入与扩展（2000年代）

2000年代，CVS收购并整合了分钟诊所（Minute Clinic），进入基础医疗服务领域。Minute Clinic是一种无预约、低成本的医疗诊所，主要提供常见病的诊疗、疫苗接种、健康检查等基础医疗服务。通过将Minute Clinic整合到药店网络中，CVS实现了从单一的药品零

售商向"药店+医疗服务"模式的转型。

这一举措帮助CVS吸引了更多的消费者,尤其是那些寻求便捷医疗服务的患者。Minute Clinic的成功不仅增加了CVS的客流量,还显著提升了其在消费者心中的品牌忠诚度,增强了其与医疗服务相关的市场地位。

影响:Minute Clinic的引入标志着CVS从传统药品零售商向综合健康管理服务商的转型。通过将基础医疗服务整合到药店中,CVS改变了传统药店的业务模式,推动了美国医药零售市场服务多元化的趋势。这一模式提升了药店的客户黏性,也为全球药品零售企业提供了新的发展路径。

4. 与Caremark的合并(2007年)

2007年,CVS完成了对Caremark Rx的收购,合并后的新公司命名为CVS Caremark。这次合并是美国医药零售行业的一个里程碑事件,它标志着CVS进入了PBM领域。Caremark是美国领先的药品福利管理公司,主要负责为保险公司、雇主和政府计划管理处方药福利。

通过这一收购,CVS不仅巩固了其在零售药品市场的地位,还进入了处方药管理的上游环节。合并后,CVS能够直接参与处方药的支付和管理,扩大了其在医药供应链中的控制力和议价能力。

影响:与Caremark的合并使CVS从零售药品商转型为全面的药品福利管理公司,增强了其在美国医疗保健行业的竞争力。该事件推动了药品零售和药房福利管理服务的整合,重新定义了药品零售行业的竞争格局,促使其他零售药店企业跟进这一战略模式。

5. 战略转型为CVS Health(2014年)

2014年,CVS宣布战略转型,正式更名为CVS Health,以反映其从药品零售商到全面健康服务提供商的战略升级。作为战略转型内容的一部分,CVS宣布停止在其门店销售烟草制品,这一决定标志着公司坚定推动健康生活方式的承诺。

这一举措不仅提升了CVS的企业形象,还使其与健康管理领域的使命更加一致。CVS开始在健康管理、预防医疗和健康产品领域加大投入,进一步巩固其作为健康管理服务领导者的地位。

影响:更名为CVS Health及停止销售烟草制品标志着CVS正式转型为全面健康服务提供商,摆脱了单一药品零售商的形象。这一战略转型强化了CVS的品牌认知度,并推动医药零售行业向更广泛的健康管理服务扩展,奠定了药店在消费者健康管理中的核心地位。

6. 收购Aetna(2018年)

2018年,CVS以690亿美元收购了美国第三大医疗保险公司安泰保险(Aetna)。这次收购不仅是CVS历史上最大的一笔交易,也是美国医疗保健行业的一次重大整合。通过这一收购,CVS扩展了其在健康保险领域的影响力,进一步增强了其在医疗服务和药品福利管理中的市场领导地位。

通过整合Aetna,CVS不仅能够提供药品零售和基础医疗服务,还能为消费者提供全方位的健康保险和福利管理服务,真正实现了医疗服务、药品管理和保险支付的一体化。

影响：收购Aetna标志着CVS从零售药店到综合医疗保健服务商的全面转型。这一收购大幅提升了CVS Health在美国医疗保健市场中的影响力，促使医药零售行业向纵向整合方向发展。通过将保险服务整合到医药零售和药品管理中，CVS重新定义了医药零售行业的业务模式，为未来行业的发展提供了新的模板。

第十五章
体外诊断行业

第一节 体外诊断行业概述

一、什么是体外诊断？

体外诊断（In Vitro Diagnostics，IVD）是现代医学中不可或缺的重要组成部分。简单而言，IVD是一类在人体外通过分析人体样本（如血液、尿液、组织、细胞等）来获得健康和疾病状态信息的技术和产品。体外诊断被誉为"医生的眼睛"，目前全球医疗决策中约有2/3是基于诊断信息作出的。这类诊断手段不仅帮助医生判断患者是否患有某种疾病，还能追踪疾病的进展、评估治疗效果，以及监测预防性健康状况。这类技术的发展使得我们能够以非侵入性甚至微创的方式获得大量详细的生物信息，极大地推动了医学检测和诊疗的进步。

IVD的核心原理在于通过采集并分析体液或组织样本中的生物分子、基因和细胞结构等物质，获得患者健康状态的相关数据。这种数据能够揭示体内各种疾病的早期迹象，帮助医生制定更为精准的诊断和治疗方案。IVD可以检测的项目非常广泛，从感染性疾病、慢性病、癌症到遗传性疾病，几乎覆盖了临床检测的所有领域。

在技术层面，IVD涉及多种检测方法和工具。例如，免疫检测技术、分子诊断技术、微生物检测技术、基因测序、质谱分析等，都属于IVD的范畴。这些技术使得IVD能够实现高敏感性和高特异性检测，帮助医生更准确地捕捉疾病的早期信号，从而提高治疗效果。特别是分子诊断技术的兴起，使得精准医疗成为可能，这一领域正在迅速发展并显示出广阔的前景。

在临床应用中，IVD帮助医务人员减少误诊、提升治疗效果，并降低了患者的痛苦与医疗成本。IVD的应用不仅限于医院实验室和专科诊断中心，还在逐步向家庭检测和个人健康管理领域延伸。例如，家庭用的血糖仪、妊娠测试纸、快速抗原测试等，都是IVD技术的典型应用。这类设备不仅帮助患者实现自我检测，还缓解了医院的检测负担，使医疗资源得以更合理地分配。

二、中国体外诊断的发展历程

1. 孕育萌芽期前（1990年以前）

在20世纪90年代之前，中国的IVD市场尚处于初期发展阶段，基本依赖于进口产品。早期的IVD产品主要集中在生化和免疫检测领域，进口量较小，且价格昂贵，使用范围也十分有限。随着健康意识的逐步提升，国内对疾病诊断需求不断扩大，催生了一批本土企业开始进入IVD行业。尽管这些企业在产品质量和技术上尚处于起步阶段，但这一阶段标志着国内IVD行业的初步萌芽。不过，市场监管体系不够健全，缺乏规范的管理标准，导致行业发展较为混乱，产品质量参差不齐。

2．探索规范期（1991—2000年）

进入20世纪90年代，随着国内经济的发展和医疗需求的增加，IVD市场逐渐壮大。大量体外诊断生产企业和进口代理商应运而生，形成了一定规模的行业群体。然而，这一时期行业规范和监管滞后，市场缺乏统一标准，导致外资品牌几乎垄断市场。中国药监部门开始对市场进行清理，逐步推出一系列监管措施，对行业进行初步的整顿。在这一过程中，国内企业逐渐认识到技术的重要性，开始尝试引入和吸收国外技术，奠定了未来技术发展的基础。

3．高速发展期（2001—2010年）

进入21世纪，国内体外诊断行业迎来高速发展期。国家加大了对医疗卫生的投入，使IVD行业的发展条件更加成熟。国产企业在生化诊断和酶联免疫诊断试剂领域的技术逐渐提升，产品质量显著改善，市场份额开始集中。许多国产品牌在外资品牌的垄断压力下锐意进取，积极向自主研发的方向转型，逐步开展仪器的研发与生产。这一阶段标志着国产IVD企业在技术、质量、品牌建设上的飞跃，国产品牌的市场竞争力显著增强，为未来的持续发展奠定了基础。

4．升级取代期（2011—2020年）

2011年后，IVD市场进入了一个关键的升级取代期。国内企业在仪器研发方面取得突破性进展，尤其是在全自动化学发光和分子诊断等技术上逐渐掌握了核心技术。这使得国产品牌在中低端市场中占据了较大优势，高端市场也开始出现进口替代的趋势。国内市场上，IVD产品的国产化程度不断提高，大量本土企业选择在资本市场上市，行业并购活动愈发活跃。这一阶段，国产IVD企业不仅在技术上追赶国外品牌，市场地位也逐步提升。

5．广泛应用期（2021年至今）

2021年之后，中国IVD行业进入了广泛应用期，呈现出更快的发展态势。伴随着大量中小型厂商的涌现，市场竞争日趋激烈，产品种类和应用场景不断丰富。为了规范市场秩序、提高产品质量，以及控制医疗保险费用，国家出台了一系列政策，逐步在IVD领域进行集采（集体采购），引发了行业的新一轮变革。集采政策的实施不仅推动了IVD行业的质量和成本优化，也激励企业进一步创新，以适应日益严格的监管和市场需求。

三、体外诊断的分类

体外诊断产品根据检测方法或技术的不同，通常分为五个主要类别：生化诊断、免疫诊断、分子诊断、微生物诊断和血液诊断。每种类别都有其特有的技术路径、应用场景和市场发展前景，这些技术的进步和应用在提升诊断效率、降低成本、优化患者护理方面发挥了至关重要的作用。

1. 生化诊断

生化诊断是IVD领域中技术较为成熟的检测方法之一，因其成本较低、操作简便而在临床上广泛应用。生化诊断主要通过分析患者体液（如血液、尿液等）中的生物化学成分，来判断患者身体的基础健康状态。检测的项目包括血糖、尿酸、胆固醇等基础指标，特别适用于筛查糖尿病、肾脏疾病等慢性病。随着市场需求的变化，生化诊断在某些检测领域正逐渐被新技术替代，但它在基层医疗市场仍然占据重要地位，尤其是在资源有限的地区，生化诊断的高性价比使其成为首选的检测手段。

2. 免疫诊断

免疫诊断目前是IVD市场中份额最高的类别，其临床应用覆盖范围极为广泛。免疫诊断主要基于抗原和抗体之间的特异性反应，通过检测患者体液中的特定蛋白或激素来判断疾病状态，该技术尤其在肿瘤标志物检测、甲状腺功能监测，以及传染病检测中扮演重要角色，占据免疫诊断市场的半数以上份额。随着化学发光技术的快速发展，免疫诊断的灵敏度和准确度大大提升，应用项目也不断扩展。近年来，心脏标志物和炎症因子的检测成为新兴热点，虽然体量尚小，但随着心血管疾病和慢性炎症管理需求的增加，未来增长潜力巨大。此外，性激素检测和优生优育相关检测也因生育健康意识的提高而日益受到关注，尤其在妇幼保健领域，免疫诊断的需求持续增长。

3. 分子诊断

分子诊断是近年来增速最快的IVD技术类别之一。其主要基于基因检测技术，通过分析个体的基因组信息来预测或诊断疾病。第二代基因测序（NGS）是目前分子诊断中应用最广的技术，广泛用于传染病检测和产前筛查等领域。第三代基因测序（TGS）虽已进入市场，但由于在测序准确度和成本方面尚存在挑战，应用范围主要局限于科研领域。随着癌症筛查需求的不断增加，分子诊断在肿瘤早筛方面的前景尤为广阔。通过检测肿瘤相关基因的突变或表达水平变化，分子诊断可以帮助实现癌症的早期发现和精准治疗。随着基因技术的发展和个性化医疗的普及，分子诊断有望在未来几年成为IVD市场中最具增长潜力的领域。

4. 微生物诊断

微生物诊断的市场相对封闭，且长期以来关注度较低。然而，随着抗生素耐药性问题的日益严重，微生物诊断的重要性日益凸显。微生物诊断通过检测病原体，如细菌、病毒和真菌等，来识别和追踪感染性疾病。近年来，微生物质谱技术的发展使得微生物诊断的速度和准确度显著提高，同时也推动了临床微生物检测的应用普及。药敏试验是微生物诊断的重要环节，通过确定病原体对不同抗生素的敏感性，医生能够选择最合适的治疗方案，从而有效减少抗生素滥用。这种检测手段对医疗机构和公共卫生机构的感染防控具有重要意义，预计未来随着传染病控制需求的增加，微生物诊断将迎来更广泛的应用。

5．血液诊断

血液诊断是IVD中普及度最高的检测类别之一，其应用涵盖血细胞分析、凝血功能检测等广泛的诊断领域。近年来，国产血液诊断设备逐渐崛起，不仅在技术上实现突破，还在性价比上超越了进口设备。血液诊断技术的发展使得其在常规检测项目中发挥越来越重要的作用。在未来，血液诊断与感染标志物的联合检测将成为新的产品开发方向，特别是C反应蛋白（CRP）和白介素-6（IL-6）等感染指标的检测，有助于帮助医生快速判断感染类型和严重程度，指导抗感染治疗。血液诊断技术的持续创新，使得其在IVD领域的应用更加广泛，成为临床检验的基本手段之一。

四、实验室诊断和即时检验的区别

体外诊断产品根据使用场景可分为实验室诊断（Lab）和即时检验（Point-of-Care Testing，POCT）两大类，二者在使用环境、操作要求和临床应用上有显著区别。Lab检测是指在实验室内进行的诊断方式，全程由专业人员操作，采用严密的质量控制体系，确保检测的高精确性和一致性。Lab检验通常需要较为复杂的设备和规范的操作流程，因此对人员、设备、环境均有较高要求，适用于对精确度要求极高的检测项目，广泛应用于医院的中央实验室及专科诊断中心。

与之相对，POCT检测则更加灵活便捷。它的最大特点是能够直接在患者身旁进行检测，而无需依赖固定的实验室环境，也无需专业的检验人员操作。POCT产品往往设计为便携设备，可直接在病房、急诊科或患者居家环境下使用。由于减少了送检、等候的时间，POCT在急性病情判断和快速治疗决策中尤为重要，为医生争取了宝贵的时间，从而优化了诊疗效率，并显著降低了医院的总体成本。特别是在急诊和社区卫生场景中，POCT的快速、便捷特性有助于缓解医疗资源的压力。

尽管POCT具有许多优势，但与Lab检测相比，其准确性和稳定性仍存在一定差距。由于POCT测试设备通常较小，且检测程序简化，POCT结果有时会受到操作环境和样本质量的影响。随着技术的发展，未来POCT将不断提升其灵敏度和精确性，以更好满足临床需求并保证检测结果的可靠性，使其在日常医疗中发挥更大作用。

五、普检和特检的区别

IVD项目根据检验量和技术难度，通常分为普检和特检两类。普检项目指的是需求量大、技术成熟的常规检验项目，适用于筛查和基础诊断，如血常规、生化、尿检等。由于普检项目技术成熟、供应商较多，市场竞争激烈，因此医院引入时的价格扣率相对较低。普检项目的广泛应用在各级医院尤为明显，是满足日常诊断需求的基础。

相较之下，特检项目主要是针对特定疾病的检测，如基因测序、肿瘤标志物、免疫组化等。这类项目技术复杂，临床开单量较少，通常由实验室自建方法（LDT）进行，进院扣率较高。特检项目的复杂性和高精准度使其在疑难杂症诊断和个性化治疗中具有不可替代的价值。随着个性化医疗需求的增长，特检项目在临床中的应用正逐步扩大。

普检和特检项目的不断丰富和创新是IVD行业的两大核心驱动力。数据显示，中国的临床检测需求中，以1100余项普检为主，3000余项特检为辅。三级医院通常可覆盖300～500项检测项目，而基层医院的检测项目约为100项以内。相比之下，美国检测中心（如Quest）已有4000余项检测项目，中国目前的常规检测项目仅为美国诊断中心的1/4。未来若能在国内实现更多特检项目的常规化，将成为提升IVD市场容量和服务水平的关键因素，加速体外诊断行业的发展。

扣率的差异：在医疗检验市场中，普检与特检项目的扣率因地区竞争程度和市场条件的差异而有所不同。例如，杭州的普检扣率近年来从25%～30%降至20%～25%，但优质合同的扣率仍然较为稳定，如杭州市第一人民医院在2021—2024年的普检扣率一直保持在25%。相比之下，四川省的普检扣率相对较高，维持在30%～35%，而广东部分合同的扣率更为温和，达到40%以上。这种差异表明，在杭州，激烈的竞争环境导致了普检扣率的下降，但在大部分其他地区，市场竞争强度较低，扣率保持在较高水平。在特检方面，杭州的特检项目扣率相对平稳，血液病、质谱分析、遗传免疫检测等项目的扣率多在30%～35%，而测序类项目扣率更高。然而，杭州市第一人民医院的血液病类、遗传和自免类检测的扣率从2021年到2024年间呈现逐年下降的趋势。这些差异反映了不同地区的检验市场在竞争激烈程度、技术更新和成本控制方面的独特性，同时揭示了不同地区的检验价格和扣率因市场条件而产生的显著差异。

六、体外诊断产业链

体外诊断产业链分为上游、中游和下游三个主要环节，各环节承担不同的生产与服务角色，共同推动了IVD行业的快速发展。

1. 上游：流水线线体生产及元件供应

IVD产业链上游主要包括流水线线体生产厂家和各类元件供应商。流水线线体是IVD设备制造的基础，负责提供IVD分析仪生产所需的各类硬件支持。目前，全球主要的流水线线体生产商包括日立、IDS、Inpeco、赛默飞世尔（Thermo Fisher Scientific）和A&T等，提供先进的流水线设备，确保体外诊断设备在生产过程中的高效和稳定。近年来，随着国产厂商技术的不断进步，三维海容、施塔尔和赛诺迈德等国内厂商的竞争力逐步提升，在设备性能和产品稳定性上已具有较强的市场竞争力，逐渐加速了国产替代的进程。

2. 中游：IVD分析仪集成厂家

中游环节主要为IVD分析设备的集成生产，包括对流水线和分析仪的技术集成。此环节集中了一批具有自主体外诊断分析设备的厂商。进口厂商中，罗氏、雅培（Abbott Laboratories）、贝克曼（Beck-man Coulter Life Sciences）、西门子（Siemens）和日立等国际巨头凭借多年的技术积累和品牌优势，在全球市场中占据了重要地位。国产厂商如安图生物、迈瑞医疗、亚辉龙和新产业等IVD龙头企业也在此环节扮演着越来越重要的角色。近年来，国产IVD品牌通过提升技术实力和拓展应用场景，在产品的集成化、自动化等方面取得显著进步，进一步加强了对市场的影响力，为行业发展注入新的活力。

3．下游：IVD流通及测试终端

IVD产业链的下游环节主要涉及IVD产品的流通渠道和终端测试场景，包括医院和独立医学实验室（ICL）等安装使用场所。医院端，流水线的装机主要集中在三级医院和部分二级医院，以满足大规模样本检测的需求。ICL实验室则是体外诊断产品的重要终端之一，在医学检验服务中发挥着越来越重要的作用。国内具有代表性的ICL企业包括金域医学、迪安诊断和艾迪康等，这些公司通过提供一体化的医学检测服务，极大拓展了IVD的市场应用范围。随着医院和ICL对诊断效率和检测种类要求的提升，下游终端对IVD产品的需求量逐年增长，也推动了IVD产业链的整体发展。

七、医保政策

为提高医保资金的使用效率，我国近年来积极推行医保总额控费政策，旨在压缩不合理的医保支出。体外诊断（IVD）作为现代医学诊断的重要手段，可以在医疗决策中发挥重要作用。据统计，IVD能够影响70%～80%的临床决策，有助于优化医疗设备和药品的使用过程，从而提高资源的利用效率。这使得IVD在当前医保控费的大环境下成为提升医疗成本效益的关键手段之一。

目前我国的IVD采购模式主要分为单独采购和集中采购两大类。单独采购中，按照采购主体的不同，可进一步细分为医院采购、政府采购、军队军区采购和疾控中心采购四种模式。其中，医院采购是最为普遍的形式，并衍生出"挂网阳光采购平台"（或"省级挂网采购"）模式，即医院在采购时通过线上阳光平台公开透明地进行采购操作，以此保障采购流程的合规性和价格透明度。

集中采购方面，则分为集中挂网、集中招标和集中带量采购三种方式。这三种模式中，集中挂网较为柔和，效果通常不显著，因此难以实现明显的降价效果；集中招标模式目前因IVD试剂属性的特殊性，匹配度不高，应用受限；集中带量采购是当前降幅最大的方式，能够通过"以量换价"降低产品成本，各地多采用这种模式，且其对IVD行业影响深远，有望在未来推动IVD市场格局的进一步调整。

在IVD需求端的政策环境下，IVD的集采难度相对药品更大，因此其整体冲击力度相对较小，但仍会产生显著影响。预计在集采背景下，小微企业面临淘汰风险，中部和头部的国产企业将与国际IVD巨头形成正面竞争，并借助政策优势加速实现国产替代。2023年，安徽首次牵头25省、自治区、直辖市进行体外诊断试剂的联盟集采，结果较为温和，体现了科学性和灵活性。在医保局层面，本次集采考虑了试剂价格与使用量的关系，采纳了以往省份的试剂使用数据，为各省医保局提供了可参考的集采经验。对企业而言，本次集采为国产头部企业拓展院内市场提供了有利契机：此次集采采用了进口与国产试剂统一基准价的方案，实际上为国产企业留出了更大的报价空间，而进口企业的利润空间被大幅压缩。市场层面，集采结果显示，代理商逐步向国产厂商倾斜，代理进口试剂的利润空间大幅减少，进口替代趋势逐步加速。

第二节 核心价值链

一、进口替代

中国IVD产业起步晚于欧美发达国家,但随着医疗需求的快速增长,本土企业正在奋力追赶。目前,迈瑞医疗、安图生物、迈克生物等企业逐步崭露头角,初步具备了竞争力。然而,尽管这些企业在产品性能和技术创新方面取得了显著进步,与国际领先巨头相比,国产企业的技术水平和市场份额仍有较大差距,特别是在高端技术领域。加速技术升级和国产替代,逐步提升国产品牌的市场份额,已成为国内IVD企业的长期目标。

目前,中国IVD市场仍由国际巨头主导,外资品牌占据了较大份额。在全球和中国市场上,IVD领域呈现"5+X"的市场格局,即五大国际巨头——罗氏、西门子、丹纳赫(Danaher)、雅培和赛默飞世尔,占据了50%以上的市场份额。特别是在化学发光免疫分析和即时检验(POCT)等中高端技术领域,外资企业的产品因技术优势和质量保障而具有显著市场优势。然而,国产品牌在这些领域的技术进步和成本优势也逐渐显现,进口替代空间逐步扩大。

化学发光和POCT技术是进口替代的关键突破点。近年来,国内企业加大了在这些技术上的研发投入,积极引进和消化吸收先进技术,部分企业已经取得了可观的成就,推出了性能可靠、成本优势突出的替代产品。随着国产技术的逐步成熟、政策的支持和市场对国产品牌认可度的提升,国产IVD企业的市场份额正在逐步上升,进口替代步伐也在加速。

二、流水线

实验室流水线技术起源于20世纪80年代,随着模块连接方式和集成度的提升,流水线经历了五代迭代发展。当前主流的流水线系统是基于皮带传输的第三代系统,这一代产品奠定了现代实验室流水线的基础。流水线整体被称为实验室自动化系统(Lab Automation System,LAS),按其处理能力和覆盖范围,通常分为样本前处理模块、分析模块和后处理模块三大部分。LAS将不同分析仪器与前后样本处理系统通过轨道及信息网络连接,实现了实验室的自动化流程,适合大规模常规检测需求。

根据模块的完整性和自动化程度,LAS可分为全实验室自动化系统(Total Laboratory Automation,TLA)和任务目标自动化系统(Task Targeted Automation,TTA)。TLA适合于样本量大、检测需求高的实验室,自动化程度高,但要求较大的空间和较高的成本,因此多用于三级医院以及拥有充足预算和大样本量的二级医院。相比之下,TTA的自动化模块相对精简,针对特定任务而设计,适合样本量较小的医院。这使得TTA在成本和空间需求上更具经济性,能够满足中小型实验室的检测需求。

流水线自动化系统的应用在医学检验中极大地提升了检测效率和准确性,减少了人工操作的误差风险。TLA和TTA的灵活应用使得不同规模的医疗机构能够根据自身需求选择适合的自动化解决方案,推动了医学检验的自动化和标准化进程。

1. IVD流水线正向集约化、个性化和智能化方向发展

随着医院检测需求的快速增长，实验室面临着日益增加的工作量和有限的空间挑战。集约化使流水线的空间利用率成为关键，提升了线体设计和模块集成度，使得各功能模块之间更高效协作。大医院需求较多样化，往往配备多条不同配置的流水线来满足各学科的独立需求；而中小医院更倾向于基础模块，满足日常检测即可。因此，模块的个性化选择和灵活配置成为流水线厂商在市场中的关键竞争点。

流水线整体属于LAS，根据处理能力和覆盖范围可分为样本前处理、分析和后处理三个模块。各模块的组合犹如积木拼接，实验室可根据实际需求定制搭配。单一模块的处理速度影响着流水线整体效率，多模块组合则是解决潜在瓶颈的有效途径。

此外，AI赋能为流水线带来了智能化发展，将AI嵌入流水线系统可在视觉识别、结果判读和数据审核等环节提升效率与准确性，为IVD流水线注入了更强的自动化和智能化能力。

2. IVD流水线提高质量和效率

体外诊断流水线凭借其高自动化和高集成度，显著提升了医院检验科的效率和质量。流水线减少了人工操作，降低了生物污染风险。样本从接收、离心、上机到结果审核，整个过程中的人工接触被大幅度减少，从而有效避免了离心等操作中气溶胶对人员健康的威胁，同时确保样本不受污染，保护了实验人员的安全。

在检验科的日常流程中，样本前处理、结果审核、存储和归档等环节都需人工操作，而这些环节会大大拖延样本的周转时间。研究显示，检测本身仅占报告周期的30%左右，人工环节往往成为瓶颈。此外，样本在不同设备之间的转移受到系统最小样本量需求的限制，顺序较后的检测可能因样本量不足而需额外采样，增加患者负担。根据雅培、西门子等领先诊断公司的案例分析，引入流水线系统显著优化了实验室的首个报告时间、门诊检测时间（TAT）及操作步骤，有效提升了整体工作效率，使得检验科在减少成本的同时提供更快捷的诊断支持。

3. IVD流水线是必争之地

在集采政策的推动下，IVD行业格局正发生深刻变化，流水线系统成为各大企业争夺的焦点。集采政策旨在降低医疗成本、提升服务质量，因此，拥有低成本且高质量的TLA产品成为IVD企业的核心竞争力。TLA系统能够高效处理大量样本，在优化资源和降低人力成本方面表现突出，切实提升了医院检验科的运营效率，完全符合集采的政策导向。因此，那些具备全套自产线体、发光模块、生化模块等关键成本组件，且在IVD集采中表现优异的企业，有望在未来竞争中脱颖而出。

目前，流水线系统仍多为封闭系统，通常并未对其他品牌开放端口，意味着一旦中标进入医院，便会签订3～5年的试剂采购协议，从而在终端形成较强的黏性。部分样本量相对较小的二级医院虽然无法充分利用流水线的全部产能，但由于操作人员有限，对效率提升需求较大，因此在国产性价比线体逐渐成熟后，这些医院也开始逐步采购流水线设备。集采大环境下，IVD流水线正成为企业拓展市场、赢得竞争的关键支点。

三、体外诊断原料

IVD产品主要由诊断设备（仪器）和诊断试剂构成。在检测过程中，诊断试剂发挥着关键作用，其性能直接影响检测结果的准确性和可靠性。而决定试剂质量的核心因素之一是其所用的原料。研究表明，超过50%的试剂质量问题源于原料质量的缺陷，这使得原料成为IVD试剂生产中至关重要的环节。

1. 体外诊断的核心原料与方法学

在IVD方法学中，超过60%的检测方法涉及抗原、抗体和诊断酶等核心生物原料。核心反应体系原料如诊断酶、引物、抗原和抗体等，不仅是体外诊断试剂上游的重要战略资源，其质量直接决定了体外诊断试剂的性能稳定性和检测精度。由于大部分诊断试验基于抗原-抗体反应及酶促反应，这些关键原料占据了整个原料市场的77%，其中抗原和抗体类原料的比例最高，需求量最大。

抗原和抗体原料在体外诊断试剂中起着至关重要的作用，它们是检测反应的基础，尤其在免疫诊断和分子诊断等领域应用广泛。高质量的抗原和抗体原料能够显著提高诊断的特异性和灵敏度，确保检测结果的准确性。诊断酶同样是体外诊断的重要原料之一，广泛应用于生化诊断和酶联免疫检测等领域。不同类型的诊断酶在催化效率、稳定性和特异性方面存在显著差异，因此高效、稳定的酶原料对于诊断试剂的效果至关重要。

2. 原料市场的特点：品类多样但缺乏爆款

IVD原料市场品类繁多，包括抗原、抗体、诊断酶、底物、膜等多种生物材料，且涉及心血管、传染病、肿瘤、激素类等多种疾病检测，每类疾病几乎都是独立的诊断体系。由于检测疾病的范围广泛，IVD原料的市场具有高度分散性，单一品种的市场空间相对较小，这也使得原料供应商无法依靠某一单一产品在市场中形成大规模盈利或快速扩展。

这一市场特性决定了原料公司通常采取多产品覆盖的策略，以通过积累的产品数量来实现业绩增长。相比之下，药品公司往往依靠爆款产品带来显著业绩增长，而IVD原料公司更注重产品线的广度。原料市场的这种结构特点使得大公司通常通过增加覆盖的产品种类来扩大市场份额，而小公司则以开发具有竞争力的特色产品为生存之道。国际知名原料企业的产品数量明显多于国内企业，这种差距主要在于国内企业在某些特定原料的技术积累和产品线广度上还需进一步提升。

3. 巨头公司通过并购实现产品线扩展

由于IVD原料涉及的领域跨度广泛、技术门槛较高，为了满足市场上越来越多样化的需求，许多原料企业通过频繁并购来扩大产品线。大型公司不仅需要具备对各种生物原料的技术储备，还需深入理解不同疾病谱及其检测方法，以便不断优化和丰富其产品线，从而满足市场的广泛需求。通过并购，企业可以迅速获得其他领域的技术和产品储备，弥补自身技术的短板。例如，德国默克（Merck KGaA）、BBI Solution、赛默飞世尔和Meridian等知名国际公司在不断整合市场资源，扩充自身产品线，成为具备综合性原料供应能力的"巨无霸"企业。

这些巨头公司的频繁并购一方面可以有效丰富其产品种类，增强在各个原料细分市场的竞争力，另一方面也能凭借规模效应实现成本的优化。相比之下，国内原料企业在研发积累和产品广度上存在一定差距，但随着技术的不断进步和市场需求的增长，国内企业也在加快扩展产品线和提升研发水平，以缩小与国际巨头的差距。

四、肿瘤早筛及复发监测

1．肿瘤早筛：液体活检为主流

液体活检是一种以人体体液（如血液、尿液、唾液等）为标本来源，用于监测和获取肿瘤相关信息的技术。相比传统的侵入式组织活检，液体活检具有多项优势：①患者依从性高；②标本获取简单便捷；③检测特异性强；④能够克服肿瘤的异质性。因此，液体活检在肿瘤早期筛查、复发监测和伴随诊断等领域逐渐成为主流方法。其中，循环肿瘤DNA（ctDNA）是液体活检中最具研究和应用前景的靶标。ctDNA贯穿肿瘤进展的整个过程，从早期筛查到治疗后复发监测，以及中晚期患者的疗法选择，都可以通过ctDNA的检测实现。

2．多癌种早筛早检：未来趋势

（1）**多癌种早筛产品已进入临床验证**　早筛的技术进步和市场需求推动了基因测序的快速发展。2019—2021年，几项关键事件推动了早筛早检的市场关注度，包括Grail公司在2019—2020年公布的CCGA（Circulating Cell-free Genome Atlas）研究结果，并发表在国际学术期刊上；Thrive公司发布了全球首个多癌种早筛前瞻性研究DETECT-A的结果，刊登在Science杂志。Grail公司于2022年公布的Pathfinder临床试验是其代表性研究成果。

（2）**单癌种筛查的局限与多癌种早筛的必要性**　当前，美国预防服务工作组（USPSTF）仅推荐对乳腺癌、宫颈癌、结直肠癌、前列腺癌和肺癌五种癌症进行早期筛查。这些筛查多为单癌种检测，且方法各异，阳性预测值（PPV）偏低，导致许多患者需接受进一步的检查来确认初筛结果，增加了诊疗负担。多癌种早筛（MCED）在技术优势和实际应用方面显现出更广阔的前景。MCED技术不仅覆盖了更多癌症类型，还避免了多项单癌筛查带来的假阳性累积问题。此外，MCED相较于分别筛查多种癌症具有显著的成本效益，通过一次检测即可实现多癌种的筛查。对于患者而言，MCED的采样方式通常采用液体活检，抽血即可完成，减少了侵入性操作（如肠镜、CT扫描）所带来的不适，提高了依从性。这些优势使得MCED成为未来癌症筛查的必然趋势。

（3）**多癌种早筛的临床与经济效益**　多癌种早筛不仅为临床癌症筛查带来了新的可能性，同时也体现出显著的经济效益。在传统模式下，若要对多种癌症进行筛查，患者需依次接受各项检测，耗时耗力且成本高昂；而MCED一次检测可同时涵盖多种癌症，且无需不同检测的重复安排。此外，MCED的单次检测成本相较于多项检测的累积成本低得多，对患者和医疗系统均具有经济吸引力。临床数据表明，MCED在覆盖率、成本和便捷性上的综合优势，使其不仅适用于高危人群的常规体检，也有望用于更大范围的早筛项目。在依从性方面，传统筛查如肠镜检查和肺部CT检测的依从性较差，原因在于前者的侵入性较强、后者可能带来辐射风险，许多患者不愿配合。MCED通常采用液体活检的方式，患者仅需抽取少量血液即可完成多癌种的检测，极大提升了接受度，为早期发现和预防癌症创造了更多机会。

3．肿瘤复发监测：基于ctDNA的微小残留病灶检测

肿瘤患者在接受手术、放疗或化疗等治疗后，体内可能仍残留极少量的癌细胞或其遗传物质，这些残留的病灶称为微小残留病灶（Minimal Residual Disease，MRD）或分子残存病灶（Molecular Residual Disease）。MRD细胞与原发肿瘤细胞具有相似的表型和遗传特征，且具备潜在的复发能力，因此MRD检测对癌症复发的监测、治疗效果的评估具有重要意义。

（1）**高通量测序+定向检测**　灵敏度与广度的平衡。在MRD检测中，由于循环肿瘤DNA（ctDNA）在血液中的浓度极低，如何在游离DNA（cfDNA）中有效分离出癌症特异性ctDNA是关键挑战。最初的数字PCR（ddPCR）方法BEAMing在检测灵敏度上表现良好，但受限于只能检测少数突变类型。相比之下，NGS（高通量测序）技术可以对大量DNA模板进行深度测序，适合筛查多种突变，但其高灵敏度面临挑战，尤其是在低丰度突变的检测上，NGS存在误差率较高的问题，可能导致罕见突变被漏检。为了在灵敏度和广度之间取得平衡，NGS结合定向检测方法成为首选策略。NGS能在多重突变检测中提供广泛覆盖，并通过与特定靶向检测技术相结合，提升了罕见突变的检测准确性，从而满足了ctDNA低浓度、低丰度检测的需求。这种结合策略大幅提高了NGS在MRD检测中的应用价值，为肿瘤复发监测提供了更可靠的依据。

（2）**依赖肿瘤组织信息与无需依赖肿瘤组织信息策略对比**　目前，ctDNA在MRD分析中主要有两种策略：依赖肿瘤组织信息（Tumor-informed）和固定检测Panel，无需依赖肿瘤组织信息（Tumor-naïve），这两种策略各有优势，适用不同的临床场景。依赖肿瘤组织信息策略需要患者的原发肿瘤组织信息，通过对原发肿瘤组织进行全外显子组测序（WES），识别患者特异的基因突变，进而设计个性化的检测Panel进行ctDNA监测。该策略通过定制化设计，能够高灵敏度和高特异性地检测MRD，确保检测Panel包含患者特有的突变，提升了监测准确性。然而，该策略要求足够的肿瘤组织作为样本基础，并可能受肿瘤异质性影响，导致一些突变被漏检。同时，依赖肿瘤组织信息策略在随访期间难以检测到新克隆突变，因而在监测癌症复发的新变异时存在局限。无需依赖肿瘤组织信息策略采用固定Panel，无需患者的肿瘤组织信息。此Panel通常为通用癌症突变Panel或甲基化标记Panel，能够检测不同癌症类型中较为常见的ctDNA特征。该方法操作快捷，适合快速临床应用，同时可在缺乏肿瘤组织样本的情况下使用。然而，该策略的灵敏度相对较低，且在检测到突变时难以区分该突变是否为癌症特异性（如癌症患者体内的CHIP，即克隆性造血突变，可能导致假阳性结果）。因此，无需依赖肿瘤组织信息策略在个性化检测和突变特异性上存在一定局限。

五、独立医学检验实验室

独立医学检验实验室（Independent Clinical Laboratory，ICL）是经过卫生行政部门许可，具备从事临床或病理检测服务资质的独立法人机构。相较于医院实验室仅服务于院内患者，

ICL从各类医院和研究机构接收大量样本，形成了规模优势，且因其配置了更为先进的设备，能够开展种类丰富，尤其是复杂度更高的检测项目。医疗检测的专业化需求推动了第三方独立医学检验行业的诞生，ICL因此迅速崛起。

大型连锁ICL在引进全球最新检验技术上具有优势，并能快速开发并标准化至各地的检测实验室。通过这种模式，ICL不仅能以极高的效率复制标准化流程，还能助力大型三甲医院快速落地新检测技术，降低运营成本。而对于中小型医院，与连锁ICL合作则意味着能够提供更全更新的检测项目，提升医院的诊断服务能力。医保部门也对ICL的快速发展持积极态度，认为ICL可以在降低检测服务成本的同时，保证高水平的质量输出，满足各层级医院对先进检验技术的需求。

1. 检验科发展趋势

在医保控费政策的驱动下，检验科在保障医疗质量与安全的同时，必须在费用和效率方面不断优化。这一趋势在以病组成本（DRG）为导向的考核体系中得到了显著体现。在医保控费的严格要求下，检验科的提效降本需求日益凸显，对于基层医院而言，将检测样本外送至ICL成为降低成本的有效方法；而对于大型医院，样本量少且不具备规模效应的项目是其外包的主要选择。伴随IVD领域的技术进步，ICL在检测服务市场的渗透率持续提升，同时智能化技术和物流效率的提升进一步强化了ICL的竞争优势。检验科在这一趋势下逐步向ICL的资源整合模式转变，使医疗资源配置更加高效、优化。

（1）**提效降本** 医疗检测中，设备投入、试剂采购等环节的投入巨大，具备强大的规模效应。对于基层医院，通常面临样本量不足、检测项目种类有限、技术人员匮乏等问题。这导致检验科的单位检测成本较高，并且可提供的检验项目较少，难以满足全面的临床需求。因此，将较多检验样本外送给独立医学检验实验室成为一种具备成本效益的选择。ICL凭借其专业化和规模效应，不仅可以降低检测成本，还能大幅扩展检验项目种类，帮助基层医院提高服务水平。而在大型医院中，检验科的常规检测项目通常已经形成了规模效应，内部完成检测的成本相对较低，因此ICL在这方面的成本节约优势并不明显。因此，大型医院通常将样本量较少、难以形成规模效应的特殊检测项目，或不在医保支付范围内的检测项目外包给ICL。整体来看，随着控费力度的加强，医院倾向于将不具备成本效益的项目外包，从而在保障检验质量的同时实现降本提效。

（2）**技术升级** 技术创新，尤其是体外诊断（IVD）技术的发展，是ICL项目扩展的重要基础。当前，分子诊断作为IVD领域中增长最快的分支，已成为精准医学发展的核心。分子诊断技术广泛应用于传染病、肿瘤、遗传病、产前筛查等领域，能够提供高灵敏度、高特异性的检测结果。随着检测技术的快速迭代，ICL凭借更为灵活的经营模式，能够迅速引进先进的检测设备、优化检测流程，并在新兴检测领域内实现规模效应。例如，通过升级基因测序和生物标记物分析技术，ICL可以在更短时间内实现市场覆盖，将高精度检测服务扩展至更多的医疗机构。这不仅提升了ICL的检测效率，还能促使医院将相关样本外送，从而实现双方在降本提效方面的合作。

（3）**智能化与物流能力提升** 随着人工智能在医学检测中的逐步应用，ICL在成本和效率优化方面具有更大潜力。人工智能可用于检测结果分析、数据筛查、自动化诊断等，显著提高了检测速度和精确度。智能化技术的引入，不仅有助于减少人工误差，提升数据处理效率，还可以优化资源配置，帮助ICL在降低成本的同时提升服务质量。此外，现代化物流技术的提升也助力了ICL的发展。高效的物流系统能够在短时间内完成样本采集、运输和检测的整个过程，极大缩短了检测周期，同时保证了样本质量。在此背景下，ICL能够更灵活地向各类医疗机构提供快速、便捷的检测服务，进一步增强了其市场竞争力。

2．区域检验中心和ICL的关系

区域检验中心与ICL之间并非完全竞争关系，二者实际上通过业务协同实现优势互补。当前，区域检验中心的模式多样，涵盖了如上海松江模式（依托区域大型综合医院检验科）、江苏常熟模式和深圳罗湖模式（设立独立法人区域医学检验中心）以及广东清远模式和湖南株洲模式（由ICL与区域"龙头"医院或专业机构共建）等多种形式。这些模式旨在以区域需求为导向，打造检验资源的整合平台。大型连锁ICL凭借其先进的技术能力和管理水平，通常为区域检验中心提供技术支持和成本优化。区域检验中心根据具体情况将部分检测项目外送至ICL，这不仅提升了检验服务的专业度，也降低了成本。同时，区域检验中心的成立推动了医院检验业务的外送，加速ICL在区域内的服务渗透。对ICL而言，区域检验中心的建设是市场扩展的有利契机，使其在共享新增市场份额的同时，有效提升了区域医疗检测的整体效率与质量。

3．ICL：成本、质量、数量优势

ICL凭借集约化管理带来的成本效益、丰富的检测项目、高质量的检测能力和广泛的市场需求，已在医疗检验行业中获得了显著的竞争优势，并将继续在医疗服务市场中扮演重要角色。

（1）**成本优势**　ICL的集中化管理和规模效应带来了显著的成本降低。首先，ICL的试剂采购成本远低于医院检验科。由于大型ICL的采购量大，往往能与供应商达成更优惠的价格协议，节省大量采购成本。此外，ICL通过集中化运营，设备利用率显著提高；将各医院分散的检测需求集中到一个平台上，使得仪器设备能高频次运转，避免设备闲置，从而进一步降低了单位检测成本。在人员效率方面，ICL的规模化运作也优势明显。通过集约化的样本检测，ICL能够提高人力效能，且通过灵活调配人力资源，能够满足多种类型样本的检测需求，有效应对需求波动，避免出现因人手不足或设备分散而导致的检测瓶颈。总之，集约化运作模式显著提升了ICL在采购、设备使用和人力资源管理方面的效率，实现了显著的成本节约。

（2）**质量优势**　检验集约化还带来了检测质量和服务内容的提升。由于样本集中，大型ICL通常能提供比三甲医院更丰富的检测项目，包括许多高端、复杂的检测服务，填补了基层医院在检测项目上的短板。对于许多基层医院，设备采购和技术资源有限，无法提供种类多样或精度较高的检测项目，而ICL则能够弥补这一不足。此外，ICL凭借其规模和技术资源，能够跟踪全球最新的检验技术趋势，并迅速将其纳入检测流程。对于大型三甲医院，与ICL合作可以加快新技术的落地，节省技术研发和采购成本；而低等级医院则能够通过ICL共享最新、最全的临床检验项目，有效提升了基层医疗的服务水平。从医保部门的角度来看，

ICL的广泛应用也有助于降低整体检验服务费用支出，同时在质量上保持较高的水准，满足了大多数医院对高端检测服务的需求。

（3）**数量优势**　在当前的医疗改革政策下，ICL的检测量将大幅提升。分级诊疗政策的推行，使得更多患者流向基层医疗机构，导致基层医疗机构的检测需求增加。然而，由于设备成本和技术限制，基层机构往往需要将部分样本转移至上级医院或外包给ICL。这不仅使二级医院的样本量进一步扩张，也让ICL的检测量显著增长。此外，医院对ICL的外包需求在增加。随着检验技术和设备的更新换代加快，医院发现外包部分检测项目给ICL是一种有效的成本控制手段。ICL凭借其成本、技术和质量优势，能够满足医院对独立检验服务的需求。未来，随着医院外包数量的增加，ICL在医疗检验市场的份额将持续扩大。

第三节　细分行业趋势

一、生化诊断：从蓝海到红海的演变

生化诊断作为体外诊断行业中最早发展的细分领域，经过数十年的技术革新，已从蓝海市场逐渐演变为红海市场。生化诊断的核心技术基于朗伯-比尔定律，通过多种生物化学反应分析样本中的无机元素、酶、蛋白质、糖类和脂类等指标，是常规体检、慢性病管理、急诊筛查等医学检测的基础手段。因其广泛应用和技术相对成熟，生化诊断在IVD行业内占有重要地位。

在市场早期，生化诊断因技术壁垒较低、成本优势明显而迅速拓展，市场需求呈现快速增长态势，国产企业也在该领域逐步建立竞争力。国内市场中，生化诊断的国产化率已超过60%，尤其在常规试剂方面，国内企业通过灵活的定价和多样化的产品线迅速占领市场。然而，伴随着市场的成熟，生化诊断的竞争加剧，增速逐渐放缓。尤其在高端市场，罗氏、贝克曼、西门子等国际巨头仍占据主导地位，以先进的仪器和高可靠性产品满足市场需求，占据全球生化诊断市场80%以上的份额。

生化诊断的开放性使国产试剂能够兼容进口仪器，这为国内试剂企业带来发展机会。然而，市场红海化带来的挑战也愈加明显。未来，国内企业需在提升产品质量、拓展高端市场等方面不断创新，才能在竞争激烈的生化诊断市场中实现进一步突破。这一市场从蓝海到红海的演变，揭示了IVD行业内技术升级和市场整合的必然趋势，也为国产品牌的发展指明了方向。

二、免疫诊断：化学发光技术的崛起

免疫诊断主要用于检测样本中的微量物质，具有高灵敏度和低出错率的优势，近年来在体外诊断领域发展迅速，成为关键技术之一。免疫诊断依赖于高精度检测微量生物分子，在临床上适用于疾病的早期发现和精准检测，广泛应用于肿瘤、传染病、内分泌、代谢疾病等多种疾病的筛查和监控。随着需求的增长，免疫诊断技术从放射性免疫分析到化学发光免疫分析（CLIA）不断演进，目前CLIA已成为全球免疫诊断的主流。

1. 化学发光免疫分析技术的崛起

CLIA以其灵敏度高、特异性强和定量分析精度优越的特性，成为现代免疫诊断技术的代表。CLIA基于抗原-抗体反应，并通过化学发光检测技术精确测量疾病标志物浓度，广泛适用于肿瘤标志物、甲状腺功能（甲功）、传染病、激素、心脏标志物、糖代谢和骨代谢等多种临床检测。其灵敏的检测范围涵盖抗原、半抗原、抗体、激素、酶、维生素和药物等，为医生提供了从多维度判断病情的依据。

CLIA技术的核心在于结合了化学发光的高灵敏性和免疫反应的高特异性，其检测精度显著优于传统的酶联免疫（ELISA）等免疫分析技术。化学发光不但能够以极高的灵敏度检测微量物质，还具有稳定、便捷和快速的优势，适合定量分析，因此迅速取代了ELISA，成为全球免疫诊断的主流技术。得益于技术性能的提升，CLIA在检测效率、精确性和稳定性方面全面领先，成为现代免疫诊断的"金标准"。

2. 化学发光在国内的逐步普及

在中国，免疫诊断市场正经历从酶联免疫向化学发光的升级迭代。随着医疗需求增长和诊断技术的发展，国内市场对化学发光的需求迅速增加。CLIA的高灵敏度、低出错率及自动化优势，不仅满足了高通量检测的需求，也符合医院提高效率和质量的需求。目前，化学发光免疫诊断正在逐步替代酶联免疫，国内市场进入快速普及阶段。

在主要的化学发光检测项目中，肿瘤标志物、传染病、甲状腺功能和激素检测占据主导地位，占据市场总量的80%以上。国际上，罗氏在肿瘤标志物检测方面具备优势，雅培在传染病检测中表现强势，贝克曼在甲功检测领域领先，西门子则在激素检测上居于首位。这些企业凭借先进的检测技术和多年积累的品牌效应，在全球化学发光免疫分析技术市场中形成了稳定的技术标准和竞争优势。

3. 国内企业的市场潜力和技术进步

尽管国际巨头在国内市场中占据主导地位，但国产企业近年来在化学发光领域取得显著进展。国内领先企业如新产业、安图生物、迈瑞医疗等已在市场中形成第一梯队，而迈克生物、亚辉龙等企业也逐渐进入第二梯队。当前，国产企业在市场中有广阔的替代空间，并通过技术创新和产品扩展逐步增加市场份额。

在检测项目数量方面，国产化学发光试剂已逐步缩小与外资品牌的差距，尤其是在肿瘤、传染病、甲功和激素检测等主要项目中，国产品牌逐渐增强了竞争力。国内公司普遍从小众项目切入市场，例如自身免疫、肝纤维化、高血压检测等，借此逐步积累技术优势，随后扩大至肿瘤标志物、传染病和甲功等常规检测项目，以更广泛地满足临床需求。这种"从小到大、从细分到常规"的市场进入策略帮助国产品牌在竞争激烈的市场中不断提升。

近年来，国内领先企业的部分化学发光设备及试剂已在检测结果、检测速度、仪器通量等方面达到或接近国际品牌水平。国产化学发光企业凭借较低的价格和持续的技术进步，逐步实现了与进口品牌的市场竞争。其显著的成本优势和日益提升的性能水平，使得国产品牌逐步成为国内医院和诊断中心的可选方案，这种"性价比"优势推动了进口替代进程的加速。

三、分子诊断：生命科学的前沿领域

聚合酶链式反应（PCR）是分子诊断技术中应用最为广泛的手段。分子诊断技术以DNA和RNA等遗传物质为基础，利用分子生物学技术，通过检测基因的存在、缺陷或表达异常来进行疾病诊断。作为分子层面的检测技术，分子诊断涵盖了广泛的技术手段，而PCR在其中占据重要地位。当前，二代实时荧光PCR技术（qPCR）是PCR领域的主导技术，它因其灵敏度和精确度而在临床中被广泛采用。qPCR技术在一个封闭体系中进行检测，显著减少实验污染风险，通过监测荧光信号的强度来定量检测扩增产物，适用于传染病、遗传病、肿瘤等多种疾病的检测和评估。

1. 二代实时荧光PCR技术的临床应用

实时荧光PCR技术以其高度精确的定量能力，在临床上发挥了广泛作用。该技术能够定量检测多种病原体，是艾滋病、乙型肝炎、禽流感、结核病、性病等传染病的主要检测方法，能够实现快速、准确的病原体检测和疗效评估。此外，qPCR在优生优育领域也有着广泛应用，比如检测地中海贫血、血友病、胎儿畸形等疾病。对于肿瘤诊断，qPCR能够检测肿瘤标志物和肿瘤基因的异常表达，从而辅助肿瘤的早期筛查和精准诊疗。遗传病检测中，qPCR通过分析特定基因突变的存在与否，帮助医生做出疾病诊断和风险评估。这些广泛的应用，使得qPCR成为PCR技术中最为成熟且应用最为广泛的技术，得以在临床分子诊断领域占据核心地位。

2. PCR技术的演变与当前发展

自20世纪80年代问世以来，PCR技术经历了多次技术迭代，在分子诊断领域不断成熟与普及。第一代PCR技术最初仅能提供扩增结果的定性分析，无法实现定量检测。20世纪90年代，伴随着荧光检测技术的进步，实时荧光定量PCR（qPCR）应运而生，成为核酸定量检测的主流技术，并沿用至今。实时荧光PCR能够通过荧光信号强弱监测扩增产物的数量，具有较高的灵敏度和特异性，为传染病、遗传病和肿瘤等疾病的检测提供了科学依据。

然而，随着医学检测的要求不断提高，qPCR逐渐在一些超高灵敏度和精密度的应用场景中显现出局限性。为了满足对低丰度基因和稀有突变等检测需求，数字PCR（Digital PCR，dPCR）应运而生。20世纪末，科学家Vogelstein提出了数字PCR的概念，即将样本稀释到单分子水平，在每个反应单元中进行独立的PCR扩增，从而实现绝对定量分析。与qPCR相比，dPCR能更加精确地检测到低频突变和稀有基因，具备检测低丰度DNA的能力。基于这一原理，dPCR能够为超高精度和灵敏度的分子诊断提供重要支持，目前正处于快速发展阶段。

3. 数字PCR的未来发展潜力

数字PCR以其绝对定量能力和高灵敏度，为分子诊断领域带来了技术突破。与qPCR的相对定量不同，dPCR能够直接对样本中靶基因的数量进行绝对计数，消除了样本稀释或扩增效率波动带来的影响。dPCR通过将样本分散到大量反应单元中，能够检测到极低频率的突变，使其在稀有等位基因检测、癌症早期筛查、基因突变监控等领域展现出广泛应用潜力。

dPCR技术在未来具有广阔的发展前景，尤其是在肿瘤检测和精准医学领域。其绝对定量的特性使其能够更加准确地检测癌症早期的低频突变，为癌症的早期诊断和治疗效果评估提供关键数据支持。此外，dPCR在监测基因表达、遗传突变分析、病原体检测等方面也表现出优势。随着技术的逐步成熟，dPCR有望与qPCR共同承担分子诊断的核心任务，甚至在某些高精度检测应用中逐步取代qPCR。

四、POCT：即时诊断的便捷性

即时检验（POCT）是指在患者旁边进行的快速临床检测，不一定需要专业检验师的操作，是一种能够即时在采样现场进行分析的新型检测方法。POCT无需将样本运送至实验室，避免了传统检验的复杂处理流程，在病床旁或采样地点即可完成分析，显著缩短了从采样到结果的时间，为医生和患者带来了高效的检测体验。

1．便捷、高效的技术特点

POCT的两大关键优势在于检测空间和检测时间。首先，在空间上，POCT可以在患者身边进行检测，无需专业实验室和繁杂设备，即可实现"床旁检测"；其次，在时间上，POCT检测速度快，能够提供即时结果，支持"即时检验"。传统的检测流程通常包含样本运送、前处理、标记、录入、组织和分发等多个环节，POCT则通过大幅精简这些步骤，仅保留"样本采集–样本分析–质量控制–解释报告"四个核心环节，检测过程更加直观高效。这一特性使得POCT在急诊、手术室、社区医院等场景下极具优势，能够为急需诊断支持的患者提供快速检测，助力医生尽快做出诊断决策。

2．多因素带来POCT需求激增

POCT的需求增长受多重因素驱动，具体表现为以下几个方面：

（1）**疾病检测场景的扩展** 近年来，突发公共卫生事件的应对加速了快速检测技术的发展，推动分子诊断在流行病防控和疾病筛查中的应用。高效、便捷的检测手段成为医疗体系优化的重要方向，促进核酸检测、免疫检测等技术的广泛应用。同时，随着慢性病管理需求的上升，糖尿病、高血压等患者对于家庭日常检测的需求持续增长。POCT设备因其操作简便、检测快速、适用于居家监测的特点，已成为慢性病患者日常健康管理的重要工具。血糖、血压、尿酸等便携式检测设备的普及，使个体健康监测更加精准和便捷。随着人工智能、大数据、移动医疗等技术的融合，家庭检测设备正朝着智能化、互联化、个性化方向发展，助力医疗模式从被动治疗向主动健康管理转变。

（2）**分级诊疗和医疗资源下沉的推动** 随着分级诊疗政策的推进，基层医疗机构承担了更多检测任务。POCT操作便捷、设备小巧，适合基层医疗使用，不仅无需大型仪器设备，检测费用也相对较低，极大满足了基层对性价比高的检测需求。同时，POCT的广泛应用使得医疗资源进一步下沉，为社区卫生服务和乡镇医院提供了高效的检测手段，助力实现更广泛的医疗覆盖。

（3）医学模式的转变　　随着医学从"以治疗为主"逐渐转变为"预防、治疗、康复"一体化模式，POCT的即时检测和快速响应特性逐渐契合了这种新的医学模式。如今，医学模式也从传统的"生物"向"生物-心理-社会"全面转变，病患更注重生活质量和健康维护，POCT的便捷性为院外检测需求提供了有力支持，为患者的健康管理提供了更便捷的手段。

（4）"五大中心"建设为POCT发展创造契机　　自2017年以来，国家陆续推动胸痛、卒中、创伤、危重孕产妇、危重儿童及新生儿五大中心的建设，这些主要围绕急重症的医疗中心对于快速诊断设备需求旺盛。POCT因其快速、灵活的特点成为这些医疗中心的重要设备选择，尤其在心脑血管和感染类疾病检测方面，POCT设备的需求量得到迅速提升。这种大规模、集中化的医疗基础设施建设，进一步推动了POCT的普及应用。

3．多元化和高增长并存

中国POCT市场呈现出明显的多元化趋势，涵盖血糖检测、血气电解质检测、心血管疾病检测、感染性疾病检测、妊娠检测及其他检测（如血常规等）多个领域。在这些多样化的检测领域中，血糖检测凭借其庞大的患者基础，成为POCT市场的领头板块，而感染性疾病检测设备因疫情防控的需要实现了快速扩展，心血管疾病检测则因慢性病管理需求增长获得了广阔市场。这种多元化的发展趋势不仅推动了POCT的市场规模扩展，也带动了POCT检测技术的不断更新换代。

五、微生物诊断：挑战与机遇并存

微生物体外诊断在临床医学中具有重要作用，主要包括微生物培养、镜检、抗原抗体检测和核酸检测等多种方法。虽然微生物诊断市场规模相对较小，但在传染病防控、抗生素使用指导和感染性疾病管理中不可或缺。目前，高端市场仍由国外品牌主导，而国产品牌则主要集中在中低端市场。

微生物诊断领域技术壁垒较高，涉及病原体多样性和复杂的检测流程，对技术研发的要求极为严苛。国内企业若要在该领域占据更大市场份额，必须加大研发和市场推广力度，以缩小与国际品牌的技术差距。特别是在快速检测和高精度分析领域，国内企业需要在技术创新和质量标准方面不断提升。

尽管挑战重重，国产微生物诊断市场的前景依然广阔。随着国内企业技术水平的不断提升和国家对本土化企业的支持，微生物诊断市场的国产化率逐步提高。未来，随着国产企业的研发能力增强，中高端产品线的完善，微生物体外诊断领域的国产替代有望加速，为临床医疗提供更多优质、经济的诊断选择。这一市场的增长将为公共卫生和临床治疗带来更高效的诊断支持。

第四节 实例分析：Cologuard与雅培

一、Cologuard：肠癌早筛的典范

传统的结直肠癌早筛手段主要包括便隐血检测（FIT）和肠镜检查。然而，便隐血检测的敏感性和特异性不足，肠镜检查虽被视为"金标准"，但属于侵入性操作，费用高、依从性低，影响了筛查普及率。Cologuard作为非侵入性肠癌早筛产品，凭借高敏感性、简便的操作流程和较低的检测成本，成为一种更具吸引力的选择。其标志物涵盖7个KRAS基因突变位点、NDRG4和BMP3基因甲基化、β-肌动蛋白，以及血红蛋白（FIT），实现了92%的总敏感性（高于FIT的73.8%）和87%的特异性，对Ⅰ/Ⅱ期结直肠癌的敏感性更高达94%。Cologuard的成功并非偶然，其精准的市场定位和科学研究支持，使其在激烈的肠癌早筛市场脱颖而出，开创了早筛产品的商业化范例。

1．开发与获批的科学路径

Cologuard的开发始于2009年，由Exact Sciences公司获得非侵入性肠癌筛查技术的许可。2011年，Exact Sciences启动万人队列的DeeP-C临床研究，通过广泛数据验证其筛查准确性。自2012年底，公司分阶段向FDA提交了上市前批准申请（PMA）各模块，并于2014年8月获得FDA批准，成为首个获批的非侵入性肠癌筛查产品。DeeP-C研究数据在这一过程中至关重要，帮助Cologuard获得FDA咨询委员会的一致批准建议。

2．卓越的检测性能

在2013年，肠癌早筛主要依赖于便隐血检测和肠镜检查。Cologuard对结直肠癌和晚期癌前病变的敏感性分别为92.3%和42.4%，显著高于传统FIT检测的73.8%和23.8%，特异性也达到86.6%。2014年，Cologuard获得FDA批准，填补了市场上非侵入性高精度肠癌筛查产品的空白，成为肠癌早筛领域的有力选择，患者可以在家中完成粪便采样，无需到医院，极大地提升了依从性和便捷性。

3．更具可及性的价格

在美国，肠镜检查费用高昂，通常在1800～12500美元不等。Cologuard获批后定价为649美元，相较之下更加经济实惠，为患者提供了价格友好的筛查选择。这一价位的设定有效提升了筛查的可及性，使更多人群可以承担早筛费用，为肠癌的早期发现提供了便利。

4．获得权威指南推荐

Cologuard凭借优异的检测性能和便捷性，在2014年获批上市后迅速得到专业机构的认可。美国癌症协会（ACS）将其纳入更新版的《结直肠癌筛查指南》，其于2016年被美国国立综合癌症网络（NCCN）和美国预防服务工作组（USPSTF）分别纳入大肠癌筛查指南。Cologuard的临床认可度进一步提升，成为权威机构推荐的早筛产品。

5．医保覆盖的强力支持

Cologuard在2014年10月获批后迅速获得美国医疗保险和医疗补助服务中心（CMS）的支持，将Cologuard纳入全国医保覆盖范围，使之成为联邦医疗保险（Medicare）承保项目。医保支付极大降低了患者的经济负担，数据显示，94%的用户无需自费，45～49岁人群中也有80%无需自费，医保覆盖成为Cologuard市场放量的重要推动力。

6．渠道推广策略

Exact Sciences在2018年与辉瑞公司合作，借助辉瑞的营销资源和渠道，将Cologuard推广到更多潜在用户群体。辉瑞丰富的销售网络和推广经验，使Cologuard迅速提升了市场渗透率和用户知名度。这一合作还帮助辉瑞在筛查出的早期癌症患者中精准匹配相关治疗药物，形成优势互补的双赢局面。

7．不断迭代提升的检测表现

Exact Sciences不断投入对Cologuard的产品升级。2019年，公司启动了BLUE-C前瞻性研究，样本人群数量为此前DeeP-C研究的一倍，旨在支持下一代Cologuard的FDA批准。2023年6月，该公司宣布BLUE-C研究结果阳性，特异性达到91%，敏感性94%，癌前病变敏感性43%，展现出优异的检测性能。这一升级显示了公司在技术进步方面的承诺，使Cologuard产品保持领先地位。

8．Cologuard的启示

Cologuard的商业化成功表明，非侵入性早筛产品具有显著的市场潜力。精准的粪便DNA检测技术、权威指南的认可、医保覆盖以及渠道推广策略，奠定了其快速普及的基础。美国肠癌早筛市场的发展模式为全球早筛产品提供了宝贵经验。在中国，随着癌症早筛需求的提升和政策鼓励，肠癌早筛市场有望复制美国的成功路径。非侵入性筛查技术的进步将提高国内早筛产品的普及率，为高危人群提供更便捷和经济的筛查选择。Cologuard的发展历程和市场表现为中国肠癌早筛市场的创新提供了示范，其策略和经验或将成为国内厂商借鉴的标杆，推动中国肠癌早筛产品的快速发展与广泛应用。

二、雅培：体外诊断领域的创新者

雅培公司（Abbott Laboratories）创立于1888年，总部位于美国伊利诺伊州芝加哥，是全球领先的医疗健康企业之一。自20世纪60年代开创免疫诊断的先河以来，公司持续推动IVD领域的发展。从HIV检测试剂盒的推出，到ARCHITECT高通量检测平台、i-STAT便携式血液分析系统的问世，雅培不断拓展精准检测的边界。在慢性病管理方面，雅培凭借FreeStyle Libre无创血糖监测系统，革新了糖尿病患者的监测方式，实现了无创、实时、智能的血糖管理。公司始终致力于便捷化、精准化检测的技术创新，为全球医疗行业树立标杆，并推动诊断技术向高效化、个性化方向迈进。

1. 20世纪60年代，进军体外诊断：开创免疫诊断新时代

雅培在20世纪60年代初进军体外诊断领域，推出的放射免疫检测（RIA）是当时IVD领域的一大突破。放射免疫检测法能够通过抗体检测微量物质，极大地提高了诊断的敏感性和特异性，尤其在激素、药物和感染性疾病检测中具有划时代意义。这一技术不仅开创了免疫诊断的新篇章，也让雅培成为IVD领域的重要创新者。雅培的放射免疫检测技术推动了现代免疫检测的发展，为IVD行业奠定了基础。凭借这一技术，雅培逐步拓展了免疫检测产品线，让它们成为临床实验室和医院中广泛使用的检测工具。在放射免疫技术之后，雅培又引入了酶联免疫（ELISA）等免疫检测技术，不断推动免疫诊断的普及。

2. 1985年，开发首个HIV检测试剂盒：助力全球艾滋病防控

1985年，雅培推出了全球首个HIV抗体检测试剂盒，用于艾滋病病毒（HIV）的筛查和诊断。这一产品填补了当时艾滋病检测的空白，为控制艾滋病的传播提供了可靠工具。雅培的HIV检测不仅推动了艾滋病防控的进展，还成为全球公共卫生领域的重要里程碑。

雅培HIV试剂盒的推出，使医院和实验室能够快速检测艾滋病毒，提高了早期发现和预防的效率。在全球艾滋病疫情爆发期间，这一试剂盒迅速成为各国卫生部门和医疗机构的核心检测工具。雅培通过HIV检测产品，积极参与了全球公共卫生防控，为艾滋病患者的早期诊断和治疗提供了有效支持，也奠定了其在传染病检测领域的领先地位。

3. 2004年，推出AxSym和ARCHITECT平台：扩展高通量免疫分析

20世纪90年代，雅培推出AxSym平台，进一步增强了其免疫检测技术。AxSym平台的加入为雅培带来了自动化的免疫诊断技术，使其能够更快速、有效地处理大量检测需求。2004年，雅培推出ARCHITECT系列免疫分析平台，2004年后逐步全球推广。这是IVD行业的高通量免疫分析系统之一。ARCHITECT系统集成了生化和免疫诊断功能，支持快速、精准、高通量的样本分析，广泛应用于医院和实验室中。ARCHITECT平台采用的检测技术涵盖了传染病检测、内分泌分析和肿瘤标志物检测等多个领域，以其高效和精准的特点迅速获得市场认可。

ARCHITECT系列系统的推出标志着雅培在免疫诊断领域进入了一个新阶段，为实验室提供了更高效的解决方案，同时也为全球IVD行业设立了新标准。

4. 2014年，推出i-STAT便携式血液分析系统：推动即时检测（POCT）

2014年，雅培推出了i-STAT便携式血液分析系统，标志着雅培在即时检测（POCT）领域的又一重要突破。i-STAT系统可以直接在病床旁进行多项生化检测，包括电解质、血气、血糖等多种关键指标。其便携性和操作简便性使医生能够在数分钟内获得检测结果，为急诊、ICU、手术室和救护车等场景提供了高效诊断支持。

i-STAT系统极大地提升了POCT的应用水平，使临床医生能够更快速、精准地进行诊断，特别是在急危重症患者救治中起到了至关重要的作用。凭借i-STAT系统，雅培进一步拓宽了POCT应用场景，成为医院和医疗机构信赖的便携式检测设备之一。这一系统在提高

临床诊断效率、优化急救流程方面做出了卓越贡献。

5．2017年，持续推进血糖监测创新：开发FreeStyle Libre系统

雅培在血糖监测领域的创新不断延续，2017年推出的FreeStyle Libre无创血糖监测系统在全球范围内获得广泛应用。FreeStyle Libre无需指尖采血，用户只需佩戴小型传感器，即可通过扫描实时获得血糖数据，显著提升了糖尿病患者的生活质量。这一创新为糖尿病自我管理带来了革命性变化，使患者能够更好地控制血糖，避免频繁采血的痛苦。FreeStyle Libre不仅优化了患者体验，还引领了血糖监测的无创化趋势。该系统的便捷性、精准性和便携性得到了医生和患者的高度认可，使雅培在血糖监测市场中保持了领先地位。这一创新为糖尿病患者的日常生活提供了极大便利，也为其他慢性病检测提供了借鉴。

6．2020年，全球公共卫生挑战中的快速响应：创新体外诊断解决方案

（1）**技术突破与市场应对**　在全球公共卫生体系面临重大挑战之际，雅培迅速推出多款创新体外诊断（IVD）产品，以满足快速检测需求。其中，分子检测、抗原检测和抗体检测等多元化检测方案，为提升疾病筛查效率和医疗机构的应对能力提供了强有力的支持。

（2）**创新产品助力快速检测**　2020年3月，雅培推出ID NOW™检测仪，该设备能够在短时间内提供精准检测结果，为医疗机构和紧急筛查场景提供了高效便捷的解决方案。此外，雅培的BinaxNOW™抗原检测卡支持社区及居家环境的快速检测，进一步拓展了检测能力，使检测更加普及化、便捷化。

（3）**行业影响与市场认可**　雅培的检测产品在全球范围内迅速推广，成为众多医疗机构和检测中心的重要选择。凭借其强大的研发能力和市场敏锐度，雅培在体外诊断领域展现了卓越的创新能力，不仅加速了精准诊断技术的发展，也为公共卫生防控体系的完善提供了关键支持。

第十六章
医美行业

第一节 行业概述

一、什么是医美？

医美，即医疗美容，是医学与美学在现代生活中的深度融合，既是一种医疗服务，更是一种心理需求的满足。它超越了传统美容的范围，以精准的医疗技术帮助人们改变外貌或恢复年轻状态，从而提升自信和生活质量。医美的核心，是对美的定义和身体控制权的重新诠释，这也是其在当代社会日益流行的深层次原因。

首先，医美的技术手段广泛且多样，涵盖了从微创到非侵入性的项目，包括激光嫩肤、皮肤填充、肉毒素注射、超声刀，甚至全面的整形手术等。无创项目可以在较短的时间内带来明显的效果，往往受到年轻人欢迎，成为"午餐美容"一族的选择；而手术类项目则更为复杂，需更高的医学技术支持，但能够带来持久且显著的外观改善。这种技术层级的差异和丰富的选择，极大地拓宽了人们追求美丽的途径，也降低了美容的门槛，使医美成为一种大众消费品。

然而，医美不仅仅是"变美"，它也是人们寻求自我认可和社会接纳的一种方式。在社交媒体和数字文化的推动下，"颜值焦虑"成为一种普遍的心理现象，尤其是在年轻群体中，人们渴望通过医美接近那些"完美"图像，不断提升自我形象，以获得更高的社交评价。对于一些人来说，医美不仅改变了他们的外在形象，还在内心深处重塑了自信。然而，这种"标准化的美"也带来了隐忧：趋同的审美观使得多样性和个性被忽视，一些人过度追求某种特定的外貌形象，甚至产生依赖心理。

此外，医美的迅速发展还得益于医学和科技的进步。过去，整形美容只是少数人的特权，如今却通过技术的普及和成本的降低而进入主流。越来越多的普通人能负担得起医美服务，并通过这些服务改变自我。随着市场需求激增，医美行业迅速扩大，然而也暴露出了一些问题，比如资质良莠不齐、过度宣传、未成年人医美问题等，这些现象无疑需要更严格的行业监管。

在追求美丽的道路上，理性的判断和自我保护尤为重要。医美既是一种科学，又是艺术，更是对自我选择和自我认知的一种表达。如何平衡技术进步带来的外貌改善和健康、安全的基础需求，是每一位医美消费者必须深思的问题。医美的本质并非迎合外界眼光，而是在安全与自信之间找到一个美丽的平衡点。

二、人群画像

医美市场在多样化消费需求的推动下，正在形成一幅独特的消费人群画像。随着人们对美的理解日趋多元化，医美机构也需要精准识别各类消费群体的需求，制定细分化的服务策略，以更好地应对市场挑战。以下是医美市场的六大典型人群分析，为医美机构优化服务策略提供了宝贵的市场洞察。

1. 高端消费人群：高端市场的主力，追求极致体验

高端消费人群的支出并未因市场波动而降低，反而在品质和细节上的要求愈发苛刻。他们对"悦己"的需求强烈，医美已成为自我实现和心理满足的重要途径。对于这一人群而言，医美消费是一种个人表达，更关注项目的品质和效果，对服务的专业性和品牌的权威性尤为看重。因此，医美机构要牢牢抓住高端消费人群，不仅要提供个性化、定制化的服务，还需在技术层面保持专业，注重细节的打磨，从而让自己的市场在高端稳固增长。

在吸引和维护高端人群方面，医美机构可以通过不断优化服务体验和技术效果，满足其对品质化的需求。高端消费人群对新兴医美技术、抗衰老项目，及具有显著效果的服务项目关注度高。通过为他们打造符合其预期的高端医美体验，机构不仅能够赢得客户的忠诚度，还可以依靠其口碑和影响力提升品牌市场地位。

2. 熟龄医美：抗衰需求强烈，偏好高品质

30岁以上的熟龄医美消费者是医美市场的"专业品质派"，在消费决策中尤其看重医美项目的专业性和效果稳定性。他们在医美项目上具有丰富的经验，常常关注抗衰老和皮肤修复项目，希望能够借助医美手段延缓衰老、保持年轻状态。熟龄消费者对医美的需求强烈，既重视项目效果，也更在意服务的专业度。

熟龄消费者具有较高的品牌忠诚度，偏好能够提供长期效果的项目，如高端抗衰老治疗或皮肤修复治疗。因此，医美机构在面对熟龄客户时，应通过资深专家团队和高效的技术项目，提供稳定、长效的抗衰体验，以此赢得客户信赖，建立稳固的客户关系。这样，医美机构不仅能够吸引这一核心消费群体，还能借此获得长效的市场收益。

3. 年轻医美：敢于尝新，体验至上

30岁以下的年轻消费者被称为"悦己体验派"，他们不仅是医美市场的重要推动力，且消费意愿稳步上升。这一群体的需求以体验性为主，消费动机主要在于通过外在形象的改变来获得心理满足。年轻消费者对医美项目的选择注重快速见效和恢复期短，尤其偏好小型、非侵入性的轻医美项目，如水光针、激光嫩肤等，这些项目的"立竿见影"效果深受年轻人青睐。

年轻人对医美项目的尝试意愿高，不仅重视医美效果，还对机构的颜值、环境和品牌个性有所要求。医美机构若想吸引这一群体，应在塑造品牌形象、提升客户体验上下功夫，打造一个时尚、高效的医美环境。同时，年轻消费者常常会通过社交媒体分享医美体验，医美机构若能为其提供优质体验，不仅有助于品牌传播，还能进一步增强品牌在年轻群体中的影响力。

4．医美新客：信赖为先，开发潜力巨大

医美新客在医美消费人群中具有极大的开发潜力。作为对医美项目了解不多的初次尝试者，这一群体对医美服务的选择尤为谨慎，更关注项目的安全性和效果，尤其看重机构的权威性。价格并非他们的主要考虑因素，因此，医美机构吸引新客时应以效果和专业性为主，而非简单的价格促销。

医美新客对品牌信任度的建立尤为重要。医美机构可以通过分享成功案例、加强项目细节展示和强化服务流程的透明化，帮助新客建立信心。同时，为新客提供个性化咨询和严谨的治疗方案，使他们能在安全、愉悦的氛围中完成初次体验，从而实现初次转化并提升复购率。这种信任感不仅能带来短期的收益，更为长期客户关系的建立奠定了基础。

5．男性求美：注重隐私，倾向功能性项目

近年来，男性医美消费呈现上升趋势，但其消费习惯与女性存在较大差异。男性消费者通常选择功能性或清洁类项目，以肤质改善、抗衰老等为主，同时对项目的安全性、效果自然性和隐私保护尤为看重。相比女性，男性顾客的医美选择更注重实用性，往往通过功能性医美项目入门，例如清洁护理和肤质改善等，以满足皮肤基础需求。

进行医美消费初次尝试的男性顾客更在意环境隐私和沟通体验，因此医美机构应为男性客户提供定制化的服务方案，通过提高环境隐私性、优化沟通方式等，降低男性初次体验的心理负担。男性消费者对医美项目的接受度不断提高，尤其是对抗衰项目的关注度在逐年增加，医美机构可以通过适当的抗衰教育和案例宣传来进一步挖掘男性市场潜力。

6．出境求美：年轻、敢尝新，国内需求依然强劲

近年来，随着全球医疗美容市场的成熟，部分年轻消费群体的出境求美需求逐步显现。相较于传统手术类项目，这一群体更偏爱轻医美，尤其是操作简便、效果显著、恢复期短的医美技术，如激光嫩肤、注射填充等。出境求美者大多是医美经验丰富的年轻消费者，他们对服务体验、技术创新及个性化方案有较高要求，乐于尝试前沿医美技术。周边国家和地区凭借先进的医疗体系、成熟的医美技术、差异化的市场优势，吸引了这一消费群体，进一步推动了跨境医美市场的发展。

出境求美现象虽在规模上仍属小众，但其反映了部分消费者对高品质医美服务的渴求。医美机构可通过引入先进项目或国际技术，满足国内市场对创新项目的需求。这样既能帮助机构留住有出境需求的客户，也能有效提升品牌在国内医美市场中的竞争力和影响力。

三、生美和医美机构

生美（生活美容）和医美（医疗美容）在现代美容市场中各具特色，既服务于人们对美的追求，也在服务方式和市场策略上展现出不同的发展路径。尽管生美和医美行业服务内容和发展路径有所不同，但二者在市场策略上各具特色，精准定位和服务标准化成为二者共同的努力方向。生美机构需要在高度个性化的服务体验中寻求标准化，形成品牌一致性，建立

消费者的长期信赖；而医美机构则需通过技术门槛和合规标准化打造品牌公信力，通过区域标杆性门店提升品牌影响力。

1. 生美机构：定位精准化、服务标准化的挑战

狭义的生活美容行业主要指生美机构，以护肤、养生为主，注重提供一种美容美体的休闲体验。这类机构往往包含长时间的护肤护理和第三空间的休憩功能，消费者的主要关注点在于服务的体验感和环境的舒适性。然而，生美行业门槛低，服务项目繁多且难以标准化，使得市场集中度低、机构更替频繁。针对这种情况，当前的生美行业正处于品牌力逐渐显现的进阶阶段，头部品牌通过聚焦精准定位和服务标准化来提升市场竞争力和用户黏性。

头部生美品牌在中高线城市和核心商圈布局，从地理位置、环境设计、服务项目上确保品牌调性的一致性，使其能够更加精准地吸引特定核心消费群体。与传统依靠院线产品加盟扩展不同，如今的品牌机构更重视提升服务质量，通过强化培训机制、会员管理机制及服务流程，推动服务标准化，以保障一致的服务体验。如此一来，头部品牌不仅建立了"老带新"的获客模式，也提高了用户黏性和复购率。在低集中度、竞争激烈的生美市场中，具备精准化定位和标准化服务能力的品牌正获得更多的市场份额，有望继续拉高市场集中度。

2. 医美机构：打造标杆门店，聚焦区域资源

医美机构所面向的医美市场则拥有更加复杂的结构。医美产业链分为上游的产品与器械提供商、中游的服务机构和下游的获客平台，而服务机构以私立民营机构为主，目前市场仍处于多品牌共存、竞争激烈的"品牌力迸发期"。

医美行业的消费链条具有严格的监管要求，尤其在广告和推广方面，医疗项目宣传需符合标准，信息透明化和消费者保护逐渐加强。同时，医美项目的试错成本较高，消费者越来越依赖口碑和经验分享类平台来了解服务质量和风险，因此，行业中的头部品牌在消费者理性选择的背景下占据了优势。此外，医美行业受限于医师资源的稀缺性，开设大型医美医院或形成大规模连锁体系的难度较高，具备雄厚医师资源的品牌在市场中具有较高的竞争壁垒。

医美项目通常单次消费价格高、消费频次低，这使得单店辐射范围大，服务半径更广，因此头部医美品牌选择通过打造"标杆门店"来在特定区域内形成强大的吸客能力和营收能力。这样的门店不仅具备经济效益，还能通过标杆效应带来口碑的涟漪式扩散，在竞争激烈的市场中提高品牌的议价能力和利润率。

四、医美的分类

医美项目大致可以分为手术类项目和非手术类项目，两类项目在操作难度、恢复期、市场需求等方面存在显著差异。非手术类项目，通常称为"轻医美"，介于生活美容和手术整形之间，通过微创或非侵入性手段满足求美需求。而手术类项目则更为复杂，通常称为"重医美"，通过外科手术改变人体特定部位的外观，主要满足修复或大幅度改变的需求。

1. 手术类项目：重整形

手术类医美项目主要包括面部整形、隆胸、吸脂等大手术。这些项目因涉及复杂的外科手术，恢复期较长，且存在一定的风险。手术类项目的目标人群一般是具有较强支付能力且对外貌改善需求迫切的人群。这类项目需要专业医生操作，且对机构资质、医生的技术水平、手术安全性都有严格要求，因此，手术类项目往往面向中高端市场。

手术类项目在医美消费中虽然复购率不高，但单次项目的利润较高。例如，隆胸手术、综合鼻整形等手术费用通常在数万元至十万元不等，因此对医美机构而言，手术类项目的盈利空间较大。这些高利润项目为医美机构带来了稳定的营收增长，并且有助于其在高端市场中树立品牌影响力。然而，由于操作复杂、恢复期长，这类项目的消费者会更注重手术的效果和安全性，选择具有良好资质和丰富经验的医美机构和医生。

2. 非手术类项目：轻医美

非手术类项目，通常称为"轻医美"，主要包括注射类和光电类项目。这类项目操作简便、恢复期短、效果显现快，适合日常的颜值管理，因此受到广大消费者，尤其是年轻人的欢迎。轻医美项目满足了广大消费者"悦己"的需求，尤其受到年轻群体的喜爱。注射类项目、光电类项目可通过短时间操作带来较为显著的效果，恢复期短，适合追求即时效果的消费者。此外，轻医美的消费频次较高，这使得消费者形成了高复购率的消费习惯，提升了医美机构的客户黏性。这类项目通常价格相对亲民，能够满足大多数消费者的经济承受能力，从而带动了轻医美市场的快速发展。

五、注射类产品

注射类医美产品在现代非手术美容领域占据了重要地位，其受欢迎的原因在于无需大面积手术即可实现容貌改善。这类产品主要分为四大类：玻尿酸、肉毒素、再生材料类和胶原蛋白。每种类型的注射产品在成分、作用机制、适用症和效果维持时间等方面各有特点，满足了不同层次的美学需求，以下是对这四类产品的详细介绍和分析。

1. 玻尿酸：填充塑形的多面手

（1）**核心成分** 玻尿酸注射产品的主要成分是交联透明质酸，这是一种天然的保湿因子，广泛存在于人体皮肤、关节等部位。

（2）**作用特点** 玻尿酸的核心作用是体积填充，主要用于填充皮肤深层的凹陷区域，使面部轮廓饱满柔和。

（3）**作用机制** 通过注射方式将玻尿酸直接填充到皮肤深层，起到补充皮下容量的效果，并且通过水合作用使注射部位的肌肤更加饱满。

（4）**适应证** 玻尿酸特别适用于容量缺失的部位，如泪沟、法令纹、苹果肌等区域，此外也可以用于鼻梁、下巴等需要支撑和塑形的部位。

（5）**产品特性** 玻尿酸呈凝胶状，具有较好的组织相容性，注射后能够与皮肤很好地融合，产生自然饱满的效果。此外，玻尿酸的适用范围广，能够满足不同部位的填充需求。然而，玻尿酸的代谢速度较快，通常需要在6~12个月内进行补打，以维持理想效果。玻尿酸还具有吸水性，容易发生轻微位移，并且残留的交联剂可能引发局部炎症反应。因此，消费者在选择时需格外注重产品的品质和安全性。

（6）**代表产品**　市面上常见的玻尿酸品牌包括乔雅登、伊婉和瑞蓝等，这些品牌以其稳定的效果和高组织相容性深受消费者信赖。

2. 肉毒素：皱纹克星与瘦脸法宝

（1）**核心成分**　肉毒素的活性成分是肉毒毒素，这是一种天然的神经毒素，在微量注射的情况下能够有效减少肌肉的活动。

（2）**作用特点**　肉毒素的主要作用是去除面部皱纹，如眉间纹和鱼尾纹等，同时也能用于瘦脸。

（3）**作用机制**　肉毒素通过作用于神经末梢，抑制神经肌肉接点处的神经递质释放，阻断乙酰胆碱的分泌，从而减弱局部肌肉的张力，甚至使其短暂麻痹，防止肌肉收缩而产生皱纹。

（4）**适应证**　肉毒素最常用于去除眉间纹、鱼尾纹和抬头纹等动态皱纹，这些皱纹主要由肌肉收缩引起。此外，肉毒素还可以通过减少咬肌体积来实现瘦脸效果。

（5）**产品特性**　肉毒素通常以粉末或液体形式存在，使用前需根据具体情况调配成适合注射的浓度。注射后通常需要1~2周的时间起效，效果维持4~10个月不等。由于肉毒素的药效会逐渐消退，消费者需要定期补打来维持效果。肉毒素的使用需要严格的专业操作，以避免不必要的副作用。

（6）**代表产品**　市面上的肉毒素品牌有保妥适、衡力、吉适、乐提葆、达希斐等，这些品牌在效果、安全性和副作用控制方面经过多方验证，是市场的主流选择。

3. 再生材料类：填充与生长兼备

（1）**核心成分**　再生材料类产品多以聚己内酯（PCL）、羧甲基纤维素（CMC）、聚左旋乳酸（PLLA）、聚甲基丙烯酸甲酯（PMMA）、聚乙烯醇（PVA）等为主要成分。

（2）**作用特点**　再生材料类产品不仅能够进行体积填充，还能刺激自体胶原蛋白生成，使肌肤在填充的基础上逐渐自我修复和再生，效果持久且自然。

（3）**作用机制**　这类产品通过注射后实现短期填充效果，同时激活皮肤的再生能力，刺激胶原蛋白生成。其主要目的是在填充的基础上，长期保持肌肤的年轻状态，特别适合面部凹陷区域的填充。

（4）**适应证**　再生材料类适合小面积及大面积的皮肤填充，常用于面部的凹陷部位如太阳穴、面颊等，既能塑形，又能促进皮肤自然恢复。

（5）**产品特性**　再生材料类产品的质地因成分不同而有所区别，有的更偏向于胶状填充，有的则呈液体状或半固体状，因此医生的专业操作尤为重要，以确保填充效果的自然性和精确性。再生材料类产品的效果一般可以持续12~48个月，具体视产品类型和个人代谢情况而定。

（6）**代表产品** 代表性产品包括伊妍仕（Ellansé，少女针）、濡白天使（童颜针）和艾维岚等，这些产品在面部年轻化和容貌改善上有显著的效果，深受消费者信赖。

4．胶原蛋白：天然填充与胶原再生

（1）**核心成分** 注射胶原蛋白主要由动物源或重组胶原蛋白制成，通过在皮肤深层填充来实现体积增容的效果。

（2）**作用特点** 胶原蛋白的作用是体积填充和自体修复。它不仅可以通过直接填充改善皮肤的饱满度，还能刺激自体胶原蛋白生成，改善皮肤质量。

（3）**作用机制** 注射后的胶原蛋白能够立刻填充注射区域，使其变得饱满，并通过与皮肤细胞的相互作用，逐渐促进胶原蛋白的再生，使皮肤变得更加紧致和光滑。

（4）**适应证** 胶原蛋白适用于真皮层填充，特别是在眼周等细腻部位有较好的适应效果。此外，胶原蛋白能够实现局部的美白效果，因此也受到部分消费者的青睐。

（5）**产品特性** 胶原蛋白通常呈乳白色不透明质地，注射后可立刻见效，但其支撑力较弱，因此更适合小面积的填充需求，通常需要3～9个月的周期性注射来维持效果。胶原蛋白注射对皮肤的刺激性较低，但动物源成分可能引发过敏，因此注射前需进行过敏测试。

（6）**代表产品** 市面上的胶原蛋白产品包括双美肤丽美、长春博泰Fillderm和薇旖美等，这些品牌在小面积皮肤填充方面表现优异，尤其适合眼周细纹和小范围的面部填充需求。

六、光电类设备

光电类医美项目的效果来源于设备发出的不同形式的能量，通过能量的精准聚焦作用于皮肤不同层次来产生美容效应。激光、脉冲光主要作用于表皮和真皮浅层，通常用于色素和毛囊处理；射频则深入真皮层，对皮肤结构产生温热效应，改善肤质和紧致皮肤；而超声波可以到达皮下筋膜层，适用于面部提升和塑形项目。因此，光电类医美设备可以根据不同能量源分为以下三类：光类、电类和超声类。

1．光类：激光和脉冲光

光类医美设备以激光和脉冲光为代表，通过特定波长的光能对皮肤组织进行加热作用，达到祛斑、嫩肤、脱毛、去除细纹等效果。光类设备在美容市场中使用广泛，是应对多种皮肤问题的核心设备之一。

激光技术依靠特定波长的光束对目标组织（如色素、血管等）进行选择性加热，以达到去除和改善的目的。激光设备在医美中的作用包括以下几种主要机制：

（1）**选择性光热作用** 特定波长的激光能量被皮肤中的特定色素（如黑色素、血红蛋白）吸收，使这些色素选择性地被破坏，用于治疗色素性皮肤问题，如雀斑、黄褐斑等。

（2）**扩展的选择性光热作用** 这种作用机制主要用于脱毛和血管性皮肤病，通过选择性加热毛囊和毛细血管组织，破坏目标组织，同时避免周围皮肤受到损伤。该原理广泛应用于

激光脱毛项目，带来持久脱毛效果。

（3）**局灶性光热作用** Er:YAG激光和CO_2激光等设备通过产生高热作用于表皮，使皮肤微剥脱，同时刺激真皮层胶原蛋白生成，达到皮肤紧致和抗衰效果。此类激光多用于面部年轻化和祛皱。

（4）**光声效应** 皮秒激光和调Q激光通过光声效应作用于皮肤，震碎皮肤内的色素颗粒，使之被人体逐渐吸收，达到去除顽固色素的效果，改善肌肤亮度和嫩滑度。

激光设备种类繁多，不同波长和能量的激光适合不同皮肤问题的治疗。常用的激光设备如皮秒激光器、调Q激光器等，适用于色素沉着、痤疮疤痕、皮肤重塑等。

脉冲光是一种宽光谱光，通过非选择性加热产生热效应，使毛囊、色素、血管同时受热，从而改善肤质。脉冲光适合嫩肤、美白、脱毛、改善毛细血管扩张等项目。

（1）**强脉冲光（IPL）** 常用于面部嫩肤、毛孔细致、色素沉着改善等，能增强皮肤光泽感，减轻细纹。

（2）**优化脉冲光（OPT）** 相较于传统IPL，OPT的能量输出更稳定，有效减少对皮肤的刺激，特别适合敏感肤质和细腻部位。

（3）**窄谱脉冲光（DPL）** 这种技术在IPL基础上加入窄波段光，增强对色素沉着和血管病变的针对性治疗效果，通常用于祛斑、红血丝治疗等。

脉冲光设备因其温和的作用机制，适合不同年龄和肤质的广泛人群。市面上常见品牌包括科医人（Lumenis）、以色列飞顿（Alma Lasers）等，广泛应用于皮肤改善和年轻化项目中。

2．电类：射频类医疗设备

射频（RF）技术通过高频电流作用于皮肤的真皮层，产生深度热效应，刺激胶原蛋白收缩、变性和再生，从而能达到改善肤质、紧致提升的效果。射频设备主要用于皮肤松弛、皱纹、毛孔粗大等皮肤问题，根据射频能量的分布方式，可分为单极、双极和多极射频。

（1）**单极射频** 能量穿透深，适用于面部和身体的深层紧致和抗衰老项目。单极射频的能量集中在一个极端，通过高温作用于皮下组织，使胶原纤维收缩、再生，达到长效紧致效果。常见的单极射频产品如热玛吉（Thermage）、爱丽丝（Exilis Ultra），主要用于面部提拉、紧致塑形。

（2）**双极射频** 双极射频的电极排列紧密，电流流动范围集中，热效应作用浅且可控性强，适合用于面部浅层紧致和去除细纹。双极射频适合改善面部细纹和表层肌肤松弛，代表产品如科医人（Lumenis）的Aluma射频和华东医药的子公司Viora的强脉冲光射频治疗仪V20。

（3）**多极射频** 包括三极和点阵式射频，结合微针技术，能够作用于皮肤表层及深层，有效促进胶原蛋白再生和真皮层重塑，适合于面部紧致和抗衰老项目。Endymed微针射频就是常见的多极射频设备，广泛应用于改善肌肤质地和轮廓紧致。

射频设备在抗衰、紧致、抗皱治疗中因无创和显著效果而备受青睐。射频技术可以刺激皮下胶原生成，适合于轻度至中度的皮肤松弛患者，恢复期短，对肤质的提升效果显著，适用于面部、颈部、腹部等部位。

3．超声类：高强度聚焦超声波设备

超声波类设备通过聚焦超声波能量，对深层皮肤和筋膜层（SMAS）产生精准加热，促进筋膜和胶原纤维收缩、重组，帮助实现皮肤提拉、紧致和塑形。超声波类设备能量高、作用深，特别适用于深层抗衰和面部轮廓塑形。

（1）**高强度聚焦超声波（HIFU）** HIFU设备通过聚焦的超声波能量传导到筋膜层，产生热量使深层胶原蛋白收缩，带来深层的提拉紧致效果，类似于"非手术拉皮"。超声刀（Ulthera）和Ultraformer等是常见的HIFU设备，适合用于面部提升、轮廓重塑，深受希望深层紧致的消费者欢迎。

（2）**射频超声** 射频超声将射频与超声技术相结合，能将热效应传导至真皮层和筋膜层，适用于深层抗衰和皮肤提升。因超声波类设备能量较高，操作不当可能会造成皮肤损伤，通常需由经过专业培训的医生操作。

超声波类设备适用于面部轮廓提升、颈部紧致和抗衰老治疗。因其作用层次最深、能量集中度高，超声波类设备具有显著的提拉和塑形效果，但其对操作的精确性要求较高。2021年，半岛医疗超声炮二类证获批，成为国内医美行业首个获得NMPA认证的超声类医疗设备。2023年，国家药品监督管理局将"用于组织收缩和提升的超声治疗设备"由二类（审批相对宽松）升为三类医疗器械（需严格临床试验和审批）。原二类证产品需按三类标准重新提交临床试验数据，重新申请三类器械注册证，未达标产品面临市场退出，推动行业技术升级。

七、监管政策

中国的医美行业监管体系主要基于严格的医疗器械管理制度，医疗器械被分为一类、二类和三类，以此区分不同风险级别，从而确定相应的监管力度。这个分级体系不仅有效保护了消费者的安全，也在一定程度上形成了高壁垒，尤其对高风险医疗器械的生产和流通带来了严格要求，从而塑造了行业内的先发优势。

1．医疗器械的风险分级及监管力度

根据风险程度，医疗器械在中国分为三类，监管措施依次加强：

（1）**第一类医疗器械（Ⅰ类，常规管理）** 这些器械被视为低风险，通过常规管理手段即可保证其安全性和有效性，主要包括手术基础工具、医用X线胶片、听诊器等。

（2）**第二类医疗器械（Ⅱ类，严格控制管理）** 这一类器械涉及到直接接触人体，对安全性和有效性需进行适当控制，通常包括体温计、血压计、助听器、光学内窥镜、医用脱脂棉等。

（3）**第三类医疗器械（Ⅲ类，特别措施严格控制管理）** 三类医疗器械对人体存在潜在风险，许多产品植入人体，直接影响生命安全，因此需要特别严格的管理。这类产品包括人工心脏瓣膜、人工关节、血管支架，以及注入人体的止血纱布等，监管部门会对其进行全程监控，以确保其安全性和有效性。

2．NMPA严格审批形成高壁垒，先发者优势显著

在医美领域，玻尿酸和肉毒素等常用产品都受到高度监管。作为第三类医疗器械，玻尿酸需经过严格的审批流程。玻尿酸国产产品的注册申请通常需3.5～4年才能获批，进口玻尿酸的获批周期更长，通常为4年以上。肉毒素则属于处方药及麻醉药品，对其流通和使用的控制极为严格，需要经历临床试验和市场审批，其申报流程通常需8～10年。

这种严格的审批体系形成了较高的市场壁垒，使得已获得批准的产品和品牌拥有先发优势。截至目前，国家药监局（NMPA）仅批准了六款肉毒素产品进入市场，这种高壁垒政策使得医美市场品牌格局相对稳定，有助于防止假冒和不合规产品的出现。

3．强化医美市场监管以遏制市场乱象

近年来，中国政府出台了多项政策，加强对医美市场的监管，尤其是针对玻尿酸等破皮类注射产品。2022年出台的政策明确将玻尿酸注射产品及其注射针头纳入Ⅲ类医疗器械管理体系，械Ⅲ认证成为水光针产品能否进行破皮注射的关键，这意味着无证产品及不规范操作将受到法律严格打击，水光仪等相关注射器械也需符合Ⅱ类医疗器械认证。这种严格管理体系不仅针对高风险器械，也旨在规范整个医美市场。通过分级管理、严格审批和高壁垒政策，行业监管将持续升级，对市场乱象起到遏制作用，为消费者提供更安全、合规的医美服务环境。

八、民营与公立的差异

在医美市场中，民营机构与公立医院的服务存在显著差异，民营机构和公立医院在医美领域各具特色，前者以个性化、灵活性和市场敏锐度取胜，而后者凭借规范、透明和公信力赢得客户信赖。

1．服务模式：个性化与标准化

民营机构在服务模式上更加注重个性化体验，往往会根据客户需求和面部特征提供专属设计与个性化方案。客户在民营医美机构通常能够享受到详细的咨询、贴心的服务流程和一对一的沟通，使整个过程体验感更强。民营机构常配备专业的咨询师和售后服务团队，不仅协助客户选择项目，还为客户提供全面的术后护理建议，以提升客户满意度。

相较之下，公立医院的医美服务通常更加标准化，诊疗流程以医疗规范为基础，手术设计趋于简化。由于公立医院的主要业务仍集中在综合医疗，医美业务通常不是其核心，导致服务内容更关注医疗安全性和治疗规范，个性化服务较少。对有明确治疗需求、追求高标准医疗质量的客户而言，公立医院的标准化流程可能更加适合，但对有高度个性化需求的客户则可能感到不满足。

2．价格体系：灵活性与透明性

民营医美机构的价格体系较为灵活，根据客户需求和治疗方案的不同，价格往往也会有所调整。同时，民营机构推出的组合套餐、打折活动、会员制优惠等让消费者能够以更具性

价比的方式接受医美服务。但这种灵活性也带来一定的不确定性，导致价格信息的透明度相对较低，部分机构甚至存在"隐形消费"现象。

相比之下，公立医院的价格体系更加公开透明，由于医美项目价格受国家监管，收费项目和标准通常在官方网站或医院的价格目录中有明确列出。尽管价格相对较高且缺乏折扣优惠，但收费的规范性让消费者在选择时更有信心。对于对价格透明度较为敏感的消费者而言，公立医院提供了一个更有保障的价格环境。

3. 医生资源：知名专家与综合团队

民营医美机构常以高薪招聘名医或拥有丰富实操经验的医生，吸引客户关注，并且有更大的灵活性引入国外医美专家和尖端技术。为了树立品牌形象，许多大型民营机构会打造"名医团队"，并将医生的成功案例作为营销亮点，强化客户对技术和服务的信任感。尤其是一些连锁民营机构，注重医生资源的多元化，使客户能够选择适合自己需求的医师。

公立医院医美科室的医生一般具有高学术背景和丰富的医学临床经验，许多医生兼任国内外学术组织职务，具有更为深厚的医疗背景。公立医院的医生团队通常具备较高的医学素养，能够为复杂的医美手术提供安全保障。因此，复杂手术项目和风险较高的医美需求，客户更倾向选择公立医院的医生团队。而民营机构在高频率项目上更具经验积累，对于常规需求的消费者来说也极具吸引力。

4. 技术创新：灵活多变与规范保守

民营医美机构在技术创新方面更具灵活性，许多机构与国外医美品牌合作，不断引入最新设备和创新技术，及时将国外的新兴医美理念和治疗方法带入国内。例如，许多新兴的激光、光电项目和注射类技术往往首先在民营医美机构推广。由于市场化运作，民营机构在技术选择上更加关注项目的市场接受度，以便及时推出热门项目吸引客户。

公立医院在技术创新上则相对保守，创新技术的引入需经过严格的审批流程，一些新技术的推广较为缓慢。同时，公立医院医美科室通常优先关注项目的安全性和医学背景，因此更倾向于采用成熟且经过验证的技术，规避可能的安全隐患。对有高技术安全需求的消费者而言，公立医院的技术选择更具安全性，而对追求新潮、时尚医美效果的消费者，民营机构的技术创新力则更有吸引力。

5. 品牌信任：机构口碑与医疗公信力

品牌信任是影响消费者选择的重要因素，民营机构的品牌影响力主要依赖于口碑和广告宣传。民营机构通过广告、社交媒体、真人案例展示等方式强化品牌形象，并通过与网红和公众人物的合作扩大知名度。特别是在社交媒体的营销中，民营机构注重展示实际案例，逐步树立品牌的信任度。此外，服务和体验上的良好口碑也帮助机构获得更高的客户信任度。

公立医院则依靠其公立背景和医疗公信力，获得消费者的天然信任。公立医院的医美服务往往被视为更安全、更权威的选择，因此在医美行业中，公立医院的品牌形象和客户信任度通常更高。特别是一些有风险的医美项目，公立医院在消费者中的信誉度更强，这类消费者通常更信赖公立医院提供的医美服务。

第二节 核心价值链

一、轻医美崛起

轻医美因其低风险、频次高、价格适中的特点,在经济波动中表现出较强的韧性。海外经验表明,轻医美的需求并不容易受到经济周期的影响。以美国为例,自20世纪90年代起,非手术类医美项目的需求不断上升,即便在经济不景气时期,轻医美需求也表现出强劲的抗跌性。特别是在2001年互联网泡沫破裂、2007年次贷危机及2020年全球突发公共卫生事件,非手术类医美项目不仅未受显著影响,甚至展现出较好的增长趋势,这充分证明了轻医美在消费市场中的独特韧性。

轻医美因其独特的低风险和高需求频次,不受经济周期波动的显著影响。在消费心理和市场需求的双重推动下,轻医美逐渐发展为一种常规美容方式,消费者不再视其为"奢侈消费",而是将其纳入日常护肤管理范畴。无论是从个性化的需求,还是从对自我愉悦的追求,轻医美的价值已被消费者普遍认可。

中国轻医美消费趋势有以下几方面:

(1)**安全合规,为消费提供保障** 安全性在轻医美消费决策中至关重要。许多消费者在选择轻医美项目时,首要关注的是项目是否符合资质要求,是否有足够的技术保障,以及操作人员的专业性,这一趋势推动了行业的安全标准化。随着国家对医美行业的监管政策不断加强,从产品质量、剂量管控、操作规范到从业人员资质等方面都提出了更严格的要求。这种合规的逐步完善为轻医美市场的发展注入了信心,使消费者在享受美容项目的同时也能更安心,推动了轻医美的稳健发展。

(2)**个性化审美需求驱动市场** 随着审美教育的普及和提升,消费者的审美偏好日益多样化,个性化需求愈发突出。现代消费者更倾向于在变美过程中保留个性特点,而非一味追求标准化的"美丽"。例如,传统的"双眼皮""高鼻梁"不再是唯一的选择,消费者更希望塑造符合自身特质的美感。在选择医美机构时,消费者会评估医生的审美水平和操作案例,确保项目符合个人期望。这种对个性化的追求反过来也推动了医美机构在技术和审美理念上的提升,激发了整个行业向个性化服务发展。

(3)**从面部到身体的美体需求** 随着轻医美市场的发展,消费者的美容需求已经逐步从面部拓展到身体的整体护理。许多消费者不仅追求面部的美白和紧致,也希望身体肌肤的光泽度和整体形象协调统一。一些面部抗衰项目逐渐被用于身体皮肤护理,以帮助消费者实现全方位的形象管理。此外,身体护理项目还成为许多初次接触轻医美的消费者尝试医美的起点,通过简单的身体项目来熟悉医美过程,从而在未来进一步延伸至面部项目。这种从面部到身体的需求扩展,带来了更多的市场空间。

(4)**消费群体轻龄化,护肤意识超前** 随着市场发展,轻医美的消费群体逐渐呈现年轻化趋势。越来越多的年轻消费者将轻医美视为一种日常的护肤手段。他们不仅希望改善当前的肌肤状态,更注重对未来潜在肌肤问题的预防。对于年轻消费者而言,轻医美是一种主动的护肤选择。与传统的美容方式不同,这一人群的需求不再局限于美白、补水,而是更加关注紧致和抗衰老。他们的护肤意识超前，在意通过定期护理来保持肌肤状态，以达到"冻龄"效果。这种消费趋势的年轻化，使得轻医美市场获得了稳定增长。

（5）**轻医美消费的日常化**　随着技术的进步，轻医美项目的操作时间缩短，恢复期也越来越短，使得消费者将其视为一种日常的皮肤管理方式。这种日常化趋势不仅增加了消费者的频次需求，还让他们不再追求一次性解决问题的效果，而是倾向于定期按周期进行维护。轻医美日常化为消费者带来了稳定的护理体验，帮助他们循序渐进地改善外观状态，从而成为了稳定的消费方式。这种模式也推动了医美机构提供长期、持续的服务体系，为消费者提供更便捷的体验。

（6）**悦己消费趋势引领市场**　在当下的医美消费中，自我愉悦成为消费者的核心驱动力。许多消费者选择轻医美不仅是为了提升外观，更是为了取悦自己、增强自信。消费者希望通过医美获得愉悦的体验，从而使自己在日常生活中更积极和愉快。在项目选择上，消费者注重医美体验的整体感受，从机构环境、服务流程到操作的舒适度都成为重要考虑因素。医美机构为了满足消费者的悦己需求，也在不断提升服务的细致程度，为消费者提供愉悦的体验环境，增加了消费者的满意度。

（7）**理性消费与价值评估**　现代消费者对轻医美项目的选择越来越理性，他们不仅关注价格，更注重性价比和服务的完整性。消费者在决策时会通过多方比较，包括技术、效果和价格等多方面的评估。尤其是对轻医美项目的综合体验和效果的重视，使得消费者更倾向于选择高质量服务，而不仅仅是选择低价产品。他们在购买过程中会关注项目的附加价值，从机构的环境、医生的态度、术前咨询到术后关怀等，都成为消费者评估服务质量的重要标准。理性消费的趋势促使医美机构在服务和体验上不断提升，以确保满足消费者的多重需求。

（8）**消费分享心态的开放化**　轻医美的广泛普及使得消费者对医美项目的态度更加开放。过去，许多消费者对医美避而不谈，认为医美属于私密之事，而如今，轻医美已经成为一种主流的美容手段，消费者的分享态度也更加开放。许多轻医美消费者不仅不介意他人知道自己接受过医美项目，还愿意主动分享医美体验和效果，与身边的朋友一起讨论项目和机构选择。这种社交化的分享推动了轻医美项目的口碑传播，使得轻医美消费成为了一种积极的社交行为，有助于轻医美市场的进一步扩展。

二、轮廓固定

近年来，随着"立体审美"理念在医美市场中的流行，"轮廓固定"逐渐成为医美项目中的热点。所谓轮廓固定，基于解剖学和美学的双重研究，旨在通过对面部骨骼点的填充恢复其自然结构，打造清晰、流畅的面部轮廓线，使面部在视觉上更具立体感。Bryan Mendelson等学者的研究表明，随着年龄的增长，面部骨骼尤其是上颌骨、眶骨和下颌骨等部位会逐渐吸收萎缩，导致面部轮廓塌陷，面部曲线失去弹性。正因如此，轮廓固定逐渐成为一种重要的抗衰老手段，契合了现代人对自然、协调的面部美学的需求。

1. 轮廓固定的定义与审美基础

轮廓固定的概念源于对面部解剖学和美学的综合理解。面部轮廓包括外轮廓（主要指发际线、下颌轮廓等）、内轮廓（眼眶、鼻基底区域等）以及中轴区（鼻梁、下巴等正中区域），通过将不同部位的骨骼点作为标记，可以精确确定面部的三维立体轮廓。随着骨量的流失，皮肤失去支撑而下垂，因此轮廓固定主要通过在特定的骨点处填充合适的材料，以增加这些区域的体积，从而恢复原有的轮廓支撑，使面部结构更具立体饱满感。与传统的皮肤填充不同，轮廓固定着重于骨骼层次的支持，在改善老化的面部轮廓上具有更显著的效果。

2. 轮廓固定的操作原则

轮廓固定并非简单的注射填充，而是一项系统化的立体调整过程，通常遵循"先上后下、先外后内、先深层后浅层"的操作原则：

（1）**先上后下** 从面部上部区域的额头和太阳穴逐步向下，覆盖耳前区、颊区以及下颌角。先从上方进行固定可以更好地提升中下部面部的轮廓效果，从而减少下部区域的填充需求。

（2）**先外后内** 优先处理外轮廓部分，通过提升韧带线外侧组织，减少内侧组织的松弛程度，达到内外协调的效果。

（3）**先深层后浅层** 在骨骼深层区域先进行支撑，接着再在浅层进行少量填充，避免面部出现堆积感，保持自然的线条感。

这一系列分步骤、分层次的操作原则不仅可以保证轮廓调整的自然流畅，也有效避免了常见的医美"模板化"问题。每一位求美者的面部结构和骨骼特点各不相同，因此医生必须结合个体面部条件，设计定制化的轮廓固定方案，达到和谐美感。

3. 材料的选择与填充用量

轮廓固定项目的核心在于合理的材料选择和用量控制。通常在外轮廓填充中采用玻尿酸或再生材料，例如钙基注射剂，因为其效果持久且支撑力强。而内轮廓填充则根据具体位置不同选用胶原蛋白、嗨体（注射用透明质酸）等材料。由于轮廓固定需要立体化支撑、打造流畅的面部线条，因此该项目通常比普通注射填充量大，且价格更高。

材料用量方面，各部位的需求有所不同。外轮廓通常需要填充更大剂量来保证面部轮廓的流畅性，而内轮廓则倾向于小剂量多部位的填充，以确保线条的自然过渡。根据业内专家的建议，每个面部区域的单次填充量一般控制在2~3支玻尿酸内，避免过量填充导致面部僵硬。不同求美者的面部特点和轮廓固定需求各异，因此医师必须根据个体情况调整注射用量和材料种类，确保自然和谐的效果。

4. 轮廓固定的效果和维护

在专业医生操作下，轮廓固定的效果可持续半年至一年，取决于个体的代谢情况和所用材料的种类。轮廓固定虽然并非永久，但经过定期的后续填充，可以维持较长时间的面部立体感。北大整形专家李广学指出，后续补打量可根据个人吸收情况逐步减少，以防止过度填充而影响效果的自然性。定期维护不仅能让轮廓效果更持久，还可延缓自然衰老对面部骨骼和肌肤的影响。

5. 轮廓固定对医美行业的影响

轮廓固定项目的流行为医美行业带来了深远的影响。首先，随着求美者对"自然美"和"协调美"的需求增加，轮廓固定开辟了深层次的立体化医美新方向，使得注射填充剂在技术上不再局限于表层填充，而是进一步进入骨骼层次的深度支撑塑形。注射针剂的需求因此快速增长，推动了再生材料、玻尿酸、胶原蛋白等产品的市场扩展。

此外，轮廓固定项目的"高吃量"特点，使得医美行业在针剂类产品的销售和注射服务方面获得显著增量，提升了客单价。医美机构通过轮廓固定项目不仅能增加收入，还提升了医美技术的整体水平。随着这一技术的逐步成熟，轮廓固定有望成为行业标准化的高端项目，为医美注射技术和面部抗衰市场带来持久的增长动力。轮廓固定的兴起，不仅是当今"立体审美"潮流的推动，也是医美行业从表层修饰向结构化、系统化塑形的进阶，预示着未来医美技术的更加多元和个性化。

三、玻尿酸

玻尿酸作为皮肤组织中的天然成分，其核心作用体现在补水、提亮、塑形和抗衰老等方面。医美市场上的玻尿酸产品多样，根据功效细分为填充塑形、除皱淡纹和保湿提亮等类型。根据分子结构的不同，玻尿酸可分为大分子、中分子和小分子，每种结构在皮肤的应用效果和层次上有所差异，为不同需求的皮肤护理提供了专业而细致的解决方案。尤其是水光针，作为一种高效的皮肤补水方式，以其精准的深层护理效果成为近年来备受欢迎的"入门级"医美项目。

1. 玻尿酸的分子结构分类与不同用途

玻尿酸根据分子大小分为大分子、中分子和小分子。不同分子质量的玻尿酸在皮肤中的作用不同，各自适合不同的治疗需求。

（1）**大分子玻尿酸** 大分子玻尿酸质地相对较硬，支撑力强，且在体内的代谢速度较慢，主要用于深层填充和塑形，适合需要支撑和塑形需求较高的部位，如隆鼻、下巴填充等。大分子玻尿酸通常注射至真皮上层或骨膜层，以提供深度支撑和长期维持。

（2）**中分子玻尿酸** 中分子玻尿酸质地较柔软，适合用于软组织填充和除皱。在面部凹陷部位，如泪沟、鼻唇沟等处，能够填充空隙，恢复饱满效果，同时在细纹处理上也有较好表现。中分子玻尿酸通常注射至真皮层或皮下浅层，能够较好地适应皮肤纹理变化，提升整体效果。

（3）**小分子玻尿酸** 小分子玻尿酸质地柔软、流动性强，能够深层渗透肌肤，通常用于水光针项目。它的高效保湿和提亮效果，使得皮肤能够迅速吸收和保持水分，适合全脸补水和提亮肤色。小分子玻尿酸具有更好的流动性，能深入肌肤底层，激活细胞水合作用，从而有效改善肌肤质感和光泽度。

2. 交联玻尿酸与非交联玻尿酸：功能和持久性上的差异

玻尿酸还可依据是否采用交联技术分为交联玻尿酸和非交联玻尿酸，这种区分不仅影响玻尿酸的耐用性和塑形效果，也决定了其适用范围。

（1）**交联玻尿酸** 通过交联剂使玻尿酸分子链之间发生交联反应，这种处理提高了玻尿酸的机械强度和抗分解性。交联玻尿酸可分为单相和双相两类：①单相交联玻尿酸：产品质地硬，结构稳定，适合用于轮廓塑形，能够较好地保持形状，如鼻梁、下巴等区域的塑形。②双相交联玻尿酸：质地较柔软，带有一定颗粒感，适合用于面部凹陷的填充和细纹的去除，用于面部软组织填充，兼具柔软和形态保持性。

（2）**非交联玻尿酸** 天然状态下，非交联玻尿酸的分子链较短，代谢速度较快，适合用于皮肤的补水保湿和亮肤项目。水光针所采用的玻尿酸多为小分子的非交联玻尿酸，通过注射至真皮层，能够快速渗透肌肤，达到即刻保湿和补水的效果。

3．水光针：非交联玻尿酸的深度补水与肌肤提亮

水光针作为一种基于非交联小分子玻尿酸的注射项目，凭借其在深层补水和提亮肤色方面的显著效果，成为医美领域的热门选择。水光针的注射过程是将玻尿酸溶液直接导入真皮层，使皮肤直接获得水分和营养，为肌肤带来深层的滋养。

（1）**水光针的作用机制** 水光针项目通过特殊的注射方式，将小分子玻尿酸和其他营养成分直接注入真皮层。真空负压的技术使皮肤层被吸起，空心微针能够精确地将玻尿酸导入到真皮层深处，使肌肤直接获得水分的补充。这种深层的补水方式不仅有效持久，还能促进细胞的水合作用，增强皮肤弹性，使皮肤更加饱满、细腻。

（2）**中胚层疗法的应用** 水光针来源于中胚层疗法，这种方法最早由法国医生Pistor在20世纪50年代提出，意在通过将药剂注入皮肤的中胚层，实现深层治疗效果。中胚层疗法引入美容领域后，通过水光针的形式实现了透明质酸的深层补水应用，为皮肤护理带来了更加显著的效果。

（3）**水光针的配方升级** 当前市面上的水光针不仅含有基础透明质酸，还在配方上进一步增加了维生素、抗氧化剂等成分，形成多功能水光针，满足更复杂的皮肤需求。基础水光针专注补水，而多功能水光针则具备美白、紧致、抗衰老等综合功效，适合更广泛的消费人群。

4．玻尿酸的核心价值：深层补水、塑形与抗衰老

玻尿酸的广泛应用和显著效果，使其成为医美领域的核心材料之一。尤其是在水光针项目中，小分子非交联玻尿酸的深度补水和提亮效果，赢得了大量消费者的青睐，满足了皮肤护理和养护的基础需求。

（1）**深层补水和提亮效果** 水光针中的非交联小分子玻尿酸通过注射方式直达真皮层，与皮肤细胞结合，锁水效果显著。其快速渗透的能力不仅改善了皮肤的水润度，还能增加皮肤的弹性和光泽，使肌肤焕发健康活力。

（2）**塑形和抗衰老** 交联玻尿酸因其较强的支撑力和持久度，被广泛用于轮廓塑形和深层填充。大分子玻尿酸可以实现鼻梁、下巴的塑形，而中分子玻尿酸适合浅层的细纹填充和软组织的饱满补充，使肌肤年轻饱满。双相交联玻尿酸则适用于面部的抗衰项目，有效淡化细纹、恢复皮肤弹性。

四、肉毒素

肉毒素，作为医美领域中重要的生物制剂，具有显著的除皱、瘦脸、瘦腿等美容功效。它通过抑制神经对肌肉的信号传递，达到放松局部肌肉、减弱肌肉力量的效果，从而平滑动态皱纹或缩小肌肉体积。肉毒素又称为肉毒杆菌素或肉毒毒素，最常见的是A型肉毒毒素，广泛应用于抗衰和轮廓塑形的医美项目中。

1．肉毒素的作用原理：通过神经肌肉阻断实现美容效果

肉毒素通过阻断神经信号来发挥作用。当肉毒素注入肌肉后，其毒素成分作用于运动神经末梢的突触处，抑制突触前膜释放乙酰胆碱。乙酰胆碱是人体内一种神经递质，它负责在神经与肌肉之间传递信号，从而引发肌肉收缩。肉毒素阻断乙酰胆碱的释放后，肌肉的张力下降或麻痹，导致肌肉放松。对于面部皱纹，肉毒素能有效防止肌肉的频繁收缩，使动态皱纹消失或减轻，从而实现平滑肌肤的效果。对于大肌肉群的部位，如咬肌或小腿肌，肉毒素通过减少肌肉的活跃程度，逐渐削弱肌肉体积，使面部或身体轮廓更显纤细。

肉毒素的作用并非永久，注射后效果一般在6~8个月逐渐消退。经过新一轮的神经恢复和肌肉活性复苏，肌肉可重新恢复功能，因此使用者通常需要定期补充注射以保持效果。

2．注射层次与技术：针对不同部位的定向施打

肉毒素的注射技术对其效果和安全性至关重要。为避免对神经和其他组织的误伤，肉毒素通常直接注射至肌肉层，严禁注射于表皮层。根据不同的美容需求，注射部位的深浅会有所差异：

（1）**除皱**　一般注射至肌肉浅层，例如眉间纹、鱼尾纹、抬头纹的去除，以保持表情肌肉的自然活动。

（2）**瘦脸和瘦腿**　需要将肉毒素注入肌肉的中层或深层位置，如咬肌、腓肠肌等处，以便药物能在肌肉深层均匀扩散，达到削弱肌肉体积的效果。确保注射层次准确，可以有效提升肉毒素的功效，同时避免骨膜或深层神经的潜在损伤。

3．肉毒素市场：逐步多元化的市场格局

在中国，肉毒素市场逐渐从最初的双寡头垄断向多品牌竞争的格局演变。在2020年以前，市场份额主要被美国艾尔建（Allergan，现归属艾伯维）的"保妥适"（Botox）和中国兰州生物制品研究所的"衡力（BTXA）"所瓜分。然而，随着英国吉适（Dysport）和韩国乐提葆（Letybo）于2020年获批进入中国市场，填补了价格与技术空白。2024年2月思奥美（Xeomin）、9月达希斐（Daxxify）获得中国国家药监局批准，打破原来的"四足鼎立"的市场格局。

（1）**保妥适（Botox）**　艾尔建旗下的"保妥适"于2009年进入中国市场，凭借高度的安全性和精确度在中国市场占据重要地位。保妥适采用真空干燥工艺，减少了产生抗体的风险，其弥散性小、精确度高，适合精准度要求高的除皱项目。

（2）衡力（BTXA） 衡力是中国兰州生物制品研究所自主研发的肉毒素产品，获得新药证书的时间较早，但直到2012年才正式用于医美领域。相比保妥适，衡力的弥散度稍高，常用于肌肉面积较大的部位，如瘦脸、瘦肩、瘦小腿等，因其较高的性价比受到中端市场的青睐。

（3）吉适（Dysport） 源自英国的吉适于2020年在国内获批上市，采用低赋性蛋白成分配方，与人体相容性较佳，过敏反应的风险相对较低。高浓度肉毒素成分使其起效快，通常在注射1~2天后显现效果，维持时间也更长，适用于较快速且长效的项目。

（4）乐提葆（Letybo） 乐提葆是韩国生产的一款高纯度肉毒素，2020年进入中国市场，以其99.5%的纯度在技术上实现了行业领先。其弥散范围小，适合精细化注射项目，且较少引发注射后的水肿现象。乐提葆的价格低于保妥适，但效果接近，满足了注重性价比的消费者需求。

（5）思奥美（又称西马，Xeomin） 诞生于德国Merz制药前沿实验室，凭借去除复合蛋白的独特纯化工艺，打破传统肉毒素需低温储存的限制，在常温环境亦可稳定保存长达三年。由于彻底去除了赋形剂与多余蛋白成分，思奥美能够显著降低免疫反应风险，避免因抗体产生而影响疗效。这种高度纯净的A型肉毒素被视为医美与临床治疗的新典范。2024年2月23日，国家药监局正式批准思奥美在中国上市，为国内医疗和美容市场注入新动力。它不仅在改善皱纹、面部轮廓上表现卓越，在肌张力障碍中展现潜力，为医生与患者带来更灵活、安全的选择。

（6）达希斐（Daxxify） 全球首款也是唯一的长效肽制剂神经调节剂，核心活性成分为DaxibotulinumtoxinA型肉毒杆菌毒素。该产品无须含人血清白蛋白或动物成分，且可在室温下稳定保存长达两年，提供6~9个月的持久除皱效果。2022年9月，Daxxify获美国FDA批准用于成人中重度皱眉纹（眉间纹）的改善；2024年9月，复锐医疗的Daxxify正式获中国国家药监局批准，成为国内首款长效A型肉毒素，用于治疗因皱眉肌或降眉间肌活动引起的中度至重度眉间纹。

4. 合规与市场监管：肉毒素市场的合法性与消费者认知

尽管市场上有多款合规的肉毒素产品，部分消费者仍会选择未经认证的产品，例如韩国的绿毒（韩国Medytox的Neuronox）、橙毒（韩国Regen Biotech的Regenox）、粉毒（韩国Hugel的Botulax）等。由于这些产品尚未获得中国国家药监局的批准，其质量和安全性缺乏保障。据艾瑞咨询的调查显示，超过半数的消费者曾使用过不合规的肉毒素产品，这不仅增加了注射失败的风险，还带来了潜在的健康威胁。因此，消费者在选择肉毒素产品时应注重品牌和合规性，以确保注射效果和自身安全。

5. 肉毒素的核心价值：精准的除皱与塑形

（1）**除皱抗衰** 肉毒素在面部去皱方面极具优势，特别是眉间纹、鱼尾纹和抬头纹等动态皱纹。这些部位的皱纹形成主要是由于表情肌长期活动所致，通过肉毒素的注射，可以有效控制肌肉收缩频率，从而达到平滑皱纹、恢复年轻状态的效果。

（2）**瘦脸瘦身** 在面部轮廓塑形中，肉毒素瘦脸已成为一项流行的项目，注射至咬肌后能让咬肌体积逐渐缩小，达到自然的瘦脸效果。此外，肉毒素瘦小腿也是常见应用，通过减少小腿肌肉体积，使得腿部线条更为修长、纤细。

（3）**精准性** 肉毒素的核心价值之一在于其可控的精准性。正因为其弥散性和效果相对可控，肉毒素能在小范围内有效地实现局部放松，使得微整形更为精细化。像保妥适和乐提葆这类弥散性较小的肉毒素更适合细微的除皱项目，而衡力则适用于肌肉区域较大的瘦身项目。

五、再生材料类

再生材料在医美领域的核心价值在于其能够通过激活人体自体胶原蛋白的再生，达到容积填充与面部结构的重塑效果。注射再生材料能有效刺激皮肤深层纤维细胞增生，逐步改善皮肤松弛和面部凹陷等衰老迹象。以童颜针、少女针等为代表的再生材料产品，以不同的成分和作用机制分别在市场上获得较高认可。

1．成分和机制带动的效果差异

再生材料主要由聚左旋乳酸（PLLA）、聚左旋乳酸-乙二醇共聚物（PLLA-PEG）、聚双旋乳酸（PDLLA）、聚己内酯（PCL）、聚甲基丙烯酸甲酯（PMMA）和聚乙烯醇（PVA）等成分组成。为了提高填充效果和持久性，这些材料常与羧甲基纤维素（CMC）、玻尿酸等物质联合使用，以达到更好的支撑效果。再生材料的作用原理主要是通过刺激体内的胶原蛋白再生，逐步修复因衰老产生的肌肤塌陷，改善肌肤松弛，效果更显自然持久。

（1）**童颜针** 其中以聚左旋乳酸（PLLA）为核心成分，注入后逐渐被人体分解，释放出的乳酸成分刺激胶原蛋白再生。PLLA与人体具有良好的相容性，降解产物最终排出体外，对人体无害。童颜针的特点在于其效果的渐进性和持久性，注射后通过自身胶原蛋白的生成逐步填充皮肤凹陷部位，效果自然持久，减少了"假面感"。

（2）**少女针** 主要成分为聚己内酯（PCL）和CMC，能够迅速填充并刺激皮肤胶原蛋白生成。少女针以其即时填充与长效再生双重优势而深受消费者喜爱，能够在填充后呈现出紧致饱满的年轻感。其降解过程与PLLA类似，PCL被皮肤逐渐代谢，维持时间更长。

2．消费者偏好的转变：自然与安全为主

当前医美市场以80后、90后为主要消费群体，其审美逐渐从追求明显改观转向更自然的美学效果。传统的玻尿酸填充虽为主流材料，但玻尿酸易被代谢且对脸部某些部位可能产生"假面感"。再生材料通过胶原再生技术带来自然的填充效果，使皮肤显得更加饱满健康，不易出现填充痕迹，广受喜爱。再生类材料也因其降解后为人体所吸收，较少产生异物感或排斥反应，符合年轻消费者对医美安全性的追求。

例如，童颜针中的聚左旋乳酸（PLLA）在注射后能有效刺激自体胶原再生，逐步被人体分解为二氧化碳和水，排出体外，安全性和生物相容性优越。同时，PLLA的渐进性让填充效果随着时间推移逐渐显现，更符合消费者对自然感的追求。少女针则具有即时填充和持久刺激胶原再生的效果，是填充效果和自然美感的结合体，为市场增添了更多选择。

3. 玻尿酸与再生材料：从填充性到再生性

玻尿酸虽是当前的主流填充材料，但其代谢较快，填充效果需要频繁补充，且对填充层次较深的需求难以实现理想效果。在再生类材料陆续进入市场后，效果更加自然、维持时间更长的再生类填充产品逐渐兴起。少女针在即时填充方面兼具了玻尿酸的优点，同时具备长效刺激胶原再生的优势，达到了即刻效果与长久自然的结合。

4. 再生材料的市场供应与国内产品的现状

目前在国内获批的再生材料产品较少，包括童颜针、少女针等多款产品，尽管需求大幅增长，但供给端仍显不足。一些医美机构选择从海外采购未经批准的再生材料产品，以满足市场需求。具体而言：

（1）**童颜针** 目前有"濡白天使""艾维岚"等产品获得了国内许可，童颜针中的PLLA成分注射后经过缓慢分解，逐步释放出乳酸颗粒，刺激皮肤产生新的胶原支架，改善皮肤弹性。PLLA与人体具有良好的生物相容性，被逐步分解为二氧化碳和水后排出体外，过程安全自然。

（2）**少女针** 由Sinclair公司推出的伊妍仕在国内市场获批上市。伊妍仕中的PCL与CMC组合成分可实现即时填充和长效再生。少女针的主要成分为PCL微球（30%）和CMC凝胶（70%），CMC起到即时填充作用，而PCL则在皮肤中逐步代谢，持续刺激胶原蛋白生成，从而实现长效填充和改善肌肤质感的效果。

5. 海外竞品分析：全球化竞争中的再生类填充剂

在全球再生类填充市场中，合规产品尚未在中国全面上市，但几款知名产品具有显著优势：

（1）**塑然雅（Sculptra）** 作为全球首款PLLA填充剂，自2009年获FDA批准以来，在全球童颜针市场处于领先地位。其主要用于深层部位的填充，适合如臀部等大面积的深层填充项目。

（2）**得美颜（Derma Veil）** 以PLLA和甘醇酸（GA）为成分，采用3R微分子胶原技术，填充时能够减少结块现象，使胶原再生更加均匀平滑。

（3）**爱塑美（AestheFill）** 韩国生产的以聚双旋乳酸（PDLLA）为主要成分的速溶型填充剂。其成分设计降低了针管堵塞风险，具有快速溶解和胶原再生优势。

（4）**加纳菲（Ganafill）** 采用4D球形微分子技术，进一步增强了胶原再生的稳定性和均匀性。

（5）**伊妍仕（Ellansé）** PCL为主要成分，注射后可以形成胶原蛋白支架，起到持久的支撑效果，是少女针产品的主流选择。

六、胶原蛋白

胶原蛋白是人体中含量最为丰富的蛋白质，其独特的三螺旋构象为胶原蛋白带来了良好的生物相容性和低免疫原性,这种分子结构不仅赋予胶原蛋白生物降解性,还能够发挥物理支架的作用,促进组织自我修复和再生。

1. 胶原蛋白的分类:动物源与重组两种主要来源

从来源和制备方式来看,胶原蛋白分为动物源和重组胶原蛋白两种。动物源胶原蛋白常通过酸法和酶法从动物组织中提取,通过去杂质、溶解、分离和提纯获得。这一传统提取方式的优势在于工艺成熟、成本相对较低,但也存在过敏反应风险以及批次间差异性。相比之下,重组胶原蛋白使用基因工程技术,通过特定基因片段的拼接、发酵和纯化,生产出无致敏性、无病原体的高纯度胶原蛋白。

重组胶原蛋白的生产过程需要经过基因重组、细胞工厂构建、发酵和分离纯化等步骤,其关键在于精确选取能稳定三螺旋结构的基因片段,以确保生物活性,并且优化分离纯化的成本。高纯度和稳定的三螺旋结构是重组胶原蛋白制备的技术核心,但目前的工艺使得重组胶原蛋白的提纯成本较高。尽管如此,重组胶原蛋白因其更高的安全性和生物活性,逐步在医美行业获得了更多应用。

2. 胶原蛋白的种类与功能:Ⅰ型和Ⅲ型胶原蛋白的应用

胶原蛋白家族中已知有28种类型,而在皮肤中主要以Ⅰ型和Ⅲ型胶原蛋白为主。Ⅰ型胶原蛋白占人体胶原总量的绝大部分,纤维结构粗大、坚硬,主要提供支撑和韧性,是成人皮肤的"骨架"。随着年龄增长,Ⅰ型胶原蛋白逐渐流失,导致皮肤弹性下降、皱纹生成。相比之下,Ⅲ型胶原蛋白更加柔软,在皮肤中起到弹性和修复的功能,在婴儿和年轻人皮肤中比例较高。Ⅲ型胶原蛋白随着时间的流失,会导致皮肤修复能力下降、细纹增多。

在医美领域,Ⅲ型胶原蛋白因其良好的生物相容性,成为抗衰、修复产品的首选。它不仅能够填补皮肤凹陷,还能促进皮肤细胞代谢与更新,显著改善皮肤细腻度和弹性。巨子生物和锦波生物推出的Ⅲ型重组胶原蛋白因其效果持久、安全,得到了广泛应用,为填充除皱、保湿美白等项目提供了可靠的支持。

3. XVII型胶原蛋白:抗衰老与修复的新希望

在传统胶原蛋白类型之外,XVII型胶原蛋白作为一种跨膜蛋白,成为抗衰修复的新关注点。XVII型胶原蛋白的独特之处在于它能将基底膜和基底细胞紧密连接,构成皮肤的物理屏障。这种"分子胶"般的特性能抵御外界有害物质的侵入,同时调控干细胞功能,从而在防衰老、延缓衰老迹象如脱发和白发等方面展现出巨大的潜力。

在医美抗衰领域,XVII型胶原蛋白正逐步应用于各类抗老化产品中。远想生物推出的"伊肤泉胶原小17"是其中代表,通过刺激皮肤修复和更新,达到抗衰效果。锦波生物的XVII型重组胶原蛋白则作为功能护肤品和二类医疗器械,应用于肌肤恢复和日常护理中,为医美市场提供了丰富的选择。此类胶原蛋白产品的持续创新,有望推动医美抗衰技术的革新。

4. 医美市场的突破:胶原蛋白注射剂的蓬勃发展

随着对胶原蛋白生物活性的深入研究,胶原蛋白注射剂在医美市场中迅速崛起。近年来，雅诗兰黛（Estee Lauder）、资生堂（Shiseido）等化妆品巨头相继推出含胶原蛋白的美容产品，而中国的胶原蛋白企业也在技术攻关上取得了不小的进展。例如，双美生物科技开发的无病原猪胶原蛋白因其高纯度与生物相容性，已成为多个国家医美机构的指定材料。此外，锦波生物借助基因工程技术，生产出重组人源胶原蛋白，为医美市场提供了更高安全标准的产品。通过这些创新生产工艺，胶原蛋白注射剂在抗衰、修复类产品中展现了强大生命力，成为美容护肤领域的生力军。

七、光电类

光电类医美设备在医美行业中的核心价值在于其在不同发展阶段内的市场适应力、供需动态转换和技术创新。在行业发展的不同阶段，光电设备通过迎合产业需求、调整策略和提供创新技术产品，不断强化其在市场中的关键地位。

1．行业发展初期：供给决定需求，卖方主导市场

在行业发展初期，光电设备的供给决定了市场需求，即典型的卖方主导市场。光电设备的可选品种有限，消费者的教育和接受度相对不足，因此医美机构的采购决策主要依赖设备在B端市场中的影响力。在设备选型中，医美机构更关注设备在行业协会、专业医师等层面的认可度，以此判断设备的可靠性和效果。在这个阶段，大型医美机构通过采购知名品牌的设备，为产品提供了强有力的市场背书，推动了中小型机构的跟进。

设备在B端影响力的强弱关键在于其技术实力和研发能力，海外品牌在这一阶段占据优势。比如，科医人、欧洲之星（Fotona）和赛诺龙（Syneron-Candela）等品牌凭借其技术领先优势迅速抢占市场。以科医人为例，其通过技术创新和研发积累，截至2022年拥有超过200项专利，这使得其在国内强脉冲光市场中占据了显著市场份额，形成了良好的市场影响力。这种产品力的形成，为光电类设备在市场中的品牌地位奠定了基础，推动了消费者的认可和接受。

2．行业发展中期：需求多样化，买方逐渐主导市场

随着行业的不断发展，医美机构逐步增强了对光电设备的议价能力，市场逐渐转向买方主导。在这一阶段，医美机构的营销模式逐渐多元化，对市场宣传的投入显著增加。然而，随着广告和营销费用的增加，机构的盈利压力随之上升。医美行业的营销策略从2000年以前的小广告逐步转向传统媒体投放、互联网平台推广和多渠道组合，这种广告投入使得医美行业成本结构中营销费用占据相当比重，营销成本甚至占据总成本的半数，销售费用和耗材成本也占据了较大比例，导致净利率通常不高。

与此同时，上游光电设备供应商的数量逐年增加，竞争加剧。一方面，进口品牌通过代理布局国内市场；另一方面，国产品牌加速技术创新，逐渐缩小与国际品牌的差距。2020年，新注册的医美器械企业数量大幅增长，光电类设备市场的供给迅速丰富，消费者需求变得更加多样化，从而改变了传统的卖方市场格局。医美机构在设备选择中不仅关注产品力，还关注设备厂商对C端市场的教育投入。由于医美机构的盈利受到营销费用积压的影响，机

构希望选择具有高市场认知度的设备，以便提升客单价和盈利水平。对于上游设备制造商来说，这也要求他们在C端市场加大宣传教育力度，从而提升产品的市场认可度和购买意愿。

3. 当前阶段：严监管下的"逆境生长"

近年来，医美行业正经历一场深度变革。随着政策监管趋严、市场环境重塑，光电医美行业面临着新的挑战，也迎来了新的发展机遇。由于光电医美依赖线下消费，市场波动和外部环境变化使得行业格局发生调整。部分中小型医美机构在经营压力增大、市场需求波动的情况下加速出清，而头部机构则凭借品牌优势、资金实力和技术升级，在行业重塑中占据更有利的位置。同时，自2021年以来，国家针对非法医美行为加强了专项整治，并在2022年进一步细化了对医美器械的分类、使用及监管措施，尤其是在光电设备领域，监管持续动态调整，以确保市场合规化运行。

在这样的环境下，高差异化、高客单价、高利润率的光电设备成为医美机构重点关注的方向。机构在产品选择上更加理性，倾向于选择具备创新技术、临床验证和市场认可度的高端光电设备，以此提升核心竞争力，同时优化盈利模式。面对日益严格的监管和行业洗牌，以合规经营、精准技术应用和创新商业模式为核心的医美机构，正在市场调整期中构筑新的竞争壁垒，实现逆境中的稳健增长。

4. 光电医美设备的价值链与未来前景

从整个价值链来看，光电类医美设备在上游、中游和下游的各个环节中都具有较高的毛利率。上游的零部件制造企业毛利率在30%～40%，主要负责光电设备的核心零部件生产，如显示、晶体和芯片。中游的医美器械制造商毛利率高达50%～60%，代表企业如奇致激光和复锐医疗科技。而下游的医美服务机构的毛利率则在40%～50%，其中民营机构占据市场主导地位。

光电设备未来的价值不仅体现在其技术和产品力上，也反映在其与市场趋势和消费者需求的契合度上。光电设备厂商将继续加大对技术创新和C端市场教育的投入，增强消费者对产品的接受度和认知度。未来，光电设备的技术升级、功能拓展、市场推广将推动其在医美市场中的核心地位，使其在需求变化和市场挑战中实现持续增长，为医美行业的未来发展提供强大的动力。

八、营销模式

在医美行业中，营销模式的创新和多样化是推动业绩增长的核心因素。近年来，医美市场需求旺盛，竞争加剧，如何精准获客、提升客户黏性，已成为医美机构关注的焦点。基于市场发展趋势和消费者心理，医美行业的获客与营销模式正在向线上线下结合、口碑营销、社交媒体传播、精准投放等方向发展，为行业的可持续增长提供了有力支撑。

1. 内容营销：以专业内容建立信任

在医美市场中，消费者对安全性、效果和术后恢复的关注使内容营销成为获客的关键手段。许多医美机构通过建立权威、专业的内容平台或个人IP，从科普专业知识、解答用户疑问入手，逐渐树立品牌信誉。例如，一些医美机构会在微信公众号、微博等平台发布皮肤保养、整形科普等内容，解答消费者的常见问题，拉近品牌与用户的距离。

通过内容营销，医美机构不仅能提高品牌的专业形象，还能通过内容传播潜移默化地培养客户的信任感，使消费者在产生需求时优先选择该品牌。高质量的内容传播不仅增强了品牌权威性，也能提高机构在消费者心中的认知度，是提升获客效果的重要手段。

2．社交媒体与网红合作：品牌曝光和转化

随着社交媒体的普及，社交平台已成为医美机构拓展市场的重要渠道。通过在抖音、小红书、微博等平台与网红、博主合作，医美机构可以迅速提升品牌曝光度，吸引潜在客户。网红在社交平台上分享医美体验、术前术后的变化，能够引发广泛关注，有效带动流量和转化率。尤其是通过真人案例的分享，社交媒体的即时性和互动性满足了消费者在"种草"和决策环节的需求，增强了客户转化的可能性。

此外，医美机构还可以通过定期发布用户使用前后的效果对比，建立与粉丝的情感连接，使客户更愿意分享体验和反馈，形成二次传播。社交媒体平台的互动特性为客户在选择医美服务时提供了更多的真实反馈，也为医美机构赢得更多潜在客户。

3．精准投放：数字化广告带来高效转化

在医美行业，精准投放广告使得机构的营销投入更具针对性和转化效果。通过大数据分析，医美机构可以将广告投放到最有可能产生需求的用户群体中。例如，根据用户的搜索习惯、浏览历史和社交媒体使用习惯，平台可以识别出对医美产品或服务有潜在兴趣的用户。再通过抖音广告或小红书投放进行精准展示，使广告信息直达目标客户。

通过精准广告投放，医美机构可以将营销资源集中于高潜力用户，有效提升广告转化率。许多医美平台还与医疗APP和健康资讯平台合作，通过整合资源，将医美信息精准传达给相关用户。通过这类数字化广告的精准投放，医美机构的获客成本得到有效控制，同时显著提高了客户到店率和咨询量。

4．口碑营销：用户口碑激励计划带动二次传播

口碑营销在医美行业中尤为重要，许多客户在选择医美项目时更信赖他人的真实体验。因此，医美机构常常通过建立用户激励机制，鼓励客户在体验后分享反馈。比如，一些医美机构会为分享真实术后体验的客户提供折扣或积分奖励，以刺激用户分享和评价，从而吸引更多潜在客户。

此外，通过用户口碑传播，医美机构能够让潜在客户获得更真实、可信的信息，减少对医美项目的陌生感和疑虑。口碑营销不仅增强了客户黏性，也有效提升了客户推荐率。用户推荐的可信度远高于广告，这种真实的分享更容易引发用户的信任感，有效促进了客户转化。

5．会员制与个性化服务：提升客户黏性与忠诚度

会员制和个性化服务是提高客户忠诚度的重要手段。通过会员体系，医美机构能够在客

户首次体验之后，持续为客户提供优惠、专属服务和增值体验，促进客户二次消费。会员制不仅能增加客户黏性，还能通过定期的优惠推送和服务升级，让客户在日常护肤和抗衰需求中持续选择该品牌，形成客户的长期依赖。

个性化服务也是提升客户忠诚度的有效方式。通过定制化服务，医美机构能根据客户的皮肤状态、年龄、个人偏好等，为客户量身设计医美方案。例如，许多机构会通过肌肤检测设备获取客户的皮肤状况数据，并依据分析结果推荐最适合的产品和疗程，这种专属服务体验显著提升了客户的满意度。个性化的服务带来了更高的客户忠诚度，也使得医美机构在竞争中占据更稳固的市场地位。

6. 线下体验与线上结合：全方位引导客户到店转化

医美行业的特殊性决定了客户通常需要经过实际体验才能做出决策，因此线下体验仍然不可或缺。许多医美机构在线上吸引客户后，设置线下体验日、免费体验项目等引导客户到店，通过专业团队的讲解和真实案例的展示，帮助客户更深入了解服务项目。线下体验不仅能提升客户信任度，也大大提高了客户决策的效率和购买意愿。

线上和线下的结合，使得医美机构能够通过不同渠道全方位覆盖客户需求，实现引流到店转化。线上曝光吸引流量，线下体验提高转化率，形成完整的营销闭环，从而提升整体获客效果和客户黏性。

第三节 国际与中国台湾地区经验借鉴

一、美国市场

美国作为全球医美市场的发源地之一，其发展历程相对成熟，经历了从初期探索到高速增长、再到稳定发展的不同阶段。1964年，美国面部整形外科协会成立，标志着美国医美行业的正式起步。1989年，医美行业迎来了技术创新的重要里程碑：首款肉毒杆菌毒素产品Botox获得FDA批准，用于治疗斜视和眼睑痉挛；2003年，瑞蓝（Restylane）成为首款获FDA批准的透明质酸填充剂，为非手术类医美项目奠定了基础。随着这些创新产品的涌现，美国医美行业进入快速增长阶段。

据美国整形外科医生协会（ASPS）和美国美容整形外科医生协会（ASAPS）的数据，从2002年到2007年，美国医美消费支出年复合增长率达11%。然而，2008年金融危机导致消费需求下降，行业增速放缓，2008—2018年间年复合增长率下降至3%。随着市场逐渐趋于成熟，近年来美国医美行业保持稳步增长。ASPS数据显示，2022年美国医美手术量超过2514万例，整形医生数量达7461人，稳居全球第一。

1. 市场竞争格局：集中且高度规范

美国医美行业的上游市场竞争格局集中，主要由于FDA和ASPS等监管机构的严格认证要求使得产品进入门槛较高，符合标准的上游制造商数量有限。以注射类产品为例，截至2024年，美国市场上共有六款FDA批准的肉毒素注射剂。以艾尔建为代表的公司在注射类市场中占据主导地位，尤其是肉毒杆菌毒素产品的市场份额在2018年达78%。高度集中的竞争格局让美国医美市场的产品质量和安全性得以保持较高水平，促使消费者对品牌信任度进一步提升。

2．消费偏好：非手术类医美项目持续上升

从消费偏好来看，美国医美市场逐渐从手术类项目向非手术类项目转移，尤其是注射类和光电类项目的需求增长显著。国际美容整形外科学会（ISAPS）数据显示，2022年美国非手术类医美项目数量达580.3万例，非手术项目数量全球领先。从1997年至2022年，美国非手术类项目的占比逐年提升，尤其是注射类项目，如玻尿酸、肉毒杆菌毒素等，已成为市场的主流。

同时，手术类项目，特别是头面部整形手术需求数量明显下降。数据显示，1997年美国头面部手术占比为24%，但至2022年已降至5%；手术量从1997年的51万例降至2022年的35万例。这一转变反映了消费者对医美的态度逐渐趋于"轻医美"，即偏好恢复期短、创伤小的非手术类项目。非手术类项目不仅能够提供更加微创的美容效果，且具有安全性高、恢复快等优势，更适合当下快节奏生活中的美学需求。

二、韩国市场

韩国医美行业的蓬勃发展和高渗透率，使其成为全球医美市场的亮点之一。自1961年，整形外科医生Jae-Duk Lew在美国接受整形外科培训后，将整形技术带回韩国，开启了韩国整形外科的先河。尽管起步受西方影响，但韩国医美在随后的几十年中走出了独特的"韩式"发展道路。在20世纪60年代至70年代的"汉江奇迹"经济腾飞时期，韩国医美技术迅速提升，加之韩流文化的推动，医美逐渐融入大众生活，形成一种独特的消费文化。艾尔建数据显示，韩国的医美渗透率位居全球前列，展现出韩国人对医美的高接受度。

1．医疗旅游推动市场扩展

由于韩国本土市场人口基数有限，为扩大需求，韩国政府大力发展医疗旅游，将其定位为国家的重点产业之一。自2009年起，韩国旅游发展局为吸引国际游客赴韩接受医美服务，推出一系列优惠政策，如税收减免和旅游套餐等。2009年，韩国接待了约6万名国际医疗游客；而到2019年，这一数字已激增至近50万，十年内增长了近八倍。韩国卫生和福利部设定了到2027年吸引70万医疗游客的目标，借此将医疗旅游作为医美行业的重要增长引擎，使韩国医美在国际市场上具有独特的吸引力和竞争力。

2．完善的监管体系与丰富的上游供应链

韩国医美行业的发展得益于严格且全面的监管体制，确保市场的安全性与规范化。韩国政府通过仲裁委员会和行业自律准则对医美行业进行全流程监管，从前端到后端的各个环节

都有完善的监管措施。这种高标准的监管体制不仅保障了消费者的权益，也增强了国际消费者对韩国医美的信任度。与此同时，韩国政府视医美为国家重点扶持行业，积极支持上游生产商的发展，使韩国形成了完整且多元的上游供应链。据CLSA数据显示，2019年韩国有6家主要肉毒素生产商，为医美市场提供了充足的原材料和技术支持，使消费者选择更为多样。

3．韩国医美消费的偏好：注射类和头面部手术为主

在消费偏好方面，韩国医美消费者倾向于选择注射类非手术项目，这种趋势与美国相似。国际美容整形外科学会（ISAPS）数据显示，2015年韩国最受欢迎的医美项目包括肉毒素、玻尿酸注射、双眼皮手术、隆鼻和面部脂肪移植等，其中肉毒素和玻尿酸等非手术类项目尤为受欢迎，符合现代人对低风险、快速恢复的需求。此外，韩国消费者偏好头面部手术项目，尤其是双眼皮手术，这体现出韩国消费者对精致面部特征的重视。

4．年轻的消费群体推动市场活力

与美国市场的年龄分布不同，韩国的医美消费者群体更为年轻。据ASPS数据显示，2022年美国医美消费者中40~54岁年龄段占比达45%；而在韩国，20~30岁人群占据主导。据Statista数据显示，2020年31%的韩国女性和4%的韩国男性经历过医美手术，年轻群体的高度参与使得医美在韩国成为一种日常消费行为。这种年轻化的消费趋势不仅扩大了市场需求，也推动了轻医美、非手术项目的快速发展。

三、中国台湾地区市场

台湾地区医美行业具有较高的医师准入便利性，这吸引了大量医师进入该领域。自1988年开始，台湾地区实施专科医师制度，医师需完成医学本科教育，通过台湾地区统一组织的医师考试并获得执业执照后，方可注册从业。然而，台湾地区的医师资格认证并不限制医美从业领域，只要取得执业医师资格，就有资格从事医疗美容。这一低门槛政策，使得整形科、皮肤科、眼科、牙科等多领域的医师在健保费用紧缩的背景下，纷纷涌入医美行业。当前台湾医美领域医师的数量已呈现过度饱和，尤其是皮肤美容与微整形注射等项目上。然而，尽管整体从业规模庞大，真正拥有整形手术专业资质与丰富临床经验的专科医师仍明显不足。

技术成熟度：中国台湾领先，但韩国更具商业化优势

在整形技术方面，中国台湾是亚洲最早学习欧美整形技术的地区，技术积累领先，甚至优于韩国。早在20世纪90年代初，中国台湾已经在长庚等知名医院发展出精细化、个性化的整形技术，而韩国直到1993年政策放宽后，才派遣医生到海外学习技术，许多韩国医生选择到中国台湾进修。

尽管中国台湾技术成熟，但韩国凭借娱乐业将医美产业高度商业化，依托"韩式标准美"的潮流塑造出广受欢迎的"网红脸"风格，通过偶像剧、明星团体的带动，韩国医美逐渐形成独特的品牌优势和消费认同感。在大陆市场，韩国因其时尚文化和明星效应而广受欢迎，尽管中国台湾医美技术在许多领域更为先进，但文化影响的弱势使其知名度不及韩国。

第四节 实例分析：艾尔建与达希斐

一、艾尔建：医美创新，全球抗衰领导者

艾尔建通过多年来的创新产品和战略布局，改变了全球医美市场的格局。通过保妥适（Botox）的无创除皱开创性应用，艾尔建带动了全球无创抗衰老治疗的发展；通过收购乔雅登（Juvederm）、Kythera等医美公司，艾尔建不断丰富和完善其产品线，从皱纹填充到去脂塑形，形成了全面的抗衰老解决方案。尤其是Vycross™技术的推出，使透明质酸填充剂的效果更加持久自然，大大提升了消费者的体验。艾尔建是全球最早实现"毒素+填充+去脂"三合一无创抗衰布局的公司之一。

1. 1989年：Botox获FDA批准，开创无创抗衰老治疗

1989年，艾尔建推出的Botox获得美国食品药品监督管理局（FDA）批准，用于治疗眼睑痉挛。随后，医生发现其可用于除皱，开启了Botox在医美领域的"非正式用途"。直到2002年，Botox正式获得FDA批准用于治疗眉间皱纹，标志着其美容用途的合法化。这一原本针对眼科治疗的产品被医美领域发现具备除皱效果后迅速火爆，开创了无创抗衰老治疗的新篇章。Botox作为一种A型肉毒杆菌毒素，可以暂时放松肌肉，从而减少皱纹。许多医美医生开始将Botox用于面部皱纹的非正式治疗，发现其在眉间、额头和眼角等部位具有显著的抗皱效果。这种无创除皱方法受到消费者的热烈欢迎。此后，艾尔建开始系统地推广Botox的美容用途，为全球医美领域提供了一种革命性的抗衰老解决方案，使得Botox成为抗衰老市场的代名词。

2. 2002年：成立医美业务部门，正式进军美容市场

随着Botox在美容市场的需求激增，2002年，艾尔建决定设立独立的医美业务部门，将Botox的抗衰老用途作为核心业务进行推广。通过成立专门部门，艾尔建推动了Botox的标准化推广，使其在医美市场的应用更广泛、更规范。医美业务部门的成立不仅展示了艾尔建对医美市场的长期承诺，也标志着艾尔建由一家制药公司向医美市场多元化布局的开始。这一举措让艾尔建在全球医美市场中拥有独特定位，并为后续的多款医美产品铺平了道路。艾尔建通过医美业务部门的运作，使得Botox逐渐从一种新奇的除皱产品转变为医美领域的主流选择。

3. 2007年：收购乔雅登，扩展透明质酸填充剂产品线

2007年，艾尔建收购了乔雅登（Juvederm）品牌，将透明质酸填充剂产品纳入旗下。乔雅登是一种透明质酸皮肤填充剂，主要用于填充面部皱纹、增加面部饱满度和改善唇部轮廓。乔雅登的加入，使艾尔建的医美产品线得到了显著扩展，形成了以Botox为主的肌肉松弛剂和以乔雅登为主的皮肤填充剂相辅相成的医美产品组合。艾尔建因此具备了无创抗衰老的全面解决方案，为消费者提供了多样化的抗衰选择。收购乔雅登后，艾尔建推出了多个乔

雅登系列产品，涵盖从深层填充到细纹改善的不同应用需求。这一收购帮助艾尔建进一步巩固了其在全球医美市场中的领导地位，开创了Botox与透明质酸产品的联合疗法新趋势。

4．2010年：推出Vycross™技术，提升乔雅登产品的持久性

2010年，艾尔建在乔雅登产品线中引入了Vycross™技术，这是透明质酸填充剂中的一种创新性交联技术。Vycross™技术通过更高效的透明质酸分子交联，使得乔雅登填充剂在体内更加稳定、持久，效果可持续一年甚至更长时间。Vycross™技术大大提高了透明质酸填充剂的耐久性和自然性，进一步提升了消费者的填充体验。这一技术创新让艾尔建在透明质酸产品市场中取得了独特竞争优势，吸引了大批医生和消费者选择其产品。借助Vycross™技术，乔雅登在医美领域的应用更加广泛，不仅用于皱纹填充，还拓展到面部轮廓提升和面部塑形，使其品牌形象得以进一步提升。

5．2014年：收购Kythera，扩展去脂治疗产品线

2014年，艾尔建收购了致力于去脂治疗的生物制药公司Kythera，获得了其明星产品去脂针（Kybella），用于治疗下颌下部多余脂肪。这一收购使艾尔建的产品线扩展到脂肪去除领域，为其医美产品线添加了新的选择。Kybella作为一种去脂针剂，可通过注射溶解下巴部位的脂肪，让下巴轮廓更为清晰，适合那些不愿意接受手术的消费者。Kybella的加入，标志着艾尔建正式进入去脂治疗市场，为消费者提供了非手术性去脂的选择。收购Kythera后，艾尔建进一步增强了医美产品的多元化，为消费者提供从除皱、填充到去脂的全方位抗衰老和轮廓管理方案。

6．2020年：艾伯维收购艾尔建，推动全球医美业务整合

2020年，全球制药巨头艾伯维以630亿美元的价格完成对艾尔建的收购，将其作为医美业务的重要组成部分。这一并购使得艾尔建获得了更强大的资源和市场支持，并有机会在全球范围内加速推广其医美产品。收购完成后，艾伯维不仅保持了艾尔建的独立运营，还加强了艾尔建在全球市场的推广力度。借助艾伯维的资源和技术支持，艾尔建的Botox和乔雅登等产品在全球市场上的影响力进一步扩大，尤其是在快速增长的亚洲市场中，艾尔建的业务版图得到了显著扩展。通过这一收购，艾尔建的全球化和多元化得到了加速，使得其医美产品线在国际市场的布局更加深入。

二、达希斐：首款长效A型肉毒毒素

达希斐（Daxxify）是全球首款长效A型肉毒毒素，作为一种神经调节剂，具有创新性的肽制剂，其在医美和治疗领域拥有更持久的效果。Daxxify的研发和推广改变了传统肉毒素市场格局，凭借长达6~9个月的除皱效果和稳定性，其成为全球医美市场的重要一员。

1．2002年：Revance Therapeutics成立，开启长效肉毒素研发

2002年，Revance Therapeutics（文中也称：Revance）在美国加州成立，最初致力于药物

递送技术。随着对医美市场的深入研究，Revance意识到传统的肉毒素产品（如Botox）效果持续时间有限，患者需要频繁注射，影响体验和成本。为此，Revance团队决定探索更长效的A型肉毒毒素，通过引入创新性肽制剂，期望研发出一款具有更持久效果的肉毒素，减少注射频率。该战略为Daxxify的出现奠定了基础，也开启了长效肉毒素的研发新时代。

2．2008年：Daxxify项目启动，应用突破性肽制剂技术

2008年，Revance正式启动了Daxxify项目，核心技术集中在肽制剂平台的研发，以实现更长效的肉毒杆菌毒素效果。Daxxify的独特之处在于其专有肽制剂技术，肽作为神经调节剂的一部分，与DaxibotulinumtoxinA型毒素结合后，不仅增强了效果的稳定性，还延长了药物活性时间。与传统肉毒素需每3～4个月注射一次不同，Daxxify能够提供6～9个月的持久除皱效果。此时，Daxxify的研发项目成为肉毒素市场上的一大突破，吸引了行业内外的关注，被认为有可能改变医美领域的游戏规则。

3．2017年：Daxxify Ⅲ期临床试验成功

2017年，Daxxify的Ⅲ期临床试验获得成功，标志着Daxxify朝市场迈进了一大步。这一试验在全球范围内招募了大量受试者，结果表明Daxxify在安全性和效果上均表现出色。试验数据显示，Daxxify的除皱效果能够维持长达6～9个月，这一结果远超传统肉毒素产品，填补了医美市场长期效果型肉毒素的空缺。此外，试验还证实了Daxxify在不同患者群体中的广泛适用性和良好耐受性。Ⅲ期临床试验的成功让Daxxify在业界引发广泛讨论，被认为有望在获批上市后重塑肉毒素市场格局。

4．2022年9月：Daxxify获美国FDA批准，填补长效肉毒素市场空白

2022年9月，Daxxify获美国食品药品监督管理局（FDA）批准，成为全球首款长效A型肉毒毒素，适用于治疗成人中重度皱眉纹。Daxxify的上市被认为是肉毒素市场的一大里程碑，尤其是对医美市场的影响力巨大。凭借其长效特性，Daxxify满足了消费者对更长持久效果的需求，使得许多医美消费者不再需要频繁注射，显著提升了便利性和性价比。Daxxify的FDA批准不仅打破了Botox长期垄断的格局，也激发了其他公司对长效型肉毒素研发的兴趣，使医美市场的技术竞争进一步加剧。

5．2023年：Daxxify拓展至其他适应证，探索治疗领域

2023年，Revance将Daxxify的应用从医美扩展至其他神经调节适应证，如偏头痛和肌肉痉挛等。Daxxify的长效特性使其在治疗领域也具有优势，特别是在需要神经调节剂的治疗中，长效效果减少了患者的治疗频率，改善了疗效管理。通过在不同适应证上的布局，Revance希望推动Daxxify成为不只限于医美的多用途神经调节产品。在这一年，Daxxify开始获得一些偏头痛和肌肉痉挛患者的认可，使得其应用前景从医美逐步拓展至医疗治疗领域，扩大了长效肉毒素的市场边界。

6．2024年9月：Daxxify获中国国家药监局批准，成为国内首款长效肉毒素

2024年9月，Daxxify获中国国家药监局批准，成为国内首款长效A型肉毒毒素。这一批准标志着Daxxify正式进入全球增长最快的中国医美市场，填补了国内长效肉毒素的空缺。Daxxify的进入为中国消费者带来了创新型的抗衰老选择，尤其是其无须冷藏、稳定性高、效果持久显著等特点，迅速引起市场关注。与传统产品相比，Daxxify的长效特性迎合了国内医美市场对高性价比和便捷性日益增长的需求。Daxxify在中国市场的上市，将其全球影响力推向新的高度，同时也刺激了国内外医美市场对长效肉毒素技术的进一步创新。

7．Daxxify对肉毒素行业的深远影响

Daxxify的推出不仅在医美领域具有开创性意义，也引发了全球肉毒素市场的连锁反应。传统肉毒素产品的局限性已逐渐显现，而Daxxify凭借其长效性和独特肽制剂，填补了市场空白。Daxxify的上市促使其他竞争者重新评估自己的产品策略，加速了肉毒素技术的创新进程。未来，Daxxify的长效特性和多元化适应证，将进一步推动长效型肉毒素在全球市场中的发展，为医美和医疗带来更广泛的应用，改变患者的治疗体验与生活质量。

第十七章
血制品行业

第一节 行业概述

一、什么是血制品？

血液制品（血制品）是生物制品行业的重要细分领域，它是主要采用健康人血浆或经过特异免疫处理的血浆为原料，利用生物工艺或分离纯化技术制成的具有生物活性的药物制剂。作为医疗抢救和特定疾病预防及治疗的关键药品，血制品在临床应用中具有不可替代的地位，已成为国家战略性储备物资和重大疾病急救药品。

由于政策限制，国内血制品市场属封闭型存续市场，除白蛋白和重组类人凝血因子产品外，其他血制品不允许进口，同时不再批准新的血制品生产企业。这种政策使得血制品的结构保持长期稳定。值得注意的是，中国的血制品市场与国际市场在多个方面存在显著差异。首先，中国仅允许使用单采血浆用于血制品生产，而海外市场可以使用回收血浆作为生产原料。其次，在血制品的品种上，国际市场已经上市的多达51种，特别是在免疫球蛋白和凝血因子类药品方面，而这些尚未在国内上市的品种导致我国血制品的临床需求尚未完全满足。

血制品企业的利润公式为：企业利润=总采浆量/投浆量×吨浆利润。一方面，采浆量是血制品企业的核心资源：增加采浆量可通过新增浆站或并购现有浆站实现；提升单个浆站的采浆量，则需优化浆站的运营能力。另一方面，规模效应可提升吨浆利润：增加血制品品种批文及技术改进，提高产品收率，从而增加吨浆收入；通过并购整合和扩大生产规模摊销固定成本，有效降低吨浆成本；尽管浆站运营成本、采浆和运输成本等直接费用会有所增加，但总体占比相对较低，因此对利润的负面影响较小。

二、国际血制品的发展历程

血制品的发展经历了从战争需求驱动的初步应用，到技术突破后的多样化和规范化，再到基因工程推动的创新与升级，成为现代医学不可或缺的核心资源。

1. 起源阶段：第二次世界大战与Cohn法的诞生（20世纪40年代）

血制品的起源可以追溯至第二次世界大战期间。当时，由于全血难以大量储备和运输，血液中有效组分未能得到充分利用。1941年，美国哈佛大学的E.J. Cohn教授及其团队开发了"低温乙醇血浆蛋白分段分离法"，简称Cohn法，通过低温条件下乙醇分级沉淀，分离出不同血浆蛋白组分。1942年，基于Cohn法的白蛋白制剂开始批量生产，为美军提供了有效的抗创伤药物。这项技术标志着现代血制品产业的起步。

2．产品种类扩展：血制品的多样化（20世纪40年代后期～20世纪50年代）

随着Cohn法的广泛应用，血制品开始多样化。除了白蛋白制剂、免疫球蛋白、纤维蛋白原制剂、抗血友病球蛋白（现称为人凝血因子Ⅷ）和凝血酶原复合物等相继上市，推动血制品进入更广泛的医学应用，尤其是在免疫缺陷、凝血障碍和外伤急救等领域。

3．工艺多元化：层析技术的发展（20世纪50年代～20世纪70年代）

20世纪50年代后，血制品的生产工艺进入多元化发展阶段。早期的硫酸铵盐析法和利凡诺沉淀法曾被用来从胎盘血中提取白蛋白和免疫球蛋白，但由于原料稀缺和产品稳定性不足逐渐退出市场。与此同时，更先进的层析分离技术如凝胶过滤（分子筛层析）、离子交换层析和亲和层析等逐步兴起。这些层析法工艺结合低温乙醇法使用，进一步提高了血制品的纯度和提取效率，并奠定了现代血制品的生产基础。

4．基因工程与重组制品的兴起（20世纪80年代至今）

20世纪80年代起，基因工程技术的迅猛发展为血制品带来了革命性的变化。通过基因重组技术，科学家成功开发重组血浆制品，例如重组凝血因子能够在临床上提供与人源血制品相似的疗效。重组技术不仅提高了血制品的生产安全性，避免病毒传播的风险，还极大地提高了产品的稳定性和可控性。如今，重组血制品在治疗血友病等疾病中发挥着关键作用，为血制品行业开辟了全新方向。

三、中国血制品的发展历程

从20世纪50年代的起步到2022年的集采政策，中国血制品行业经历了初始生产、快速扩展、严格规范等的多个阶段，血制品最终成为我国医疗保障中不可或缺的战略资源。

1．初始生产阶段（20世纪50年代）

20世纪50年代，我国开始生产血制品，但受限于技术，最初采用的是盐析法这一较为原始的生产工艺。虽然工艺简陋，但这为我国血制品产业奠定了基础。

2．行业快速扩展（20世纪80年代～20世纪90年代）

随着医疗水平的提升，血制品的临床需求在20世纪80年代迅速增加。此时，利凡诺工艺的引入推动了行业发展，使血制品成为低投入、高产出的领域。许多中心血站、卫生防疫站、药检所、制药厂和医院纷纷涉足生产人血白蛋白等产品，行业迅速扩张，然而产品质量参差不齐。到20世纪90年代，全国血制品生产企业已超过50家。

3．规范化管理起步（1996—1997年）

1996年12月，国务院颁布《血液制品管理条例》，标志着我国血制品行业管理进入规范化轨道。1997年底，血制品行业率先实施GMP认证，成为我国医药行业中最早引入GMP标准的子行业，36家企业陆续通过GMP认证，规范化迈出关键一步。

4．生产许可收紧（2001—2004年）

自2001年起，国家不再审批新的血制品生产企业。2004年，国家进一步加强采浆管理，并出台了一系列监管政策，行业逐步进入规范、有序的发展轨道。

5．采浆站改制与行业扩容（2012年）

在现有血制品企业的基础上，国家对采浆站进行改制。2012年，卫生部提出"血制品倍增计划"，明确提出要提升采浆站的数量和效率。尽管行业扩容，但国内需求仍未完全满足。在这一过程中，我国逐步建立起血制品的管理体系。

6．价格政策调整（2015年）

2015年，药品最高零售限价取消，加之供不应求，血制品销售迎来量价齐升的趋势。供给不足进一步推动了产品价格的提升。

7．医改与两票制影响（2017年）

2017年，医改推行"两票制"政策，致使血制品的流通渠道库存降低，短期内需求有所下降。但随着政策调整，市场逐渐恢复增长。

8．外部环境变化与行业供需调整（2020年）

2020年初，受突发公共卫生事件影响，采浆活动阶段性受阻，叠加临床对血液制品（如人血白蛋白、静丙）在重症治疗、免疫调节等领域的应用需求持续扩大，产能紧缺与需求增长的矛盾加剧。

9．集采纳入与市场调节（2022年）

2022年，广东省际联盟将血制品纳入药品集采，引起市场关注。虽然集采压低价格，但是影响较为温和，行业总体影响有限，血制品市场依然保持稳步增长。

四、血制品种类

血制品相较于其他化学药品具有明显的稀缺性，其原料主要来源于人源血浆，而非化学合成。目前，已在血浆中发现约100种蛋白质具有明确的分子结构，但能够实现工业化提纯的仅有20种左右。因此，血制品生产的核心工艺在于高效分离提纯，以最大化血浆的利用率。目前，国内血制品主要分为三大类：白蛋白类、免疫球蛋白类和凝血因子类，总计约16个品种。

白蛋白是血浆中的主要蛋白质，占血浆总蛋白质量的一半以上。它在维持血液渗透压、运输营养物质以及调节体液平衡方面具有关键作用。临床上，白蛋白是目前国内使用量最大的血制品，广泛应用于治疗低蛋白血症、烧伤、术后恢复及其他因失血或失液引起的紧急情况。白蛋白通过稳定血容量和促进水分平衡，对于危重症患者的支持治疗至关重要。

免疫球蛋白分为静脉注射免疫球蛋白（IVIG）和特异性免疫球蛋白。IVIG主要用于治疗免疫缺陷性疾病，如原发性免疫缺陷和特发性血小板减少性紫癜（ITP）等，它可以提供被动免疫，增强患者对感染的抵抗力。特异性免疫球蛋白则用于预防和治疗特定疾病，包括狂犬病人免疫球蛋白（狂免）、破伤风人免疫球蛋白（破免）以及乙型肝炎人免疫球蛋白（乙免）等，广泛应用于急性传染病和特定暴露风险的预防中。这些特异性免疫球蛋白为高风险人群提供了有效的保护屏障。

凝血因子在血浆中占比极少，提取难度较大，因此凝血因子类产品的生产也在不断借助基因工程技术进行优化。主要凝血因子产品包括人凝血因子Ⅷ（八因子）、人纤维蛋白原（纤原）和人凝血酶原复合物（PCC）。这些制品广泛用于治疗血友病等凝血障碍疾病，尤其在急性出血事件和外科手术中具有不可替代的作用。凝血因子通过促进血液凝固以防止出血，对患者的生命保障起着重要作用。

五、血制品的产业链

我国血制品行业的生产销售过程可分为采浆、生产和流通三大环节，各环节在安全性和质量控制方面都受到严格监管，以确保最终产品的有效性和安全性。

1．上游采浆过程

采浆是血制品生产的基础环节，血浆采集仅能由获得卫健委批准的单采血浆站进行。为确保血浆质量，血浆站对献浆者的健康状况和采浆频率有严格要求，符合条件的献浆者才能进行定期献浆。采集后的血浆通过冷链运输送至血制品生产企业，保持全程温度控制，以保证其活性。单采血浆技术是一项关键技术，通过物理分离方法从全血中提取出血浆，而将红细胞、白细胞、血小板等成分回输给献浆者。这种技术既确保了血浆的安全和充足供应，又降低了献浆者的健康风险。

2．中游制造过程

进入制造环节后，生产企业对采集的血浆进行全面的检疫管理，以排除潜在的病毒或细菌污染。检疫合格的血浆经过组分分离、纯化和病毒灭活等工艺，最终制成各类血制品。这些生产过程依赖于先进的分离和灭活技术，如低温乙醇分离法等，以确保提取的血浆成分安全、纯净。生产完成后，血制品还需通过国家药监局（NMPA）进行严格的批签发。批签发环节中，驻厂监督员会抽取样品送至检测机构，合格后方可进入市场销售，这一流程进一步保障了血制品的质量。

3. 下游流通环节

血制品的流通环节与常规药品类似，均需冷藏和冷链运输，以维持其生物活性和质量稳定。流通商和经销商通过专业的冷链系统，将血制品运输至医院、药店等终端机构，确保从出厂到终端全程冷链，避免因温度变化导致产品失效。

4. 血制品产业链环节

从采浆到销售，血制品生产周期一般需要6~8个月的时间，是一条由严格标准和冷链支持的完整产业链。具体流程主要包括采浆、质检、生产、批签发和流通销售五个环节，每一环节都有严格的技术标准和监管流程，以确保血制品的安全和有效性。

（1）**采浆** 采浆是血制品生产的第一步，使用全自动单采浆仪将供浆员血液中的红细胞、血小板等成分分离，保留血浆用于工业生产。红细胞、血小板等成分则回输给供浆员，以保障其健康。

（2）**质检** 血浆采集后需经过多层次的质检程序，包括单人份血浆的酶标法检测、小样混合血浆的核酸检测，以及合并血浆的酶联法（90天检疫期）或PCR检测（60天检疫期），以最大程度排除潜在的病毒污染风险。

（3）**生产** 通过低温乙醇分离工艺，将冷冻血浆进行融浆处理后加入乙醇和缓冲液，利用多次离心和过滤分离出所需成分，经过灭活和除菌处理，制得成品血制品，最终进入灌装环节。

（4）**批签发** 生产后的血制品需经过国家药监局的严格批签发流程。由驻厂监督员进行抽样封样，送至中检院或指定检测机构进行检验，检测合格后方可获得批签发合格证。

（5）**流通销售** 血制品需保持冷链运输，由流通商和经销商将产品运送至医院、药店等终端，以确保其在整个流通环节的生物活性和有效性。

六、医保政策回顾

血制品市场受多种因素影响，表现出结构性分化的趋势。集采政策的温和降价帮助平衡了行业上游的采浆成本，医保支付范围的扩大有效减轻了患者负担，各类血制品产品的价格分化则反映出不同产品在市场需求、政策导向和疾病治疗领域中的多样化发展前景。

1. 血制品集采降价幅度温和

2022年，广东牵头的血制品联盟集采在11个省、自治区、直辖市推行，涵盖了主要的血制品产品如人血白蛋白和静脉注射免疫球蛋白（静丙）。集采降价幅度相对温和，平均降幅为5%左右，明显低于化学药品集采平均55%的降幅。多次集采过程中，降幅最大的为破伤风人免疫球蛋白，达到38.8%，但其在血制品市场的销售额占比仅3.3%，对整体市场规模的冲击有限。根据2023年版医保药品目录规定，主要血制品产品均纳入乙类医保支付范围，医保覆盖率的提升为血制品在临床中的进一步渗透奠定了基础。

集采降价幅度温和的背后，与血制品产业链上游的血浆供应密切相关。血浆作为血制品生产的核心原料，其采集由政府批准的单采血浆站进行。在采浆过程中，献浆者需获得合理的营养补贴，以鼓励定期献浆。若补贴过高，可能诱发非法采浆、黑市交易等不良现象，并加重企业生产成本，从而影响整体利润；而过低的补贴则可能影响献浆者的积极性，导致血浆供应不足。温和的集采降价能够保持营养补贴的平衡，避免因血制品价格波动过大而对献浆者利益产生不利影响。这一政策设计确保了血制品行业在保持价格适度调整的同时，不影响原料供应链的稳定性。

2．医保支付范围扩大

近年来，我国医保目录对血制品的覆盖范围逐步扩大，减轻了患者负担，有效提升了血制品市场的渗透率。2009年医保目录中仅有4个血制品品种被纳入医保，到2017年这一数字增至8个，包括静脉注射免疫球蛋白和3种凝血因子类产品。人血白蛋白的支付范围进一步扩大，而人免疫球蛋白的支付范围有所缩小，但其在整体市场中的占比较低，影响有限。

在最新的2023年版医保药品目录中，国家取消了对人凝血酶原复合物和人纤维蛋白原的报销限制，并将人凝血因子Ⅸ纳入医保。这一变化进一步减轻了患者的经济负担，有助于增加血制品在临床治疗中的应用，尤其是凝血因子类产品。这一政策变化使血制品在出血性疾病（如血友病）治疗中的普及率明显提升，患者可获得更加全面的医疗保障。医保支付范围的扩大，不仅加速了血制品市场的需求增长，也巩固了血制品作为不可或缺的救命药品在医疗系统中的地位。

3．血制品各产品价格趋势有所分化

不同血制品产品在近年来的价格趋势出现分化，受市场需求变化和政策的共同影响。

（1）**人血白蛋白**　作为血制品市场中最广泛使用的产品，人血白蛋白的价格在2021—2022年有所下降，但在2023年出现回升。这一变化可能反映出市场供需的调整，尤其在集采和医保的支持下，需求稳定增长，价格呈现反弹趋势。

（2）**静脉注射免疫球蛋白（IVIG）**　主要用于治疗免疫缺陷和增强机体免疫功能。回顾市场走势，2017—2022年，IVIG的价格相对平稳。然而，2023年在短期内出现明显上涨，与大规模公共卫生事件引发的免疫疗法需求飙升密切相关。由于IVIG在应对急性传染病和免疫系统紊乱方面具备不可或缺的治疗地位，临床使用范围随之迅速扩大，直接推动了市场供需格局的重新洗牌，价格也因此水涨船高。

（3）**人免疫球蛋白**　2023年，人免疫球蛋白的价格有所提升。破伤风和狂犬病人免疫球蛋白则在价格方面保持稳定。破伤风和狂犬病免疫球蛋白作为预防性产品，需求量相对稳定，受市场和政策波动影响较小，因此价格较为平稳。

（4）**凝血因子类产品**　在凝血因子类产品中，人凝血因子Ⅷ价格保持稳定，而人纤维蛋白原在2022—2023年经历价格下降，预计这一变化受到集采政策的影响。人凝血酶原复合物的价格自2017年至2023年呈现上升趋势，反映出凝血因子在临床中的应用需求持续增长，特别是在出血性疾病和急诊外科中的需求显著增加。

七、临床用血与单采血浆"双轨制"

我国的血站和单采血浆站在功能和性质上存在根本性差异，形成了严格分离的两大采血

体系。一方面，血站作为地方政府设立的非营利性机构，服务于公共卫生需求，其采集的血液专用于临床。政府和社会团体的组织和动员保障了无偿献血的公益属性，避免了商业化带来的安全隐患。另一方面，单采血浆站则由血制品企业设立，具有营利性质，服务于血制品的生产需求。企业自行组织和动员献浆者，采集的血浆仅用于工业生产，禁止用于临床。

1. 血浆无偿献血

（1）**性质** 无偿献血是依靠社会力量广泛参与的公益活动。根据《中华人民共和国献血法》第六条，国家机关、军队、社会团体和居民委员会等都有责任动员和组织适龄公民参与无偿献血。现役军人的献血由中国人民解放军卫生部门负责动员，所有献血者均会获得卫生行政部门颁发的无偿献血证书，并可享有一定的福利补贴。

（2）**用途和业务范围** 《中华人民共和国献血法》第十一条规定，无偿献血的血液仅可用于临床，不得出售，血站和医疗机构不得将无偿献血所得的血液出售或提供给单采血浆站和血制品生产单位。这一规定确保了无偿献血的公益性和专用性，防止血液流入商业渠道，保障其用于救治患者的初衷。

2. 单采血浆站

（1）**性质** 单采血浆站是隶属于血制品生产企业的机构，以营利为目的，不属于公益性组织。其采浆行为由企业自主开展，血浆作为商业原料，将用于血制品的工业生产。单采血浆站的营利性质使其与血站的公益性质形成了显著区别。单采血浆站的宣传和动员工作由企业自行负责，不涉及政府行政机构或企事业单位的义务支持。根据《单采血浆站管理办法》第二十二条，单采血浆站需在许可的采浆区域内组织并动员献浆者，且必须提供健康教育，确保献浆者的身体健康和安全。这一规定确保单采血浆站的活动受到严格限制，不以公益为名进行广泛的社会动员。

（2）**用途和业务范围** 单采血浆站采集的血浆用于血制品的生产，禁止用于临床输血。根据《单采血浆站管理办法》第三十条，所采集的血浆仅能用作生产白蛋白、丙种球蛋白等血制品的原料，且不能以临床输血用途出售。这种用途和业务范围的严格界定避免了医疗与工业用途的混淆，确保血浆资源得到合法和安全的使用。

第二节 核心价值链

一、血制品的政策门槛高

我国血制品行业的政策门槛主要体现在两个关键环节：血浆站的建立审批和血制品出厂的批签发。通过对血浆站设立和批签发的双重管理，我国在源头和成品环节实现了对血制品行业的严格监管。

1. 血浆站建立审批门槛

血浆站的建立是血制品行业的重要环节，设立门槛极高。2006年起，我国对血浆站进行改制，由原卫生行政部门设置的单采血浆站转变为由血制品生产企业设立（依据《单采血浆站转制的工作方案》）。而早在2001年，国务院已停止发放新的血制品生产牌照，进一步限制了新企业的进入。对于申请设立血浆站的血制品生产企业，需满足多项要求，包括注册的血制品品种不少于6个，且必须涵盖人血白蛋白、人免疫球蛋白和人凝血因子类制品。这一政策确保了企业具备全面的血制品生产能力。此外，新设的血浆站还需在3年内达到年采浆量30吨的标准，以保障足够的血浆供应量。这些规定有效限制了企业的准入，确保了血浆站的运营规范和供浆的安全性。

2. 血制品出厂的批签发

血制品出厂前需通过批签发，这一制度是我国对血制品实施的强制性审查制度，确保了每一批次产品的质量。由于血制品的生产过程复杂且对安全性要求极高，国家对每批出厂的血制品实施"批签发"制度。具体来说，企业在完成产品自检后，需向国家药监局和中检院提交批签发申请，产品在获得两部门的审核合格批复后方可上市销售。批签发制度不仅适用于血制品，也适用于疫苗和用于血源筛查的体外诊断试剂等高风险生物制品。其严格的审查要求使得血制品企业必须具备高稳定性的生产工艺，保证每批次产品符合国家安全标准。

二、浆源资源的稀缺性

总量控制政策将市场固化为存量竞争模式，采浆区域的排他性和补贴的固定性使得提高血浆利用率成为竞争焦点，生产流程严格的检疫期和复杂的生产流程则进一步延长了供给周期，形成了对浆源资源的高需求、高竞争的局面。近年来，尽管采浆量从2014年的约5000吨增长到2023年的12079吨，年化增长率约10.3%，但与快速增长的市场需求相比，供给仍显紧张。

1. 企业数量或不再新增：总量控制带来的存量竞争

自2001年起，国家对血制品生产企业的数量实行总量控制。卫生部等30个部门和单位共同制定的《中国遏制与防治艾滋病行动计划（2001—2005年）》中提出了总量控制的政策，随后在2006年的行动计划中进一步强调了这一点。总量控制意味着，自2001年起，中国不再批准新的血制品生产企业设立。至2023年，全国正常经营的血制品生产企业不足30家，按企业集团合并计算后约为17家。这一限制直接将血制品行业锁定为存量竞争模式。

这种严格的政策控制确保了现有企业的市场份额，但也加剧了行业内的竞争和对浆源的依赖。新企业的准入受限后，现有企业不得不在有限的采浆资源中寻求扩张，增加采浆量和提升技术成为必然选择。因此，存量企业的竞争焦点从市场扩展转向资源利用效率的提升。同时，行业的高门槛也保护了市场的稳定性，减少了因新企业大量涌入而可能产生的采浆资源不足和价格波动。这种政策的长效执行，使血浆资源的稀缺性进一步突出，企业间对资源的争夺趋向白热化。

2. 血浆利用率的提升：加剧行业竞争

血制品企业的核心竞争力之一在于如何从单位血浆中提取更多的产品种类，这一点与血浆的稀缺性密切相关。为了吸引更多献浆者，血浆站对献浆者的营养补贴大致固定在每次300元左右，献浆间隔不少于14天，企业采浆的边际成本基本恒定。同时，各企业的采浆区域具有排他性，企业需在自身的采浆区域内独立运营，无法共享资源。这种固定成本加上区域排他性，使得企业从单位血浆中提取更高价值产品的需求显得尤为重要。

为提升竞争力，企业纷纷在提高血浆利用率上投入资源，试图在同一批次血浆中提取出更多种类的血制品，如人血白蛋白、静丙和凝血因子等。因此，谁能够最大限度地提升浆源利用效率，谁就能在竞争中获得优势。例如，天坛生物目前已上市血源性血制品有16个品种74个产品文号，是国内血浆名义综合利用率最高的企业之一。这样的竞争模式加剧了对浆源的需求，也促使企业不断优化生产工艺。然而，尽管企业通过多种方式提高利用率，行业的原料血浆供给仍较为紧张，尤其是在采浆区域和献浆人员积极性不足的背景下，这种稀缺性将长期存在。

3. 生产周期长：检疫期与复杂工艺进一步限制供给

血制品的生产周期长且环节复杂，进一步加剧了浆源资源的稀缺性。首先，原料血浆在采集后需进行至少90天的检疫期，以确保血液安全。具体流程为：采集的原料血浆需冷冻储存至少90天，然后对献浆员的新样本进行病毒检测，检测合格后，前期采集的血浆方可投入生产。这一检疫期设计有效防范了病毒潜伏期的风险，但也使得原料血浆的周转周期显著拉长。

在正式生产过程中，血制品的工艺流程复杂，包括血浆检测、组分分离、精制、超滤、除菌、病毒灭活、分装、检定和包装入库等多个步骤。最后，所有成品还需通过国家药监局的批签发环节，获得批准后方可进入市场。实际生产中，由于生产排期、设备维护及管理等问题，各环节往往无法无缝衔接，导致整体生产周期延长至6~8个月。这种较长的生产周期，使血制品的市场供应更加紧张。企业不得不在有限的时间和浆源资源条件下提高效率，才能满足市场需求。这一长周期的生产特点在一定程度上加剧了供需之间的紧张局势，增加了浆源稀缺性的现实影响。

三、血制品企业如何突围

中国血制品企业在浆源供给紧张的情况下，通过增加浆站数量、提高血浆利用率、开发基因重组产品，以及采用先进生产技术等方式不断突破瓶颈，力图满足市场需求。

1. 浆站数量和采浆量增长

血浆是血制品生产的核心原料，而单采血浆站的建设和采浆量增长直接决定了企业的原料供给。在中国，单采血浆站的设立审批门槛较高，导致浆站数量增长缓慢，成为血制品供给短缺的重要原因之一。为缓解供需紧张，国家从政策层面支持浆站扩容。2012年，卫生部提出"十二五"期间血液制品供应量"倍增"计划，鼓励各地增设单采血浆站，并扩大现有浆站的采浆区域。政策上优先支持研发能力强、血浆利用率高的企业设立新浆站，以提高整体采浆量。

进入"十四五"时期，国家进一步提出加强生物安全风险防控，各省市也出台了血制品行业的发展规划，明确增加单采血浆站数量。例如，内蒙古、河南、云南等地区相继发布规划，鼓励新增单采血浆站，扩大血浆采集能力。随着各地政策的逐步落实，未来几年，中国单采血浆站数量和采浆量有望持续提升。这些政策的落地将有效缓解浆源紧缺的现状，为血制品生产提供更充足的原材料支撑。

2．提升血浆利用率

在血浆资源有限的背景下，提升血浆利用率成为血制品企业的核心竞争力。通常而言，企业生产的血制品品种越多，血浆的综合利用率越高，吨浆收入也相应增加。根据天坛生物的数据，血液中含有150余种蛋白和因子，国外大型企业能够通过先进层析法分离出20多种产品，而中国企业最多只能分离15种。血浆利用率的差距表明中国企业在这一方面仍有较大的提升空间。

近年来，中国血制品企业通过合并重组和技术升级不断增加血制品种类，以提高血浆利用率。2016—2024年上半年，中国多家血制品上市公司增加了产品种类，天坛生物通过收购中生旗下的血制品资产，2017年其产品种类增至12个；派林生物则通过并购派斯菲科进一步扩展了产品组合。未来，随着企业加大对新产品的研发投入，提高血浆的综合利用率将成为提高企业竞争力和盈利水平的重要手段。

3．基因重组产品作为重要补充

基因重组技术在血制品行业中逐渐发挥重要作用，成为血浆制品的重要补充。基因重组产品的优势在于其产量不受血浆供应的限制，同时可避免血浆制品可能存在的动物源性病原体传播风险。然而，研究发现基因重组产品更容易产生抑制物，因此难以完全取代血浆来源的产品。参考欧美市场，血源性凝血因子在欧美仍占据30%左右的市场份额，说明血源性产品在供需紧张的环境下依然具有不可替代的重要性。

中国在基因重组领域的投入不断加大，已成功上市的基因重组产品包括重组人凝血因子Ⅷ、Ⅸ和Ⅶa等。目前，市场上的重组人凝血因子主要来自进口企业，但国产企业也在加速布局，神州细胞、正大天晴、成都蓉生等企业在近年相继获得重组凝血因子的生产批文。例如，神州细胞的安佳因作为首个国产重组人凝血因子Ⅷ产品，上市后即被纳入国家医保目录，2023年实现销售额17.8亿元，同比增长77%。

（1）**重组白蛋白**　技术难点与适应证拓展。重组白蛋白因其广谱的结合能力，在纯化过程中面临着特殊挑战。除了需要清除生产环境中的杂质，还需去除白蛋白自身结合和聚合形成的杂质。如何在保证高质量、高纯度的同时，以低成本实现稳定的生产工艺，仍是这一领域亟待解决的技术难题。在临床应用上，目前全球在研的重组白蛋白产品大多聚焦于肝硬化相关并发症。然而，肝脏疾病的白蛋白使用量仅占临床总量的10%，适应证的单一性成为市场推广的主要限制因素。未来，如何突破适应证限制，将白蛋白应用拓展至更广泛的疾病领域，是推动这一产品实现更大市场价值的关键。

（2）重组静注人免疫球蛋白　替代难题与技术探索。重组静注人免疫球蛋白（IVIG）因其抗体多样性和广泛覆盖的适应证，是治疗免疫缺陷及自身免疫性疾病的重要药物。然而，当前生物技术尚难以复制天然IVIG的功能。人血浆提取的IVIG在抗体丰富性和临床疗效上具有独特优势，而现代技术难以实现同等水平的重组产品。国外企业尝试通过开发重组三价IgG1-Fc多聚体模拟IVIG的免疫调节作用，但这些产品仍处于实验室阶段，适应证范围较窄，对IVIG的替代能力有限。如何提升技术能力，使重组IVIG达到天然产品的多样性和功能性，仍是未来的关键研发方向。

（3）狂犬单克隆抗体　市场定位与竞争格局。在狂犬病免疫领域，截至2024年，国内上市的狂犬单克隆抗体产品仅有奥木替韦单抗。相比传统的狂犬病免疫球蛋白（狂免），奥木替韦单抗在生产工艺和临床使用便捷性上具有优势，但在价格和医保覆盖方面仍然处于不利地位，因而对狂免的市场份额影响较小。未来，狂犬单抗若能进一步降低成本、扩展支付覆盖范围，将可能加速替代传统狂免产品，推动狂犬病免疫治疗进入更高效、更精准的新时代。

4．改进生产技术

中国血制品行业的生产工艺多采用低温乙醇法，而这一方法工艺较多、得率低，产品品种有限，主要局限于血浆中含量较高的白蛋白、免疫球蛋白、纤维蛋白原、凝血因子等10余种产品。相比之下，国外血制品企业普遍采用层析法生产，能从血浆中提取超过20种产品。我国的生产技术在产出效率和产品种类上与国外存在较大差距，提升生产工艺水平成为行业发展的当务之急。

层析法被认为是提升产品收率和纯度的关键技术，特别是第四代层析法静脉注射免疫球蛋白（IVIG）生产工艺，能够最大限度地提取血浆组分中IgG，并有效去除IgA、IgM等杂蛋白，确保产品的安全性和有效性。传统低温乙醇法生产步骤多、得率低（约50%），层析法则可有效提高得率和产品纯度。2023年9月26日，国家药监局发布公告，批准了由天坛生物旗下成都蓉生药业有限公司研发的第四代静注人免疫球蛋白（pH4）"蓉生静丙®10%"上市，成为国内首个采用层析法生产的丙种球蛋白产品。这一成果标志着中国血制品行业在生产工艺上的重要突破，将显著提升产品质量和生产效率。

第三节　国际经验借鉴

一、全球和中国血制品的格局

血制品的历史可以追溯到20世纪40年代的第二次世界大战期间。最初的血制品是人血白蛋白，经过多年的发展，血制品种类逐渐丰富，目前涵盖人血白蛋白、免疫球蛋白、凝血因子等20多种品类。到2023年，全球采浆量已超过6.5万吨，产品种类和市场需求不断增长。与此同时，行业集中度持续提升，寡头垄断格局逐渐形成。全球大型血制品企业数量从20世纪末的100余家减少至目前不到20家，其中美国有5家、欧洲8家，主要企业包括CSL Behring、Baxter、Grifols和Octapharma等，这几家公司合计占据了全球血制品市场份额的80%左右。根据北京欧立信调研中心的数据，2023年全球血制品市场规模约500亿美元，预计到2030年将增至900亿美元以上，行业增长潜力巨大。

中国的血制品行业始于20世纪50年代，经过数十年发展逐步建立起一定规模。自2001年起，国家不再批准新的血制品生产企业，实行总量控制，以维持行业的规范发展。国家对血制品的生产和流通实行严格监管，确保产品质量和供给安全。尽管我国血制品行业近年来快速发展，但在全球采浆量中仅占约18%，生产企业所能生产的产品种类也受到技术和市场的限制，最多的企业仅有16个品种。这种供需不平衡状态长期存在，使得我国血制品市场处于供不应求的局面，特别是对高端产品的需求增长快于供给增长。从2018年到2023年，我国采浆量从8600吨增至12079吨，年复合增长率达7%，其中2021年后增速显著。目前，国内采浆量突破千吨的企业包括天坛生物、上海莱士、华兰生物和派林生物，四家企业2023年合计采浆量为6457.32吨，占全国总量的53.46%。此外，未上市的泰邦生物和远大蜀阳也是千吨级血制品企业。我国现有约30家血制品生产企业，然而多数规模较小、产品种类有限，行业集中度低；超过一半企业尚不具备开设新浆站的资质。总体来看，国内血制品企业在单采血浆站数量、产品种类和整体规模上与国际先进水平仍存在显著差距。随着政策支持和技术进步，我国血制品行业将在未来数年进一步扩大产能，提高血浆采集和产品种类，预计供需关系将逐步改善，满足日益增长的临床和预防需求。同时，伴随国内血制品企业的整合和质量标准的不断提升，未来中国血制品行业的成长空间会进一步变大，国际竞争力将进一步增强。

二、全球和中国血制品行业集中度

全球血制品行业集中度极高，前五名企业的市场份额（CR5）达80%～85%。随着血制品安全性要求不断提高，全球各国对血制品行业的监管也逐步加强，加上企业间兼并重组，行业集中度持续上升。从20世纪70年代的102家血液制品企业减少到目前不足20家（不含中国），其中美国5家，欧洲8家。全球收入前五的企业［杰特贝林（CSL Behring）、Baxter、基立福（Grifols）、Octapharma、武田制药（Takeda）］合计占据市场份额的80%～85%，主导了全球市场。

中国血制品行业CR5为51.70%，仍有上升空间。2023年，中国血制品市场中，国产企业和进口企业的市场份额占比分别为51.67%和48.33%。随着国产企业在血制品市场的地位逐步提升，行业集中度稳步上升，2023年CR5为51.70%，较2018年增加了1.55个百分点，但与全球市场集中度相比仍有差距。主要企业占据相对均衡的市场份额。中国血制品市场的前五名分别是杰特贝林、泰邦生物、基立福、上海莱士和武田制药，各家企业的市场份额差距不大。进口企业主要以人血白蛋白和重组人凝血因子等高端产品为主，国产企业逐渐加大市场渗透，但与进口企业仍有较大差距。国产企业份额增长潜力巨大。近年来，国产企业不断提升技术水平和产品种类，逐步在血制品市场站稳脚跟，市场份额稳步提升。未来，随着国产企业的技术成熟和政策支持，行业集中度有望进一步提升。

三、中国和海外市场差异

我国血制品市场的产品结构长期保持稳定，其中白蛋白类药品的市场占比维持在52%左右。这种稳定性主要源于血浆成分比例的固定。同时，我国与海外市场在原料来源和生产技术上存在明显差异：首先，在血浆来源方面，我国仅允许使用单采血浆用于血制品生产，而海外允许回收血浆作为原料，这增加了海外市场的原料供应灵活性。其次，在生产技术上，国内上市的血制品品种有限，而海外已有超过51种血制品上市，尤其是在免疫球蛋白和凝血因子类产品方面。这些产品的缺失使我国血制品的临床需求尚未完全得到满足，仍存在较大提升空间。

1. 人血白蛋白市场

人血白蛋白是血制品中最大的细分市场，广泛用于治疗低蛋白血症、烧伤和手术恢复等。2023年，中国人血白蛋白市场规模已接近250亿元，同比增长15.87%。由于国内允许人血白蛋白的进口，市场中主要以进口产品为主导，国内产品份额相对较小。相比之下，海外市场则相对成熟，供应更加多样化。

2. 免疫球蛋白市场

2023年，中国免疫球蛋白市场规模约为136.3亿元，同比增长12.8%。其中，人免疫球蛋白（静脉注射免疫球蛋白，简称"静丙"）是市场的核心产品，市占率高达70%。在中国免疫球蛋白市场中，前五名企业的市场集中度（CR5）已达74%。国内需求的快速增长促使免疫球蛋白市场成为血制品中的重要领域。相比之下，海外市场的免疫球蛋白产品种类更为多样化，不仅涵盖静丙，还有多种特异性免疫球蛋白，能满足更多样化的临床需求。

3. 凝血因子类市场

2023年，中国凝血因子类产品市场规模达76.96亿元，主要包括重组类和非重组类两种。重组凝血因子类产品采用基因工程技术，不依赖血浆原料，安全性较高且能避免血源性病原体的风险；相较而言，非重组类凝血因子依赖血浆原料，生产相对受限。自2007年起，为缓解凝血因子Ⅷ的供应压力，中国允许进口重组人凝血因子，这类产品已在海外市场占据主导地位，市场份额超过30%。近年来，随着国产重组凝血因子的逐步上市，中国的重组凝血因子市场占比不断上升，2023年国产化率达52.77%。中国凝血因子类产品的市场格局中，国产和进口产品的份额接近，分别为52.77%和47.23%。在重组凝血因子市场中，已获批的主要产品包括重组人凝血因子Ⅷ、Ⅸ和Ⅶa等，多数为进口产品。以拜耳和神州细胞的重组人凝血因子Ⅷ为代表，进口和国产的市占率相近。国产凝血因子市场份额自2021年以来稳步提升，随着未来国内生产技术的进一步提高和政策支持的加大，国产凝血因子产品有望继续扩大市场占比。

第四节 实例分析：安佳因与杰特贝林

一、安佳因：首个国产重组人凝血因子Ⅷ产品

安佳因是中国首个国产重组人凝血因子Ⅷ产品，由北京神州细胞生物技术集团股份公司（也称：神州细胞）研发并成功推出。这一产品填补了国产重组凝血因子Ⅷ领域的空白，不仅满足了国内血友病患者的治疗需求，还在高端生物制品领域实现了中国的一次重大突破，具备卓越的临床疗效、医保准入的市场优势、绿色审批通道的支持，以及先进的生产工艺和成本控制策略，奠定了其在国内外市场的竞争优势。

1．卓越的临床疗效

安佳因在临床试验中展现出优异的疗效和安全性。根据 *Pharmacokinetic, efficacy and safety evaluation of B-domain-deleted recombinant FVIII (SCT800) for prophylactic treatment in adolescent and adult patients with severe haemophilia A* 一文公布的安佳因Ⅲ期临床试验数据，隔天用药的受试者年出血率（ABR）为2.49，按需治疗受试者的止血效果"优（excellent）"和"良（good）"的比例高达92.6%，超出同类产品科跃奇的表现。此外，安佳因的三项完成研究（SCT800 HA1、SCT800 HA3和SCT800-A302）均显示，在所有受试者中均未出现凝血因子Ⅷ抑制物的生成，而是否产生抑制物是患者选择药物的重要考量因素。优越的临床表现为安佳因在国内外市场形成竞争优势打下了基础，有望吸引更多患者的信任与选择。

2．绿色审批通道支持

作为中国首个国产重组人凝血因子Ⅷ产品，安佳因获得了绿色审批通道支持，得以加速进入市场。中国政府近年来积极支持生物制品的研发创新，尤其鼓励填补国内市场空白的创新药物，绿色通道正是其中一项重要政策。药监部门为安佳因等具有自主知识产权的创新产品开通了快速审批通道，优化审批流程，以加速市场准入。绿色通道支持显著缩短了安佳因的上市周期，使其更早进入市场，缓解了国内凝血因子Ⅷ的供应压力，同时满足了患者的迫切需求。这种政策倾斜不仅助力安佳因加速上市，也为其他国产生物创新药物提供了重要参考，推动了我国生物医药领域的快速发展。

3．成功的医保准入

作为一款凝血因子类药物，安佳因上市后自动进入了国家医保目录，这大大提升了其市场竞争力。凝血因子药物价格昂贵，对于多数血友病患者，尤其是中低收入患者，医保覆盖成为产品接受度的关键因素。安佳因的医保准入使更多患者能够以经济上可承受的方式获得治疗方案，这一政策支持极大促进了其在国内市场的渗透，帮助安佳因迅速站稳市场并扩大用户基础。数据显示，2023年安佳因的销售额达17.8亿元，同比增长超77%，在国内市场已形成了良好的销售势头。尽管长效凝血因子Ⅷ和艾美赛珠单抗在注射频次上更少，但价格更为高昂，且尚未进入医保，因此在国内销售额极少。

4．先进的生产工艺

神州细胞开发了重组Ⅷ因子蛋白的第三代生产技术，包括高效的工程细胞株、无血清无白蛋白成分的悬浮流加培养工艺、以自主研发的亲和纯化介质为核心的高效下游纯化工艺和无白蛋白添加剂的成品配方。相比血浆提取法或传统重组凝血因子的生产工艺，这一技术具有显著的优势：高产量、简化工艺、便于放大生产、无血浆蛋白添加、生产周期短。这些工艺创新在有效控制生产成本的同时，确保了安佳因的高效、优质和稳定供应，为国产重组凝血因子奠定了规模化和商业化的基础。

二、杰特贝林：全球化战略的成功典范

杰特贝林（CSL Behring）从1916年的公共健康使命出发，通过进入重组血制品领域、收购Aventis Behring扩展市场、深耕静脉注射免疫球蛋白领域、全球化的血浆采集布局及开创性长效凝血因子产品的推出，逐步成为血制品领域的全球领导者。

1．公司成立与早期发展：为公共健康奠定基础（1916年）

CSL Behring的起源可以追溯到1916年，当时澳大利亚联邦血清实验室（Commo-nwealth Serum Laboratories）成立，承担疫苗和抗毒素的研发任务，旨在应对第一次世界大战期间士兵的公共健康需求。公司最早的使命是生产抗毒素、血清和疫苗，以减少传染病对社会的威胁，尤其是在战争条件下对士兵的保护。CSL Behring在早期积累的疫苗和抗毒素生产经验，为日后的血浆和血制品研发奠定了坚实的基础，使其成为一个能够应对公共卫生挑战的关键企业。初期的实验室规模虽小，但公司不断扩展，在抗毒素和疫苗生产技术上不断取得进展，逐渐建立起在血制品领域的核心技术基础。

2．进入重组血制品领域：引领新技术应用（20世纪90年代）

20世纪90年代，生物技术的迅猛发展为血制品生产带来了革命性变化，CSL Behring在这一时期果断进入重组血制品的研发领域，开创了现代血制品生产的新模式。传统的血浆提取工艺依赖献血和血浆供应，存在一定的病毒传播风险，而重组技术的应用大大降低了对血浆的依赖性。CSL Behring在这一领域的开创性研发，使其能够生产出高效、安全的重组凝血因子，尤其是在血友病治疗领域取得了突破。这一举措不仅提高了血制品的安全性，也扩大了公司在血液疾病治疗领域的产品组合，带动了全球血制品行业从传统的血浆提取工艺向基因工程和重组技术方向转变。

3．收购Aventis Behring：打造全球血制品巨头（2004年）

2004年，CSL Behring集团收购了德国的Aventis Behring，这一关键收购标志着公司向全球化布局迈出了重要一步。Aventis Behring当时是全球血制品市场的重要参与者，拥有强大的技术实力和丰富的产品线。通过这次收购，CSL Behring获得了领先的血浆分离和纯化技术，迅速拓宽了产品组合，涵盖静脉注射免疫球蛋白（IVIG）、凝血因子和人血白蛋白等多

种核心血制品。收购后，CSL Behring不仅巩固了在欧洲市场的影响力，还在全球范围内扩大了销售网络，将产品推广到美洲、亚洲等地区，使公司迅速成为全球血制品的领先企业。

4．加强静脉注射免疫球蛋白（IVIG）市场布局：专注罕见病治疗（2010年）

2010年，CSL Behring开始将更多资源投入到静脉注射免疫球蛋白（IVIG）产品的研发和生产中。IVIG用于治疗多种免疫缺陷疾病，是CSL Behring的核心产品线之一。公司开发了Privigen和Hizentra等不同剂型和浓度的IVIG产品，以适应多种临床需求。CSL Behring还通过创新工艺提高了产品的安全性和有效性，使IVIG产品能够用于治疗更多罕见病和神经系统疾病，扩大了血制品的临床应用范围。在此基础上，公司进一步扩展IVIG的生产设施，并优化供应链，使IVIG的供应更加稳定，这为全球罕见病患者带来了更好的治疗选择，强化了公司在免疫治疗领域的领导地位。

5．Kankakee工厂扩建与血浆采集网络的全球布局（2014年）

2014年，CSL Behring在美国伊利诺伊州的Kankakee工厂进行了一次大规模扩建，将该工厂建设为全球血浆采集和血液制品生产的核心枢纽。Kankakee工厂的扩建不仅显著提升了CSL Behring的生产能力，还大大增加了血浆的供应量，使其能够更好地满足全球市场对静脉注射免疫球蛋白、凝血因子和白蛋白等血制品的需求。此外，CSL Behring在全球范围内持续扩展血浆采集网络，在美国、欧洲和亚洲设立了数百个血浆采集中心，确保了产品的稳定供应。这种全球布局大大增强了CSL Behring在血制品供应链上的竞争优势，也为其在全球血浆源产品市场的地位提供了强有力的保障。

6．Idelvion和Afstyla上市：开创长效凝血因子新纪元（2016年）

2016年，CSL Behring推出了两款创新型血制品——Idelvion和Afstyla，分别是长效重组凝血因子IX和重组凝血因子VIII，专门用于血友病患者的治疗。这两款产品采用了长效基因工程技术，显著延长了凝血因子的半衰期，减少了血友病患者的注射频率，为患者提供了更便捷、更高效的治疗选择。Idelvion在全球上市后，成为首款长效重组人凝血因子IX产品，Afstyla则因其安全、有效的特性在血友病A型患者中迅速获得认可。CSL Behring通过这些创新产品，引领了全球血友病治疗的长效产品趋势，在血液制品的科技创新领域继续保持了领先地位。

第十八章
疫苗行业

第一节 行业概述

一、什么是疫苗？

疫苗是现代医学中一项极具创新和实用价值的生物制品。其主要作用是通过在人体内安全地模拟疾病的抗原，使免疫系统提前识别和记忆这些"入侵者"，从而在真实病毒或病菌袭击时能够迅速应对。疫苗分为两大类：预防性疫苗和治疗性疫苗。预防性疫苗主要用于阻止疾病传播，例如乙型肝炎、流感、麻疹等传染病，在全球各地被广泛应用，显著降低了患者和社会的医疗负担，堪称公共卫生领域中性价比极高的防控手段。治疗性疫苗是一类用于疾病治疗而非预防的创新疫苗，旨在激活机体免疫系统，帮助患者清除病原体或异常细胞。其核心机制是通过特异性抗原刺激T细胞免疫反应，增强机体对病毒感染或癌细胞的攻击能力。目前，治疗性疫苗已在癌症免疫治疗和慢性病毒感染领域取得突破。例如，Provenge（前列腺癌治疗性疫苗）可激活患者自身免疫系统攻击肿瘤细胞。

疫苗的研发得益于多学科的交叉融合，推动了新一代疫苗的加速上市。在国内市场发展初期，疫苗品种多以引进国外产品为主，但随着技术积累和科研投入的增加，国产疫苗正逐渐进入市场。然而，目前国产疫苗仍多处于"Me-too"或"Me-worse"阶段，即与国际领先疫苗疗效相当或略逊，产品创新和附加值仍有提升空间。

疫苗市场规模的增长依赖多个驱动因素。首先是新疫苗品种的推出，尤其在公共卫生危机爆发时，新疫苗的开发和上市速度显著加快。其次是疫苗产品的技术迭代，不断优化的疫苗产品可覆盖更多疾病亚型，并具备更高的免疫效果和更低的副作用，甚至出现多种疫苗联合制剂，这些都提升了疫苗的附加值。最后是接种人群的扩大，推动市场需求增长。一方面，随着总人口数的增加和疫苗渗透力的提高，疫苗接种人群不断扩大；另一方面，适应证范围的拓展也让更多人群得以享受疫苗带来的保护。

疫苗的研发创新带来了许多重大进展，诸如天花、脊髓灰质炎等重大传染病已在全球范围内被成功根除，凸显了疫苗在传染病控制中的关键作用。中国在1992—2019年实施的乙型肝炎疫苗免疫计划显示出卓越的经济和社会效益。根据相关数据，乙型肝炎疫苗免疫及母婴阻断策略直接净效益达2.85万亿元，社会净效益更是高达6.87万亿元，显示出极高的成本效益比率。这些数字反映了疫苗在减轻社会医疗成本、提升公共健康水平方面的重要性。通过疫苗接种，人类能够有效地控制甚至根除多种传染病，为公共卫生带来巨大福祉。

二、疫苗分类

1. 一类疫苗和二类疫苗

中国疫苗市场根据用途和管理方式，将疫苗划分为两大类：一类疫苗和二类疫苗，这两类疫苗在供应方式、覆盖人群、接种成本等方面存在明显区别。

一类疫苗是免疫规划疫苗，由国家统一采购并免费提供给适龄人群。这类疫苗的生产带有强烈的社会公益性，因此生产企业在这一领域的盈利空间有限，生产重任主要由事业单位和国有企业承担。由于覆盖率高，一类疫苗供应相对稳定。随着我国新生儿数量自2016年以来持续下降，一类疫苗的市场规模面临一定的收缩压力。然而，若国家增加免疫规划覆盖的疫苗种类，或以高价值品种替代现有疫苗品种，将为一类疫苗市场提供新的增长动力。二类疫苗则属于非免疫规划疫苗，由个人自主选择接种，并由接种者自费承担。其产品更新速度快，市场需求受新品推出、消费者健康意识等因素影响，定价和供需情况更具市场化特征。

二类疫苗在市场化机制下创新活力旺盛，研发方向主要集中在填补空白预防领域或对现有疫苗产品的升级迭代。过去，二类疫苗的覆盖范围较小，主要原因在于民众健康意识不强，生活水平也未普遍达到支付二类疫苗的能力。然而，随着人们生活水平的提升和健康意识的增强，二类疫苗的接种率显著提高。如今，越来越多的家庭选择接种二类疫苗，促使二类疫苗市场的不断扩张。

2. 预防性疫苗和治疗性疫苗

根据疫苗的用途分为预防性疫苗（主要用于预防——主动免疫，如卡介苗、破伤风疫苗、狂犬疫苗等）和治疗性疫苗（用于紧急预防和治疗——被动免疫，如破伤风抗毒素、白喉抗毒素、狂犬抗毒素等）。预防性疫苗旨在保护健康个体，防止疾病的发生和传播，通过引导人体产生免疫记忆，使其在未来遇到病原体时能够迅速反应。经典案例是麻疹疫苗的全球应用。20世纪中期，麻疹在全球范围内肆虐，导致大量儿童病亡。通过大规模接种麻疹疫苗，全球麻疹发病率显著下降。类似地，乙肝疫苗在我国的普及，尤其是母婴阻断计划，使得乙肝的传播率大幅下降，降低了新生儿乙肝感染的风险。这些预防性疫苗不仅保护了个体，还为社会建立了"群体免疫"屏障，减少了疾病对公共健康的威胁。

治疗性疫苗则面向已感染或高风险人群，通过增强免疫系统的特异性反应，帮助身体抑制疾病进展。前列腺癌疫苗Sipuleucel-T是一个经典案例。这款疫苗通过刺激患者的免疫系统识别和攻击癌细胞，延缓了病情发展，为癌症免疫疗法带来了突破性进展。此外，艾滋病的治疗性疫苗也在积极研发中，目的是帮助患者免疫系统持续对抗HIV感染，提高其生活质量。

3. 疫苗的创新和迭代

从时间轴来看，疫苗的发展经历了三代演进：第一代疫苗包括减毒活疫苗和灭活疫苗，通过弱化或杀灭病原体达到免疫效果；第二代疫苗则为载体疫苗和组分疫苗，利用特定病原组分激活免疫；第三代为核酸疫苗，包括DNA和mRNA疫苗，直接在体内编码抗原，刺激免疫系统反应。

疫苗的种类繁多，根据抗原性质和制备工艺，疫苗分为不同类型，各类疫苗的设计方法和免疫反应原理有所不同，在疾病预防中发挥各自的作用。

（1）**减毒活疫苗** 通过对病原体进行自然筛选或多代培养，使其致病性减弱但保留足够的免疫原性。这类疫苗通常具有良好的免疫效果，如用于结核预防的卡介苗和麻疹疫苗。其优点在于激发强烈且持久的免疫反应，但由于使用活病原体，不适用于免疫力低下的人群。

（2）**灭活疫苗** 通过物理或化学方法灭活病原体，使其失去复制能力，例如甲型肝炎疫苗和流感疫苗。灭活疫苗通常需要多剂次接种以达到有效免疫水平，其安全性较高，但免疫效果可能略低于减毒活疫苗。

（3）**类毒素疫苗** 适用于针对病原体毒素的免疫需求，主要通过去除毒素的毒性但保留其抗原性来制备。例如白喉和破伤风疫苗通过这种方法制成，能够有效防止病原体毒素引起的症状。

（4）**多糖疫苗** 使用病原体荚膜上的多糖抗原制成，适合用于预防细菌性疾病，如肺炎球菌疫苗。这类疫苗的免疫原性较弱，通常效果在儿童中表现不佳，因此多糖蛋白结合疫苗应运而生。这种疫苗将多糖与蛋白质载体结合，以提高其在儿童中的免疫效果，如Hib疫苗［针对B型流感嗜血杆菌（Hib）］便是典型代表。

（5）**重组蛋白疫苗** 利用基因工程技术，将病原体抗原基因导入细菌、酵母或其他细胞中，通过人工培养获得抗原蛋白并制成疫苗。乙肝疫苗便是这一技术的成功应用，因其安全性高、易于大规模生产，成为常用的基础疫苗之一。

（6）**核酸疫苗** 作为前沿免疫技术，包括DNA疫苗和RNA疫苗，其核心机制是将编码抗原的基因直接递送至人体细胞，使细胞自主合成抗原，以激发免疫应答。这一技术凭借高效的生产速度、精准的免疫激活机制，正在推动疫苗研发进入个性化与高效递送的新阶段。

（7）**病毒载体疫苗** 利用无害病毒作为载体，将目标抗原基因导入人体细胞，促使机体合成抗原蛋白，从而触发免疫防御。该技术能够快速诱导强烈的免疫应答，尤其适用于应对突发性疾病和高风险病原体。近年来，随着基因工程和递送技术的突破，这两类疫苗在感染性疾病、癌症免疫治疗等领域展现出广阔的应用前景，正逐步成为疫苗研发的重要方向。

三、疫苗行业发展历程

从早期的人痘接种术到现代基因技术，中国与全球疫苗领域不断取得突破，形成了从预防性疫苗到创新技术的系统体系。疫苗不仅帮助控制传染病，也为全球健康安全提供了坚实保障。

1. 全球疫苗发展历程

16世纪：最早的疫苗实践可以追溯到16世纪，为了预防天花，古人开始在健康人身上接种少量人痘。这一原始的"人痘接种术"虽然危险，但开创了利用免疫原理防病的先河。

19世纪：疫苗学进入科学化的雏形阶段。人类在此期间成功研发了减毒细菌活疫苗和减毒活病毒疫苗，并开始了霍乱和伤寒疫苗的研究，标志着人类首次主动干预以控制大规模传染病。

20世纪早期：随着科学技术的进步，疫苗研发迎来了突破性成果，黄热病和流感疫苗在此期间问世。同时，科学家们成功开发了第一种有效的脊髓灰质炎疫苗，并开始了相关试验，为抗击多种高致病性疾病带来了重要进展。

20世纪晚期：疫苗学继续迅速发展。肺炎链球菌性肺炎的多糖疫苗、脑膜炎双球菌疫苗（抗脑膜炎）、莱姆病疫苗、轮状病毒疫苗和Hib疫苗相继问世。1974年，世界卫生组织（WHO）提出了"扩大免疫规划"（EPI），旨在通过全球免疫接种减少儿童可预防性疾病的负担。

2006年：在21世纪初的健康进展中，首支人类乳头瘤病毒（HPV）疫苗和带状疱疹疫苗获批上市，为防癌和防疱疹带来了新的工具。

2010年：首支病毒载体疫苗投入使用，用于抗击埃博拉病毒，同时另一种抗埃博拉出血热疫苗也获得批准。病毒载体技术的应用为高致病性传染病的防控提供了新思路。

2020年：全球疫苗研发迎来历史性的技术突破，首款基于mRNA技术的疫苗获得权威监管机构的紧急使用授权，标志着疫苗技术正式迈入基因工程时代。这一里程碑式进展，不仅加速了新型疫苗平台的成熟，也为个性化免疫、精准防控和癌症疫苗等前沿领域奠定了技术基础。mRNA疫苗的成功，验证了快速研发、灵活调整和高效生产的优势，为未来传染病防控、免疫治疗开辟了全新方向，加速了全球疫苗产业的变革与升级。

2．中国疫苗发展历程

1919—1953年：北京生物制品研究所成立于1919年，是中国最早从事微生物学、免疫学研究和防疫制品生产的单位，是中国早期研究抗菌素的单位。1933年，在疫苗学的早期阶段，王良医师从法国巴斯德研究所带回卡介菌株，小范围应用于防治结核病。兰州所始建于1934年（前身西北防疫处），长春生物制品研究所（前身为卫生部东北卫生技术总厂）成立于1946年，上海生物制品研究所成立于1949年（前身上海生物制品厂），武汉所建立于1950年（前身中南生物学制品厂），成都生物制品研究所组建于1953年，六大生研所为疫苗研发和推广奠定了基础设施。

1978年：中国实施扩大免疫规划项目（Expanded Program on Immunization，EPI），包括针对六种疾病的四种常规儿童疫苗：卡介苗、白喉-破伤风-百日咳（DTP）疫苗、脊髓灰质炎疫苗和麻疹疫苗（4苗防6病）。中国开始实施计划免疫和儿童计划免疫，通过国家免疫规划确保儿童接种必需疫苗。同时，冷链系统建设逐步推进，为疫苗储运提供了保障。

2002年：中国将乙型肝炎病毒疫苗完全纳入到其扩大免疫规划项目中，并将扩大免疫规划项目更名为国家免疫规划（National Immunization Program，NIP）（5苗防7病）。

2007年：中国进一步扩大免疫规划项目，包括甲型肝炎疫苗、麻疹腮腺炎风疹联合疫苗、流行性乙型脑炎疫苗和流行性脑脊髓膜炎疫苗（14苗防15病）。

2016年：辉瑞公司研发的13价肺炎球菌结合疫苗在中国获批，为儿童肺炎防控提供了重要支持。

2018年：九价HPV疫苗获批，用于预防多种类型的HPV感染，填补了国内在癌症防控方面的空白。

2020年：面对突发的全球公共卫生挑战，中国疫苗企业展现出强大的研发实力和产业化能力。在短时间内，基于传统技术路径的灭活疫苗成功研发并获批上市，成为疫苗行业的重要突破。这一进展不仅推动了疫苗技术的快速转化，也为全球疫苗供应体系提供了坚实支撑。随着产业链的完善，中国疫苗企业在工艺优化、规模化生产和国际化合作方面持续发力，进一步巩固了在全球疫苗市场的竞争力。这一阶段的技术积累和经验，将助力中国疫苗行业在未来创新疫苗研发、精准免疫防控等领域迈向更高水平。

四、疫苗定价

在疫苗的定价和采购上，中国建立了清晰的法律框架，以保障疫苗的公共性和可及性。《中华人民共和国疫苗管理法》对免疫规划疫苗（"一类苗"）和非免疫规划疫苗（"二类苗"）的采购和定价进行了规范。

在免疫规划疫苗（一类苗）方面，国家卫健委和国务院财政部负责统一组织集中招标和采购。这类疫苗的采购价格由国家层面集中定价，各省、自治区、直辖市依据中标价格统一进行采购，以确保价格的合理性和全国范围的可及性。

对于非免疫规划疫苗（二类苗），采购过程由各省、自治区、直辖市负责，并通过省级公共资源交易平台进行，一般按年度进行一次集中招标采购。然而，考虑到疫苗供应情况和市场格局的稳定性，实际采购周期可能延长。二类疫苗的价格则由疫苗上市许可持有人（即生产企业）自主制定，国家要求其在定价时保持合理的价格水平、利润率和差价率，以保证疫苗在市场上的公正定价。

在企业定价策略方面，疫苗的公共产品属性是核心原则，这意味着定价基于成本，而非市场需求。特别是在产品技术路线相似、无明显差异的情况下，定价往往跟随先入者的价格基准。例如，在13价肺炎疫苗领域，进口产品早期主导市场，国产企业康泰药业在后进入情况下，采取了低价策略，以性价比优势迅速抢占市场。整体而言，国产疫苗价格通常低于进口疫苗，有利于提升疫苗在国内的普及率。

五、疫苗批签发

疫苗的批签发制度是全球范围内生物制品监管的重要组成部分，旨在确保每批疫苗在上市前都符合严格的质量标准，从而保护公众健康。作为一种特殊的生物制品，疫苗的生产过程极其复杂，涉及培养、纯化、灭活等多个环节，每个环节都可能影响疫苗的安全性和有效性。批签发制度由政府监管机构实施，要求每批次疫苗在市场投放前进行独立的质量审核与检测，以最大程度减少质量问题的发生。

在批签发过程中，生产企业需将每一批次的疫苗样品及生产、检验记录提交至国家指定的药品检定机构。以中国为例，国家药监局下属的药品审评中心承担了这一职责。批签发流程通常包括三个环节：样品检测、文件审核和出具批签发合格证书。在样品检测阶段，监管机构会对疫苗的关键质量指标进行严格检测，包括外观、抗原含量、无菌性、安全性和效力等，确保疫苗符合相应的国家标准。文件审核则要求企业提供每批次疫苗的详细生产、检验记录，以进一步验证生产过程的合规性与稳定性。只有在这两个环节均符合标准的疫苗，方能获得批签发合格证书，准许上市。

批签发制度具有多重重要意义。首先，它是保障疫苗质量和安全的"最后一道关卡"。通过对每批次疫苗进行独立检测和审核，批签发制度为疫苗上市前的质量安全提供了更高的保障。其次，批签发制度在疫苗的可追溯性上也具有重要作用。疫苗具有批次特性，一旦发现问题，批签发制度便于迅速定位问题批次，并采取召回措施，从而有效控制风险，避免对公众健康造成更大影响。此外，批签发制度还对企业生产提出了严格的质量要求，促使企业在生产管理上严格遵循药品生产质量管理规范（GMP）标准。这一制度不仅提升了企业内部的质量管理水平，也推动了整个疫苗行业的规范化发展。

六、疫苗和药械的区别

1. 创新疫苗和创新药的区别

疫苗与创新药在商业化价值和市场表现方面存在显著差异。创新药的估值往往基于产品未来现金流的折现，而疫苗，尤其是重磅疫苗，则具备独特的放量曲线、较长的生命周期和较慢的技术迭代特性。这意味着，疫苗一旦上市，现金流可以快速实现并在较长时间内保持高位，使得优质疫苗的商业化价值不逊色于一般创新药。

优质疫苗上市后，由于预防属性和较少的市场准入障碍，通常在4~5年内即可达到销售峰值。而创新药品则通常面临更复杂的市场准入环节，包括药品招标、医保准入等程序，往往在进入医保后价格会受到调控，可能降低产品利润空间。相比之下，疫苗的价格更为市场化，具有相对稳定性，从历史数据来看，疫苗价格基本没有大幅下降的趋势。

此外，疫苗的技术更新和产品迭代速度较慢，这进一步延长了疫苗的生命周期。在过去十年中，全球销量前十的疫苗中，只有带状疱疹疫苗进行了技术和产品的迭代，其他疫苗依然保持高销售额并维持了稳固的市场地位。而创新药在上市多年后常面临"专利悬崖"及新产品迭代带来的市场竞争风险，这一特点使得创新药的生命周期相比疫苗短得多。

2. 疫苗政府采购和药械集采的区别

疫苗的政府采购与药械集采在目标和操作模式上存在显著区别，疫苗采购更偏向于公共产品属性，通过政府财政支持实现全人群覆盖，而药械集采则更聚焦于成本效率，推动价格下调，从而减少患者和医保支出。疫苗采购由政府主导，旨在实现公共健康目标，体现出鲜明的社会福利属性。通过财政支付机制，政府承担疫苗的采购成本，确保所有适龄人群免费接种，从而提高疫苗的可及性和普及率。疫苗的政府采购过程通常由国家卫健委、财政部等部门牵头，以集中招标的形式进行，力求在成本控制的基础上确保稳定供应。

与此不同，药械集采主要面向药品和医疗器械，目标在于降低医疗支出、提高药械的可负担性。药械集采通常由省级或跨区域联盟主导，以集体议价的方式集中采购，追求"量大价低"的模式，旨在减轻医保支付压力，降低患者的医疗费用负担。药械集采过程的核心在于价格谈判，旨在促使生产企业以更低的价格提供产品。

七、中国疫苗政策回顾

随着监管的逐步收紧，疫苗市场的准入门槛不断提高，行业龙头企业的市场集中度显著提升，疫苗质量和安全性得到加强，助推了中国疫苗行业向高标准、集约化方向发展。

2005年，安徽泗县发生疫苗违规接种事件，暴露了基层接种管理的漏洞。这一事件引起了社会的关注，促使相关部门开始重视疫苗接种环节的规范管理。

2009年，大连金港安迪公司被曝违法在疫苗中添加成分，揭示了生产过程中的质量隐患，再次将疫苗安全问题推上风口浪尖。

2016年，震动全国的山东疫苗事件暴露了疫苗在流通环节的严重问题，疫苗销售和储运中的层层转手导致安全隐患。事件发生后，国务院迅速修改《疫苗流通和预防接种管理条例》，引入"一票制"要求，规定疫苗必须由生产企业直接配送至疾控部门，杜绝了多层次流通带来的风险。

2018年，长生生物疫苗事件再度引发社会广泛关注，对疫苗行业的信任度造成冲击，推动了对疫苗管理立法的紧迫需求。2019年6月29日，《中华人民共和国疫苗管理法》正式通过。这部法律将疫苗纳入法治轨道，全面强化监管力度，突出严密监管和重罚措施，同时鼓励技术创新和价格合理性，提升了行业集中度。

第二节　核心价值链

一、技术壁垒

1. 根据病原体选择最优技术路线

在疫苗研发领域，科学选定技术路线，是确保疫苗效果的核心。合理选择疫苗技术平台取决于病原体的特性、所需免疫反应类型，及技术平台的功能。通过分析病原体的特点和免疫需求，可以设计出更具针对性的疫苗研发方案，从而提升疫苗的保护效果，优化防控传染病的效率。这一过程中，科学的技术路线规划不仅可以节省开发时间，还可以最大限度地提高疫苗的有效性和安全性，为全球传染病防控奠定坚实的基础。

首先，需要明确疫苗的研发目标：即了解人体的免疫机制及病原体的具体作用机制。免疫系统是由多重防御屏障构成的，通过理解免疫系统如何识别和对抗病原体，才能设计出激发足够免疫响应的疫苗，从而达到理想的保护效果。不同病原体类型的多样性直接影响着技术平台的选择，尤其是在传染病领域。常见病原体如细菌和病毒便是疫苗开发的重点。细菌根据其栖息位置可分为胞内菌（在宿主细胞内生存）和胞外菌（在宿主细胞外生存）；病毒则包括感染性病毒和再感染性病毒两类。这些病原体的差异意味着，针对不同病原体，需要选择不同的疫苗研发技术平台。目前疫苗开发主流平台有四种：减毒活疫苗、灭活疫苗、基因工程重组疫苗和核酸疫苗。减毒活疫苗、灭活疫苗和基因工程重组疫苗通常是在体外培养抗原，而核酸疫苗则是在体内通过表达蛋白来产生免疫反应。因此，体外可培养的病原体可使用这四种技术平台，而对于无法体外培养的病原体，如某些胞内菌和特定病毒，核酸疫苗则是更合适的选择。

其次，疫苗平台的不同，也决定了它们在诱导免疫反应方式上的差异。减毒活疫苗和核酸疫苗的抗原能够在细胞内产生并通过MHC Ⅰ类分子呈递给CD8+T细胞，因此，这类疫苗可以引发同时包含CD8+T细胞和CD4+T细胞的免疫反应。而灭活疫苗和基因重组疫苗的抗原仅能在细胞外表达，主要激活CD4+T细胞免疫，因此在针对胞外病原体时较为有效。具体来说，减毒活疫苗和核酸疫苗在需要细胞内免疫反应的病原体中效果更佳，而灭活疫苗和基因重组疫苗则适用于胞外病原体。我们可以进一步将疫苗平台选择划分为以下几种情况：首先，对于可以体外培养的细菌或病毒而言，研发限制条件较少，这四种平台皆适用。其次，对于胞内菌，由于其具有"免疫逃逸"特性，能够在细胞内躲避免疫系统的识别，因此更需要依靠CD8+T细胞的免疫反应来消灭病原体，而核酸疫苗由于其直接在细胞内表达抗原的特性，是针对胞内菌的最佳选择。再次，某些病毒无法在体外培养，因此疫苗开发通常会选用核酸疫苗的细胞内抗原表达机制或基因工程重组疫苗的体外抗原制备方法。最后，对于再感染性病毒，其所针对的易感人群免疫系统活性较低，需要额外添加佐剂来增强免疫反应。然而，由于灭活疫苗和减毒活疫苗的抗原结构复杂，核酸疫苗的递送系统也较为精细，因此要在其基础上配合佐剂的难度较高。相较之下，基因重组疫苗的抗原结构较为简单，在这类病毒上具备显著的优势。

最后，原液生产是核心，后处理成本相对较高可进行产业转移。疫苗生产过程中，原液生产是确保疫苗质量的核心环节，其重要性远超后续的分装处理。原液生产涉及专有的细胞系、毒株以及企业内部优化的生产工艺等先进技术，这些不仅是疫苗企业的技术核心，也是其最关键的商业机密，比专利保护更具竞争优势。因此，原液生产对于疫苗企业而言，不仅保障了产品的高质量，也是其核心竞争力的源泉。

由于原液生产的重要性和其对产品质量的深远影响，疫苗企业通常会将原液生产基地设在公司总部或在战略市场中建立专属的生产设施。这一布置确保了对技术和工艺的严格控制，保障疫苗质量并降低信息泄露的风险。

相比之下，疫苗制剂的分装等后处理环节对技术的依赖性相对较低，疫苗企业常出于成本考虑，将这些环节的生产转移到全球其他适宜的国家或地区。这样一来，企业既能降低生产成本，又能优化资源配置，从而提高全球供应链的效率。这种将原液生产和后处理环节分离的策略，使得疫苗企业既能确保核心技术的保密性，又能实现生产和成本的双重优化。

2. 不同技术平台的关键技术壁垒

在疫苗研发的多个技术平台中，各种技术壁垒在不同方面扮演着重要角色。灭活疫苗作为经典疫苗平台，技术门槛相对较低，其生产流程已经相当成熟。关键步骤在于获得合适的灭活毒株并高效地进行批量生产。在此过程中，灭活疫苗的生产效率和成本控制是重点，尤其对于大规模供应需求的满足，这一环节直接影响了疫苗的经济性和市场适应性。因此，优化生产流程，提高效率，降低生产成本，便成了灭活疫苗技术发展的核心。

核酸疫苗中，递送系统则是最具挑战性的技术环节。核酸疫苗的递送载体有两种主要类型：病毒载体和非病毒载体。病毒载体如腺病毒、逆转录病毒等，虽然能较为有效地递送核酸，但因易产生预存免疫现象可能会影响疫苗的总体效果。而非病毒载体中，纳米粒子（尤其是脂质体纳米颗粒LNP）应用最为广泛，脂质体纳米颗粒的三种关键结构成分决定了递送的成效。然而，递送系统的构建仍面临材料选择、递送效率和安全性等难题，是核酸疫苗研究中需要重点突破的领域。

在基因重组疫苗的研发中，佐剂的应用至关重要。由于重组蛋白本身的免疫原性较低，合理添加佐剂能够增强免疫应答、优化抗体质量，并提高保护效果。然而，佐剂的作用机制仍未完全阐明。近年来，研究发现模式识别受体、组织损伤反应、细胞死亡类型、代谢感受器等因素在免疫调节中的重要性，这也推动了佐剂研发从传统的经验筛选向精准免疫调控和"系统疫苗学"方向发展。近年来，不同佐剂对疫苗效果的影响愈发受到关注。例如，在临床研究中，不同佐剂的选择可能显著影响疫苗的免疫效力和安全性。以蛋白疫苗为例，某三聚体S蛋白疫苗在Ⅲ期临床试验中，最终选择了CpG 1018佐剂替代AS03，因其在免疫增强和副作用控制方面表现更优。这一案例表明，精准佐剂选择已成为疫苗优化的关键环节，为未来疫苗研发提供了更广阔的创新空间。

3. 研发效率

疫苗研发效率的提升不仅影响企业的竞争力，更体现了研发实力。对于同类疫苗的研发速度和质量，是衡量企业创新实力的直接指标。例如，康希诺的MCV4和MCV2脑膜炎疫苗的研发速度在业内领先，并且其临床效果数据优于传统的脑膜炎多糖疫苗。这一成果显示了康希诺在研发效率和技术创新上的显著优势。此外，疫苗行业的研发投入在医药行业中占据上游位置，高额的研发费用率、充足的研发人员配置等都反映出企业的创新能力。以万泰生物、康泰生物和智飞生物为例，这些公司在研发上的资金和人力投入相对较大，显示了其在疫苗领域长期竞争力的战略投入。

二、管线价值

在如此高的研发生产门槛下，疫苗企业如何布局在研管线显得至关重要。针对不同的疾病和疫苗技术，企业应基于自身的研发能力和市场需求，寻找尚未满足的疫苗需求。根据目前疫苗的需求类型，可以将疫苗产品大致分为三类：第一类是成熟的疫苗，无需进一步改进；第二类是可替代或升级的疫苗品种；第三类则是尚无疫苗覆盖、急需开发的领域。

具体来说，现阶段疫苗市场对以下几类产品需求较大。首先，保护范围更广、价次更高的疫苗有着强烈的市场需求。例如，辉瑞的20价肺炎疫苗，相比13价疫苗新增了7个血清型，这些新增血清型所致的感染占据了美国肺炎球菌感染死亡总数的40%。20价疫苗的推出显著提升了疫苗的保护范围，成为市场的有力竞争者。其次，联合疫苗的需求也在增加。联合疫苗通过将多种疫苗成分整合，减少接种针数，提高了接种便捷性。例如，百白破-B型流感嗜血杆菌-脊髓灰质炎联合疫苗的接种需求只有4针，而分别注射这些疫苗则需要12针，简化的接种程序对家庭和医疗系统都带来了便利。最后，疫苗工艺的改进也是不可忽视的需求。优化生产工艺，使疫苗的效力更强、安全性更高，并且便于运输和储存，有助于疫苗供应链的高效运作。在全球公共健康挑战日益复杂的背景下，创新疫苗在新发传染病的预防中正发挥关键作用。随着病原体的不断演变和跨区域传播风险的增加，疫苗技术的前瞻性布局已成为生物医药企业竞争力的重要衡量标准。企业在新型疫苗平台、递送技术和免疫调控机制上的技术储备，直接决定了其对市场变化的适应能力。近年来，mRNA疫苗、病毒载体疫苗、蛋白重组疫苗、纳米疫苗等技术加速发展，为快速响应新发疾病提供了更高效的解决方案。

三、商业化壁垒

疫苗商业化过程中，销售与供给能力构成了关键壁垒。

首先，销售能力是疫苗市场成功的核心要素。国内疫苗的支付体系与国际市场存在明显差异。国内的疫苗分为两类：一类苗属于国家免疫规划疫苗，由政府全额支付；二类苗为非免疫规划疫苗，费用需个人自费。现阶段，中国的免疫规划疫苗覆盖范围较发达国家尚有差距，例如13价肺炎疫苗和HPV疫苗尚未纳入国家支付范围。而在国际市场上，商业保险已较为成熟，对疫苗支出有广泛覆盖。二类疫苗除产品本身的有效性和安全性外，仍需企业投入大量资源进行学术推广和市场教育，以帮助消费者了解疫苗的重要性。在国内，智飞生物、康泰生物等公司以其强大的销售网络和推广能力，在二类苗市场中占据了显著优势。

其次，供给能力在疫苗市场中同样至关重要。疫苗属于公共预防品，传染病的突发性对企业的供给能力提出了极高要求。疫苗企业不仅需要保持产能的稳定，还必须具备快速扩产的弹性，尤其在疫情突发时能有效应对。然而，不同疫苗品种的扩产难度差异显著。例如，传统技术路线的灭活疫苗对资源依赖性较强，且在病毒变异时需更换毒株，调整生产线，操作过程较为复杂。而核酸疫苗的底层设计优势在于其灵活性，可在短时间内迅速扩产，无需重新部署生产线，因此在应急生产方面具备明显优势。

从批签发数据来看，国内一类苗供给较为充足，市场格局基本稳定。而在二类苗市场，竞争格局则更为激烈，尤其是狂犬疫苗、23价肺炎疫苗、流感疫苗、水痘疫苗和Hib疫苗。技术升级将成为未来争夺市场份额的关键因素。以HPV疫苗和13价肺炎疫苗为例，随着更多国内企业进入这些品种的研发管线，预计未来行业竞争将进一步加剧。因此，企业若在技术和生产规模上领先，将在二类苗市场中占据更大的市场份额。

四、核酸疫苗

疫苗行业的技术进步历经三个重要阶段，每一次都在疾病防控史上写下了浓重一笔。核酸疫苗，尤其是mRNA疫苗的诞生，被视为疫苗领域的第三次技术革命，标志着疫苗研发进入了更快速、更精准的新时代。第一次技术革命始于19世纪末，法国科学家路易·巴斯德（Louis Pasteur）通过生物传代和物理化学方法处理病原体，成功研制出鸡霍乱疫苗、羊炭疽疫苗和狂犬病疫苗，并开创了减毒活疫苗和灭活疫苗的制作方法，为现代疫苗奠定了基础。第二次疫苗革命发生在20世纪80年代，伴随着分子生物学、免疫学和生物化学的快速发展，疫苗研发从传统的"整体病原体"（如灭活疫苗、减毒疫苗）逐步转向"分子病原体"，即采用基因工程技术制造特定病原体的蛋白抗原或基因片段，从而提高疫苗的安全性和针对性。这一变革的代表性突破之一是重组乙型肝炎疫苗，该疫苗采用基因工程技术，利用酵母细胞或CHO细胞表达乙肝表面抗原（HBsAg），取代了传统从血浆分离病毒抗原的生产方式，使疫苗研发进入分子层面的精准时代，提高了安全性和可生产性。第三次技术革命则由核酸疫苗的问世引领。20世纪60年代，科学家发现了信使RNA（mRNA）的存在，80年代开始实现mRNA的实验室合成，但这一技术早期面临诸多挑战。2005年，卡里科（Katalin Karikó）和魏斯曼（Drew Weissman）发现，通过对体外mRNA的化学结构进行修饰，使其能够躲避免疫系统的识别，解决了mRNA注射后引发的严重炎症反应问题。具体而言，他们将mRNA中的尿苷化学键替换为"假尿苷"，使得mRNA可以避免免疫攻击。这一突破成为mRNA疫苗发展的重要里程碑。2023年，卡里科和魏斯曼因此获得诺贝尔生理学或医学奖，彰显了mRNA疫苗在科学界的巨大贡献。

mRNA疫苗在递送系统方面也经历了技术的积累和突破。早在1978年，科学家就尝试用脂质体将mRNA转运到小鼠和人类细胞内以诱导蛋白质表达。2012年，脂质纳米粒包裹的mRNA疫苗首次在小鼠中测试成功，为未来的mRNA疫苗应用打下了基础。经过数十年的技术积累与优化，mRNA疫苗在精准免疫领域展现出巨大潜力。凭借高效的研发体系、灵活的抗原设计及快速规模化生产能力，mRNA技术迅速崛起，成为疫苗行业的重要突破口。相比传统疫苗，mRNA疫苗无需依赖细胞培养，可通过体内表达抗原直接诱导免疫应答，大幅缩短了研发周期，提高了生产效率。这一技术变革不仅推动了传染病防控策略的升级，还为个性化疫苗、癌症免疫疗法和罕见病治疗提供了全新解决方案。至2023年1月，核酸疫苗在全球疫苗研发管线中的占比已达18%，在新疫苗平台中排名第二，形成了研发浪潮。与之相比，传统的灭活疫苗和减毒活疫苗仅占14%和9%，显示出传统疫苗技术逐步被新技术平台取代的趋势。

与传统疫苗相比，mRNA疫苗在多个方面展现出显著优势：首先，mRNA疫苗具有更强的免疫原性。它能够全面诱导体液免疫和细胞免疫反应，甚至能够激活免疫系统中的佐剂功能，带来更全面的保护效果。其次，mRNA疫苗的安全性较高。不同于DNA疫苗或病毒载体疫苗，mRNA疫苗不会整合到宿主基因组中，因此不存在插入突变的风险。此外，mRNA疫苗的研发速度快，易于大规模生产。由于mRNA疫苗的基本化学结构相同，一旦生产线建立，企业只需更改mRNA的编码序列即可实现针对新毒株的疫苗生产，显著缩短了研发和生产周期。最后，mRNA疫苗可轻松实现多联多价设计，能够编码多种蛋白或蛋白亚基，以同时靶向不同病原体，实现广谱保护。

五、重磅品种分析

1. 什么是重磅品种？

"重磅品种"指的是那些预防高发病率、低市场渗透率，但需求潜力大且接种意愿强烈的疫苗品种。这类疫苗主要集中于对公众健康有重大影响的高发病率疾病。其市场渗透率虽相对较低，但因保护效果显著、接种意愿高，尤其在成人疫苗领域，具备快速扩展的潜力。

此外，许多非免疫规划类疫苗随着技术进步不断涌现升级需求，为疫苗市场提供了重要的增长空间。由于疫苗的保护效力和适用性升级，消费者对于疫苗的需求从基本免疫逐步转向更高标准的健康保护，重磅品种因此具备了显著的消费升级路径。

重磅品种的消费升级路径可体现在两个方面：其一是价次的提升，如流感疫苗从三价扩展到四价，为人群提供更广泛的抗病毒保护；其二是联合疫苗的升级，例如传统的百白破三联苗扩展到百白破/Hib/IPV五联苗，这种升级不仅减少了接种次数，提高了便利性，也更贴近当前消费者的健康需求，进一步推动了疫苗市场的发展和渗透。

2023年，全球前十大重磅疫苗品种主要集中在HPV疫苗、肺炎疫苗、带状疱疹疫苗和流感疫苗等领域。其中，葛兰素史克占有4个品种，默沙东、辉瑞和赛诺菲各有2个品种。从2021到2023年，默沙东的HPV、辉瑞的PCV13/20、葛兰素史克的呼吸道合胞病毒（RSV）和赛诺菲的流感疫苗持续位列重磅品种，展现出"品种为王"的显著特征。

2. 呼吸道合胞病毒疫苗

呼吸道合胞病毒疫苗的上市为全球疫苗市场带来了全新机遇，特别是在保护婴幼儿和老年人方面。当前，全球范围内已有三款RSV预防药物获批上市，分别是赛诺菲和阿斯利康的尼塞韦单抗（Nirsevimab）、葛兰素史克的Arexvy，以及辉瑞的ABRYSVO。尼塞韦单抗是一种被动免疫药物，通过直接提供抗体来实现短期保护，适用于出生至6个月的婴儿。而Arexvy和ABRYSVO则属于疫苗，通过刺激人体自身的免疫系统以产生长期免疫力。Arexvy主要面向60岁以上老年人，而ABRYSVO的目标人群包括老年人和孕期女性，以便通过母体免疫保护新生儿。

最新的RSV疫苗基于RSV的F蛋白，采用重组亚单位疫苗的形式。F蛋白是病毒表面的一种关键糖蛋白，能够触发机体产生中和抗体，预防感染。早期RSV疫苗研发遇到过接种后呼吸道疾病（ERD）加重的现象，而科学家通过研究发现，F蛋白的"融合前构象"（pre-F）具有更强的中和抗体诱导能力，因此，基于pre-F构象的疫苗设计成为RSV疫苗开发的重点方向，推动了疫苗的成功研制。

目前上市的RSV疫苗在老年人和婴幼儿保护效果上得到了临床试验的验证。葛兰素史克的Arexvy在老年人中预防RSV相关下呼吸道疾病的保护效力达到82.6%，对严重疾病的保护效力更是高达94.1%。辉瑞的ABRYSVO在老年人和孕期女性中的保护效果同样显著，可预防老年人感染后出现多种症状，保护效力达到66.7%~85.7%；此外，该疫苗对3个月以内新生儿的保护效力达81.8%，6个月内婴儿的保护效力为69.4%。此外，莫德纳（Moderna）的mRNA疫苗mRNA-1345在三期临床中显示出良好的效果，对老年人预防感染的保护效力为83.7%。

随着RSV疫苗的商业化上市，市场反响强烈。2023年，辉瑞的ABRYSVO半年内创收8.9亿美元，成为公司重要收入来源；而葛兰素史克的Arexvy自2023年5月上市至年底，销售额已达12.38亿英镑（约合15.71亿美元），为疫苗市场增添了新的"重磅炸弹"。美国60岁以上人群中已有11%接种了RSV疫苗，显示出极大的需求潜力。在国内市场，RSV疫苗尚未商业化，但潜力广阔。受RSV高发病率的驱动以及老年人和新生儿保护需求的推动，许多国内企业纷纷布局该领域，目前艾棣维欣的重组蛋白疫苗已进入临床二期。未来，随着更多RSV疫苗产品进入市场，其有望成为保护公众健康的新重要组成部分。

3. 联合疫苗：符合市场需求的潜力品种

联合疫苗因其同时预防多种疾病的优势，被视为符合市场需求的重要潜力品种。联合疫苗由两个或多个活性或灭活成分、提纯抗原组成，通过特殊工艺将这些不同抗原联合制成，形成多联疫苗。常见的五联疫苗〔由塞诺菲旗下塞诺菲巴斯德（Sanofi Pasteur）研发〕包含脊髓灰质炎灭活疫苗、无细胞百白破疫苗和B型流感嗜血杆菌（Hib）疫苗，能够同时预防白喉、百日咳、破伤风、脊髓灰质炎和由Hib引起的肺炎，从而替代传统的单一疫苗。另一种四联疫苗是DTaP-Hib疫苗，即共纯化无细胞百白破疫苗和Hib的联合疫苗，由百日咳抗原、白喉类毒素、破伤风类毒素和Hib抗原经过灭活和纯化制成，它可以同时预防百日咳、白喉、破伤风、以及Hib引起的多种严重感染，如脑膜炎、肺炎、心包炎等。此外，三联疫苗的概念已广泛应用，目前已有百白破三联苗、麻腮风三联苗、AC-Hib三联苗等上市，其中AC-Hib三联苗在多联疫苗品类中展现出很大潜力。

迄今为止百日咳在疫苗可预防疾病中仍是发病率最高的一种。无细胞百白破疫苗根据技术路径可分为共纯化无细胞百白破疫苗（DTaP）和组分百白破疫苗（DTcP），两者的主要区别在于抗原纯化工艺不同。DTaP疫苗通过蔗糖密度梯度离心工艺纯化，而DTcP疫苗则采用更精细的柱层析工艺分离纯化抗原。DTaP疫苗在预防百日咳方面存在一些不足，主要包括：①免疫原性较低，②免疫原性不稳定，以及③缺乏有效的加强免疫接种程序。目前，全球已上市的婴幼儿和加强用DTcP疫苗中，较为常见的产品包括赛诺菲巴斯德的Daptacel和葛兰素史克的Infanrix，这两款疫苗主要用于6周至6岁婴幼儿（7岁以下），并采取5剂接种程序，以确保有效保护。然而，在中国市场，DTcP疫苗的供应较为有限，上市产品仅有赛诺菲巴斯德的五联苗，而主流的百白破疫苗仍以共纯化的DTaP为主，接种程序为4剂，用于3月龄至6岁婴幼儿。此外，国内目前缺乏DTaP疫苗的加强免疫程序，导致免疫持久性相对较低。

相比单一疫苗，联苗在安全性和接种次数上具有显著优势。例如，五联疫苗的局部反应率为4%，全身反应率为2%，显著低于单苗的接种反应率。接种五联疫苗全程仅需4针，而单苗接种则需要12针。五联疫苗显著减少了接种工作量，既减轻了儿童的接种痛苦，又减少了家长的就诊次数，降低了接种门诊的工作负担。由此，联苗能有效提升接种安全性，减少多次接种产生的异常反应。

在中国，当前获批的多联苗品种较少。除免疫规划中的百白破和麻腮风联苗外，已上市的多联苗包括赛诺菲的百白破-IPV-Hib五联苗和康泰生物的百白破-Hib四联苗，而智飞生物的AC-Hib三联苗因再注册原因暂未上市。从整体竞争格局来看，多联苗市场具备较高的研发和生产壁垒，竞争格局理想，长期发展趋势乐观。

六、重点品种分析

1. 带状疱疹疫苗：首款国产疫苗上市

带状疱疹是一种由潜伏在感觉神经节内的水痘-带状疱疹病毒（VZV）重新活化所引发的疾病。这种病毒在感染初期通常表现为水痘，随后潜伏在神经系统中，可能在数年甚至数十年后再次激活，引发带状疱疹。带状疱疹的典型症状包括疼痛性水疱疹，通常沿着单侧的皮区分布，形成局限性皮疹。这种皮疹可能伴随明显的神经痛，甚至在皮疹消退后，仍可能残留持续数月甚至数年的神经性疼痛，称为带状疱疹后神经痛（PHN）。

带状疱疹疫苗的接种能够有效预防带状疱疹的发生，并显著降低带状疱疹后神经痛的发生率。目前，国际市场上主要有两种带状疱疹疫苗可供选择：默沙东公司生产的减毒活疫苗Zostavax和葛兰素史克公司推出的重组蛋白疫苗Shingrix。Zostavax的保护效力相对较低（18%～70%），保护时间较短，但不良反应较少；而Shingrix的保护效力显著较高（91%～97%），且保护时间更长，在接种十年后仍有约89%的保护效果。然而，Shingrix的副作用相对较多，接种后可能出现轻微至中度的不良反应，如局部疼痛或全身疲倦。

在中国，目前有两种获得批准的带状疱疹疫苗可供选择。第一种是葛兰素史克的重组蛋白疫苗，于2019年获得中国上市许可；另一种是由百克生物公司生产的减毒活疫苗，于2023年1月获批。带状疱疹疫苗的推广为高风险人群（如老年人）提供了有效的预防手段，有助于减少带状疱疹及其长期神经痛的发病率，从而提升生活质量。

2．肺炎球菌疫苗：国产疫苗上市后挤占效应明显

肺炎链球菌是全球致病和致死的重要病原体，广泛引发各种严重疾病，包括肺炎、脑膜炎、中耳炎和菌血症。作为一种侵袭性病原体，它对儿童和老年人等免疫力较低的群体尤其具有威胁。预防肺炎链球菌感染的主要方法是接种疫苗，目前主要有两类疫苗应用于临床：多糖疫苗和蛋白结合疫苗。

多糖疫苗（PPSV23）针对23种肺炎链球菌血清型，适用于2岁以上的儿童和成人。虽然该疫苗可引发体液免疫反应，刺激抗体生成，但其对2岁以下儿童无效，且难以产生适应性免疫，因此在全球范围的使用有所局限。蛋白结合疫苗（PCV13），则能够诱发更持久的免疫反应，适用于2月龄以上婴幼儿至6周岁儿童。鉴于其对儿童免疫效果优异，世界卫生组织建议将13价肺炎链球菌结合疫苗纳入全球各国的儿童免疫规划，以降低儿童重症肺炎和脑膜炎的发病率。

近年来，随着国产疫苗的崛起，肺炎疫苗市场格局发生显著变化。尤其在23价多糖疫苗的市场中，国产疫苗批签发数量逐年增加，近年来占据了约90%的市场份额。此外，13价蛋白结合疫苗市场的国产化趋势尤为明显。2022年，国产13价疫苗批签发份额达到了99%，尽管2023年有所回落至85%，但其市场份额依旧主导。这种变化反映了国产疫苗在成本和可及性方面的优势，也推动了肺炎球菌疫苗在中国的普及，为高危人群提供了有效的预防手段。

3．HPV疫苗：补种需求和男性群体

在我国，目前已上市的HPV疫苗根据需免疫的病毒类型可分为三种：9价、4价和2价疫苗。9价HPV疫苗由默沙东公司（佳达修9）和万泰生物（馨可宁9）生产，适用于9～45岁的女性；4价HPV疫苗由默沙东（佳达修4）和中国生物（爱薇佳）生产；2价疫苗则有葛兰素史克、万泰生物和沃森生物等公司生产。

HPV感染的年龄分布在不同国家存在差异。早期美国的调查显示，HPV感染主要集中在20～30岁人群中，而其他年龄段感染率较低；但在中国，研究显示感染高峰多在20岁以下，

且50岁以上人群的感染率也有所升高。这种疾病谱的差异使得我国20～45岁女性仍有补种HPV疫苗的需求，以有效覆盖这些未接种或感染风险增加的年龄段。

在男性接种方面，美国早在2009年10月批准了四价HPV疫苗用于男性，且次年由免疫实践咨询委员会（ACIP）推荐接种。此后，HPV疫苗的接种需求显著增加。2025年1月8日，默沙东公司宣布，中国国家药品监督管理局已批准其四价人类乳头瘤病毒（HPV）新适应证的应用，即由其研发的四价人乳头瘤病毒（HPV）疫苗可适用于9～26岁男性接种。2025年4月14日，默沙东宣布，九价HPV疫苗男性适应证已获国家药品监督管理局的上市批准，适用于16～26岁男性接种。这也是中国境内首个且目前唯一获批、可适用于适龄男性、女性接种的九价HPV疫苗。男性同样面临HPV相关疾病的风险，如生殖器疣和相关癌症。我国15～24岁和25～34岁男性各约有1亿人口，HPV疫苗获批用于男性群体，按10%的接种率估算，未来可带动1000万～2000万人次的接种需求。这不仅将显著提升HPV疫苗的覆盖范围，还将对整体人群健康产生深远影响，进一步推动对HPV相关疾病的预防。

4．流感：四价流感疫苗持续替代三价疫苗

全球范围内，流感疫苗的种类和成分设计持续优化，目前已上市的流感疫苗主要分为三种类型：流感灭活疫苗、流感减毒活疫苗和重组流感疫苗。根据所含的抗原成分，流感疫苗又可分为三价和四价两种。三价流感疫苗针对的是A（H3N2）亚型、A（H1N1）pdm09亚型和B型毒株的一个系；四价疫苗则在三价的基础上，增加了B型毒株中的Victoria系和Yamagata系，提供了更广泛的保护。我国已批准上市的流感疫苗包括三价灭活流感疫苗（IIV3）、四价灭活流感疫苗（IIV4）和三价减毒活疫苗（LAIV3）。

在2018年之前，国内流感疫苗市场主要以三价疫苗为主，但三价疫苗未覆盖Yamagata毒株，这一缺口导致预防效果受到限制，影响了公众对流感疫苗的信任度与接种意愿。四价疫苗的推出则扩展了保护范围，自2013年在美国首次上市后，在全球逐步取代了三价疫苗。到2019—2020年流感季，美国食品药品监督管理局（FDA）放行的四价流感疫苗已占全部流感疫苗的86.6%。目前美国市场上的流感疫苗几乎已全部更新为四价，三价疫苗仅应用于65岁及以上人群的部分产品中。

在国内，曾制约流感疫苗推广的关键因素正逐步得到缓解。首先是接种意识的提升。过去，国内民众对流感疫苗的接种意识较低，但突发性公共卫生事件显著增强了人们的公共卫生意识，带动了流感疫苗接种率的上升。其次，供应能力也在不断增强。以前，流感疫苗的供应能力不足，在接种季节容易出现供需紧张的情况。如今，随着更多疫苗企业加入市场，生产能力显著提高，有效缓解了供应压力。最后是可及性的改善。由于流感疫苗多为自费接种，这在一定程度上影响了人们的接种意愿。但近年部分地方政府加大了对流感疫苗的支持力度，通过为高危人群提供免费接种等措施，逐步提升了疫苗的可及性。这些积极的转变为国内流感疫苗接种普及和防护效果的提升奠定了重要基础。

5．狂犬病：人二倍体狂苗存量替代

我国现有的狂犬病疫苗产品根据生产所使用的基质细胞种类分为四大类：原代鸡胚细胞纯化疫苗、地鼠肾原代细胞纯化疫苗、Vero细胞纯化疫苗以及人二倍体细胞疫苗。这些疫苗

按照基质细胞的发展代次，可以分为三代：一代狂犬病疫苗以原代细胞（如地鼠肾、狗肾、鸡胚细胞等）为基质；二代疫苗采用传代细胞（如Vero细胞）；三代疫苗则基于人二倍体细胞（如MRC-5）。其中，人二倍体细胞狂犬病疫苗被世界卫生组织（WHO）称为"预防狂犬病的黄金标准疫苗"，原因在于其无需引入动物源细胞，避免了动物源DNA残留和细胞蛋白污染。此外，人二倍体疫苗的安全性高、免疫效果优异，且能够提供更长久的保护。

人二倍体细胞疫苗的卓越特性使其在全球范围，特别是发达国家的市场中逐步取代了原代细胞和Vero细胞疫苗，成为首选产品。在中国，当前人用狂犬病疫苗以Vero细胞疫苗和人二倍体细胞疫苗为主，且Vero细胞疫苗仍占据较大市场份额。然而，人二倍体疫苗因其更低的不良反应发生率和更高的免疫原性，显示出强大的替代潜力。随着这种疫苗逐渐普及，预计它将会逐步替代Vero细胞疫苗。

目前，康华生物的人二倍体细胞疫苗已在市场中销售，康泰生物生产的同类疫苗也于2023年9月获得批准。这两款人二倍体细胞疫苗的推广和市场份额的不断扩大，将为中国狂犬病疫苗市场带来更高质量的产品选择，同时拓宽人二倍体疫苗的市场应用，为疫苗接种者提供更加安全、有效和持久的狂犬病防护手段。随着人们对疫苗质量和安全性的要求不断提升，人二倍体细胞狂犬病疫苗有望成为我国狂犬病疫苗市场的主流品种，进一步巩固疫苗防控效果。

6. 脑膜炎：管线集中于多糖结合疫苗，竞争较为激烈

脑膜炎奈瑟球菌共有13种常见血清型，其中A、C、W135和Y血清群是主要致病源。随着覆盖A、C、W135和Y四种血清群的疫苗在全球范围内的广泛使用，B群已逐渐成为一种新兴的主要致病血清群。国际上脑膜炎疫苗的发展已逐步更新换代，当前主流产品为四价结合疫苗（ACYW135）和B群疫苗。这两种疫苗具有互补作用，全面接种能够提供最佳的脑膜炎防护效果。

在美国，流脑疫苗接种程序经历了数次调整，逐渐淘汰多糖疫苗，优先接种多价的结合疫苗。自2008年起，美国已停用四价多糖疫苗，并将四价结合疫苗的接种年龄逐步下调。2016年，美国免疫实践咨询委员会（ACIP）明确流脑B群疫苗正式纳入接种规划，将其纳入常规推荐，以增强对B群感染的保护。当前的四价流脑结合疫苗包括赛诺菲的Menactra、葛兰素史克的Menveo、辉瑞的Nimenrix以及国产的ACYW135结合疫苗，主要防控A、C、W和Y群脑膜炎球菌感染。2023年10月，美国FDA批准全球首款五价脑膜炎球菌疫苗（辉瑞Penbraya），成为覆盖A、B、C、W、Y群的联合疫苗。

由于B群脑膜炎球菌的外层结构与其他血清群不同，疫苗开发难度较大，直到2014年辉瑞的Trumenba和2015年葛兰素史克的Bexsero才获得美国FDA批准上市。这两种疫苗通过重组蛋白或双组分蛋白技术，克服了传统多糖疫苗的技术瓶颈，为B群脑膜炎球菌提供了有效免疫力。然而，这两种疫苗尚未在中国上市。

在中国，根据价次和技术路线，脑膜炎球菌疫苗可分为四价多糖疫苗、四价结合疫苗、二价多糖疫苗、二价结合疫苗和A群多糖疫苗。目前，中国的国家免疫规划已将二价多糖和A群多糖疫苗纳入其中，国内的疫苗研发和生产管线也逐渐聚焦于四价和二价结合疫苗，以提供更全面的预防保障。

七、创新品种分析

1. 诺如病毒疫苗：目前尚无产品上市

诺如病毒是引发社区性腹泻的主要病因之一，儿童和老年人尤为易感。诺如病毒是全球流行性胃肠炎的最常见病毒性病因，在冬春季节的发病率尤其高。根据美国2014—2016年的监测数据，诺如病毒的就诊率为每千人年5.5例，其中5岁以下儿童的感染率最高，65岁及以上人群次之。诺如病毒的典型症状包括恶心、呕吐、腹痛和腹泻，一般持续2至3天。高危人群包括儿童、老年人及免疫功能低下者。

诺如病毒疫苗的研发面临诸多挑战，原因主要包括：首先，诺如病毒为无包膜的RNA病毒，分为10个基因群和49个基因型，不同毒株间易发生重组，且突变频繁，每2~4年便可能产生新流行毒株，而不同毒株间的交叉保护力较弱。其次，常规的细胞模型无法有效扩增诺如病毒，目前仅B细胞和肠道类器官模型可用，但其培养过程复杂且成本高。此外，缺乏用于评价诺如疫苗效果的标准化动物模型。最后，受试者招募难度大，且易感性不同会影响试验结果，免疫效果评估复杂。

目前尚无诺如病毒疫苗获批上市，但一些候选疫苗正在推进中。HilleVax开发的双价诺如病毒疫苗HIL-214已进入Ⅱb期试验。在中国，兰州生物制品研究所的双价疫苗已进入Ⅲ期临床，智飞生物的四价疫苗则处于Ⅱ期。此外，康华生物的六价疫苗于2023年9月获FDA临床批准，成为价次最高的在研产品。2023年10月，远大赛威信的四价重组诺如病毒疫苗也获批临床试验，其他公司如康乐卫士和怡道生物的疫苗仍在临床前研究中。

2. 治疗性疫苗：从预防到治疗的新路径

疫苗不仅用于传染病的防控，也逐步拓展到疾病治疗领域，特别是在肿瘤、慢性感染性疾病和免疫系统疾病的治疗中。治疗性疫苗通过诱导机体产生针对特定抗原的免疫反应，已成为一种新兴的治疗方式。与化学药物和其他生物药相比，治疗性疫苗具备高特异性、持久效果和低副作用的优势。这类疫苗按照组成成分主要分为蛋白质/多肽疫苗、细胞疫苗和核酸疫苗三种类型，针对不同疾病特征设计以优化治疗效果。

治疗性疫苗的研究起源于1890年，Koch等人通过菌素和甘油悬液开发出结核病的治疗性疫苗，开启了这一领域的探索。然而，随着抗生素的出现，治疗性疫苗研究一度停滞。近年来，癌症等重大疾病的治疗需求不断增长，加上生物技术的突破，治疗性疫苗再次受到广泛关注。2010年，FDA批准了首款治疗性疫苗Sipuleucel-T（商品名：Provenge），用于晚期前列腺癌患者。这种疫苗通过分离患者自身的树突状细胞，并在体外激活后回输，诱导机体对前列腺抗原（PAP）产生免疫反应，直接作用于癌细胞。尽管商业化表现不尽如人意，但Provenge在治疗性疫苗的进程中具有重要意义，成为该领域的标志性产品。

目前，许多治疗性疫苗正在不同的临床研究阶段，其中以肿瘤疫苗的研发最为广泛。肿瘤疫苗作为肿瘤免疫治疗的重要组成部分，显示出广阔的应用前景。特别是随着核酸疫苗技术的成熟，治疗性疫苗有望为肿瘤免疫治疗提供新的方向。例如，BioNtech公司正积极开发癌症治疗性mRNA疫苗，推出了FixVac和iNeST两大平台。FixVac平台通过mRNA编码特定的共享抗原，以激发体内免疫反应。其候选产品包括用于治疗黑色素瘤的BNT111、用于前列腺癌的BNT112以及针对HPV阳性头颈癌的BNT113。而iNeST平台则基于患者个体肿瘤突变特征，开发个性化疫苗。其候选疫苗BNT122已在早期临床试验中显示出对胰腺癌的积极效果，未来或可应用于黑色素瘤和结直肠癌等多种癌症类型。

治疗性疫苗区别于传统的化疗或放疗，其核心在于激活人体自身免疫系统，精准识别并消除癌细胞，同时减少对健康组织的损伤。相比传统疗法，治疗性疫苗依赖特异性抗原引导免疫反应，从而在副作用控制和长期免疫记忆方面具备显著优势。近年来，mRNA技术、个性化疫苗平台的突破，使治疗性疫苗在肿瘤免疫、慢性疾病管理和罕见病治疗领域展现出广阔应用前景。随着精准医疗与基因工程技术的不断演进，治疗性疫苗正推动免疫治疗迈向更智能化、高效化的发展阶段，成为生物医药产业的重要创新方向。

八、疫苗出海

1. 疫苗企业出海的模式

疫苗行业的全球化进程正在加速，企业的国际化策略逐渐趋于多样化，未来出海的疫苗产品将更具竞争力。在全球布局中，企业常依靠技术、资金、品牌影响力和管理经验，通过多种投资方式渗透东道国，推动国际化经营战略。通过合理选择进入模式和市场准入方式，疫苗企业将迎来更广阔的成长空间。疫苗企业进入海外市场的模式大体可以分为三类：贸易型进入模式、合同型进入模式和股权进入模式。

（1）**贸易型进入模式**　贸易型进入模式指直接或间接出口疫苗产品。企业通过出口模式进入目标市场，既可直接出口成品，也可以借助当地代理商进行分销。此类模式投入相对较小、风险较低，适合市场初期进入或对市场前景尚不明朗的地区，能够快速满足市场需求。

（2）**合同型进入模式**　合同型进入模式包括特许经营、授权等形式，其优势在于企业仅授权无形资产，几乎不需额外投资即可进入国际市场。授权模式尤其适合具有品牌价值和先进技术的企业，能有效利用东道国合作方的资源、渠道和市场经验，在降低成本的同时快速进入市场。

（3）**股权进入模式**　在股权进入模式中，企业可以选择合资或独资经营。合资模式有助于与东道国企业优势互补，同时借助当地企业规避政府的投资壁垒；而独资经营又分为棕地投资（并购现有企业）和绿地投资（新建企业），前者可迅速切入市场，后者则便于企业按照自身需求设计和管理工厂。

2. PQ认证：疫苗企业迈向国际市场的关键

在全球疫苗市场上，PQ认证（WHO prequalification，世卫组织预认证）是疫苗企业迈向国际的敲门砖。PQ认证由世卫组织于2001年启动，旨在确保用于国际基金采购的药品在治疗效果和安全性方面符合标准，优先向发展中国家的患者提供关键药物。获得PQ认证的疫苗企业有显著的优势：一方面，它们可成为联合国机构采购的供应商，进入全球市场；另一方面，PQ认证能缩短疫苗在多个国家的上市周期，提高市场准入效率。此外，企业在认证过程中得到专家指导，能够加速提升生产体系至国际水平。

PQ是疫苗产品进入国际采购体系的核心门槛，其审核流程严格、周期较长，对企业的技术实力和合规体系提出了高标准要求。申请企业需经历材料审核、疫苗样品实验室检测、生产工厂现场核查等多个环节，通常耗时约12个月，并涉及产线改造、质量体系优化等高额投入。尽管中国疫苗产业近年来快速发展，但通过PQ认证的企业仍然有限。其主要原因在于，我国疫苗监管体系直至2011年才获WHO认可，使国内企业较晚进入国际认证体系。此外，多数企业优先布局国内市场，部分企业未将PQ认证列为发展重点。此外，疫苗国际市场竞争激烈，技术壁垒高，也使得我国疫苗企业的PQ认证推进较为缓慢。然而，随着国内疫苗行业的国际化发展，越来越多的企业正加快进入全球市场的步伐。

3．国际疫苗采购市场：全球巨头与集中份额

在全球疫苗市场中，默沙东、葛兰素史克、赛诺菲（Sanofi）和辉瑞等跨国制药企业长期占据主导地位。在这些企业的收入结构中，来自联合国儿童基金会（UNICEF）的采购合同金额每年在3亿～5亿美元，占总收入的5%～10%；而印度血清研究所从UNICEF的合同收入占比甚至高达30%～60%。此外，企业若成功进入全球疫苗免疫联盟（Gavi）市场，未来还可借助Gavi项目进入多个"毕业"国家的市场准入，为后续新产品铺平道路。

进入国际疫苗市场需长远规划。疫苗企业若想在Gavi的疫苗投资战略（VIS）中取得先机，至少需要提前7～8年与WHO和Gavi沟通在研疫苗管线情况。2023年正是2025—2030年VIS窗口的关键时间节点，若企业未能提前布局，将在2025—2026年面临更为被动的市场竞争。

4．单个国家准入：更高的盈利潜力

通过WHO PQ认证后，企业需以较低价格向国际组织供应疫苗，因此短期内难以获得显著利润。相比之下，通过单个国家的准入谈判并取得药监部门的审评通过，进入政府采购或私人市场可以获得更高的产品定价。企业在进入单个国家时通常选择与当地代理商合作，通过授权推动疫苗的进口、分销和销售。这种模式可以有效利用当地资源，提高出海盈利能力，是疫苗企业主要的产品出口策略。

5．从成品出口到全价值链扩展

随着疫苗企业全球布局的深化，越来越多的企业由出口成品向价值链上下游延展。从初期的出口成品扩展到技术转移、海外工厂的建立、临床试验、早期品种的合作研发等多维度出海模式，逐渐形成全产业链合作。比如，与东道国合作伙伴共同参与生产的模式不仅能满足疫苗需求，还能支持当地医疗体系的发展。

6．多元化国际化模式可期

受PQ认证门槛及各国政策限制，我国疫苗企业主要依赖成品出口，规模仍较有限。然而，随着技术积累和市场拓展需求上升，企业正加速全球布局，推动疫苗产业向国际化、高

标准化方向迈进。2022年8月，WHO宣布中国通过标准升级后的疫苗国家监管体系（NRA）评估，标志着中国疫苗体系进一步与国际接轨，未来有望加速推进疫苗出海步伐。在国际化路径方面，将有更多疫苗生产企业从出口成品逐步转向本地化生产。如沃森生物在摩洛哥、印尼等国家采取的策略：初期供应成品，同时推动技术转移，一旦完成技术转移并满足条件，再进一步向半成品供应和本地化生产过渡。此举不仅契合东道国的国家发展战略，还能有效利用本地市场资源，使企业的国际化步伐更为稳健和高效。

第三节 国际经验借鉴

一、全球疫苗格局

全球疫苗市场集中度极高，少数几家大型公司掌握了主要份额。根据WHO的统计，全球获得认证的疫苗生产商仅约20余家，但其中四大巨头——葛兰素史克、辉瑞、默沙东和赛诺菲占据了80%以上的市场份额。这种集中度在供应链上也表现得非常明显，包括印度血清研究所、葛兰素史克、印度Bharat Biotech、赛诺菲和印度Haffkine在内的五家公司合计提供了全球64%的疫苗供应。印度血清研究所是全球最大的疫苗供应商，以低价疫苗为主，其产品主要面向中低收入国家和地区，极大地支撑了这些市场的疫苗需求。

在区域市场方面，东南亚和非洲的疫苗采购量尤为突出，这些地区的医疗需求推动了对大量疫苗的采购。然而，尽管欧美发达国家的采购量不如发展中国家，但因其对高质量疫苗的需求和较高的定价体系，欧美国家在全球疫苗市场中占据了70%以上的收入份额，进一步拉高了这些市场的集中度。这一趋势表明，发达国家和发展中国家在疫苗市场上的角色各不相同：前者注重疫苗质量并以高价采购，后者则依赖于低价高效的供应商。

疫苗市场的高度集中不仅反映在市场份额上，也体现在行业内的频繁重组和整合上。四大巨头通过不断并购迅速扩充产品线，增强研发实力，巩固其在行业内的领先地位。每一次并购不仅丰富了这些巨头的产品管线，也帮助它们在新发疫苗需求出现时更快地响应市场，维持行业的高集中度格局。疫苗产业的高门槛是促成这些并购的关键因素。大部分疫苗的早期研发工作由生物技术公司主导，尤其是在临床Ⅰ期试验中，四大巨头的参与比例不到10%。然而，随着研发进入后期及上市申请阶段，这些生物技术公司逐渐减少，而四大巨头则成为主导者。疫苗研发的高成本、高风险、高技术要求，使得巨头的资源和经验成为研发成功的必要条件。疫苗研发的高成本与复杂性，也增加了新进入者的困难。疫苗产品的技术含量高，从特异抗原的提取到疫苗的优化和生产，都需要精密的技术手段。由于药监部门对疫苗的监管十分严格，研发周期通常需要10年以上，加上巨大的资金和时间投入，这一过程对研发者构成了不小的挑战，进一步提升了进入壁垒。疫苗的创新研发具有时间长、投入大、失败风险高等特点，使得企业更倾向于并购而非自主研发以缩短开发时间和降低成本。

在产品管线方面，四大疫苗巨头涵盖了多种疫苗，产品结构丰富而齐全。葛兰素史克的产品线包括带状疱疹疫苗Shingrix、流感疫苗Fluarix和FluLaval、脑膜炎疫苗Bexsero和Menveo，以及百白破联合疫苗Infanrix和Boostrix；赛诺菲则推出了多联疫苗Pentaxim和Hexaxim（或Hexyon/Hexacima）、流感疫苗Vaxigrip Tetra和Fluzone High-Dose Quadrivalent，以及脑膜炎疫苗Menactra和MenQuadfi等；默沙东在HPV疫苗领域占据重要地位，Gardasil和Gardasil 9是其代表产品，此外，默沙东的麻腮风疫苗（ProQuad、M-M-R II）和水痘疫苗Varivax、肺炎疫苗Pneumovax 23、轮状病毒疫苗RotaTeq和甲型肝炎疫苗Vaqta也在市场上拥有重要份额；辉瑞则在肺炎疫苗方面占据市场领先地位，其Prevnar系列是全球销量领先的产品，此外还有脑膜炎疫苗Nimenrix和Trumenba，以及脑炎疫苗FSME-IMMUN/TicoVac系列。

未来，四大巨头将继续扩大研发布局，进一步巩固其技术优势，聚焦于新型疫苗的开发。其产品管线涵盖了从脑膜炎疫苗到呼吸道合胞病毒疫苗、疟疾疫苗、肺炎疫苗等多个关键疾病领域。在全球公共健康需求不断增长的背景下，创新疫苗的开发将成为疫苗市场的发展主流，推动疫苗行业迈向新高度。这种多样化的研发策略不仅巩固了四大巨头的市场主导地位，也让其更具市场应变能力，为应对未来的健康挑战提供了保障。

二、如何破局？

1. 为什么海外疫苗企业集中程度高？

海外疫苗企业的高度集中源于欧美政府在疫苗准入和采购上发挥的深远影响，特别是在儿童疫苗市场中。儿童疫苗占据疫苗市场60%以上的份额，而政府既是该市场的主要出资方，也是主要采购方，对整个市场的供应格局有着决定性的影响。政府的集中采购模式不仅提供了稳定的需求，也直接决定了疫苗企业的市场地位。

在准入环节，美国免疫实践咨询委员会（ACIP）的推荐对疫苗产品的市场前景起到至关重要的作用。不同于其他国家的非强制性免疫推荐，美国ACIP的推荐疫苗不仅被纳入国家免疫规划，还必须由私人健康保险覆盖。更重要的是，ACIP还投票决定疫苗采购的资金预算。一旦疫苗获得ACIP推荐，它几乎无需进行额外的市场推广，便可通过政府渠道覆盖全国消费者，快速实现市场渗透。这种机制给获得推荐的疫苗公司带来显著的先发优势，进一步巩固了行业的集中度。

此外，政府的集中采购策略通过竞争性招标模式进一步压低了行业利润率，直接影响了疫苗行业的市场结构。在1960—2003年，欧美疫苗行业经历了两轮企业退出潮，主要原因之一便是政府采购比例持续上升，同时采用"赢家通吃"的竞标策略，大幅降低了疫苗利润空间。1960—1998年，许多企业因低利润和疫苗责任险的高风险被迫退出市场，加上监管要求日益严格，疫苗行业的进入门槛逐步提升。到2000年后，每个疫苗品类几乎只剩下1~2家大型供应商，行业双寡头垄断格局得以稳固。

2. 为什么海外市场没有仿制疫苗？

海外疫苗市场几乎没有仿制疫苗，原因主要在于欧美市场独特的准入机制和政府采购政策，使仿制疫苗难以找到市场空间。首先，疫苗要进入市场，必须获得免疫实践咨询委员会（ACIP）的推荐，这一推荐条件十分苛刻，要求新疫苗不仅要有显著的预防效果，还要具备更高的成本效益。政府在获得推荐的疫苗上加快采购放量，从而迅速覆盖市场，显著缩短了产品的生命周期。新疫苗的快速推广和市场饱和使得老产品的市场空间被快速压缩，这一更新速度让不具备显著优势的仿制疫苗难以进入市场。因此，对于后续企业来说，开发仿制疫苗的投入产出比极低，无法保障稳定收益，导致仿制疫苗在欧美市场几乎没有生存空间。

此外，先发企业在技术和生产上的优势进一步巩固了其市场地位，抬高了行业的进入门槛。先发企业不仅具备领先的生产工艺，还因ACIP推荐而迅速建立了广泛的市场基础。疫苗作为预防类产品，要求极高的安全性和稳定性，而生物制品本身生产难度大、稳定性要求高，因此产品的质量和安全性高度依赖于企业的生产工艺与质量控制体系。这些技术壁垒使得新进入的企业难以在短时间内达到标准，也很难快速实现大规模生产。在这样的市场结构下，ACIP推荐与先发企业的工艺领先形成了双重壁垒，进一步压缩了仿制疫苗的空间。即便有中小企业试图进入，也面临着极大的市场和技术风险，无法与既有的疫苗巨头抗衡。这种高壁垒的竞争环境使得欧美疫苗市场高度集中，几乎完全被具备技术、生产和市场先发优势的少数大公司所主导，仿制疫苗因此难以在海外市场立足。

3．为什么中国能推出创新疫苗？

中国能够推出本土创新的肺炎和HPV疫苗，背后原因在于庞大的市场规模和疫苗市场结构的独特性。相比之下，日韩和印度在创新疫苗推出上则明显滞后，原因主要在于创新疫苗的高投入产出难以获得足够回报。日韩因新生人口减少，疫苗市场规模有限，使得高成本的研发投入难以得到合理的市场回报。而印度则因本土支付能力较弱，限制了创新疫苗的市场需求。疫苗的研发周期长达十余年，投入巨大，因而只有欧美的疫苗巨头和拥有足够大本土市场的企业才能支撑这种高成本的创新研发。

中国疫苗市场的独特性在于，其创新类疫苗多属于自费疫苗（二类苗），并不依赖政府招标采购，这与欧美疫苗市场形成了显著差异。由于缺少集中采购和统一价格控制，疫苗的需求呈现高度的市场化，不同收入和认知水平的消费者对疫苗的需求有所不同，因此价格成为敏感因素。仿制类产品在中国市场中拥有较大生存空间，不太可能出现欧美市场上"一家独大"的寡头局面，反而更可能出现多家企业共存、竞争的格局，这也削弱了先发企业的竞争优势。

在欧美市场中，疫苗的微创新产品往往能在政府推荐和集中采购的推动下迅速成为"爆款"。一旦产品获得免疫推荐，便能以较少的市场推广投入实现全国范围的快速覆盖。然而，在中国，疫苗的微创新产品无法享受类似的政策支持，取而代之的是依靠自费市场。这样，企业必须付出大量成本进行市场推广和消费者教育，使得创新产品的普及速度相对缓慢。如果新产品在价格上也没有明显优势，其替代旧产品的过程会更加漫长。在价格和宣传的双重压力下，中国的微创新疫苗产品生命周期相对更长，难以像欧美市场那样迅速替代旧产品、实现市场饱和。

第四节 实例分析：HPV疫苗与印度血清研究所

一、HPV疫苗：如何延长生命周期

HPV疫苗的发展不仅改变了宫颈癌的防控格局，还推动了疫苗行业的创新方向。从首款HPV疫苗上市到九价疫苗的推出，再到中国自主研发的国产疫苗问世，HPV疫苗不断实现自身价值的提升，也带动了市场需求的增长。

1．1976年：科学发现——HPV与宫颈癌的关系

HPV疫苗生命周期的起点可以追溯到1976年，当年联邦德国科学家哈拉尔德·楚尔·豪森（Harald zur Hausen）首次揭示了人乳头瘤病毒（HPV）与宫颈癌之间的直接联系。这一发现打破了人们对癌症成因的传统认识，将病毒感染与癌症的发生联系在一起。豪森的研究不仅为HPV疫苗的研发奠定了科学基础，还推动了全球对病毒性致癌因素的关注。这一开创性发现被认为是HPV疫苗研发的科学源头，奠定了HPV疫苗生命周期的开端。

2．1983年：HPV疫苗研发启动

基于豪森的研究成果，科学家们开始探索如何通过疫苗预防HPV感染。1983年，研究人员首次在实验室中成功培养出HPV病毒颗粒，这一技术进步为HPV疫苗开发铺平了道路。美国国家癌症研究所（NCI）和美国默克/默沙东公司（Merck & Co./MSD）等企业迅速投入研究，主要聚焦于高危HPV型别（尤其是16和18型），这些病毒类型与宫颈癌的发生密切相关。这个阶段标志着HPV疫苗从理论走向实验，为未来的临床试验和疫苗上市奠定了基础。对于疫苗行业来说，这是一次突破性的尝试，开创了专门预防癌症的疫苗类别。

3．2002年：进入临床试验阶段

经过近二十年的研发探索，HPV疫苗终于在2002年进入临床试验阶段。这一年，美国默克/默沙东公司（Merck & Co./MSD）和葛兰素史克两大药企分别开展了HPV疫苗的大规模临床试验，以验证疫苗的安全性和有效性。临床试验结果显示，HPV疫苗对高危型HPV的感染预防率极高，尤其在预防宫颈癌前病变方面表现出显著效果。这一结果对HPV疫苗生命周期来说具有里程碑意义，标志着HPV疫苗在科学验证中的胜利，也为其上市铺平了道路。HPV疫苗由此进入成熟阶段，向更广泛的市场应用迈进了一大步。

4．2006年：首款HPV疫苗上市

2006年，美国食品药品监督管理局（FDA）正式批准了首款HPV疫苗"加卫苗"（Gardasil）上市，由美国默克/默沙东公司（Merck & Co./MSD）研发。这款四价疫苗覆盖HPV16、18、6和11型，前两种与宫颈癌密切相关，后两种则会引发生殖器疣。加卫苗的上市标志着HPV疫苗生命周期中最关键的商业化阶段。这一事件让HPV疫苗成为全球首个专门用于预防癌症的疫苗，开创了一个崭新的市场类别。Gardasil是全球首个抗癌疫苗，具有开创性意义，推动

了疫苗从儿童疫苗向成人疫苗拓展。随着各国政府的大力推广，加卫苗迅速在全球范围内普及，帮助无数女性远离宫颈癌的威胁，并提高了公众对预防性疫苗的认识。

5．2014年：九价HPV疫苗的问世

2014年，美国默克/默沙东公司（Merck & Co./MSD）在加卫苗的基础上推出了九价HPV疫苗"加卫苗9"（Gardasil 9），新疫苗在原有四种型别的基础上增加了HPV31、33、45、52和58型。这种疫苗覆盖了90%以上的宫颈癌致病型别，使HPV疫苗的预防效果更为广泛。九价疫苗的推出标志着HPV疫苗生命周期进入产品升级和成熟期，进一步巩固了疫苗在预防宫颈癌方面的效果。九价疫苗的上市不仅提升了市场需求，也为疫苗行业的技术迭代提供了借鉴，推动了其他疫苗的升级换代，标志着疫苗生命周期的拓展期。

6．2020年：首个国产HPV疫苗问世

HPV疫苗生命周期中的一个重要事件发生在2020年，这一年中国首款国产HPV疫苗"馨可宁"由厦门万泰公司研发成功，并获得国家药监局的上市批准。这一事件对全球HPV疫苗市场产生了深远影响。国产HPV疫苗的问世不仅打破了国际疫苗巨头在中国市场的垄断，也为更多人提供了价格更亲民的疫苗选择。国产疫苗的成功标志着HPV疫苗生命周期中的成熟与扩展，使疫苗进入广泛普及和国际化的阶段。对于中国疫苗行业来说，这是一次重要的进步，表明国产疫苗企业已具备了全球竞争力，同时推动中国疫苗产业在国际市场上崭露头角。

二、印度血清研究所：全球最大的疫苗生产企业

印度血清研究所（SII）的发展历程反映了其对疫苗可及性、技术创新以及全球公共卫生的深远影响。从1966年创立，到成为全球最大的疫苗供应商之一，SII通过低成本、高效的疫苗生产，为全球数十亿人提供了负担得起的疫苗。

1．1966年：印度血清研究所的创立

1966年，赛勒斯·普纳瓦拉（Cyrus Poonawalla）在印度普纳市创立了印度血清研究所。成立初期，SII的目标是通过生产抗蛇毒血清来满足印度和周边地区对急救药品的需求。普纳瓦拉的愿景是建立一家以规模化生产、低成本为核心的企业，从而解决当时疫苗和血清供应不足的问题。SII的创立为印度乃至全球的低收入地区提供了一个稳定的疫苗和血清供应来源，开启了其在全球疫苗供应中的重要角色。这一事件不仅为SII打下了坚实的基础，也标志着印度在全球疫苗生产领域迈出了第一步。

2．1989年：获得世界卫生组织（WHO）认证，进入全球市场

20世纪80年代，SII开始转向儿童疫苗生产，包括麻疹、百日咳、破伤风和小儿麻痹症疫苗。当时，这些疫苗在发展中国家的需求巨大，但因进口成本高，许多低收入国家的接种率仍然偏低。1989年，SII成为世界卫生组织（WHO）认证的疫苗供应商，得以为联合国儿

童基金会（UNICEF）和全球疫苗免疫联盟（Gavi）等国际组织供货。通过大批量、低成本的疫苗供应，SII填补了许多发展中国家在基本疫苗接种方面的缺口。WHO的认证帮助SII打开国际市场，为全球疫苗的可负担性和普及性做出了重大贡献，也使SII成为全球疫苗供应链的关键成员。

3．1994年：推出DTP三联疫苗，推动基础疫苗普及

1994年，SII推出了DTP三联疫苗（白喉、破伤风、百日咳疫苗），为疫苗接种便利性带来了显著提升。这款结合疫苗降低了儿童的接种频率和医疗成本，提高了疫苗的接种覆盖率。DTP三联疫苗迅速在多个国家的免疫项目中被采用，SII因此成为全球基础疫苗供应的重要供应商。这一创新不仅展示了SII在疫苗技术上的进步，还使全球许多儿童受益于低成本、高质量的疫苗。SII通过DTP三联疫苗的推出推动了全球基础疫苗的普及，为疫苗行业在组合疫苗领域树立了标杆，显著提高了发展中国家的疫苗接种率。

4．2009年：流感疫苗生产，应对H1N1流感大流行

2009年，全球面临H1N1流感大流行的威胁，流感疫苗需求激增。SII快速响应，加入H1N1流感疫苗的生产行列，为全球供应紧缺的流感疫苗提供了可靠的来源。SII不仅在短时间内实现了疫苗生产的规模化，还有效控制了成本，使得发展中国家也能负担得起H1N1疫苗。这一事件展示了SII在应对全球公共卫生危机中的生产和供应能力，巩固了其作为发展中国家疫苗供应主力的地位。通过H1N1疫苗的生产，SII不仅增强了疫苗产品线，也为疫苗行业在全球流行病应对方面提供了有力支持，凸显了其在疫苗可及性方面的贡献。

5．2012年：推出无针注射五联疫苗，提升疫苗接种体验

2012年，SII推出了全球首款无针注射的五联疫苗（DTP-HepB-Hib），涵盖白喉、破伤风、百日咳、乙肝和B型流感嗜血杆菌。SII扩大五联疫苗的供应，并配合特定无针注射设备的适配探索，改善儿童接种体验。这款五联疫苗使得疫苗接种程序更加便捷，在低收入国家得到了广泛应用，有效提高了疫苗的接种率。通过无针注射五联疫苗的推出，SII再次证明了其技术创新能力，不仅改善了疫苗的接种体验，还推动了疫苗行业在接种技术方面的进步。这一创新为疫苗行业的产品设计提供了新思路，特别是在资源匮乏的地区具有深远影响。

6．2020年：全球疫苗供应体系中的关键力量

2020年，SII巩固了其作为全球最大疫苗生产商的市场地位。凭借强大的生产能力和广泛的国际合作，SII成为多个发展中国家疫苗供应的核心支柱。SII与多家跨国制药企业及全球公共卫生组织建立深度合作，专注于高效、大规模生产疫苗，满足低收入国家和新兴市场的需求。其疫苗产品覆盖脊髓灰质炎、脑膜炎、流感、HPV疫苗等多个领域，并通过全球疫苗联盟（Gavi）和联合国儿童基金会（UNICEF）等国际渠道，持续向非洲、东南亚、拉美等地区提供稳定的疫苗供应。SII在全球疫苗市场的影响力，源自其高效的生产体系、低成本制造优势及广泛的国际合作网络。随着疫苗技术的升级和全球市场需求的增长，SII正加速扩展产品线，进一步巩固其在全球公共卫生体系中的领导地位。

第十九章
骨科耗材行业

第一节 行业概况

一、什么是骨科耗材?

骨科耗材,主要指在骨科治疗中使用的植入性医疗器械,能通过手术方式置入人体,以替代、支撑或修复骨骼、关节以及相关组织。作为高值医用耗材,这些器材对人体健康具有关键作用,其稳定性和安全性直接关系到患者的康复效果。骨科植入器材种类繁多,涵盖骨接合和关节植入物等。例如,接骨板、接骨螺钉、髓内钉、脊柱固定器和人工关节等,都是常见的骨科耗材。每种材料在临床上扮演着重要角色。接骨板和螺钉通常用于骨折复位,以稳定骨折部位,促进骨骼愈合;髓内钉多用于长骨骨折,如大腿骨或小腿骨,提供内部固定支撑;而脊柱固定器则用于治疗脊柱病变,帮助矫正脊柱的稳定性;人工关节则适用于需要关节置换的患者,如髋关节和膝关节置换手术,通过替代损坏的关节,减轻疼痛并恢复活动能力。

由于这些器材需要长期植入人体,对材料的耐久性、生物相容性和功能稳定性提出了极高要求。按照中国医疗器械分类管理的规定,骨科植入物一般归属于第三类医疗器械,须严格监管。第三类医疗器械属于风险最高的类别,其研发、制造和临床使用的标准都尤为严格,必须经过严格的临床试验和国家相关部门的审批。

二、骨科耗材的分类

根据不同的临床应用领域,植入性医疗器械可细分为创伤类、脊柱类、关节类、运动医学类和神经外科类。

1. 创伤类植入产品

创伤类骨科耗材主要用于骨折修复和矫形,帮助重建骨骼的正常结构。此类产品细分为螺钉、髓内钉、金属接骨板、骨盆固定系统和外固定架等。螺钉和接骨板通常用于修复上肢、下肢、骨盆、髋部以及手部和足踝等骨折。髓内钉则常用于长骨骨折,如大腿骨和小腿骨,为骨骼提供稳定支撑。骨盆固定系统主要用于治疗因创伤、肿瘤或退行性疾病导致的骨盆不稳定。外固定架用于严重的开放性骨折,帮助暂时固定骨骼,减少移动和疼痛。创伤类植入产品在病理性骨折(例如骨质疏松引起的脆弱性骨折)、外伤性骨折以及骨畸形矫正等手术中起到至关重要的作用。

2. 脊柱类植入产品

脊柱类耗材专注于脊柱疾病的外科治疗，主要产品包括椎弓根螺钉系统、脊柱接骨板系统和椎间融合器。这些装置能够有效稳定脊柱，矫正畸形或修复损伤。椎弓根螺钉系统常用于脊柱固定手术，帮助恢复脊柱的稳定性，减轻椎间压力。椎间融合器则用于椎间盘退变或椎间隙不稳的治疗，促进脊柱骨融合。脊柱类植入产品主要适用于由于创伤、退行性变、脊柱畸形或其他病理因素引发的各种脊柱疾患。

3. 关节类植入产品

关节类植入耗材包括人工膝、髋、肘、肩关节等。随着人口老龄化及关节疾病发病率的提高，关节置换手术需求不断上升。此类植入产品主要用于关节炎、骨肿瘤、粉碎性骨折，以及其他导致关节破坏的疾病。人工关节替代了受损的天然关节，不仅能够减轻疼痛，还能够改善关节功能，恢复患者的生活质量。

4. 运动医学类植入产品

运动医学类植入器材专注于关节和软组织的损伤修复。主要产品包括关节镜系统（如主镜系统、动力刨削系统）、重建系统（如界面钉、带袢板），以及修复类装置（如半月板修复系统、人工韧带）。运动医学类产品广泛应用于膝关节、肩关节、半月板和韧带损伤的治疗，尤其适用于运动损伤患者。这些器械帮助医生通过微创技术修复软组织损伤，加速康复，恢复患者的活动能力。

5. 神经外科类植入产品

神经外科类骨科耗材专注于头部和颅面部的骨固定与修复。此类产品包括颅骨钛网、颌面接骨板和钛合金螺钉系统等，主要用于颅骨缺损的修复、颅骨骨块的固定，以及颌面部骨折或矫形手术中的稳定和重建。神经外科植入物因涉及头颅骨结构，需具备极高的精度和安全性，以确保手术效果。

三、骨科耗材迭代

骨科植入物的技术进步经历了从单纯的力学支撑到如今的智能仿生材料的飞跃式发展。随着每一代材料的演进，临床效果和患者生活质量显著提升，为骨科手术带来了革命性的改变。

1. 第一代骨科植入物：机械固定材料

第一代骨科植入物主要以不锈钢、钴铬合金和氧化铝陶瓷为代表，注重的是高机械强度和耐腐蚀性，能够提供骨骼的支撑和稳定性。在20世纪50年代，不锈钢和钴铬合金材料首次应用于髋关节置换术，帮助患者恢复行动能力。由于这些材料在体内稳定性好、耐磨性强，极大地降低了假体移位的风险。例如，美国一位老年髋关节骨折患者在接受了钴铬合金假体的置换手术后，成功恢复了正常行走能力。然而，这些材料与人体组织间缺乏生物相容性，往往容易被纤维组织包裹，导致长期使用后植入物松动，最终可能需要二次手术。

2. 第二代材料：生物惰性与涂层技术

第二代材料在生物相容性方面进行了改进，广泛应用了表面涂层以增强骨组织整合。例如，钛合金植入物加羟基磷灰石（HA）涂层成为了髋、膝关节置换的常用选择。钛合金的轻质和良好的生物相容性加上HA的涂层，能够大大促进骨细胞的黏附和生长。在20世纪80年代，HA涂层假体的引入为关节置换手术带来了显著效果。例如，一位长期受膝关节疼痛困扰的患者在接受了钛合金加HA涂层的膝关节置换后，骨细胞在涂层表面生长，植入物与骨组织形成了稳固的结合，使患者免去了术后植入物松动的困扰。尽管第二代材料在生物相容性方面有了显著提升，但这些涂层仅能提供较为初步的"惰性"连接，未能主动参与骨组织修复。

3. 第三代生物材料：生物活性和组织修复

第三代生物材料实现了与骨组织的生物活性整合，能够主动参与骨再生过程。磷酸钙陶瓷和生物玻璃成为第三代材料的典型代表，能够与骨组织形成化学结合，诱导新骨生成。例如，磷酸钙陶瓷在脊柱融合术中获得了良好应用，患者在植入后可以观察到骨组织逐渐在植入物周围生长，与假体形成自然整合。这样的材料显著减少了术后排异反应，为患者带来了更持久的修复效果。临床上，有一名患有严重腰椎退行性疾病的患者接受了磷酸钙陶瓷植入，通过X光观察可以看到骨组织逐渐覆盖植入物，避免了植入物移位的风险。

4. 第四代仿生材料：智能响应与自适应

第四代仿生材料旨在模拟天然骨组织的特性，并具备智能响应功能，能够主动促进骨组织的修复。这一代材料通过纳米技术和智能聚合物实现了仿生和生物信号传递功能。例如，一种采用智能纳米复合材料制成的膝关节假体，不仅在植入后能够适应患者的活动需求，还可在关节损伤区域逐步释放生长因子，促进软骨和骨组织的再生。在实际病例中，一位年轻运动员在经历膝关节损伤后接受了智能纳米复合材料假体的置换，术后逐渐恢复了膝关节的活动能力。该假体根据患者的活动频率和力学负荷进行微调，促进组织自我修复，降低了术后并发症的发生率。

四、骨科发展历程

中国骨科行业的发展历程，经历了从传统中医骨伤疗法到现代高科技智能仿生技术的跨越。以下是中国骨科行业发展的九个重要阶段，以时间顺序详述每个阶段的特点及其对骨科领域的影响。

1. 公元前2000年至清代：传统中医骨伤学的奠基

在中国古代，《黄帝内经》《伤寒杂病论》等中医经典中已详细记录了骨伤疗法的基础知识。古代骨科主要依靠手法复位、夹板固定和中药治疗等方法形成了"中医骨伤学"体系，奠定了中医骨科的基础。这种非手术疗法一直沿用至今，对现代骨科疗法的基本理念产生了深远影响。

2．20世纪初至1949年：西医骨科进入中国

20世纪初，西方现代医学逐步传入中国，西医骨科的概念和技术也开始进入国内医院。石膏固定、外固定夹板等技术在上海、北京等大城市逐渐推广，推动了中国骨科从传统疗法向现代西医骨科的过渡，为后来骨科手术的开展奠定了基础。

3．20世纪50年代：金属内固定技术的应用

20世纪50年代，中国骨科开始引入钢板、螺钉、髓内钉等金属内固定装置，用于治疗骨折和骨骼复位。这些内固定技术在保障骨折部位稳定的同时，减少了并发症的发生，提高了患者的愈后效果。国产不锈钢材料的逐步应用标志着中国骨科手术的技术进入更高水平。

4．20世纪70年代：人工关节置换手术的开展

20世纪70年代，中国骨科医生开始尝试人工髋关节置换手术，为晚期关节疾病患者提供了新的治疗方案。早期假体材料主要依赖进口，手术费用较高，但人工关节置换技术的普及为严重关节疾病患者带来了希望。以北京积水潭医院为代表的医院率先开展关节置换手术，积累了宝贵的临床经验。

5．20世纪80年代：国产骨科器械的崛起

20世纪80年代，中国第一批国产骨科器械问世，包括基本的钢板、螺钉和关节假体。国产器械的出现大大降低了手术成本，使得更多患者能够负担得起骨科手术。这一阶段，中国骨科器械工业开始起步，为更多患者提供了经济实惠的治疗选择。

6．20世纪90年代：生物相容性涂层的推广

20世纪90年代，钛合金和羟基磷灰石（HA）涂层等生物相容性材料在中国骨科领域得到了广泛应用。这些涂层能够提高植入物的稳定性，促进骨组织的黏附，减少了术后松动的风险，使得关节置换手术效果得到了显著改善。

7．21世纪初：微创技术的普及

进入21世纪，微创技术在中国骨科手术中迅速普及。关节镜、椎间盘镜等微创器械的应用，使得骨科手术的创伤显著减少，术后恢复时间大大缩短。这一阶段，微创骨科手术逐渐在全国范围内推广，使骨科治疗更加安全和舒适。

8．21世纪10年代：生物活性材料与组织工程技术的探索

21世纪10年代，中国骨科行业逐步引入生物活性材料，如磷酸钙陶瓷和生物玻璃等，能够诱导骨再生，促进骨组织的自然愈合。同时，组织工程和干细胞技术在骨科的应用正在探索中，进一步提升骨组织修复和再生的治疗效果。

9．21世纪20年代：智能仿生材料和3D打印技术的发展

21世纪20年代，中国骨科行业进入智能仿生材料和3D打印技术时代。纳米材料、智能聚合物和个性化3D打印植入物实现了更高的精准度和个性化适配，为骨缺损修复和骨科植入物制造带来了全新方案。随着国内科研团队和企业在智能仿生材料领域取得多项专利成果，中国骨科行业逐渐向智能化和精准化的方向迈进。

五、骨科耗材格局

全球骨科耗材市场由几家大型跨国企业主导，包括强生、史赛克（Styker）、捷迈邦美（Zimmer Biomet）、美敦力（Medtronic Inc.）和施乐辉（Smith & Nephew）等。这些公司凭借技术领先、品牌影响力和并购整合，稳占全球市场。骨科耗材细分市场主要包括创伤、脊柱、关节、运动医学以及骨修复材料等类别，其中创伤、脊柱和关节类产品的市场占比最高。这些细分领域在国内外市场的需求持续增长，推动了全球骨科耗材市场的整体扩张。

在中国，骨科植入物的渗透率远低于发达国家，未来增长潜力巨大。数据显示，2019年中国每千人脊柱手术和关节手术的渗透率分别为0.7台和0.4台，而美国分别为2.5台和3.3台，渗透率相当于中国的3.6倍和8.3倍。随着国民收入水平提高、健康意识增强和医疗服务可及性提升，未来中国骨科市场的需求量将大幅增加，为本土企业和全球厂商带来广阔市场空间。

中国骨科植入医疗器械行业起步较晚，但近年来随着技术进步和政策支持，国内企业逐步缩小了与国际品牌在技术和产品布局上的差距。目前，中国骨科耗材领域的主要企业包括威高骨科、春立医疗、大博医疗、爱康医疗和三友医疗等，这些企业在人工关节、创伤类、运动医学和脊柱等领域逐步扩大产品覆盖范围。尽管如此，相较于强生、史赛克等跨国骨科巨头，国内企业的市场支配力和核心技术产品仍然较弱。

从各细分市场的国产化率来看，创伤类产品的国产替代率最高，国产企业之间的市场份额相对均衡，未来该领域的竞争将进一步聚焦在产品质量的提升上。在关节、脊柱和运动医学领域，进口产品依然占据主要市场份额，但国内企业在逐步提升技术水平的同时，正受益于集采政策的推行，进一步加速了进口替代的步伐。集采政策的常态化有助于控制骨科耗材的价格，为具备成本优势的国产厂商带来了更多机会。

六、骨科耗材产业链

骨科耗材行业依赖于上游材料的高标准和中游厂商的技术创新，同时也离不开下游的广泛渠道支持。在国际市场中，中国的骨科植入耗材行业正在崛起，国内厂商在技术研发和成本控制方面的不断进步，有望逐步实现进口替代，并提升自身的市场竞争力。

1．上游原材料端：高标准医用材料的支撑

骨科植入耗材属于高风险医疗器械，因此对原材料的质量提出了极高要求，需具备优良

的生物相容性、机械强度和可加工性。目前，核心材料多依赖进口，国际厂商在材料创新和技术积累方面占据主导地位。骨科植入材料主要分为金属材料和非金属材料。金属材料是最早用于植入物的类型，以钛、钴、镍等为主，具有优良的机械强度和生物惰性，是骨科固定装置的基础。近年来，聚合物和生物陶瓷等非金属材料的应用逐渐增加。聚合物材料轻便且更易于加工，逐步应用于运动医学等领域；而生物陶瓷则以其良好的生物相容性和可降解性，逐渐成为骨缺损修复和填充材料的重要选择。

2. 中游产品端：骨科耗材的生产与创新

中游企业负责根据临床需求设计和生产各类骨科植入耗材，包括创伤类、脊柱类、关节类和运动医学类产品。由于骨科耗材技术要求高，中游厂商需要具备成熟的生产工艺、严格的质量管理体系，以及较为完善的技术专利布局。目前，全球市场上包括强生、美敦力等国际知名企业主导了较大市场份额，同时，威高骨科、大博医疗等本土企业也逐渐崭露头角，技术水平和市场份额稳步提升。国内厂商在价格和本土化服务上具有优势，但在核心技术上仍与国际巨头有一定差距。随着研发投入的增加和政策支持，国内骨科耗材厂商逐步缩小了与进口厂商的差距，部分企业已经形成了自主创新的产品体系，为国内市场提供了高性价比的替代选择。

3. 下游医疗服务端：渠道的广泛覆盖和服务支持

下游端包括经销商、配送商和医院等医疗机构。国内外医疗器械经销商数量众多，优质的生产厂商通过与经销商合作来拓展市场。通常，生产企业会对经销商有一定的定价权，但经销商依然是终端销售链条中的重要一环，尤其是在为医生和医疗机构提供产品配送和技术支持方面扮演了关键角色。在实际销售中，经销商的作用不仅在于供货，还在于提供"跟台服务"——即在手术过程中协助医生熟悉和使用植入产品。因此，骨科耗材的终端销售对经销商的依赖性较高，特别是在国内市场，渠道布局的广泛性直接影响到产品的普及和市场覆盖。

七、骨科耗材销售模式

中国骨科医疗器械的终端价格通常通过集中招标采购来确定。各省市对高值医用耗材的采购政策不尽相同，主要包括阳光挂网、集中采购、带量采购等方式。完成招标采购流程后，中标企业需自行开展配送合作的确认，经销商销售给医院的价格不得超过中标价或挂网价。在实际采购中，部分医院会与经销商进行二次议价，进一步降低实际采购价格。

目前，骨科行业的销售模式主要包括直销模式、传统经销模式、"两票制"经销模式和配送模式，每种模式在渠道和服务上各具特色。

1. 直销模式

在直销模式下，企业直接将产品销售给终端医疗机构，省去中间经销商环节。企业负责参与各省、市、自治区的医疗器械招标，并直接与医院建立业务联系。这种模式有利于企业与终端客户的直接沟通，但由于没有经销商的支持，企业需要投入大量资源进行渠道拓展和关系维护，因此适用于具备较强资金和渠道资源的企业。

2．传统经销模式

传统经销模式通过经销商或分销商将产品销售至医院。经销商负责渠道开发、客户维护和终端服务，提供从术前咨询、货物运输、跟台指导到清洗消毒的专业技术支持。企业在这一模式中承担部分技术支持，通过与经销商的合作，共同完成产品销售和服务。经销商在这一过程中建立了长期客户关系，能够利用其客户资源优势快速将产品推向市场，同时为医院提供必要的配套服务。这种模式有利于企业通过经销商的网络快速扩大市场份额。

3．"两票制"经销模式

2019年以来，骨科耗材的"两票制"政策在部分省市逐步实施，目的是缩短流通环节，提升透明度。在"两票制"模式下，产品从企业到经销商算一票，从经销商到医院算第二票。不同于传统经销模式，"两票制"模式中经销商主要负责渠道开发和产品配送，而由销售服务商承担跟台指导、技术支持和客户维护职责。企业、经销商和销售服务商三方协同合作，确保产品的顺利销售和技术支持的持续提供。

4．配送模式

在配送模式中，产品通过配送商转运至终端医院，配送商的职责主要集中在物流层面，企业则负责渠道开发、技术支持和客户维护。这种模式适用于希望聚焦配送业务的公司，将渠道开发和客户服务委托给专业的第三方，以降低管理负担。

5．经销模式的优势与挑战

在中国，骨科医疗器械企业大多采取经销模式为主的销售策略。优质经销商在各级医院建立了牢固的客户关系，并且提供专业的跟台服务，具备明显的竞争优势。企业通过借助经销商的渠道资源，以较低成本实现对医院的广泛覆盖，快速扩大市场份额。此外，经销商可以缓解企业在直销模式下所面临的资金压力，因为经销商介入能缩短账期，降低企业的回款风险。然而，优质的经销商资源难以短期获得，新进入企业通常需要经过较长周期的合作磨合，逐步培养管理体系与议价能力。因此，优质经销商对企业的快速市场扩展至关重要，而合理选择和培养经销商合作伙伴是企业在竞争激烈的市场中获得优势的重要策略。

八、骨科政策回顾

中国骨科行业的政策历程，展现了从基础监管到鼓励创新、推行集采的逐步升级，为行业的快速发展提供了有力支持。

1．2000年：医疗器械分类管理的确立

2000年，中国出台《医疗器械监督管理条例》，将医疗器械首次划分为三类，骨科植入

物等高风险产品被列入三类器械，需通过严格审批方可进入市场。该条例为骨科耗材的合规和安全奠定了监管基础，也成为日后行业发展的重要政策支撑。

2．2014年：创新医疗器械特别审查启动

2014年，国家食品药品监督管理总局发布《创新医疗器械特别审查程序（试行）》，为国内首创、国际领先、具有显著临床应用价值的创新产品设立了快速审批通道。该政策的推出，使创新骨科器械能更快进入市场。2017年，条例进一步优化审批流程，为鼓励技术突破、加速新产品上市提供了政策保障，推动了骨科领域创新产品的涌现。

3．2015年：《中国制造2025》助推国产替代

2015年，国务院发布的《中国制造2025》战略，将骨科植入物纳入国家重点发展领域，提出到2025年实现高端医疗器械国产化率大幅提升的目标。地方政府陆续出台一系列配套政策，包括税收优惠、研发资助和创新奖励等，推动本土骨科企业加大研发投入，布局高端产品，提升国产骨科器械的市场竞争力。

4．2019年：带量采购控制高值耗材成本

2019年，国务院办公厅发布《治理高值医用耗材改革方案》，带量采购政策随之在骨科行业推行。首先覆盖创伤类耗材，随后扩展至脊柱、关节和运动医学等细分市场。集采政策有效降低了骨科耗材价格，平均降幅达60%~80%。外资品牌因成本压力逐步退出部分市场，而国产品牌则凭借价格优势迅速占据市场份额，促使骨科企业关注成本优化和产品质量，推动了国内品牌的扩张。

5．2020年："腾笼换鸟"政策鼓励高端创新

2020年，为进一步鼓励创新产品，国家对部分技术含量高的骨科产品实施集采豁免，包括翻修关节、单髁置换和外固定支架等。通过"腾笼换鸟"，政府意在留出市场空间，鼓励企业在高技术、高附加值产品上的研发投入。

6．2023年：创新器械暂不纳入集采

2022年，国家医保局对外发布《国家医疗保障局对十三届全国人大五次会议第4955号建议的答复》，明确创新医疗器械尚不实施带量采购，因其使用尚未成熟，使用量暂时难以评估。2023年，国家医疗保障局发布《国家医疗保障局关于建立新上市化学药品首发价格形成机制鼓励高质量创新的通知》（医保发〔2023〕45号），明确对符合"临床价值显著、尚未纳入医保支付范围"的创新医疗器械，在上市早期因临床使用量小、市场竞争不充分、价格谈判空间有限，暂不纳入集中带量采购范围。这一政策为企业的创新产品争取了市场空间，激励企业加大在骨科机器人、智能植入物等高端产品上的研发力度，进一步推动中国骨科行业向高质量创新方向发展。

九、骨科耗材集采

1. 集采的时间线

自2021年以来，中国骨科集采政策逐步覆盖各类高值医用耗材的细分领域，实现了骨科耗材市场的全面覆盖。自2019年国务院办公厅发布《治理高值医用耗材改革方案》以来，各省市积极响应，通过带量采购降低骨科耗材的高成本。以下是四大骨科耗材领域的集采推进时间线：

（1）**创伤类耗材集采** 2021年5月，河南省医保局与10个省（区、市）联合发布创伤类耗材集采公告，拉开了创伤类耗材带量采购的序幕。同年7月，湖北和河北两省加入，扩大到"十二省联盟"，并于2021年11月正式执行。至2022年4月，全国"3+N"模式的17省联盟也加入创伤类耗材集采联盟，集采政策迅速覆盖全国，为各地的创伤类手术患者减轻了医疗负担。2023年9月，京津冀医药联合采购平台发布续标公告，推动创伤类耗材续标。随后，2024年5月，天津市医保局发布《关于执行骨科创伤、弹簧圈、冠脉血管内超声诊断导管和输注泵类医用耗材集采结果有关工作的通知》，宣布续标方案将于2024年6月正式实施，创伤类耗材的集采步伐更加稳固。

（2）**人工关节集采** 2021年6月，国家医保局首次发布《国家组织人工关节集中带量采购公告（第1号）》，并于同年9月在天津完成开标并公布结果，2022年4月正式落地实施。此举有效降低了人工关节的价格，惠及了广泛的关节疾病患者。随着第一轮协议期满，2024年2月，国家组织高值医用耗材联合采购办公室启动了人工关节集采续标程序，并于2024年5月24日公布续约中选结果，确保人工关节采购价格的持续稳定。各省市于2024年7月陆续开始执行续标结果，继续推动高性价比的人工关节产品普及。

（3）**脊柱类耗材集采** 2022年7月，国家医保局发布脊柱类耗材带量采购公告，同年9月公布中标结果，并于2023年4月在各地逐步落实。该政策通过集采方式有效降低了脊柱类耗材的成本，减轻了患者的经济压力。为确保价格的透明和稳定，2024年7月进一步推出价格基数调整政策，旨在优化脊柱类耗材的定价机制，实现更精准的价格控制。2022年7月脊柱用骨水泥全国集采，平均降价幅度为84%，首年采购量为46万包。2023年5月关节用骨水泥全国集采，平均降幅为83%，首年采购量为67万包。

（4）**运动医学类耗材集采** 2023年11月，国家组织高值医用耗材联合采购办公室发布《国家组织人工晶体类及运动医学类医用耗材集中带量采购公告》，将运动医学类耗材纳入集采范围。同月举行开标，各省市在2024年5月逐步执行该集采政策。运动医学类耗材的集采实施，不仅降低了运动损伤患者的治疗成本，也促进了国内运动医学耗材的技术进步和市场扩展。

2. 集采的特点

近年来，骨科耗材集采在国内逐步推进，并显现出一系列显著特点，主要包括价格降幅的稳定性和集采规则的完善性。这些特点不仅体现了集采政策的成熟和细化，也展示了政策在促进市场稳定和抑制恶性竞争方面的成效。

（1）**集采终端价格的降幅趋于平稳**　　早期骨科集采的价格降幅较大，随着各轮集采的推进，价格趋于稳定，降幅维持在80%左右。首轮创伤类耗材集采中，平均价格相对集采前的挂网价下降近90%，形成了较大幅度的降价。随后关节和脊柱类耗材的集采降幅缩小至80%左右，而运动医学类耗材的平均价格降幅则进一步收窄至74%。这一降幅的缓和反映出集采政策的理性调控，逐步避免了极端降价带来的质量风险。在创伤类耗材的续标中，各大企业的中标价格较首轮普遍有所回升，关节类耗材续标中价格降幅仅约6%。这些变化表明，随着市场逐步适应集采政策，耗材价格趋于合理与稳定，确保了集采带来的降本效应持续而不至于削弱产品质量。

（2）**集采规则的逐步完善与温和化**　　随着集采制度的不断优化，规则设计愈加完备、温和，保底机制的引入显著减少了恶性竞争现象，为龙头企业的稳定中标创造了更高的确定性。从关节集采开始，规则明确了最高有效申报价和50%的保底降幅，以平衡企业报价的合理性；脊柱类耗材集采中，保底降幅调整为40%，进一步温和化，并通过更加细致的量价设计控制价格差异。创伤类耗材的续标沿用脊柱集采的规则，减少了中标价格的波动，使得市场价差逐渐缩小，头部企业的竞争优势进一步巩固。运动医学类耗材的集采也同样延续了温和的规则设计，各大企业的中标价格差异较小，从而在保证降价效果的同时维护了市场的合理竞争结构。此外，在2024年5月的关节类耗材续标中，政策进一步加入履约良好程度作为竞价排名的调整因素，促使企业在保质、保量供应的同时获得更高的竞标优势。这样的改进体现了集采政策向激励合规经营、保障市场健康发展方向的深化，头部企业在集采中标的确定性进一步提升，市场格局也逐渐趋稳。

（3）**标外市场空间逐渐缩小**　　集采协议量与市场实际需求之间的差距为骨科耗材市场留出了空间。根据初始集采规则，在完成协议量后，医疗机构可选择已勾选厂家的产品进行补充采购，这使得医疗终端在申报需求时倾向于采取相对保守的方式，以保留一定的产品选择自由度。例如，2021年首次关节集采中，髋关节产品系统的首年意向采购总量为30.55万个，膝关节产品为23.20万个，爱康医疗借此契机成功进入全国90%以上的省级医院。自2022年4月执行以来，依靠其产品质量和完善的经销网络，爱康医疗的髋膝关节产品销量大幅提升，全年收入同比增长44.7%。这一增速主要归因于行业需求的自然增长、集采降价带来的手术渗透率提升，以及爱康医疗进入新医院的放量。随着集采协议量与实际需求量的逐步合并，市场竞争趋于收尾阶段。2024年2月，国家组织高值医用耗材联合采购办公室发布《人工关节集中带量采购协议期满接续采购公告（第1号）》，随即多地陆续发布需求填报通知，原则上各医疗机构须填报至少不低于2023年实际使用量的95%。这一新原则压缩了协议量以外的市场空间，预示着未来每年接续采购的重新报量将减少标外市场比例，企业占据的市场份额将日益巩固和固化。

3. 集采的作用

集采政策不仅推动了国产化进程，还引导骨科行业向规范化、集中化方向发展。未来，随着国产品牌进一步提升市场份额，骨科植入耗材行业的市场结构将更加集中，头部企业有望在后续市场竞争中占据更高的地位。

（1）**集采加速国产化率提升**　　集采政策在推动骨科耗材国产化方面成效显著。各类骨科耗材集采的中标价格相较集采前的终端价普遍降低约80%，导致部分外资企业因成本压力而逐渐退出市场。随着省级联盟采购和国家集采的全面推进，国产品牌市场份额迅速上升。2019年，国内骨科植入耗材市场的国产份额相对较低，市场主要由进口品牌占据，但到2022年，创伤类、关节类和脊柱类耗材的国产化率分别从68%、27%、40%提升至75%、55%、49%。集采的实施大大加快了国产品牌在骨科植入耗材领域的替代进程。

（2）**市场格局重塑，头部集中效应初现** 骨科耗材行业的市场结构较为分散，但集采政策的推行有效压缩了渠道利润，逐步淘汰了带金销售模式，促使市场集中度上升。集采后，国产领域的龙头企业竞争格局逐渐清晰，具备创新研发能力、运营效率和规模优势的企业有望在"后集采"时代脱颖而出。随着集采政策带来的规模效应，头部企业的优势将进一步显现，形成更强的市场主导力。

（3）**集采促使头部企业市场份额扩大** 集采政策在提升头部企业市场份额方面也发挥了关键作用。头部企业因具备完善的供应链和渠道覆盖能力，通过集采大幅扩充了市场份额。相比之下，较小企业则因覆盖范围、生产和配送能力受限，无法在集采后的低利润环境中维持，逐渐退出市场。随着头部企业的份额扩大，骨科耗材行业的国产品牌集中度也显著提高，国产品牌在市场中的主导地位日益巩固。

（4）**国内骨科企业逐步适应集采环境** 集采政策的执行在初期给国内企业带来出厂价下降和渠道存货补差的压力，导致业绩下滑。然而，国内骨科企业通过多种策略逐步应对和消化集采带来的影响，包括提升产品竞争力、优化成本结构、拓展新的市场和产品线。通过不断加强研发和市场拓展，国内骨科企业正逐步走出集采影响，适应新的市场环境，提升其在国内外市场的竞争力。

十、审评审批

国产品牌加大研发布局，充分发挥后先优势。国家药监局在骨科耗材的审批上，近年来通过优化流程和优先审评加快了各细分领域的注册步伐。

创伤类耗材是审批数量最多的骨科细分市场，包括接骨板、髓内钉和各类骨折固定器械。国内企业在创伤类器械上积累了丰富的经验和技术，国家药监局对该领域的审批流程相对成熟，符合国产替代政策导向。2022年国家药监局批准创伤板块三类注册证共计105张，其中国产品牌高达103张。

脊柱类植入物涉及椎间融合器、椎弓根螺钉等复杂装置，技术门槛高、临床需求大。近年来，国家药监局优先审评了一批国产脊柱类产品，显著加快了审批速度。脊柱类集采的实施促使国产产品在成本控制和技术创新方面取得进展，并通过注册审批获得市场准入。2022年国家药监局批准脊柱板块三类注册证共计99张，其中国产品牌高达94张。

关节类耗材，特别是人工髋关节和膝关节，近年需求增长明显。集采政策压缩了高价进口产品的市场份额，国产品牌的技术进步和性价比提升得到国家药监局支持。通过优先审评，国家药监局批准了多款国产关节类产品，使国产化率大幅提升，有效缓解了患者对高性价比人工关节的需求。2022年国家药监局批准关节板块三类注册证共计76张，其中国产品牌高达64张。

运动医学类耗材包括关节镜和韧带修复装置，随着运动损伤治疗的需求增加，国家药监局加速了此类器械的审批进程。尽管该领域基数较小，但国家药监局通过优先审批创新产品，加速了国产品牌的市场准入，以满足运动损伤治疗的细分需求。2022年国家药监局批准运动医学板块三类注册证共计76张，其中国产品牌高达68张。

第二节 核心价值链

一、创新器械

骨科四大板块（创伤、脊柱、关节和运动医学）在中国的集采政策中已实现全面覆盖，但某些产品依然被纳入集采豁免范围。具体而言，创伤类耗材的外固定支架、关节类中的翻修关节、半髋置换及单髁置换等产品尚未被纳入集采。随着集采政策的全面实施，骨科行业进入了"后集采时代"。在这个背景下，企业需不断提升创新实力，开发差异化、具有技术壁垒的产品，以满足集采豁免条件。在未来，高技术含量的创新产品和差异化服务将成为骨科企业竞争的核心，而那些具备强大研发能力和临床适配性的企业将引领行业发展，为国内骨科市场带来新的增长点。

2022年9月，国家医保局发布《对十三届全国人大五次会议第4955号建议的答复》，进一步明确了"创新医疗器械暂不纳入集采"的原则。该回应指出，创新型医疗器械的临床使用量较小，且通常具有独特性，难以通过集采机制进行价格谈判，因此这类器械被排除在集采之外。这一政策为企业争取了更多盈利空间和技术创新时间，有利于推动骨科行业在高技术壁垒产品上的自主研发和追赶。

创新医疗器械的审批流程十分严格。国家药监局的《创新医疗器械特别审查程序》为高创新产品设立了特别审批通道，要求在发明专利和技术水平上达到国内首创或国际领先，并具有显著的临床应用价值。例如，春立医疗的单髁膝关节假体和天智航的骨科手术机器人均获批进入这一创新通道。未来，创新能力将成为骨科企业在市场中脱颖而出的关键。

在集采前，中国骨科市场主要由外资企业主导，国内产品创新不足，普遍采用跟随和模仿策略。然而，骨科疾病领域中仍存在众多未解决的临床痛点，创新的潜力巨大。面对当前广泛的集采布局，国内龙头企业开始加大研发投入，积极开发创新产品，拓展标外市场。

中国骨科产品最早由外资企业引入，但由于在集采前市场主要依赖于经销模式，外资企业在本土的医工合作并不活跃。大多数骨科产品及手术术式仍沿用海外设计，未能充分考虑亚洲人群在骨骼结构、患病类型、体质差异等方面的特殊需求。随着国内骨科医生手术经验的积累和手术量的增加，市场对更适合本土患者需求的产品和术式提出了更高要求。针对这些需求，具有更高适配性的本土化创新产品和术式将成为未来发展的重点。

然而，国内多数骨科企业的技术能力有限，创新难度大，尤其是在脊柱和关节领域，许多企业选择通过仿制和微创新来推出产品，导致临床问题并未得到实质性改善，缺乏原创性创新。真正具有原创性的骨科产品研发不仅需要深入的临床需求理解，还要求在骨骼解剖学、病理学等方面具备深厚的知识，同时需要强有力的"医工合作"。在设计产品时，研发人员还需要对材料科学、产品设计和人体力学有深入的了解。具备持续创新能力的企业，尤其是龙头企业，将有机会在这一领域脱颖而出。

此外，材料学、医学等领域的技术进步也为骨科医疗器械的创新提供了更多可能性。如今，国内骨科企业普遍依赖于进口原材料，因此实现材料国产化和材料创新成为行业未来发展的关键。与此同时，国际骨科巨头纷纷开始布局新技术领域，如运动医学、骨科机器人、3D打印、组织再生、人工智能和智能植入物等。这些新兴技术不仅改善了临床疗效，还提高了手术的精度和效率。面对这一趋势，国内骨科企业逐步加大在前沿技术上的投入，并开始在国产化材料、智能手术设备、仿生植入物等领域取得进展。当前，全球骨科企业在这些前沿领域大多处于起步阶段，国内企业通过紧跟技术发展和自主创新，有望在未来抢占更多市场份额。

二、外延产品

自骨科行业集采政策实施以来，骨科耗材价格大幅下降，导致短期内行业整体规模有所收缩。面对这种市场压力，骨科企业纷纷利用自身的研发实力、技术储备以及已建立的临床渠道，积极开拓外延增长赛道，以培育新的增长曲线。通过跨领域布局，这些企业不仅拓展了业务范围，还为未来的持续增长奠定了基础。

在骨科产品研发中，企业在新材料开发、精密铸造、表面处理等技术上积累了丰富的经验，这些技术优势能够很好地迁移应用到其他医疗领域。比如，齿科、微创外科等与骨科产品技术路径相似的领域，成为骨科企业在集采后探索的重点赛道。春立医疗便是典型案例之一。该公司在集采背景下，积极开发正畸产品，于2023年获得国家药监局批准上市多款齿科产品，包括正畸托槽和颌面截骨板等系统，完成了口腔领域的全面布局，顺利进入齿科赛道。这一成功拓展不仅为春立医疗开辟了新的营收来源，也展示了骨科企业在技术转移和跨领域应用上的强大潜力。

大博医疗则在集采政策推行后，以现有的临床渠道为依托，积极发展非骨科产品线，包括齿科、微创外科及神经外科等领域。在微创外科方面，大博医疗推出了一次性腹腔镜穿刺器、一次性多通道单孔腔镜穿刺器、一次性筋膜闭合器等产品，这些产品凭借高性价比逐渐打开市场，填补了国内微创耗材的空白。在神经外科，大博医疗推出了颅骨修复钛网、微小型接骨板和螺钉系统，进一步丰富了产品线，提升了市场竞争力。数据显示，2019—2023年，大博医疗的非骨科产品收入占比从16.17%上升至33.97%，预计这一比例将持续提升，为公司整体增速提供了重要支撑。

通过跨领域的产品布局，骨科企业不再单一依赖骨科集采市场，而是利用在骨科领域积累的技术和渠道优势，迅速切入其他需求增长较快的医疗细分市场。此举不仅有效分散了集采带来的收入压力，也为企业未来的增长提供了新的动力。在"后集采时代"，那些具备强大研发实力和多元布局能力的企业将更具竞争优势，而跨领域的业务拓展也将成为骨科企业培育"第二增长曲线"的重要路径。

三、出海闯荡

在集采背景下，国内骨科市场的盈利空间缩窄，龙头企业纷纷寻求出海扩展。中国骨科企业依托在研发、制造和供应链上的积累，抓住了"一带一路"等国际合作机遇，加速布局新兴市场。尽管欧美市场准入门槛高，但国产品牌通过性价比优势和技术进步逐渐打开局面。在区域选择上，美国和欧洲仍是技术高地，东南亚和拉美则以增长速度和市场潜力吸引企业深耕。

1. 出海空间广阔

全球骨科市场依然具有庞大的增长潜力。尽管欧美等发达国家的骨科植入物市场已趋于饱和，终端可及性和渗透率达到较高水平，但新兴市场国家的需求呈快速上升趋势，预计将成为全球骨科市场的主要驱动力。中国的"一带一路"倡议则为骨科企业开辟了新的出口机会。沿线国家经济稳步发展，对骨科植入物的需求增加，将为中国骨科企业的出海提供坚实支撑。

从市场竞争角度来看，经过二十多年的积累和发展，国产骨科企业在手术技术、研发、生产工艺和供应链管理等方面已形成相对成熟的体系。龙头企业具备了较强的运营效率和较高的技术实力，与外资巨头的差距日渐缩小。相较而言，外资巨头因业务多元化布局，骨科业务在其整体战略中的优先级有所下降，增速放缓且在全球市场呈收缩趋势。与此同时，国产骨科品牌凭借高性价比和产品质量优势在全球部分区域市场崭露头角，有望在新兴市场以及某些高端市场实现突破。

2. 国产龙头出海布局加速

从区域来看，美国市场是全球最大的骨科市场，需求以高科技含量、创新性和附加值较高的产品为主，对价格敏感度相对较低。2021—2022年，中国骨科植入物出口额稳步上升，美国成为其最大单一出口市场。然而，美国市场存在一定的政策风险，且法规复杂，国产品牌在此布局面临挑战。欧洲市场的需求则集中在德国、法国、瑞士和英国等国家，性价比高、质量稳定的产品更受青睐。随着欧盟CE认证要求从医疗器械指令（MDD）向医疗器械法规（MDR）过渡，中国骨科企业申请认证的难度和周期有所增加，但仍具有广阔的市场机会。此外，东南亚和拉美地区的需求增长迅速，价格敏感性更高，是中国企业出海的优先选择。

在出海模式上，大多数国产龙头企业选择以自有品牌出口，部分企业也采用OEM/ODM模式。出海初期主要依赖经销商模式，以较少的人员投入实现品牌迅速拓展，随后在特定地区逐步建立子公司，增强本地服务能力，以进一步提升品牌影响力和市场渗透率。部分公司在高端市场成功转向直销模式，这种品牌管理和分销方式的调整提高了其在本地的竞争力。总体来看，出海战略已成为国产骨科龙头企业的重点方向，带动了海外业务的快速增长。

在医疗器械出海进程中，关节类产品凭借其高标准化程度、严格的材料要求和精密制造工艺，展现出领先的市场拓展能力。作为技术密集型产品，关节植入物长期由跨国企业主导，而近年来，中国企业凭借成本优势、供应链稳定性和技术创新，在国际市场上逐步取得突破。尤其是在拉美、亚洲和欧洲等市场，国产关节类产品迅速填补了供应缺口，赢得了更广泛的认可。这一契机不仅加速了国产品牌的全球化布局，也促使企业在生物材料、智能制造和精准植入等领域持续创新，推动国产关节产品在国际市场上站稳脚跟，并逐步进入更高端的医疗体系。

3．外延并购助力海外渠道拓展

高值医用耗材的海外市场拓展并非简单的国内模式复制，而是对企业在市场响应速度、研发能力和管理效率等方面提出了更高的要求。骨科耗材行业对代理商管理、库存优化、手术工具调配等方面的精细化管理要求极高，而在庞大的海外市场中实现精细化管理是企业出海的一大挑战。为更高效地拓展市场，部分骨科企业选择了与当地经销商紧密合作，通过借力本地渠道快速进入市场。同时，也有企业通过外延并购获得海外渠道资源，进一步扩大在海外市场的布局。

三友医疗就是通过并购实现海外市场拓展的代表。该公司收购了法国骨科上市公司Implanet，以其现有销售渠道和客户基础为依托，迅速构建了公司的海外销售网络，并加快了在欧美高端市场的拓展步伐。通过Implanet的既有资源，三友医疗将其核心产品纳入欧盟MDR和美国FDA的认证流程，为公司在欧美市场的进一步扩展奠定了基础。外延并购不仅带来渠道资源，还能帮助企业更快地适应海外市场的合规要求，缩短进入时间，增强本地化竞争力。

第三节 国际经验借鉴

一、新模式

在中国骨科行业，脊柱、关节和运动医学等细分领域各有特色和发展趋势。

1．脊柱领域：微创手术占比提升的趋势

脊柱手术复杂、风险高，对手术精确度和创伤控制有着严苛要求。传统的脊柱手术方式，如前路或后路入路手术，手术时间通常在3~4小时，还需额外2小时用于术前准备和定位，对于脊柱侧凸角度大、损伤严重或高龄患者而言，传统手术的侵入性较强，术后恢复困难，并发症较多。开放式脊柱手术通常需要较大的手术切口，导致术后恢复期较长，同时增加了感染和其他并发症的风险。

微创技术在此背景下迅速崛起，为脊柱手术提供了全新选择。微创技术主要包括穿刺、经皮、通道、内镜和显微技术等，具有减少手术创伤、缩短手术时间、降低并发症和术后痛苦等优势，医患的接受度不断提升。目前，美国脊柱手术中微创技术已成为主流，而中国的脊柱微创发展较晚，普及率远低于发达国家。随着技术进步，国内对微创脊柱手术的需求将不断上升，未来提升空间巨大，特别是在具有复杂解剖结构的脊柱手术中，微创技术将发挥越来越重要的作用。

2. 关节领域：创新产品与材料自主可控成趋势

在关节领域，特别是膝关节、肩关节、肘关节等关节置换产品，生物力学和运动学要求更高。膝关节置换手术在设计上需要考虑复杂的骨关节配合，如股骨髁与髌骨、股骨髁与胫骨垫、胫骨垫与胫骨托等，制作工艺的精细度直接影响产品的组织相容性和耐久性。与髋关节相比，膝关节设计和制造更具挑战性，国产企业在耐久性、组织相容性等方面与国际领先产品尚有差距，尤其是在复杂翻修手术、肩肘等四肢小关节和早期治疗用单髁、半髋产品上。

此外，当前关节领域对进口原材料依赖较大，材料自主研发和供应链独立性较低，这种依赖限制了产品的更新迭代和成本控制。为了推动技术进步，国产企业正逐步加大对创新材料的研发投入。通过3D打印、个性化定制和新型生物材料，国内企业在探索生产效率更高、成本更可控的产品方案。关节领域的创新趋势将推动原材料自主可控和工艺优化的进程，长期来看，这一领域的创新需求旺盛，国内企业有望在复杂翻修和小关节产品上进一步提升技术水平和市场竞争力。

3. 运动医学领域：集采推动下的国产替代加速

运动医学领域涉及骨科、康复医学、生物力学和材料科学等多个学科，是骨科中新兴且高成长性的赛道。该领域以微创治疗为主，通过关节镜、人工韧带和锚钉等微创设备对骨损伤进行早期干预，尤其适用于软骨、半月板、肌腱等组织的修复和重建。随着运动损伤和高龄化带来的骨科治疗需求增加，运动医学市场增长迅速，未来发展空间广阔。

运动医学产品主要分为关节镜系统设备和植入物耗材两类。关节镜系统产品占比约30%，其他产品包括带线锚钉、界面钉、缝线、人工韧带和人工半月板等植入耗材。2023年，运动医学类耗材的国家集采落地，尽管进口产品在市场上依然占据较高份额，但以大博医疗、春立医疗、天星医疗和威高骨科为代表的国产品牌在多类别产品中获得了较高的报量。这一集采政策的推行加速了国产产品的市场渗透，为运动医学领域的国产替代提供了重要契机。

二、新趋势

未来骨科植入耗材行业的创新方向将更加智能化、个体化和精准化。这些进展不仅将提升治疗效果，还将显著改善患者的生活质量。

1. 智能化：人工智能在骨科植入器械上的应用

智能化技术，特别是人工智能（AI）的引入，正在为骨科手术和植入耗材的发展带来颠覆性变革。AI算法通过深度学习和大数据分析，能够处理并解读大量的医学影像数据，如X光片、CT扫描和MRI图像，从而帮助医生制定精准的术前规划和术后评估。AI的应用不仅提升了诊断的准确性，还为医生提供了个性化治疗方案，确保更精确的操作。

手术机器人是智能化在骨科手术中的典型应用，尤其在国内，手术机器人的应用仍处于低渗透率阶段。与传统手术相比，骨科手术机器人能够基于术中3D成像和2D影像技术，进行手术空间的精准映射和路径规划，实现微创、精准的手术效果，同时大幅减少术中辐射。手术机器人可以智能引导医生完成手术操作，这不仅简化了高难度手术的实施过程，还减少了医生的学习曲线和培训成本。尤其在复杂的脊柱和关节置换手术中，AI与手术机器人的结合能够降低人为误差，提升手术的成功率和安全性，加快患者的术后康复进程，极大地改善手术预后。随着AI和手术机器人的发展，智能化手术设备将逐渐成为骨科手术中的标配，为医生和患者带来双赢局面。

2．精准化：3D打印技术在骨科植入器械的应用

精准化的发展离不开3D打印技术的广泛应用，这项技术已经在骨科植入器械领域表现出巨大的潜力。3D打印技术可以基于患者的具体解剖数据，快速定制符合患者个体需求的植入物，提升手术的精准性和成功率。传统的骨科手术使用标准化的金属植入物和矫形支具，往往难以完美匹配每位患者的具体解剖特点，可能会导致适配性差，甚至引发不必要的术后并发症。

3D打印技术的应用使"量身定制"成为现实。通过3D打印，可以快速设计和制造出不同尺寸、结构甚至多孔结构的植入物，这不仅提升了手术的适配度，还能显著增加植入物与骨组织的融合度。多孔结构或定制的关节表面可以有效促进骨整合，提供更稳定的支撑。3D打印还被用于制作手术导板和模拟模型，为医生的术前规划提供直观的参考工具，使手术操作更加精准。此外，3D打印技术在复杂结构设计上的优势，为未来开发更复杂、更具功能性的骨科植入物提供了广阔的可能性，使骨科手术朝着更精准化的方向发展。

3．个体化：骨科植入器械材料的革新

个体化治疗是现代医学的核心理念之一，而在骨科植入器械领域，材料创新是实现个体化治疗的关键。长期以来，骨科植入材料主要依赖于自体骨移植，但由于自体骨来源有限，且手术取骨会带来并发症风险，临床上急需更加安全和多功能的替代材料。新型生物材料的研发为个体化植入物的开发带来了新的突破。随着材料科学的不断进步，越来越多具有优良生物相容性和机械性能的新材料被应用到骨科植入物中。

例如，磷酸钙陶瓷、钛金属和可降解聚合物等新型材料不仅具备良好的生物相容性，还能有效促进骨组织再生与修复。这些材料逐渐与患者的骨组织融合，最终实现对受损部位的完全替代。可降解材料的使用减少了患者体内长时间存留异物的风险，而复合材料的强度和耐用性也大大提升，满足了高负重部位的使用需求。此外，材料的创新还支持智能药物释放系统的集成，使植入物在术后能够进行局部药物控制释放，有效缓解术后疼痛，促进愈合。这些材料革新在很大程度上提升了植入物的个体化适配性，使植入物更符合患者的具体需求和恢复情况，推动了骨科植入器械的个体化进程。

三、新产品

随着骨科植入耗材行业的技术进步，越来越多的新产品正在改变传统的治疗方式，显著提升手术效果和患者的康复质量。

1. 非骨水泥型假体

全膝关节置换（TKA）主要分为骨水泥型、非骨水泥型（生物型）和混合型三种固定方式。骨水泥型是当前膝关节置换的主流技术，而在髋关节置换手术中，生物型假体已得到广泛应用。近年来，非骨水泥型假体逐渐显示出在膝关节置换中的独特优势。与传统骨水泥型假体相比，非骨水泥型假体通过生物学固定来实现长效的植入物稳定性，并减少了水泥残渣带来的炎症风险。这种生物型固定方式有助于保留更多的骨量，从而为患者提供了更长久、自然的支持。

据强生的市场数据，2018年美国非骨水泥型膝关节置换手术量同比增长25%，远超行业平均水平，显示出这一新型假体的快速接受度。史赛克公司在非骨水泥型膝关节置换方面的成就也不容忽视。2022年12月，史赛克宣布其非骨水泥型膝关节系统的植入量已突破100万例，其创新的Triathlon Tritanium全膝关节系统在植入物的近端区域采用高度多孔结构，以促进骨整合，同时避免应力屏蔽对远端骨质的负面影响，为膝关节手术提供了更可靠的选择。

2. 智能膝关节

随着数字化技术的发展，智能膝关节植入物的出现进一步提升了术后康复的个性化和便捷性。捷迈邦美推出的Persona IQ智能膝关节，是全球首款智能膝关节植入物。该产品与Canary Medical合作开发，于2021年获得FDA批准，专门用于全膝关节置换手术。Persona IQ植入物内部集成了传感器和数据收集系统，包括电池、加速度计、陀螺仪和计步器，能够实时追踪患者的步长、步数等，并监测植入物的工作状态。

Persona IQ通过这些内置传感器，能够直接从患者体内获取活动数据，并将这些数据传输至智能手机应用Mymobility® Care，医生可以远程查看患者的恢复情况并提供个性化的术后指导。这种实时数据反馈不仅帮助患者优化步态，还帮助医生精准掌握患者的康复进展，为减少术后疼痛、调整植入物位置提供数据支持。这一技术为医生和患者提供了一个创新的沟通平台，实现了智能化的术后监测和管理。

3. 手术机器人

骨科手术机器人正成为全球骨科巨头在未来布局中的重要一环。手术机器人不仅提高了手术的精确度，也显著提升了医生的操作体验和患者的术后恢复质量。2013年，史赛克以12亿美元收购了Mako Surgical公司，进军手术机器人市场，获得了其RIO膝关节置换机器人系统。随后，施乐辉于2016年收购BlueBelt公司，推出NAVIO手持式机器人辅助膝关节置换系统。捷迈邦美则在同年收购了法国机器人公司Medtech，获得ROSA平台。美敦力在2018年以16.4亿美元收购了Mazor Robotics，获得了脊柱手术机器人技术。

手术机器人在全球骨科市场的渗透率稳步上升，尤其是史赛克的MAKO机器人，自2016年获得FDA批准用于膝关节置换手术以来，全球累计装机量超过1000台。MAKO机器人系统在膝关节置换中的应用，不仅大幅提高了史赛克的市场份额，还推动了膝关节耗材的销量增长。2019—2022年，史赛克的膝关节销售收入从18.15亿美元增至19.97亿美元，远超其他公司同期表现。MAKO手术机器人在精准手术中的作用，以及其在推动骨科耗材销售中的战略价值，为骨科机器人技术的未来发展提供了良好示范。

4．3D打印髋关节

3D打印技术在骨科植入物制造中的应用，带来了个性化治疗的全新可能。骨科植入物的材料选择从钴铬钼合金、纯钛、钛合金到多孔钽等，不断丰富和优化，以提高机械强度、生物相容性和耐用性。3D打印技术的应用，使得植入物的形状和大小可以根据患者的具体解剖特征进行定制，这为骨科手术带来了更高的精准性，也提高了患者术后的康复效果。

爱康医疗是国内3D打印骨科产品的开拓者，2015年获得国内首个3D打印髋关节系统的国家药监局注册证，开启了国产3D打印骨科植入物的创新进程。自此，爱康医疗陆续获得了11个3D打印金属植入物的注册证，涵盖了脊柱、髋关节、盆骨和膝关节翻修等领域。2022年，爱康医疗推出了3D ACT双动全髋产品系统，成为国内首个3D打印全髋关节产品，并于2023年推出国内首个"金属3D打印胫骨平台系统"，实现了膝关节置换领域的技术突破。

第四节 实例分析：强生骨科与Persona IQ

一、强生骨科：全球骨科龙头

1．1998年：收购DePuy公司，推出LCS膝关节系统

1998年，强生通过收购DePuy公司正式进入骨科市场，标志着其在骨科领域的开端。DePuy创立于1895年，是全球首批骨科公司之一，以其在关节和骨固定领域的技术闻名。DePuy的加入为强生奠定了骨科业务的基础，使其能够在未来数十年中不断扩展骨科产品线，并在全球骨科市场中取得领先地位。强生DePuy推出了LCS膝关节系统（Low Contact Stress Knee System），这是全球首个基于移动平台设计的膝关节置换系统。LCS膝关节系统通过允许关节旋转和移动，模拟自然膝关节的运动方式，有效减少了关节假体的磨损，提高了假体的使用寿命。LCS膝关节系统的创新设计为膝关节置换手术带来了全新标准，使得假体的使用寿命和术后恢复效果得到了显著提升。LCS膝关节系统推出后迅速获得临床应用，为无数膝关节置换患者带来了更高的生活质量，也为强生在膝关节置换领域奠定了基础。

2．2011年：收购Synthes，扩展创伤和脊柱产品线

2011年，强生以近200亿美元收购瑞士骨科巨头Synthes公司，这是公司历史上最大的一次收购。这一收购使强生在骨科领域实现了重要的业务整合，将DePuy的关节产品与Synthes的创伤和脊柱产品整合为DePuy Synthes平台。Synthes的产品涵盖骨折修复、脊柱固定和微创手术解决方案。通过收购Synthes，强生扩充了其创伤和脊柱产品线，进一步巩固了在全球骨科市场的领导地位，特别是在脊柱和创伤手术方面的竞争力得到显著提升。

3．2014年：推出ATTUNE膝关节系统，提升患者术后体验

2014年，强生推出了ATTUNE膝关节系统，这是一款专为优化膝关节置换效果而设计的创新产品。ATTUNE系统结合了解剖学设计和生物力学原理，使膝关节假体更贴合患者的自然运动。其创新结构改善了膝关节的稳定性和活动性，减少了术后疼痛，提高了患者术后恢复质量和满意度。ATTUNE膝关节系统在全球市场上获得了高度认可，被认为是膝关节置换领域的一次重要技术突破。ATTUNE系统的推出巩固了强生在关节置换市场的竞争力，并帮助公司在全球范围内扩大了骨科产品的市场份额。

4．2021年：推出VELYS手术机器人，推动骨科手术数字化

强生于2018年收购Orthotaxy并持续开发VELYS平台，VELYS（机器人辅助手术系统，robotic-assisted solution）于2021年在美国获得FDA批准上市，用于膝关节置换，正式进入骨科手术机器人领域。VELYS手术机器人主要应用于膝关节置换手术，通过3D成像和人工智能算法，帮助外科医生在手术过程中获得更精确的导航和实时反馈。VELYS平台的应用不仅提升了手术的精准性和微创性，还缩短了医生的学习曲线，使膝关节置换手术更高效。通过VELYS系统，强生在骨科手术的数字化和智能化领域开创了先河，进一步提升了公司的创新力和市场竞争力。

5．2021年：推出CONCORDE LIFT椎间融合器，强化脊柱产品创新

2021年，强生推出了CONCORDE LIFT椎间融合器，这款产品专为腰椎融合手术设计，采用可扩展结构，可以在术中调整高度和角度，从而更好地匹配患者的解剖特征。CONCORDE LIFT的创新设计不仅减少了术中对软组织的损伤，还提高了手术的灵活性和融合效果。凭借这一创新产品，强生进一步巩固了在脊柱融合手术市场的地位，同时展示了其在脊柱产品创新方面的实力。

二、Persona IQ：全球首款智能膝关节

Persona IQ是全球首款智能膝关节植入物，由捷迈邦美与Canary Medical公司共同开发。这一开创性的产品集成了智能传感器技术，能够实时监测患者的术后活动数据，为个性化康复管理和远程监控提供了全新的可能性。

1．2019年：捷迈邦美与Canary Medical达成合作，启动智能膝关节开发

2019年，捷迈邦美宣布与智能医疗设备公司Canary Medical达成战略合作，旨在开发首款智能膝关节植入物。Canary Medical拥有在植入物中集成微型传感器和数据传输技术的核心能力，而捷迈邦美在膝关节植入物领域则拥有丰富的临床经验和专业技术。此次合作奠定了Persona IQ的技术基础，标志着骨科智能化植入物时代的开端。

2．2020年：Persona IQ原型测试阶段，验证传感器技术的稳定性

2020年，Persona IQ进入原型测试阶段，捷迈邦美和Canary Medical对产品的传感器系统

进行了多轮优化和测试。Persona IQ的核心创新在于植入物中集成的微型传感器系统，包括电池、加速度计、陀螺仪和计步器。这些传感器可持续监测患者的步数、步长、步频、行走距离等数据，并在患者膝关节内保持长期稳定的运行。测试阶段的多轮验证确保了设备在各种运动状态下的精准度和稳定性，为产品的最终应用奠定了技术基础。

3. 2021年8月：获得FDA批准，成为全球首款智能膝关节植入物

2021年8月，Persona IQ获得了美国食品药品监督管理局（FDA）的批准，成为全球首个获得监管许可的智能膝关节植入物。此次批准是骨科领域的一个重要里程碑，代表着智能植入物的临床应用正式得到认可。通过实时数据监测，Persona IQ能够提供更加精准、数据驱动的术后管理，这一创新将膝关节置换手术带入了智能化时代。

4. 2021年10月：首例Persona IQ手术成功实施，开启临床应用

2021年10月，Persona IQ在美国完成了首例植入手术。这次手术标志着智能膝关节的临床应用正式开始，展示了其在术后监测和康复管理方面的显著优势。在术后，Persona IQ实时收集患者的活动数据，医生可以根据这些数据优化康复计划，确保患者得到最佳的术后支持。首例手术的成功展示了Persona IQ的临床潜力，为其后续在全球范围内的推广奠定了基础。

5. 2022年：推出Mymobility® Care应用平台，实现患者与医生的实时数据连接

2022年，捷迈邦美推出了与Persona IQ配套的Mymobility® Care应用平台。该平台可以自动接收来自Persona IQ的数据，并实时呈现给医生和患者。医生通过平台可以远程查看患者的步数、步长、步频等康复指标，患者也能够在平台上跟踪自己的康复进展。Mymobility® Care平台的推出不仅增强了医生对患者术后康复的掌控力，还提高了患者的参与感，改善了患者的康复体验。

6. 2023年：Persona IQ在全球范围推广应用，进一步扩展临床覆盖

2023年，捷迈邦美加速推广Persona IQ，将其引入更多医院和医疗机构。Persona IQ的应用范围不断扩大，使得更多患者能够受益于智能膝关节的创新技术。随着推广的深入，Persona IQ在不同人群和康复环境中的表现得到验证，为未来产品的优化和智能化骨科植入物的进一步发展提供了宝贵的数据支持。

第二十章
介入耗材行业

第一节 行业概览

一、什么是介入耗材？

介入耗材是现代医疗技术的核心工具，专为治疗各种心脑血管疾病而设计，是医学界应对全球头号健康威胁——心脑血管疾病的"微创利器"。随着医学技术的发展，血管介入治疗已逐步取代了部分传统手术，因其创伤小、恢复快、治疗效果好，逐渐赢得了医学界和患者的青睐。血管介入治疗不仅是治疗手段，更是覆盖从预防到诊断、治疗等各个环节的系统性产品，涉及冠状动脉、脑血管、主动脉及周围血管等复杂的心血管系统，为治疗各种复杂的血管问题提供了精准、微创的解决方案。

与传统的心血管手术相比，血管介入治疗具备显著的微创优势，减少了手术时间、住院时长和恢复期，对患者身体的影响也更小。尤其对于老年人和高危患者，这些优势显得尤为关键。此外，随着材料科学和医疗设备的进步，血管介入耗材的种类和性能不断提升。例如，生物可降解支架、微型可调节导管等新兴技术，将进一步推动介入治疗的安全性和效果。

血管介入耗材主要包括支架、导管、球囊、导丝和栓塞材料等。支架用于支撑血管，保持血流畅通；球囊用于扩张狭窄的血管；导丝和导管用于将其他设备精准引导至病变部位；栓塞材料用于封堵异常血管或动脉瘤，防止破裂。

未来，血管介入治疗将与人工智能、机器人技术结合，为精准、个性化治疗提供更多可能。这种快速发展的治疗方式，不仅是医学技术的突破，更是对抗心脑血管疾病的强力武器，逐步改变了传统的治疗模式，带来更高效、更安全、更具前瞻性的医疗体验。

二、行业发展历程

血管介入技术的发展，是现代医学对抗心脑血管疾病的革命性进步之一。其应用使得心脑血管疾病的治疗变得更为精准和微创，也显著降低了患者的手术风险和康复时间。从最早的实验探索到如今的智能化手术，每个阶段都带来了里程碑式的突破。

经皮冠状动脉介入术（PCI）是血管介入治疗领域的一个重要突破，从最初的球囊扩张术到如今的生物可降解支架，PCI技术在不断革新以适应临床需求。

1. 第一代：1977—1986年，经皮冠状动脉成形术

1977年，联邦德国医生安德烈亚斯·格伦齐格（Andreas Grüntzig）成功施行了全球首例经皮冠状动脉成形术（PTCA），为冠状动脉疾病提供了一种全新的微创治疗方式。PTCA采用球囊导管技术，通过插入冠状动脉狭窄部位并将球囊充气扩张，从而打开血管，恢复血流。PTCA的问世标志着冠状动脉介入治疗的正式启动，不仅为患者提供了无需开胸的治疗选择，也在短时间内迅速传播开来，先后在欧洲和美洲得到推广，适应症也逐渐扩展。然而，尽管PTCA成功恢复了血流通畅，但其技术本身存在明显局限性。由于球囊扩张后即撤除导管，血管未能获得长期支撑，导致血管回缩或再狭窄发生率高达40%～50%。这种高比例的术后再狭窄问题催生了对植入物的研究，以期提供一种长期支撑冠状动脉的设备，以减少血管再狭窄的发生风险。

2. 第二代：1986—2001年，裸金属支架

为了解决PTCA术后再狭窄的问题，1986年，医生雅克·普埃尔（Jacques Puel）和其他医生在临床中首次将冠状动脉裸金属支架（Bare-Metal Stent，BMS）植入患者体内。这种支架由不锈钢或合金材料制成，为网状设计，可以在血管内长期植入，支撑血管壁，减少弹性回缩。通过BMS，PTCA术后的血管闭塞和弹性回缩发生率大大降低。

然而，裸金属支架虽显著改善了PTCA术后的血管再狭窄情况，却带来了新的问题：支架植入后，内膜增生现象依然存在，这种内膜增生会导致支架内再狭窄。术后内膜增生会促使血管腔再次缩窄，从而引发一系列问题。因此，尽管裸金属支架在一定程度上解决了血管弹性回缩和急性闭塞的问题，但术后再狭窄仍然成为制约其效果的主要瓶颈，这也促使了对更先进支架的研发需求。

3. 第三代：2001—2011年，药物洗脱支架

2001年，药物洗脱支架（Drug-Eluting Stent，DES）的问世，标志着冠状动脉介入治疗的重大进步。第一代药物洗脱支架在裸金属支架的基础上，在支架表面涂覆抗增殖药物，通过缓慢释放药物抑制支架处内膜增生，从而大大降低了术后再狭窄率。数据显示，第一代DES使术后再狭窄率降至5%～10%，与裸金属支架相比效果显著。然而，第一代DES仍有其局限性，包括支架顺应性较低、远期血栓风险较高等问题。为了解决这些缺点，2008年，第二代药物洗脱支架问世，以XIENCE V支架为代表，采用钴铬合金材料制造，更具弹性和顺应性，支架表面采用可降解或无载药涂层，使得支架的生物相容性得到改善。第二代DES的设计目标是降低远期血栓风险，同时减少药物用量，提高支架的径向支撑力和稳定性，减少支架厚度，增强其在血管中的灵活性。

随着临床研究的深入，第三代DES在此基础上进一步优化，采用可降解药物涂层，部分产品甚至采用无载体设计，使药物更直接地接触血管壁并完成释放。虽然第三代DES在部分指标上有所提升，但其相较于第二代支架的临床受益并不显著，整体上仅是微小的改进。DES的三代迭代发展，使得冠脉支架技术达到了一个成熟阶段，市场逐渐聚焦在满足新的临床需求和患者需求上。

4．第四代：2011年至今，生物可降解支架

进入2011年后，随着生物材料技术的进步，生物可降解支架（Bioresorbable Scaffold，BRS）成为PCI技术的新方向。BRS的设计理念在于支架在完成血管扩张和药物释放功能后，可以逐渐降解并被人体吸收，从而恢复血管的自然状态。这种新型支架能够避免传统非降解支架的永久植入所带来的长期血栓和晚期再狭窄风险。

生物可降解支架的最大优势在于它可以实现血管的"自然愈合"，支架降解后不会留下异物，血管能够恢复正常的弹性和收缩功能，减少长期并发症的风险。因此，BRS不仅减少了晚期血栓的发生率，还为患者提供了更好的远期临床效果。虽然生物可降解支架目前仍在不断改进以确保其稳定性和有效性，但其应用前景广阔，尤其是在年轻患者和低危患者中具有较大潜力。

三、电生理领域

电生理耗材是用于诊断和治疗心律失常的重要工具，主要分为两大类：起搏器和各种消融技术。针对心动过缓的起搏器，以及针对心动过速的射频消融、冷冻消融和脉冲电场消融，各自有独特的作用机制和分类，能为不同类型的心律失常患者提供个性化治疗。

起搏器是治疗心动过缓的主要设备，适用于患者因心率过低而出现头晕、乏力或晕厥的情况。起搏器由微小的电池和电子部件组成，植入胸部皮下，通过电极导线连接到心脏，以持续发送电刺激，触发心脏跳动并维持正常心率。起搏器分为单腔、双腔和三腔（CRT）起搏器三种。单腔起搏器只连接到心房或心室；而双腔起搏器同时连接心房和心室，可同步心脏的电活动。三腔起搏器主要用于心力衰竭患者，能同步左右心室的跳动，改善心脏泵血功能。现代起搏器已具备智能调节功能，能根据患者的活动状态自动调整心率，并能通过远程监控提供实时数据支持。

射频消融是经典且广泛应用的心动过速治疗手段，通过射频电流产生热量精确烧灼异常心肌组织，从而阻断异常电信号。操作中，医生将消融导管插入血管，并将导管电极置于异常心律的病灶位置，高频电流产生的热量会破坏该区域的细胞，使其不再发出异常信号。射频消融在治疗房颤、室上性心动过速等方面效果显著，是消融治疗中的重要选择。

冷冻消融则是通过极低温来"冷冻"异常心肌细胞区域，达到永久性破坏病灶的效果。与射频消融的高热方式不同，冷冻消融利用低温直接阻断异常信号传导，减少了对周围组织的损伤，具有更高的操作安全性。冷冻消融在特定类型的房颤患者中疗效良好，特别适用于房间隔结构复杂的病例，冷冻效果更加持久。

脉冲电场消融（PFA）是近年来兴起的创新消融技术，通过高压脉冲电场直接作用于心肌细胞膜，使细胞受损、凋亡而不再传导异常信号。由于PFA不依赖热能或冷冻，对周围组织几乎无损伤，特别适用于特殊位置的心律失常病灶。这种非热消融技术降低了并发症风险，具备更高的安全性和精准性，被视为消融治疗的新兴方向。

四、神经介入领域

神经血管疾病通常分为三种主要类型：出血性脑卒中、缺血性脑卒中和脑动脉粥样硬化狭窄。针对这些疾病，主要治疗方式包括静脉溶栓或药物治疗、开放神经手术及神经介入手术。神经介入手术凭借其微创特性、长时间窗口和低副作用等优点，正日益成为神经血管疾病的重要治疗手段。

相比于静脉溶栓和开放手术，神经介入手术具备显著优势。首先，其治疗时间窗口更长，可达24小时，这为急性发病但错过静脉溶栓黄金时间的患者提供了救治机会。其次，通过球囊和支架将药物直接递送到病灶，药物分布更为局限，减少了全身副作用。此外，神经介入的微创属性大幅降低了手术后感染的风险，避免了开颅手术带来的高并发症和长恢复期。对那些不符合静脉溶栓标准的患者，如大动脉瘤或近期发生过脑卒中的患者，神经介入手术提供了有效的替代方案，能够独立应用并实现较佳疗效。

神经介入器械根据其功能可分为三类：缺血类、出血类和通路类。

1．缺血类

用于治疗脑血栓、血管狭窄、脑栓塞等引起的缺血性脑卒中。这类器械主要分为急性缺血治疗器械和扩张类手术器械。急性缺血治疗器械，如取栓支架、抽吸导管和球囊导引导管等，能迅速恢复血流，减少缺血对脑组织的损伤。而扩张类手术器械，如颅内支架和球囊扩张导管，则专门针对动脉粥样硬化狭窄等慢性病变，通过支撑和扩张狭窄的血管来改善血液流通。

2．出血类

主要用于治疗颅内出血性疾病，如颅内动脉瘤和血管畸形。这类器械包括弹簧圈、辅助支架和血流导向密网支架。弹簧圈可填充在动脉瘤腔内，通过促使血液凝固达到封堵效果；辅助支架则提供支撑力，确保弹簧圈位置稳定；血流导向密网支架通过改变血流路径，降低血流冲击，减少动脉瘤破裂风险。

3．通路类

不直接处理病灶，主要用于建立手术路径和传送器械。这些器械确保治疗过程的顺利进行，包括穿刺针、血管鞘、导丝和导引导管等。穿刺针和血管鞘为手术建立入口并保持血管通路稳定；导丝引导治疗设备到达病灶位置；导引导管则用于确保器械的精确定位与操作稳定。

五、心脏结构领域

心脏结构领域涵盖了对多种瓣膜及心脏缺损的微创修复和置换技术。随着介入治疗技术的发展，患者无需再依赖传统开胸手术，而是可以通过导管介入的方式获得更为安全、舒适的治疗。心脏结构领域的主要耗材包括主动脉瓣、二尖瓣、三尖瓣、肺动脉瓣和封堵器等。

1. 主动脉瓣：TAVR与J-Valve

经导管主动脉瓣置换（TAVR）是主流微创技术，通过导管将人工瓣膜送入主动脉瓣位置并展开，替换病变瓣膜。TAVR手术尤其适用于老年患者或高风险手术患者，能够显著减少恢复时间。TAVR瓣膜一般由生物组织和金属支架构成，设计上具备生物相容性和稳定性。此外，J-Valve是一种通过心尖途径导入的特殊瓣膜系统，专门用于伴有主动脉瓣关闭不全的患者。J-Valve通过经心尖导入技术确保与心脏的紧密贴合，特别适合结构复杂或其他手术路径不适用的患者，进一步丰富了主动脉瓣疾病的微创治疗选择。

2. 二尖瓣：TEER介入修复

二尖瓣耗材主要用于治疗二尖瓣关闭不全，常用的微创技术为经导管边缘到边缘修复（Transcatheter Edge-to-Edge Repair，TEER），其中MitraClip为代表。TEER通过导管将夹子送入二尖瓣处，对瓣叶进行夹合，减少反流。目前，FDA尚未批准二尖瓣介入置换设备，因此TEER修复成为微创治疗二尖瓣疾病的主流方式。TEER技术特别适合无法耐受开胸手术的患者，能够减少心脏负担，提升生活质量。

3. 三尖瓣：三尖瓣修复手术（TTVr）

三尖瓣位于右心房和右心室之间，功能障碍会导致血液反流至右心房，影响肺部血流。目前的三尖瓣微创治疗以修复手术（TTVr）为主，即通过导管修复瓣叶结构，减少反流并恢复血流动力学。全球尚无三尖瓣置换产品获批，因此TTVr成为三尖瓣疾病患者的主要治疗选择，尤其适用于不适合开胸手术的高龄或合并其他疾病的患者。

4. 肺动脉瓣：经导管肺动脉瓣置换（TPVR）

肺动脉瓣位于右心室与肺动脉之间，功能障碍会导致肺部血流受阻。经导管肺动脉瓣置换（TPVR）是一种创新的微创治疗，通过导管输送人工瓣膜至肺动脉瓣位置，避免开胸手术，特别适用于先天性心脏病患者和高风险手术人群。

5. 心脏结构性缺损：封堵器

封堵器耗材用于治疗心脏结构性缺损，如房间隔缺损（ASD）、室间隔缺损（VSD）和卵圆孔未闭（PFO）等。封堵器是一种伞状装置，通过导管植入缺损部位，封闭异常血流通道，恢复正常血液循环。封堵器通常由镍钛合金等高生物相容性材料制成，设计精巧，适合各种年龄段患者，并有效减少术后并发症。

六、外周介入领域

外周介入治疗领域涵盖主动脉疾病、外周动脉疾病和静脉疾病，为多种血管病变提供微创、高效的治疗方案。随着腔内修复技术和专用耗材的不断进步，这些治疗手段在降低手术创伤、缩短恢复时间方面具有显著优势。

1. 主动脉疾病

主动脉疾病主要包括主动脉夹层和主动脉瘤，传统手术通常需要开胸或进行腹部大切口，而腔内修复技术则可以通过微创方式实现动脉的修复和封闭。

（1）**腔内修复术**　主动脉夹层是一种危急的主动脉内膜撕裂，导致血液进入血管壁并在其中分层扩展。胸主动脉腔内修复术（TEVAR）是目前治疗主动脉夹层的首选微创手段。TEVAR通过导管将支架输送至夹层处，扩展后支撑主动脉，阻止血流进入撕裂的血管层间，从而稳定病情。

（2）**主动脉瘤修复术和动脉瘤封闭术**　主动脉瘤是主动脉壁的局部异常膨胀，破裂时可致命。微创治疗包括血管腔内主动脉瘤修复术（EVAR）和动脉瘤封闭术（EVAS）。EVAR使用支架植入主动脉瘤处，通过金属网架支撑薄弱的血管壁；而EVAS在支架内植入填充剂，使血管壁与支架间无血流，从而彻底隔离瘤体。

2. 外周动脉疾病

外周动脉疾病主要涉及四肢、颈部和肠系膜动脉的狭窄和闭塞，主要治疗方式包括球囊扩张、支架植入和斑块切除。

（1）**球囊扩张导管**　球囊扩张是外周动脉疾病的基础治疗手段，通过导入狭窄部位的球囊充气扩张血管腔，恢复正常血流，缓解下肢疼痛和缺血症状。

（2）**支架**　对于严重狭窄或扩张后易回缩的血管，支架植入可提供更持久的支撑。支架在血管内扩展后固定血管壁，防止弹性回缩，是保持血流通畅的有效方法。

（3）**斑块切除系统**　当血管内动脉粥样硬化斑块过多且硬化严重时，单纯扩张可能难以解决病变。斑块切除系统可直接去除病变部位的粥样斑块，避免血流受阻和术后再狭窄，提高手术效果。

3. 静脉疾病

静脉疾病包括静脉曲张、静脉血栓和髂静脉受压综合征等问题，主要耗材和技术各具特点。

（1）**导管消融和激光消融**　静脉曲张常见于下肢静脉，表现为静脉瓣膜功能受损、血流倒流、静脉扩张。导管消融和激光消融是两种主要微创方法。导管消融通过加热导管使静脉壁收缩闭合，而激光消融利用激光能量封闭曲张静脉，效果持久且恢复快。

（2）**导管溶栓、机械血栓清除术、腔静脉滤器**　深静脉血栓（DVT）可导致肺栓塞等并发症，导管溶栓和机械血栓清除术是常用的微创治疗方法。导管溶栓通过将溶栓药物直接注入血栓区域，加速血栓溶解；机械血栓清除术则直接清除血栓，适用于药物耐受性较低的患者。此外，腔静脉滤器可用于阻挡脱落血栓进入肺部，预防肺栓塞。

（3）**髂静脉支架**　髂静脉受压综合征是左髂静脉受右髂动脉压迫，导致血流不畅。髂静脉支架植入术能够解除受压，恢复血流通道，改善下肢肿胀和疼痛等症状。

第二节 核心价值链

一、优秀赛道

在血管介入领域，电生理、左心耳封堵器、外周动脉支架、密网支架及慢性缺血类颅内药物支架等细分品类被认为具有显著的长期成长潜力。这些赛道的低渗透率和低国产化率特性，加之当前市场竞争格局较为有利，使其在未来发展中有望突破。与其他已趋于饱和的高值耗材细分领域不同，集采背景下，这些尚未被完全开发的细分赛道为企业提供了可观的市场空间和扩展潜力。

在目前大多数高值耗材品类中，竞争已趋向充分，利润空间受限，整体成长性逐渐放缓。而低渗透率和低国产化率的细分领域，既具备市场的广阔空间，也为国内企业提供了进入的机会，有望逐步实现国产替代。同时，具备先发优势的领先企业，有望在这些潜力赛道中率先占据市场高地，打开成长天花板。

统计数据显示，电生理赛道的渗透率仅为10%，国产化率12.5%，市场集中度（CR3）达到85%，主要集中在几家头部企业；左心耳封堵器渗透率6%，国产化率25%，CR3高达95%，显示出较高的行业集中度；外周动脉支架渗透率为1%，国产化率10%，CR3为66%；密网支架的渗透率为1%，CR3则达到了90%。慢性缺血类颅内药物支架渗透率不足10%，市场完全集中在少数几家企业，CR3集中度高达100%。

二、可降解支架

1. 可降解聚合物支架和金属支架

可降解聚合物支架（如聚乳酸支架）的发展在心血管治疗中引起了广泛关注。2016年10月，雅培公司推出的第一代全降解冠脉支架Absorb BVS获得美国FDA批准。然而，2017年3月，美国FDA发布警告，指出Absorb BVS增加了靶病变失败的风险。同月，欧洲监管机构也声明限制其使用，仅在注册研究中心内可使用，计划于2018年重新评估。由于支架机械强度不足，易导致血管再狭窄，加上较长的3年降解周期积累代谢物引发炎症，增加了心脏不良事件的风险。此外，支架无法显影，操作难度较高，尤其在复杂病变患者中更加明显。2017年9月，雅培公司宣布停止Absorb BVS的销售。

全降解金属支架（Absorbable Metal Scaffolds，AMS）系列旨在解决传统金属支架永久存在的缺陷。与传统支架不同，这类支架由可被人体逐步吸收的金属材料制成，通常选用镁基合金，经过植入后能在数月到一年内逐渐降解，从而减少长期并发症的风险。AMS支架的目标在于提供一段时间的支撑，在血管自我修复后逐步消失，使血管恢复天然的生理状态。

（1）DREAMS 1G：初代镁基支架的突破　DREAMS（Drug-Eluting Absorbable Metal Scaffold）1G是全降解金属支架中具有里程碑意义的初代产品。该支架不仅具备药物涂层设计以防止再狭窄，还在材料上进行了创新，使用镁合金来提供支撑并在短时间内自然降解。

然而，DREAMS 1G的早期临床试验结果显示，其力学强度和支撑时间有限，尚无法完全满足长期支撑需求，但其创新性的设计奠定了日后研究的基础。

（2）DREAMS 2G：进一步优化和改进　基于1G的反馈，DREAMS 2G在力学强度和降解时间方面进行了显著优化。支架采用了更高纯度的镁合金，同时药物涂层的选择也得到了改进，以有效减少再狭窄的发生率。临床试验表明，2G版本支架在支撑时间上更加持久，并在降解后能显著改善血管的自然愈合效果。然而，2G仍存在一些挑战，如降解速度和炎症反应的平衡问题。

（3）DREAMS 3G：迈向成熟的全降解支架　DREAMS 3G在2G的基础上进行了多项革新，力求提升支架在血管内的稳定性和可预测的降解过程。新一代支架采用了双层药物涂层，以增强抗炎和抗再狭窄效果，同时在支架设计上进一步优化结构，使降解过程更加均匀稳定。在12个月的OCT复查中，令人鼓舞的是，超过99%的镁支架已完全降解至肉眼不可见，且未观察到支架网梁贴壁不良的情况。DREAMS 3G显著减少了再狭窄和血栓形成的风险，成为全降解支架技术中接近实用化的产品，表现出良好的临床应用前景。

2．可降解支架的挑战

当前冠脉支架技术的发展主要围绕几个关键目标进行评价：一是提升远期安全性，二是缩短双重抗血小板药物的服用周期，三是增强对复杂病变的适应性。然而，这些目标的实现仍受限于材料的有限选择、设计与制造技术的制约，以及植入性器械需要大样本、长周期临床证据的行业要求。在此背景下，药物洗脱支架（DES）技术仍将在中期内主导临床应用。

生物可降解支架作为新一代技术，面临诸多挑战。支架主体的壁厚较大，影响了在临床中的推广，因此需要从材料选择与工艺处理等方面推进技术突破，以实现"薄壁化"，这将有助于生物可降解支架（BRS）更广泛的应用。但为了确保其安全性和有效性，上市后的BRS需要进行长期的真实世界大规模随访研究，积累足够的临床数据以获得医生和患者的认可。

然而，生物可降解支架在力学性能、降解速率及炎症反应方面仍存在不足。生物可降解聚合物支架在降解速率上较佳，但在力学性能上不及金属支架；而生物可降解金属支架则因降解过程中产生负电荷，展现出一定的抗血栓效果，但其降解速率不均匀，容易引发急性再狭窄。此外，生物可降解支架在特定病变如小血管、再狭窄病变和分叉病变的应用上也需更多临床研究支持，以进一步优化支架技术的临床应用表现。

3．可降解支架的前景

尽管可吸收支架已成为全球支架研发的热点，全面推广仍需大量真实世界的临床数据支撑。当前介入治疗界普遍认同"无植入"理念，即减少植入物对体内长期存在的影响，但要实现"无植入"时代的普及仍需时日。基于现有的支架材料、涂层技术、药物载体和设计，真正具有跨代意义的产品尚在研发中。

现阶段的可吸收支架在临床效果上与已验证成熟的DES相比仍有一定差距，尤其在不良事件（MACE）发生率方面仍偏高，反映出技术的不完全成熟。目前，全球市场上仍以第三代DES为主，其疗效稳定、产品种类丰富，且价格更具性价比，相对自费的可吸收支架更易被接受。未来，材料科学的进展有望推动介入器械的多样化发展，使支架与球囊在治疗中互补其至替代。基于欧美国家的研发经验，镁合金材料支架在可吸收支架领域表现出较强的前景。

三、冠脉介入

1. 精准PCI：FFR、OCT、IVUS一体化

（1）**血流储备分数（FFR）** FFR反映了冠状动脉狭窄是否会导致心肌缺血，FFR低于0.80通常表明血流受限，需进行干预。FFR能识别需要治疗的病变，避免不必要的支架植入，从而降低不良事件率，节约治疗成本。FFR无法提供血管解剖的细节，仅能评估功能性狭窄，对病变类型和斑块形态的识别能力有限。

（2）**血管内超声（IVUS）** IVUS通过超声波提供血管横截面的影像，显示血管壁的结构、斑块厚度、大小及分布，帮助医生决定支架的尺寸和位置。IVUS能有效测量冠状动脉的直径，适用于钙化病变和复杂病变的支架植入指导，尤其在分叉病变中帮助精准定位和扩张支架。IVUS的分辨率较低，细节图像不如光学相干断层扫描（OCT）清晰，因此在识别斑块类型方面不及OCT。

（3）**光学相干断层扫描（OCT）** OCT提供高分辨率影像，能够清晰观察冠状动脉内壁、斑块特征及支架贴壁情况，对病变定位和支架调整具有重要意义。OCT具有极高的分辨率，可清晰识别不同类型的斑块，如钙化斑块或纤维斑块，对支架内皮化评估和支架贴壁情况观察非常有效。OCT的穿透深度有限，图像受血流和钙化影响较大，因此在血管钙化病变或严重狭窄的复杂病例中效果不如IVUS。

未来的冠状动脉介入手术将聚焦于精细化诊疗和更佳的预后效果，通过FFR、OCT、IVUS的三重一体化评估，医生能够获得更全面的血管功能和解剖学信息。这种技术整合让医生在术中精准判断病变类型、严重程度和支架贴壁情况，实现个性化治疗，避免不必要的支架植入，减少并发症，显著提升预后效果。一体化诊疗的应用不仅使治疗更为精准，也为冠心病的综合治疗模式带来了全新可能。

2. 支架为主，药球为辅

当前的冠状动脉介入治疗仍然以支架为主，药物球囊（药球）为辅。药球因符合"无植入"理念，尤其适合冠状动脉小血管病变，在不需要长期留置支架的情况下，药球通过局部药物释放实现治疗。其无需永久性植入的特性，降低了远期并发症风险，这使得医生在可以选择支架或药球的情况下，更倾向于药球，尤其是在小血管病变或解剖复杂的患者中。

然而，药球的适用范围仍然有限，且在部分患者中再狭窄率偏高，单纯药球治疗的效果在某些复杂病变中可能不稳定，因此仍需支架作为后续支持。尽管药球在一定程度上可替代支架，但其应用场景较窄，在冠状动脉病变的广泛治疗中还难以全面覆盖。支架因其支撑稳定、适用性广泛的特点，仍将是未来冠脉介入治疗的主流工具，而药球则作为一种有效补充手段，适用于特定病变。未来，支架与药球的合理联合应用有望为患者提供更优的个体化治疗方案。

3. 血管内冲击波技术

冠状动脉钙化病变已成为常见的冠心病表现之一，特别是在需接受冠脉支架植入的患者中，约30%存在中重度钙化。传统治疗手段，如高压球囊、旋切术和刻痕球囊等，虽可一定程度上缓解钙化问题，但在面对深层、重度钙化及钙化结节时，效果仍显不足，且操作复杂，存在一定风险。Shockwave提出的血管内冲击波技术（Intravascular Lithotripsy，IVL）为钙化病变提供了一种创新的解决方案，被业内视为有望解决这一难题的突破性方法。IVL通过在低压球囊扩张时释放脉冲式声波，将钙化斑块打"软"，使得浅表和深层的钙化组织逐步分解，有效恢复血管弹性，从而优化支架贴壁效果。与传统方法相比，IVL技术具有显著优势。首先，IVL在安全性上有极大提升。其低速声波震碎钙化组织，避免了高速钻头产生的热量和不可控方向带来的风险，减少了对血管壁的损伤。其次，IVL采用"软化"钙化斑块的理念，使硬化血管重获弹性，血管顺应性得以改善，有助于支架更好地贴壁，降低支架植入后再狭窄风险。此外，IVL操作简单，对医生的技术要求较低，学习周期短，便于在临床中推广。

四、神经介入

1. 神经介入和冠脉介入的区别

神经介入技术面临高度技术壁垒，与冠脉相比，脑血管更为纤细且弯曲，增加了支架设计和药物应用的挑战，以下是三大核心技术壁垒：

（1）**载药技术**　药物释放对颅内支架效果至关重要，既要保障药物的稳定性，又要在愈合期内精确释放以促进愈合。药物释放曲线需根据病情需求个性化设计，以实现精准的治疗效果，同时减少药物的副作用。

（2）**涂层稳定性**　颅内支架的涂层需具备极高的稳定性，任何裂纹或颗粒脱落都可能导致严重的脑血管损伤。高端技术如可降解和可洗脱涂层、电子接枝的纳米涂层等，能提供更持久的稳定性，既隔离支架与人体组织的直接接触，又促进愈合。这种涂层不仅耐血流冲击，长效性和安全性也更高。

（3）**密网支架技术**　密网支架在动脉瘤治疗中尤为重要，优质支架需具备精密编织工艺，以顺利通过狭窄弯曲的脑血管。同时，支架表面还需涂抹抗凝血药物，减少对口服抗凝药的依赖，降低血栓形成的风险。这对支架的弹性、可控性及药物稳定性提出了更高的要求。

2. 出血类

近年来，颅内动脉瘤的治疗取得了显著进展，而血管介入疗法正迅速成为这一领域的首选方法。这种微创的治疗方式主要包括弹簧圈栓塞术和血流导向密网支架置入术，通过创新的血管内装置有效治疗动脉瘤。尤其在颅内弹簧圈和血流导向支架的辅助下，血管内介入疗法为患者提供了更安全、效果更持久的治疗选择。

（1）**弹簧圈栓塞术的革新**　在颅内动脉瘤，特别是宽颈动脉瘤的治疗中，弹簧圈栓塞术表现出良好的效果。该技术通过在动脉瘤腔内放置弹簧圈栓塞材料，阻断血液流入动脉瘤，从而预防其破裂。这一过程常常需要辅助弹簧圈支架的支持，以帮助固定弹簧圈位置，减少术后复发的风险。辅助支架覆盖动脉瘤的颈部，为弹簧圈提供支撑。最终释放的支架进一步压紧弹簧圈，确保动脉瘤腔畅通、周边载瘤动脉不受压迫，显著提升了手术安全性。

当前，国际弹簧圈产品市场主要由美敦力、MicroVention、强生和史赛克四家跨国公司占据，市场份额超过90%。尽管如此，国产品牌如泰杰伟业和沃比医疗等也开始推出自主创新的产品，挑战国际市场地位。中外品牌均采用先进的水凝胶可膨胀技术、机械解脱技术和抗解旋设计，使弹簧圈在植入后的稳定性和适应性大大增强。

（2）**血流导向密网支架的突破**　血流导向密网支架的出现则为颅内动脉瘤的治疗带来了全新理念，它将传统的囊内栓塞模式转变为对载瘤动脉的重建和保护。这类支架具有更细密的网格，能有效导流，促使动脉内皮细胞覆盖动脉瘤瘤颈，使动脉瘤自然愈合。以美敦力的Pipeline Shield为代表的国际领先产品采用了磷酰胆碱（PC）涂层技术，显著加速了新生内膜形成，降低了血栓生成风险，减少了迟发型内膜增生的概率。这一技术优势使得密网支架在血管内通过性及手术操作的便捷性上有明显提升，为医生和患者提供了更多安全保障。

（3）**液体栓塞剂的应用**　对于不规则动脉瘤及动静脉畸形（AVM）患者，液体栓塞剂提供了重要的治疗支持。这种液态材料在植入动脉瘤后会沿着瘤壁逐渐固化，形成完整平滑的瘤颈封闭，从而隔离血流，减少病变扩大的风险。液体栓塞剂通过注入瘤腔供血血管，快速达到闭塞效果。现阶段，进口液体栓塞剂如Micro Therapeutics的Onyx和GEM的Glubran2在市场中占据主导，而国产品牌如赛克赛斯的EVAL栓塞剂逐渐填补了国内市场空白。研究表明，液体栓塞剂的使用不仅提高了治疗的成功率，还显著减少了死腔的形成风险，为患者带来更优的预后效果。

3. 缺血类

急性缺血性脑卒中（AIS）是因脑部血管闭塞导致脑组织缺血性损伤的一种急危重症，目前静脉溶栓是主要治疗手段。溶栓药物通过静脉注入后溶解血栓，恢复血管通畅，但溶栓效果受时间窗口限制，通常只在发病4.5小时内有效，且再通率偏低，尤其对大血管闭塞效果有限。为弥补这一缺陷，支架取栓、导管抽吸等机械介入疗法迅速发展，成为一种高效的治疗方式。

（1）**支架取栓与抽吸取栓**　支架取栓是一种在影像引导下将支架送至血栓部位、抓取血栓并取出的微创治疗方法。其优点在于时间窗口长，可在发病24小时内实施，因此对大血管血栓尤其有效。支架取栓通过微导管将支架精确引导至闭塞部位，然后支架展开并抓住血栓，最后通过微导管将支架与血栓一同取出，从而恢复血流。

抽吸取栓是另一种取栓方法，使用大口径导管通过负压吸力将血栓直接吸出。这种技术操作相对简单，吸力较大，适合移除较小且柔软的血栓。抽吸取栓可单独用于特定类型的脑卒中，也常与支架取栓结合应用，以提高血栓移除的效率。临床上发现，支架取栓与抽吸导管联合使用，即支架+抽吸组合的方式，取栓效率更高，既降低了血栓移位的风险，又可有效预防远端血管栓塞的发生。

SWIM技术：在支架取栓与抽吸导管基础上发展出的SWIM技术（Stent Retriever Assisted Vacuum-Induced Extraction）结合了两者的优势，形成一种在急性脑梗死治疗中卓有成效的"取栓三件套"方案。该方案通过近端阻断球囊导管、中端辅助抽吸导管和远端支架取栓器形成一个层层递进的协作系统，以确保血栓有效清除。SWIM技术在体外实验和临床中均表现出优于单纯支架取栓的效果，尤其适用于复杂血栓和大血管闭塞的病例。随着SWIM技术的成熟发展，未来机械取栓的治疗方案或将更倾向于支架+抽吸组合，具备SWIM整套解决方案的厂商在市场上将获得更大竞争优势。

（2）**取栓支架的发展和市场格局** 取栓支架作为急性缺血性脑卒中介入器械中的主流设备，一直以来在市场上扮演重要角色。2019年之前，国内市场几乎完全由史赛克、美敦力、强生等进口企业主导，进口企业在市场份额上占据了半壁江山。自2020年起，国产品牌逐步崛起，加奇生物、尼科医疗、心玮医疗等公司相继推出取栓支架产品，国产取栓支架市场占有率快速上升，进口垄断局面有所松动。

2024年年初，河北牵头的"3+N"集采联盟中，国产取栓支架需求量的占比已达到10%以上，显现出国产品牌在竞争中的稳步进展。随着技术的进一步成熟及更多国产产品的获批上市，未来取栓支架的市场格局将更加多元化，为国产品牌带来更多市场份额。

（3）**抽吸导管的进展与市场潜力** 抽吸导管作为一种新兴的血栓移除工具，在神经介入治疗中的应用较晚。直到2021年，首款国产颅内血栓抽吸导管才获得国家药监局批准，在此之前市场主要由Penumbra公司的ACE导管主导。2022年后，国内抽吸导管进入集中上市期，沃比医疗、加奇生物、心玮医疗等多家企业的抽吸导管产品相继获批，产品种类日益丰富，打破了进口垄断局面。

抽吸导管技术具有较强的优势，操作简便、适应性强，对血栓类型的适用面更广。目前市场上除了专用的血栓抽吸导管外，还有短端通路导管、中间导管、支撑导管等各类导管均可作为辅助设备用于抽吸取栓。未来，随着技术和工艺的不断优化，设计合理、操作灵活的抽吸导管产品将更受医生青睐，成为急性缺血性脑卒中的重要治疗工具之一。

4．狭窄类

颅内动脉粥样硬化性血管狭窄（ICAS）是因血管内斑块积聚导致的动脉狭窄，限制了大脑的血流供应。根据病变部位的不同，ICAS可分为颅内动脉狭窄、椎动脉狭窄和颈动脉狭窄。当前国内临床实践中，内科药物治疗仍是首选，但随着神经科医生对新专家共识的逐步采纳，越来越多的选择性血管内治疗已逐步开展。

在颅内动脉狭窄的治疗方面，传统的外科治疗并发症较高，临床上应用较少。相比之下，介入手术治疗方法得到了更多关注。这类技术主要由冠状动脉介入手术发展而来，包含球囊成形术、支架成形术、药物涂层球囊及药物涂层支架等。尽管ICAS的介入治疗在临床指南中推荐级别较低，但随着新产品上市、临床研究的开展以及市场教育的深入，这一领域的治疗渗透率正稳步提升。然而，由于技术壁垒较高且对设备要求严格，市场竞争仍处于良性状态，高端药物涂层支架和药物球囊等产品仍有较大潜力待开发。

在目前的临床应用中，颅内动脉狭窄治疗主要使用超说明书使用支架、裸支架、单纯球囊扩张及药物涂层球囊/支架等技术。

（1）**超说明书使用支架** 超说明书使用支架在临床中应用广泛，但仍缺乏高级别的研究证据。目前，强生的Enterprise二代支架已获得欧盟认证，用于颅内动脉粥样硬化性狭窄（ICAS）适应证，但全球仍需更多随机对照试验（RCT）研究，以进一步证明其安全性和疗效。

（2）**裸支架** 裸支架的植入技术较早进入临床，但使用后再狭窄率较高，通常认为这是因为内膜增生所致。2020年以前，国内仅有微创脑科学的APOLLO支架和史赛克的Wingspan支架两款裸支架获批。

（3）**单纯球囊扩张** 单纯球囊扩张被作为药物治疗的辅助手段，适用于部分狭窄患者，但其疗效是否显著优于单独药物治疗，仍需高级别临床试验证实。

（4）**药物涂层球囊和药物支架** 这些新型治疗方式正在逐步被认为有助于减少ICAS再狭窄和卒中复发率。药物支架能够短时间内扩张血管，而涂层药物则在缓释过程中有效抑制平滑肌细胞增殖、减少再狭窄。目前全球已上市的药物支架产品较少，药物涂层球囊则几乎处于空白状态。

①药物涂层球囊和药物支架：随着2020年后药物支架的逐步获批，国内的颅内动脉狭窄治疗逐渐拓宽了器械选择。当前仅赛诺医疗的NOVE支架获得了颅内动脉适应证批复，其他药物支架如微创脑科学的Bridge支架和雅伦生物的雷帕霉素支架则仅获批用于椎动脉狭窄。

赛诺医疗的雷帕霉素涂层自膨式支架是一款自膨类药物支架，提供了丰富的规格选择，适配0.021英寸（0.053厘米）微导管，便于推送和释放。该支架针对脑血管狭窄病变设计了更高的支撑力与血管适应性，操作方便且安全性佳。支架涂层使用电子接枝底层技术，在涂层的机械完整性和持续药物释放方面具备优势，从而在减少血管再狭窄上更具效果。

②药物涂层球囊扩张导管的突破：2024年年初，先瑞达发布了AcoArt Daisy®颅内药物涂层球囊扩张导管的临床数据，其临床试验证实了该导管在ICAS治疗中的显著效果和良好安全性。这一导管产品填补了国内外药物涂层球囊在颅内动脉狭窄治疗中的空白，具有无穿支遮挡和不影响后续治疗通路等优势，为患者带来了更加安全、有效的治疗选择。

五、外周介入

外周血管疾病的治疗包括药物治疗、手术治疗和介入治疗。药物治疗主要包括抗栓、降压、调脂、降糖、溶栓治疗等，对于控制和改善全身高危因素及外周血管疾病本身都具有重要意义。手术治疗的目的是提高肢体运动能力，减轻或消除症状，促进溃疡愈合，降低截肢率，降低重要脏器血栓栓塞风险，包括外周动脉疾病的血栓内膜切除术、血管重建术，深静脉血栓形成的下腔静脉滤器植入、吸栓、溶栓，以及主动脉瓣狭窄（AVF）的开放性手术修复及重建。目前，介入治疗具有创伤小、恢复快、易耐受、可重复等优势，已成为外周动脉狭窄、下肢动脉闭塞症、深静脉血栓形成等外周血管疾病的首选治疗策略，应用前景广阔。

1. 主动脉

（1）**主动脉夹层和主动脉瘤的治疗** 主动脉夹层的治疗方式因类型而异。对于Stanford A型夹层，主要采用外科手术进行干预，仅在极少数完全不适合手术或杂交手术的患者中，才使用胸主动脉腔内修复术（TEVAR）。随着技术的进步，部分支架已将适应证扩展至主动脉弓部，为部分复杂病例提供了替代治疗方案。而对于Stanford B型夹层，这类病例占总数的30%~40%，其中大部分可选择TEVAR治疗，成功率达到97.66%~99.20%，且术后早期死亡率较低，已成为主流选择。胸主动脉瘤的治疗与主动脉夹层相似。当病变涉及升主动脉和主动脉弓时，首选外科手术，而降主动脉病变则推荐TEVAR干预。腹主动脉瘤的治疗方式则包括开放手术和血管腔内动脉瘤修复术（EVAR）。随着研究的深入，EVAR术后死亡率和并发症较低，逐渐替代了部分开放手术，成为主流治疗方式。

（2）**胸主动脉介入治疗的技术进展**　目前用于胸主动脉介入治疗的产品以传统直管型覆膜支架为主，不同产品在通过性、支撑力等性能上各具特色。未来的趋势是通过产品设计升级，不断扩展TEVAR适应证至主动脉弓部病变。现有的主动脉支架技术路线主要分为一体式和分体式支架。一体式支架具备整体结构稳定性，而分体式支架操作便捷，适应复杂解剖结构，但易出现内漏问题。对此，先健科技的在研产品正为Ⅰ型内漏问题提供解决方案。心脉医疗则在2017年推出了Castor系列覆膜支架，将适应证扩展至部分左锁骨下动脉的A型夹层病例，这一技术突破使其处于全球领先水平。未来，随着支架技术的不断提升和适应证的扩大，TEVAR有望成为更多复杂病例的优选治疗方式。

（3）**腹主动脉介入治疗的创新方向**　目前，腹主动脉瘤的介入治疗产品在功能设计上相对类似，适用于近端瘤颈长度在15mm以上的腹主动脉瘤病例。针对腹主动脉的支架未来研发方向包括：提升对复杂解剖结构的适应性（如颈部角度变化）、增强支架锚定性能以提升稳定性，以及优化密封效果以防止内漏的发生。此外，一种新兴技术——血管内动脉瘤封闭术（EVAS）正引起关注，它可帮助解决传统EVAR的内漏和支架移位问题。Endologix公司的Nellix系统便是一种创新性的EVAS设备，专为腹主动脉瘤设计。与传统EVAR不同，Nellix系统采用双重支架和聚合物填充袋，通过将聚合物注入填充袋，实现对动脉瘤腔的完全封闭，减少血流对动脉瘤壁的压力。这样不仅增强了支架的稳定性，还显著降低了再干预率，成为解决内漏问题的新型手段。随着技术不断进步，EVAS在腹主动脉瘤治疗中的前景广阔，有望成为这一领域的重要治疗选择。

2．外周动脉

随着外周介入手术研究的细致深入，血管介入治疗已经成为多种特定疾病的首选或联合疗法，占所有疗法的半壁江山，人工血管、植入支架、药物球囊等介入器材应用前景广阔。

外周动脉支架分为球扩张支架和自扩张支架，球扩张支架主要应用于不会有明显变形的血管部位；而自扩张式支架是目前外周介入治疗中应用最多的支架，使用激光雕刻镍钛超弹合金管，因材料的超弹性优异，在很小的鞘管内不会发生塑性变形。目前，两款外周动脉支架市场结构相对稳定，主要竞争者均为Cordis、雅培等传统跨国医疗器械公司。

外周动脉球囊通常用于预扩，药物球囊的上市部分替代了支架的作用。由于药物球囊可部分替代支架作用，预防再狭窄，且患者体内无残留，因此受到临床医生的青睐，尤其在经常弯折的股动脉及腘动脉，若无夹层及残留狭窄，为避免植入支架发生折断，医生通常建议使用药物球囊。但从再狭窄发生率来说，支架和药物球囊的表现无显著差异。

腔内斑块旋切术的诞生为弥漫性、闭塞性动脉粥样硬化组织的处理提供了新思路。将带有旋切刀片的导管送入病变动脉腔内，通过高速旋转从而一次切除更多斑块，直接恢复血流，术后不残留异物，最大程度降低术后血管内膜增速引起的再狭窄。腔内斑块旋切术可治疗腹股沟以下的动脉病变，尤其适用于不适宜植入支架的血管，如腘动脉和膝下血管等。若结合使用药物球囊，则可最大限度提高血管通畅率。

旋切技术（Atherectomy）是一种针对外周动脉疾病（PAD）患者的血管介入治疗方法，共有以下几代产品技术迭代。

（1）**第一代：定向旋切术** 定向旋切术是旋切技术的早期形式，采用机械刀片将动脉内的粥样硬化斑块定向切割并移除。SilverHawk系统是该技术的代表性产品，通过影像引导，医生能够将设备精确推至病变处，利用机械刀片切除斑块并将其收集在设备内腔中，从而减少斑块碎片在血流中的扩散。定向旋切术适用于柔软、非钙化斑块，但其刀片对钙化斑块效果较差，对血管壁可能产生一定的损伤。

传统数字减影血管造影（DSA）技术仅能显示血管的长轴影像，对狭窄病变及其他管腔结构的成像存在局限。相比之下，光学相干断层扫描（OCT）具有超高分辨率，成像清晰，可精准测量腔内结构，并能穿透钙化病变，有助于更精确地切除斑块并减少血管损伤。Avinger公司获得FDA批准，成功将OCT光纤技术与导管穿通技术结合，推出Pantheris^{TM}可视化斑块旋切系统。该系统由LightBox OCT成像设备和配有造影纤维的旋切刀组成，实时显示切刀、动脉壁和斑块的界限，避免误切。系统的贴壁球囊可多次扩张收缩，确保切刀精准定位，从而安全高效地切除斑块。

（2）**第二代：旋磨术** 旋磨术（Rotational Atherectomy）是旋切技术的第二代进化，专为清除钙化严重的斑块而设计。其代表产品为Boston Scientific的Rotablator系统，刀头上覆盖微小的金刚石颗粒，在高速旋转下逐层磨除钙化斑块，使其分解成微粒，随血流排出体外。旋磨术减少了血管壁的物理压力，对纤维性和钙化性斑块尤其有效，但操作时通常需结合远端保护装置，以防止碎屑引发栓塞。

（3）**第三代：轨道旋切术** 轨道旋切术（Orbital Atherectomy）是旋切技术的第三代创新，采用环形旋转设计。其代表性产品是Cardiovascular Systems的Diamondback 360系统，通过环形刀头的多方向摆动在血管中产生环绕振动，使斑块逐步被磨除。该技术适用于复杂、弯曲的血管解剖和钙化病变，能够在不损伤健康血管壁的情况下切除病变，为解剖结构复杂的PAD患者提供了有效的治疗选择。

（4）**第四代：激光旋切术** 激光旋切术（Laser Atherectomy）是旋切技术的最新进展，代表性设备为AngioDynamics与Eximo Medical联合开发的B-Laser系统。该技术利用高能量激光脉冲将斑块气化为微小颗粒，避免了对血管壁的机械损伤，特别适合处理纤维化、钙化或不规则斑块。激光旋切具有非接触性和高精度的优势，适用于复杂的解剖结构和传统旋切难以处理的病例，带来了更高的安全性和切除精度。

3．外周静脉

（1）**大隐静脉曲张的优势疗法** 大隐静脉剥脱术作为传统治疗大隐静脉曲张的经典术式，因创伤大、恢复慢逐渐被微创手术所取代。现今的微创疗法主要包括血管内激光手术（EVLA）和射频消融手术（RFA）。其中，EVLA适用于静脉直径较大或存在血块的患者，而射频消融手术在多个方面表现更佳。射频消融手术后静脉闭合率显著高于激光手术，并且术后疼痛、瘀斑以及轻度并发症的发生率均低于激光手术。ClosureFast™是射频消融手术的先进设备之一，具有适用广泛的特点，其一体化设计包括射频仪、消融导管和探针，操作便捷，无需其他设备辅助。此外，VenaSeal™闭合系统作为美国唯一获准的非热、非肿胀、非硬化剂疗法，采用专有的氰基丙烯酸酯胶封闭隐静脉，通过与血液接触快速聚合并形成高黏性，为患者提供了无热源损伤的创新选择。

（2）**深静脉血栓的多种介入疗法** 深静脉血栓的治疗方法多样化且各具优势。导管溶栓术是通过将导管放置在血栓内或接近血栓的位置，直接注入溶栓药物（如尿激酶），快速溶解血栓并开通血管通道，对于急性血栓患者，血管开通率可达95%以上。机械血栓清除术适用于初发急性髂股深静脉血栓患者，尤其是症状持续不超过14天、出血风险低且血管功能良好、预期寿命较长的病例，能够尽早清除血栓，恢复血流。腔静脉滤器则是通过拦截大于4毫米的栓子，有效预防肺栓塞（PE）的发生，尤其适合易发生肺栓塞的患者。尽管无法完全预防PE，但大多数患者因其获益显著。静脉支架术现已成为髂静脉闭塞的主要治疗手段，在支架植入失败或再次闭塞的情况下才考虑外科手术介入，为患者提供持久的血管通畅保障。

六、电生理治疗

快速性心律失常治疗进入精准时代，电生理技术结合三维标测系统，通过精确定位异常电活动源，为消融治疗提供了前所未有的准确性和安全性。三维标测系统缩短手术时间、减少X射线暴露，并大幅提高成功率，使消融技术成为快速性心律失常治疗的核心方案，极大改善了患者生活质量，显著降低了复发风险。

1．三维标测系统

三维标测系统是心脏电生理设备领域的核心竞争力之一。在电生理手术中，医生依赖这一系统重建心脏三维模型并进行电信号标测。三维技术相比传统二维系统，不仅缩短了手术时间、提高了操作精度，还减少了X射线暴露时间，同时简化了医生的学习过程。当前，绝大部分电生理手术均已采用三维标测系统。然而，由于三维标测设备多采用闭源或半闭源系统，国产厂商在这一领域的市场份额相对较低，技术替代进程也因此受到制约。没有三维标测设备的厂商在导管室内缺乏操作权限，影响到与医生的紧密合作，也在一定程度上限制了耗材的销售和技术迭代的推进。

目前国内市场上以CARTO和EnSite为主流系统，然而自2016年起，微电生理、惠泰医疗、锦江电子等国产厂商逐步推出了磁电定位的三维标测系统。特别是微电生理，通过2016—2023年对系统的持续迭代，推出了四代Columbus系统，这一系统具备了更强大的信号处理能力，能保留更多细节信号，为临床应用提供更精确的数据支持，显著提升了高密度标测的精确度和效率。这些进步标志着国产设备已在基本重建和标测功能上达到国际先进水平，但在某些先进模块和与特定导管匹配的算法方面仍存在提升空间。

2．磁电融合双定位系统：精确度的新标准

磁电融合双定位系统已逐渐成为三维标测系统的主流模式，其在电生理手术中的作用不

可忽视。该系统通过在心腔内移动带有传感器的导管，计算电流比率，并结合磁场位置信息创建基于电流校准的可视化矩阵。这一精确度可达1mm的矩阵能够在不变形的情况下准确显示诊断导管的位置，极大地提高了手术的精确度和安全性。

这种精确定位系统的优势不仅在于提升了操作的可视化水平，也解决了术中导管位置偏移的问题，因此在行业内得到了广泛应用。磁电融合系统的优势在于它的精确度不受外界磁场干扰，能够长期保持稳定的空间分辨率，这也使其逐渐成为电生理三维手术领域的重要趋势。磁电融合定位系统的发展为手术的精细化、精准化带来了新的可能，对于国内厂商来说，这一领域的技术突破将是打破进口垄断的重要机会。

3. 闭源系统的竞争优势与先发壁垒

闭源系统逐渐成为三维电生理设备的主流，尤其是在高精密度手术中，闭源系统因其设备与耗材的深度结合优势，在市场上建立了较高的壁垒。闭源系统的核心在于其特定模块需与专属导管配合使用，这种定制化的生态系统不仅提升了设备的效用，也增强了临床体验。在当前电生理设备市场中，强生和雅培凭借三维标测系统的早期推广获得了显著的先发优势，并在市场份额上遥遥领先。

闭源系统的优势在于，其封闭的生态系统使得各个设备模块之间的协作更加高效，带来了更高的手术成功率和更好的操作体验。对于国产厂商而言，若要在这一市场上突围，除了在技术上寻求创新突破，还需在闭源系统的个性化设计上打造差异化，以形成具备竞争力的国产替代方案。在未来，闭源系统的发展有望进一步拉大技术领先企业与新进入者之间的差距，因此先发优势愈加明显。

4. 高密度标测导管：提升手术的精细化水平

高密度标测导管作为三维磁电定位系统的重要组成部分，为电生理手术带来了更高的精确度。相较于传统线性诊断导管，高密度导管的电极数量多、覆盖范围广，可在短时间内精细地构建心腔模型。通过多电极同步标测，这些导管可以捕捉到传统标测电极无法识别的微小电位，大幅提高了手术的准确性，进而提升了治疗效果。

目前电生理手术中使用的耗材主要包括标测导管、消融导管以及针鞘等配件。在标测导管的研发方面，国产厂商已经能够提供多种规格、多样化电极设计的产品，涵盖了不同区域的标测需求，20电极以下的标测导管已取得显著突破。然而，在房颤等复杂手术所需的高密度标测导管（电极数≥20个）方面，市场依旧由进口产品占据主导地位。

在这一领域，微电生理的EasyStars高密度标测导管于2022年10月获得NMPA批准，惠泰医疗的高密度标测导管也已进入临床阶段。这些进展表明，国产厂商正逐步突破技术壁垒，特别是在减少X射线使用和推进"绿色电生理"手术方面已取得初步成效，未来将进一步推动国内电生理市场的高质量发展。

5. 消融治疗

射频、冷冻和脉冲电场消融（PFA）三种消融方式各展所长。射频消融凭借其技术成熟性和较低风险，继续占据主流地位；冷冻消融则以简便高效的操作赢得广泛认可；而PFA则以精准的组织选择性消融特性,开启了消融技术的新篇章。

(1) 射频、冷冻、脉冲电场消融的独特优势 在房颤治疗中,射频消融、冷冻消融和脉冲电场消融三大主流消融方式各有特色,为不同情况的患者提供了更加个性化的选择。房颤的关键治疗步骤在于肺静脉隔离,通过切断肺静脉异常电信号传导来控制房颤发作,这一步骤贯穿于各种消融技术中。对于持续性房颤患者,单一的肺静脉隔离可能不够,还需要对其他心房区域进行额外消融。

射频消融是最常用的方式,拥有成熟的临床数据支持和较好的治疗效果,但其逐点消融的操作特点,使手术时间相对较长,且存在复发和并发症风险。冷冻球囊消融的优势在于简化了手术流程,减少了血栓形成、肺静脉狭窄等并发症,但在应对非肺静脉起源的房颤时略显不足。PFA则利用不同组织的电穿孔阈值特性,实现了选择性消融,对心肌组织高度精准,对周围健康组织的损伤更小。尽管PFA具有显著的安全性和操作优势,但其临床数据尚不充分,高压电脉冲引起的心率或血压波动也要求手术全麻进行。现阶段,PFA导管的临床应用主要集中于肺静脉隔离,尚未拓展至更复杂的手术。

(2) 射频消融:压力感知导管的创新突破 射频消融是房颤治疗中的经典方法,其原理是通过高频电流加热靶组织,使其温度升高到凝固坏死的程度。这一技术操作简便,创伤小,手术时间较短,并发症少,因此在房颤治疗中被广泛使用。射频消融的冷盐水灌注和压力感知技术的创新也为这一成熟技术注入了新的活力,进一步提升了安全性和精准度。

压力感知导管在射频消融中的突破性应用,使医生能够在手术过程中更精确地感知导管与心肌的接触压力,避免穿透心壁的风险,显著提高了手术成功率。国内市场上,射频消融导管逐步从二维电定位发展到磁定位、冷盐水灌注射频消融导管,再到磁定位压力感知导管。微电生理、惠泰医疗和锦江电子等企业已成功推出多款射频消融导管,部分产品如微电生理的压力感知射频消融导管也已获批。压力感知技术的进展使射频消融能够更加安全、有效地应用于复杂的房颤手术,为患者带来了更高的治疗安全性。

(3) 冷冻消融:简化操作的高效方法 冷冻消融技术在全球范围内已成为一线治疗手段,因其操作简便、风险低,在临床指南中得到推荐。冷冻消融利用球囊导管将低温能量传导至靶组织,形成环状的透壁损伤,从而实现肺静脉隔离。与射频消融逐点操作不同,冷冻消融一次即可完成对肺静脉的封闭,显著缩短了手术时间。

美敦力的Arctic Front冷冻消融系统是冷冻消融的代表设备,已在全球治疗了近百万患者,并获得了中、美、欧等主要市场的认可。2021年,美国FDA批准冷冻消融作为房颤的一线治疗手段,意味着冷冻消融不再只是药物无效的替代选择。国内企业如微电生理、康沣生物等也在冷冻消融领域加快布局,2023年,其冷冻消融产品先后获得国家药监局批准上市,为国产冷冻消融器械开辟了新领域。微电生理推出的IceMagic冷冻消融产品表现出100%的即刻手术成功率,操作更加简化,为房颤患者提供了更为全面的治疗选择。

(4) 脉冲电场消融:引领下一代消融技术 脉冲电场消融(PFA)作为新一代消融技术,以其非热消融的原理带来了治疗方式的革新。PFA通过高压脉冲电场作用于心肌细胞,产生不可逆的电穿孔,最终实现心肌细胞坏死。这一技术因其选择性消融特点,对心脏的其他非靶组织影响较小,显著减少了手术并发症的风险,被认为是未来心脏消融的方向。

PFA技术的发展备受全球关注,2023年,美敦力的PFA设备在美国获得FDA批准,成为首款获准上市的PFA消融设备。国内企业也积极跟进，锦江电子的LEAD-PFA脉冲电场消融仪及一次性PFA导管在同年底获得国家药监局批准，成为国内首款上市的PFA产品。与此同时，惠泰医疗和德诺电生理等企业也在加速PFA技术的研发进程。随着PFA技术逐步进入市场，这一创新性消融方式为医生提供了更灵活、安全的选择，未来有望在房颤等复杂心律失常的治疗中占据重要地位。

6. 无导线起搏器

缓慢性心律失常患者通常依赖起搏器来维持正常心律。自起搏器广泛应用以来，导线及皮下囊袋带来的并发症如导线断裂、感染和囊袋凸显等问题，一直困扰着患者。相比传统起搏器，无导线设计消除了导线和囊袋相关的并发症，采用微创植入方式，减少手术创伤，恢复更快。小巧的设备直接附着心腔内壁，为患者提供了更舒适、安全的治疗体验，极大提升了生活质量，代表了起搏器领域的新一代技术方向。

目前，起搏器市场主要由进口厂商主导，国内无导线起搏器的技术积累还处在发展初期。美敦力和雅培等国际巨头在这一领域占据显著优势，特别是在无导线起搏器领域，美敦力的Micra系列和雅培的Aveir系列为代表的产品已率先抢占市场。例如，美敦力的Micra TPS是全球首款无导线起搏器，而第二代Micra AV则在此基础上增加了心房活动检测功能，能够满足部分患者的双腔同步需求；雅培的Aveir VR则是全球首款可回收的无导线起搏器，设计独特且具有易取出优势。由于这些无导线起搏器的技术门槛高，短期内国产替代的可能性有限，进口产品在未来仍将占据主导地位。

然而，随着无导线起搏器技术的进步，心房和心室同步起搏成为市场的全新增长点，进一步扩大了无导线起搏器的市场空间。雅培推出的Aveir DR是全球首款双腔无导线起搏器，能够监测并支持心房和心室的同步起搏，为需要更复杂心律管理的患者提供了全新的治疗方案。2023年7月，雅培宣布Aveir DR获得美国FDA批准，成为首款获批进入美国市场的双腔无导线起搏器；2024年6月，Aveir DR又获得了CE标志，成功进军欧洲市场。这标志着无导线起搏技术在全球市场迈出重要一步，并为未来双腔及多腔无导线起搏器的发展打开了广阔空间。

七、结构性心脏病

1. 主动脉瓣置换

经导管主动脉瓣置换（TAVR）技术正在迅速革新，已成为主动脉瓣狭窄治疗中的关键手段。随着技术的逐步成熟，TAVR进入了"下半场"发展阶段，聚焦于两大方向：一方面，持续优化现有产品，改进主动脉瓣狭窄的治疗路径，以提高疗效和患者体验；另一方面，逐步扩展适应证，力图攻克主动脉瓣反流这一尚未完全解决的难题，为更多患者提供有效的治疗选择，推动心脏瓣膜介入技术的进一步发展。

（1）针对主动脉瓣狭窄的优化：材料和抗钙化技术　　目前，市面上的大多数TAVR产品都集中在主动脉瓣狭窄人群，且技术迭代速度非常快。随着患者年龄层的年轻化，对瓣膜耐久性提出了更高的要求，因此材料优化成为研发的重点方向。传统生物瓣膜因易受钙化影响,使用寿命有限,因而"干瓣"技术和抗钙化技术被引入,以延缓生物瓣膜的衰退。此外,聚合瓣的出现为瓣膜材料提供了新选择。聚合瓣在抗钙化能力、使用寿命和组织相容性上有显著优势,未来可能替代生物瓣膜,但目前聚合瓣还处于实验研发阶段,相关临床经验不足,预计商业化尚需时日。

(2)**瓣膜扩张方式的多样化:球扩瓣与自扩瓣** 在瓣膜扩张方式上,球扩瓣与自扩瓣各有特点,未来可能互为补充。目前,我国患者多存在瓣膜钙化问题,故自扩瓣在未来3~5年内仍将是主导产品。然而,球扩瓣在输送、释放和贴合性方面表现出更优异的稳定性,未来有可能成为主流技术。自扩瓣因其具备可回收性,在复杂或高钙化病例中提供了更加灵活的选择。这样一来,球扩瓣和自扩瓣在未来的TAVR治疗中将共同组成更加完备的治疗体系,为医生和患者提供更广泛的选择。

(3)**扩展到主动脉瓣反流的治疗:J-Valve的突破** 尽管TAVR在主动脉瓣狭窄的介入治疗上已趋于成熟,但其在主动脉瓣反流治疗中仍存在显著难度。现有产品大多依靠径向张力来固定瓣膜,而主动脉瓣膜必须存在钙化病变才能形成足够的支撑力,这使得大量主动脉瓣反流患者无法通过TAVR治疗。杰成医疗的"J-Valve经心尖瓣膜"是首个同时支持主动脉瓣狭窄和反流治疗的国内原创产品。J-Valve通过独特的定位技术,将瓣膜活动连接件置于瓣膜上方,利用细丝控制瓣膜的上下移动,使瓣膜精确贴合主动脉瓣叶。释放后的定位件与支架协同工作,通过夹合原生瓣叶固定,避免了对钙化病变的依赖,从而有效解决了反流治疗难题。

除了双适应证,J-Valve的设计也弥补了现有TAVR产品的不足。其采用与外科瓣膜相同的完整主动脉瓣材料,非心包膜,耐久性优异。同时,短支架顶端的凹型设计保护冠脉开口,且经心尖入路方式不受血管条件限制,对外周血管迂曲、钙化等复杂情况均有良好适应性。J-Valve的多功能和高适应性为TAVR技术在反流治疗领域打开了新的局面。

2. 二尖瓣修复TEER技术

(1)**多样化的经导管二尖瓣修复技术** 经导管二尖瓣修复技术发展迅速,技术路径日趋多样。目前较为成熟的技术有瓣叶缘对缘修复、瓣环修复和腱索修复,此外还有左室重建和对合缘增强等新方法仍在研发之中。从当前的临床表现来看,TEER技术凭借其简便高效,已被认为将成为未来的主流选择。海外市场上已有两款知名的TEER产品上市:雅培的MitraClip已获欧洲、美国及中国批准,而爱德华的PASCAL则在欧洲上市。在中国市场,TEER技术赛道也竞争激烈,尽管多数产品以缘对缘修复为主,差异化程度不高。2023年,德晋医疗的DragonFly和捍宇医疗的ValveClamp成功获得国家药监局批准上市,标志着国内TEER技术进一步走向成熟。

(2)**经导管二尖瓣置换:未来潜力巨大的终极方案** 尽管二尖瓣修复技术持续进步,但经导管二尖瓣置换(TMVR)被视为终极治疗方案,具备广泛应用前景。首先,TMVR适用的病变范围更广泛。目前大多数二尖瓣修复技术在应对复杂的二尖瓣器质性病变方面存在局限性,无法完全解决反流问题。而TMVR则有望随着技术成熟,为更多的二尖瓣反流(MR)患者提供有效治疗。其次,二尖瓣修复手术对操作技术要求较高,而TMVR的学习周期较短,医生上手难度低,这使其更易于在未来进行广泛推广。因此,TMVR凭借其更高的适应性和推广性,将在未来成为二尖瓣治疗的主流选择,帮助更多患者改善病情。

（3）二尖瓣置换技术的突破瓶颈与国产企业的追赶机会　目前全球经导管二尖瓣置换仍在技术突破阶段，仅雅培的Tendyne获得了CE认证，FDA尚未批准任何TMVR产品。TMVR技术尚面临多重难关，特别是在锚定、输送入路和瓣膜设计上，进口厂商还未取得突破性进展。然而，国内企业已加快二尖瓣置换技术的布局，显示出追赶甚至超越进口厂商的潜力。以心医疗的MitraFix和纽脉医疗的Mi-thos目前进度最快，在国内市场逐步推进。随着国产二尖瓣置换技术的成熟，国内企业有望在全球市场中抢占先机，为更多患者带来创新治疗选择，同时推动我国二尖瓣治疗技术的持续进步。

3. 三尖瓣修复

（1）三尖瓣：从"被遗忘的瓣膜"到重要治疗焦点　长久以来，三尖瓣一直被称为"被遗忘的瓣膜"，在心脏瓣膜疾病的研究和治疗中未能得到足够重视。然而，三尖瓣反流的患病率极高，患者数量仅次于二尖瓣反流，甚至超过主动脉瓣反流和狭窄患者。三尖瓣反流多为继发性疾病，通常伴随恶性循环导致患者临床状态极差，晚期更可能合并多脏器功能不全。三尖瓣反流的发病率和死亡率显著高于二尖瓣反流。其临床严重性和远期生存率均表明三尖瓣疾病不容忽视，需要更多关注和研究投入。

（2）**外科手术尚无"金标准"，介入治疗带来新机遇**　与二尖瓣反流（MR）领域的治疗不同，外科手术尚未成为三尖瓣反流（TR）的"金标准"。目前临床指南对于中度及重度三尖瓣反流患者主要推荐保守药物治疗，但这一方式缺乏特异性药物，大多使用高剂量利尿剂来控制症状，但效果通常不佳。同时，三尖瓣外科手术虽然被纳入指南，但治疗率低且死亡率高，尤其是针对中重度反流患者，外科干预的积极性远低于其他瓣膜疾病。面对这一困境，经导管介入治疗正逐渐展现出改善三尖瓣反流的可能性，其积极的临床结果带来了新的治疗契机，为广大的三尖瓣反流患者带来了希望。

（3）**经导管三尖瓣介入治疗路径：修复与置换的多元选择**　经导管三尖瓣介入治疗的全景路径主要分为两类：介入修复和介入置换。介入修复类产品包括瓣叶对合缘修复和瓣环成形，而介入置换类产品则包含原位置换和异位置换两种方式。在具体治疗路径的选择上，依据患者的病程特点和具体病因的个性化干预策略是关键。例如，对于原发性三尖瓣反流，若反流是由于瓣叶脱垂引起的，优先推荐缘对缘修复类产品（如TriClip）。然而，若反流源于风湿性心脏病，因自身免疫系统攻击了原生瓣膜，介入置换类产品更为适合。对于起搏器导线引起的三尖瓣反流，治疗方案则依三尖瓣环扩张程度而定，通常首选对合缘修复类产品，而在瓣环严重扩张的情况下，则应考虑置换类产品。

（4）**研发进展：从修复到置换的全面布局**　目前，全球仅有五款三尖瓣介入器械获得欧洲CE认证，两款产品获得美国FDA批准。除了获得FDA批准的雅培TriClip（缘对缘修复路径T-TEER）、爱德华生命科学（Edwards Lifesciences）的EVOQUE（经导管三尖瓣置换产品）外，还有爱德华PASCAL（缘对缘修复路径T-TEER）和瓣环成形路径的Cardioband（瓣环成形路径），以及还有一款异位置换路径的德国PF TricValve获得CE认证。雅培的TriClip与爱德华的EVOQUE关键区别：TriClip是修复产品，EVOQUE是置换产品。中国在三尖瓣介入治疗研发上也取得了显著进展。汇禾医疗的K-Clip在三尖瓣瓣环修复技术领域位列全球领先梯队。在三尖瓣置换方面，中国健世科技的LuX-Valve（Plus）成为全球关注的焦点。与传统置换技术相比，LuX-Valve创新性的结构设计以及临床研究进展备受瞩目，成为中国自主知识产权在三尖瓣置换领域的代表。

4．肺动脉瓣置换

（1）经导管肺动脉瓣置换：小众而重要的治疗领域 经导管肺动脉瓣置换（TPVR）主要用于治疗肺动脉瓣反流（PR），这类疾病的最大病因之一是医源性因素，即先天性心脏病如法洛四联症（ToF）患者在进行外科矫正术后常并发肺动脉瓣反流。法洛四联症是最常见的先天性心脏病之一，其治疗往往需要矫正肺动脉的血流通道，因此术后出现肺动脉瓣反流的比例较高。然而，因肺动脉瓣疾病的患者群体相对有限，TPVR的市场空间约为TAVR的1/10。尽管如此，对于这些患者而言，TPVR为替代外科手术的创新性治疗提供了重要选择，具有巨大的潜在市场价值。

（2）启明医疗填补了国内TPVR治疗的空白 在中国，肺动脉瓣反流的治疗目前主要依赖于传统的外科手术，TPVR的需求尚未得到满足。在全球范围内，已上市的TPVR产品包括爱德华的Sapien和Sapien XT、美敦力的Melody、Harmony。Harmony TPV系统于2021年3月获得美国FDA批准上市，作为全球首款自膨胀肺动脉瓣；但在2022年4月，Harmony由于输送导管问题被FDA要求Ⅰ级召回；2023年2月，美国FDA宣布美敦力重新推出Harmony，2025年1月Harmony系统获得CE标志批准。启明医疗的VenusP-Valve则是中国首款获得欧洲CE认证的经导管肺动脉瓣膜产品，这标志着该产品在临床安全性和有效性上达到了国际标准。VenusP-Valve的推出填补了国内在TPVR领域的空白，为国内外医源性肺动脉瓣反流患者提供了新的选择，不仅为法洛四联症患者提供了无创介入治疗的方案，也为更多的肺动脉瓣疾病患者带来了更安全、便捷的治疗选项。

（3）VenusP-Valve的差异化竞争优势 与市面上现有的Melody和Sapien XT产品相比，启明医疗的VenusP-Valve展现出显著的差异化优势。首先，VenusP-Valve采用自膨胀扩张方式，减少了植入过程中的复杂操作，并适用于16~27mm的肺动脉瓣环直径，而其他产品仅适用于16~22mm的直径范围。超过85%的中国法洛四联症患者在右室流出道扩大手术中采用了跨瓣补片技术，这意味着他们的肺动脉瓣环直径大于22mm，因此VenusP-Valve可能是这类患者的唯一适用产品。此外，Melody和Sapien XT产品植入前需要在右室流出道预先植入支架，并依赖两个膨胀球囊完成手术，导致成本较高，操作过程复杂。而VenusP-Valve无需支架和膨胀球囊，简化了手术步骤，降低了治疗成本，既便捷又经济。

5．可降解和定制化封堵器

封堵器在心血管介入治疗中扮演着至关重要的角色，是用于闭合心脏和血管结构缺损的关键装置。无论是在先天性心脏病（如房间隔缺损、室间隔缺损）还是在动脉瘤、动静脉畸形等病症的闭合中，封堵器都展现出卓越的疗效。

（1）金属封堵器 金属封堵器广泛用于心脏和血管缺损的治疗，但其长期存留于体内存在诸多限制。首先，金属材质可能引发血栓形成和慢性炎症反应，并在心脏或血管中造成摩擦，导致组织损伤。此外，金属封堵器缺乏降解能力，增加了患者长期随访和监测的负担，对磁共振成像（MRI）检查也存在干扰。

（2）**可降解封堵器** 传统封堵器通常采用金属材料，长期留存体内可能引发血栓形成、组织摩擦等并发症，而可降解封堵器则通过可吸收的聚合物材料如聚乳酸（PLA）或聚二氧环己酮（PDO）逐渐分解，在完成闭合功能后自然被人体吸收。乐普心泰医疗研发的MemoSorb®全降解封堵器已于2022年率先上市，标志着我国在该领域的重大突破。

（3）**定制化封堵器** 定制化封堵器基于3D打印技术和个性化设计，为患者量身打造符合个体解剖结构的封堵器。对于复杂缺损或特殊病变，定制化封堵器通过精准适配的设计，有效降低了封堵移位和复发风险。个性化设计在复杂动脉瘤和少见先天性缺损的治疗中尤为关键，显著提高了手术成功率和改善了患者预后。

第三节 集采的影响

一、冠脉介入集采

自2020年8月以来，冠脉介入类高值耗材在全国范围内逐步实现集采，以冠脉支架、球囊、导引导丝和导引导管等产品为主，基本实现了全品类覆盖。集采政策的实施推动了价格大幅下降，截至目前，整体平均降幅达64%，中位降幅为61%，使得这些高值耗材更加经济可及。

1. **冠脉支架——首个国家级集采品种，价格显著下降**

冠脉支架是首个实现国家集采的高值耗材。2020年11月的首次集采中，冠脉支架平均降幅高达93%，报量107万个，降幅之大超出市场预期。初次集采采取了相对简单的绝对价格比价规则入围，使得国产企业在中标中占据主导地位。

2022年11月，冠脉支架续标政策出台，续标价格略有提升，平均涨幅为25%，报量也增加至187万个，约定采购量比例提升至95%。续标简化了规则，确保中选企业的稳定性，并将采购周期延长至三年，以鼓励企业进行研发投入、促进产品创新。续标结果发布后，14个中选产品的平均价格为818元，剔除新入围产品后，第一批中选产品价格平均上涨了25.3%。

在续标中，意向采购量大幅提升至首次集采的约222%，其中微创的Firebird2和Firekingfisher支架表现出显著的需求增长。2022年集采的总采购量达到187万支，平均价格770元，整体市场规模达约15亿元，国产化率接近80%。市场份额上，微创、乐普、吉威（蓝帆）三家国产企业占据主导，市场份额合计从45%提升至58%。2023年续标提价落实，新产品的逐步上市带动业绩回升，市场逐步恢复增长。

2. **冠脉扩张球囊——全国集采覆盖，实现大幅降价**

冠脉扩张球囊已通过7次省际联盟集采实现全国覆盖，降幅与冠脉支架类似，平均降幅约90%。各地区联盟采取了不同的采购策略和规则，采购价格逐渐趋于稳定。

（1）**渝贵琼联盟** 2020年8月，由重庆、贵州和海南组成的联盟，开展了预扩球囊和后扩球囊的集采，平均降幅为85.3%。

（2）广东7省（区）联盟　2020年12月，由广东7省组成的联盟开展梯度报价和增量策略的集采，首年意向采购量64.2万根，降幅达92.2%，集采后均价为265元。

（3）六省二区联盟　2021年1月，四川六省二区的联盟集采降幅为89.8%，均价327元。

（4）京津冀"3+N"联盟　2021年3月，京津冀联盟集采冠脉球囊和起搏器，降幅90%，均价319元。

3．冠脉药物涂层球囊——降幅相对较低

冠脉药物涂层球囊（DEB）已成为继冠脉支架和人工关节后的全国带量采购品种，但降幅较冠脉支架和扩张球囊低。2022年11月，药物涂层球囊实现全国覆盖，平均集采价格降至6263元/根。

（1）广东7省（区）联盟　药物球囊平均降幅44.5%，中选价格约为23748元。

（2）京津冀"3+N"联盟　中选价格从2.3万降至6000元，平均降幅72.5%。

（3）江苏12省（区）联盟　平均中选价格为6300元/根，降幅达70%，其中垠艺生物、贝朗医疗和乐普医疗占据主要市场份额。

4．冠脉通路耗材——降幅约50%，国产化率提升空间大

冠脉通路耗材包括导引导管和导引导丝，已基本实现集采覆盖，平均降幅约50%。集采以价格谈判为主，外资品牌如泰尔茂（Terumo）、朝日英达、波科（Boston Scientific）、雅培和美敦力仍占据市场份额，国产品牌如埃普特、顺美医疗、和心医疗和乐普医疗等正在逐步提升市场份额。降价后，冠脉导引导丝和导引导管的价格降至400~500元。

2023年12月，京津冀"3+N"联盟还将28种医用耗材纳入集采，包括冠脉微导管和冠脉切割、棘突、乳突球囊等，进一步扩大了冠脉通路耗材的覆盖范围。

二、电生理设备集采

电生理设备的集采在2022年10月首次公布，2023年4月正式开始执行，共有16家企业中选，平均降幅达到49%。电生理设备集采的推行为国产厂商带来了显著的发展机遇，逐步缩小了与外资厂商的差距。以电生理介入手术中量较大的房颤消融手术为例，单次手术的耗材成本从集采前的平均7.6万元下降到4.2万元，减轻了患者和医院的负担。

在集采规则上，电生理设备集采分为组套采购模式和单件采购模式。组套采购模式主要涵盖磁定位和电定位的诊断、治疗导管及冷冻消融导管等设备，要求降幅达到30%以上的产品即可中选。而在单件采购模式下，则通过竞价排名选定中标企业，若降幅达到50%或以上，也可获得中标资格，单件采购产品主要包括房间隔穿刺针、电生理导管鞘、以及线形/环形和磁定位的诊断导管和治疗导管。

目前，在电生理介入市场上，强生、雅培和美敦力三家海外企业占据主导地位，电生理设备的国产化率仍然较低，为10%~15%。从此次集采结果来看，外资品牌在组套模式中依旧占据优势，而在单件采购模式下，国产厂商表现出色，基本实现全覆盖中标，特别是微电生理在两种采购模式中中标数量排名首位。集采的实施有望继续推动国产品牌的市场份额增

长，使国产电生理器械在价格和质量上逐步缩小与外资品牌的差距。

国内集采基本落地，控费形式下利好国产企业发展。心脏电生理行业主要依靠"设备装机+耗材采购"模式获取收益，导管类高值耗材产品免不了集中带量采购。2022年10月14日，福建省医保局官网发布《心脏介入电生理类医用耗材省际联盟集中带量采购公告（第1号）》，推进电生理类医用耗材集采工作，共27个省（区、市）参与，规模堪比"国采"，仅北京、上海、天津、四川、湖北未参与（北京单独做DRG付费和带量采购联动项目，天津湖北已联动福建联盟价格）。集采品种基本上覆盖了全部电生理介入手术中所用到的耗材，分为组套、单件、配套三种模式，更为合理，由于国产企业普遍在异/星形诊断导管、压力感应治疗导管上有所欠缺，组套方式基本上为进口垄断，占据市场份额更大的外资企业成为集采主力军，而国产企业可以参与单件、配套等模式，抓住机遇提升份额。

从竞价规则来看，集采设置兜底价，组套降幅≥30%、单件降幅≥50%即可获得拟中选资格，降价比较温和，释放积极信号。

2022年12月福建医保局发布中标结果文件，共16家企业获得拟中选资格，中选产品平均降幅49.35%，降幅较为温和，基本上没到国产出厂价，仍有一定空间。以心脏介入电生理手术中量较大的房颤消融手术为例，单台手术耗材成本将由集采前的平均7.6万元降至集采后的4.2万元。中选企业包括国产企业微电生理、惠泰医疗、心诺普、锦江电子等。根据中标结果披露，其中微电生理19个类别中选，且成为唯一一家高密度标测导管中标企业；惠泰医疗（含埃普特）12个类别中选，中选数量靠前。预计带量采购落地后更多医院为国产耗材打开了大门，国产企业有望凭借成本和服务优势获得更多份额。

2023年4月开始联盟内省份陆续开始执行带量采购价格，集采后国产企业在中标价基础上给予渠道一定利润空间，估计出厂价大约下降20%，相较于其他器械赛道降幅仍然相对温和。

从标内报量来看，集采中标即获得入院资格，为更多国产企业打开了大门。并且国产企业往往成本更低、运营效率更高，价格降幅估计相对处于组内前列，按照分量原则预计可以获得更多标内需求量，整体控费形式下利好相关龙头企业发展。

而在标外需求量竞争中，参照过往集采报量，电生理类医用耗材集采报量预计占历史需求量的80%，叠加行业快速增长，标外量不容小觑，国产企业同样迎来发展机遇。一方面，进口企业集采后价格承压，渠道空间被压缩，国产企业产品相似价格下渠道空间更足，有助于抢占份额；另一方面，集采加速国产厂家入院推广，一旦中标即可获得全国医院"入场券"。国产企业近两年技术突破较快，相关获批的高端新产品依靠集采实现快速入院，加快放量节奏。

从2023年执行结果来看，尽管价格承压，但通过以量补价，微电生理、惠泰医疗等国产龙头企业集采后收入仍有不错增长。

三、神经介入器械集采

1．出血类

截至2023年年底，全国已有27个省（区、市）（含新疆生产建设兵团）启动弹簧圈带量采购。主要模式包括省级独立集采，如河北、江苏、福建、北京、安徽和广东；以及省际联盟集采，其中2022年8月由吉林牵头的联盟集采涵盖了吉林、陕西、山东、湖南、湖北等21个省（区、市）。2024年初，天津将牵头开展京津冀3+N集采，将上海、浙江、四川、云南等未纳入的地区也涵盖在内。

集采推动下，弹簧圈价格降至3000~8000元区间。2021年年底，河北率先将集采价从1.2万元降至约6400元；江苏省随后实现54%的降幅，部分产品价格降至3500元左右，患者手术费用显著降低，使用3~5个弹簧圈的手术成本从3万~5万元降至1万~2万元。2022年年底，吉林21省联盟首次实现省际集采，11家企业的20款产品中选，平均降幅64.1%，最高达80.07%，价格从1.3万元降至4000元，弹簧圈价格彻底告别"万元时代"。

吉林21省联盟的集采规则温和，设定了最高申报价，并在降幅范围内分配需求量。此次集采后，国产弹簧圈市场份额提升至25%以上，相比集采前的不足15%，增长显著。弹簧圈现已稳定在3000~6000元价格区间，国产企业凭借成本和运营优势，有望进一步加速替代进口产品。

除弹簧圈外，其他出血类器械的集采范围较小，降幅温和。2023年3月，河南省135家三级医院联盟首次开展神经介入类医用耗材集采，多数出血类设备未能中选；2023年9月，北京市开展DRG付费与带量采购，密网支架等产品降幅有限，贴近最低挂网价。通路类产品的集采目前也较少，预计未来将覆盖全国，以满足临床需求和成本控制的双重目标。

2．缺血类

目前，取栓支架和抽吸导管的终端价格较高，随着产品数量增加及技术成熟，未来这些产品有望实现全面集采。截至2024年1月底，仅河南、江苏、河北等地对相关产品进行集采，其中河北牵头的京津冀"3+N"集采首次将取栓支架和中间导管等产品纳入省际联盟集采范围。在本次集采中，国产企业在A组中占据了显著位置。以颅内取栓支架为例，A组5家企业中有4家为国产，包括加奇生物、尼科医疗、心玮医疗和通桥医疗，合计市场份额超过40%。集采后，国产企业凭借更具竞争力的渠道布局和优质服务，有望获得更大市场份额，进一步推动国产替代进程。

3．狭窄类

截至2024年1月底，国内用于治疗血管狭窄的产品数量相对较少，集采覆盖范围也有限，整体降价幅度较为温和。目前，仅河南、北京、江苏、河北等省份对这些产品实施了带量采购。河南公立医院联盟的集采中，球囊扩张导管的降幅显著，从原来的17000元降至约5000元。相比之下，江苏的颅内球囊扩张导管降幅温和，约为40%。

在颅内支架方面，产品种类依然较少，药物涂层支架价格较高。根据北京首批DRG+带量采购结果，裸支架产品中微创脑科学报价最低，为13000元；史赛克报价最高，为29986元。药物涂层支架中，雅伦生物报价最低，为29300元；赛诺医疗报价最高，为33337元。这些数据反映出国产和进口产品在价格和选择上的差异，但整体降幅仍较温和。

四、主动脉介入

主动脉介入器械即将迎来集采，市场对集采后国产化率提升充满期待。目前，主动脉介入器械尚未正式纳入集采。外周介入领域已在2022年12月由河南省医保局牵头，组织全国24省联盟开展神经介入、外周介入等六类医用耗材的集中带量采购。2023年3月，三明16省联盟也启动了部分外周介入耗材的报量工作。2024年，河北省将牵头胸主动脉介入和外周血管介入导引导管的集采，进一步扩展带量采购覆盖。

目前主动脉介入领域的竞争格局以美敦力、心脉医疗和先健科技三家公司为主，国产化率在40%~60%。相比之下，外周介入领域的国产化率较低，仍以外资品牌为主导。随着集采的推进，国产品牌有望在价格和市场份额上获得更多优势，加速国产替代的进程。

第四节 实例分析：日本医疗器械控费

一、日本医疗器械控费

1. 日本医疗器械控费回顾

日本自1993年开始采用疾病诊断相关分组（DRG）等制度，初步推动医疗器械的费用控制。2002年，日本政府引入了平均价格比较制度和定期价格改订制度，进一步加强控费措施。这些措施的实施显著压低了医疗器械的市场价格，以PTCA球囊为例，其价格在1996年约为30万日元，是国外价格的3.7~4.2倍（当时海外价格7万~8万日元）。然而，到了2007年，日本PTCA球囊的价格已降至13.8万日元，降幅达54%。在这期间，医疗器械公司股价经历了短暂的下滑，从2001年5月起逐渐下行，并在2003年5月触底，整个周期影响股价时间2~3年。经过这段市场调整期，日本医疗器械行业逐渐走出低谷，整个板块迎来了新的上涨行情。控费措施的实施不仅带来了价格的有效控制，还逐步完善了控费的品类覆盖，从而推动了医疗器械板块的良性发展。

2. 医疗器械控费阵痛期相较药品的优势

与药品相比，日本医疗器械行业在控费后的行情表现更好。首先，医疗器械的控费阵痛期相对较短。在日本，药品行业经历了约十年的时间才逐步走出控费政策带来的阵痛期，而医疗器械受控费影响的时间相对较短，仅为2~3年。在此期间，市场规模增速基本停滞，相关上市公司的股价受到抑制，但随之市场规模恢复正增长，医疗器械板块股价迅速回升。其次，医疗器械的股价弹性更大，这主要源自医疗器械本身的特点。高值耗材控费后，企业的阵痛期比药品短得多。药品的创新周期长，从研发到放量上市往往需要十年左右的时间；而医疗器械多以迭代式创新为主，产品更新换代快，这种特性为创新产品的放量带来了更短的窗口期。因此，在控费后，医疗器械公司的股价能够较快实现增长。

3. 医疗器械控费过程中医疗设备和高值耗材的表现

在医疗器械控费期间，医疗设备的表现相对突出，但在经历控费带来的短暂股价波动后,高值耗材显现出更高的绝对收益。2002年日本正式引入平均价格比较制度和定期价格改订制度,推动了医疗器械控费。在这段时间内,日本精密设备龙头企业奥林巴斯的收入增速与股价表现均优于高值耗材企业泰尔茂。然而,随着价格波动趋于平稳,市场规模逐步恢复,高值耗材龙头企业泰尔茂开始呈现出更强的弹性。高值耗材的价格受到控费影响较大,但由于老龄化人口增加与控费下手术量的提升,高值耗材的需求保持稳步增长。尽管设备的装机量增长趋缓,高值耗材的需求却依然旺盛,为企业带来了稳定且较高的收入增长。2008—2018年,泰尔茂的年复合增长率达到7%,而奥林巴斯则为-2%。这种对比显示,高值耗材在控费背景下更具长期绝对收益潜力。

4. 行业集中度提升带动龙头企业的市场优势

日本医疗器械控费政策推动了行业集中度的提升,使具有成本控制和渠道优势的龙头企业具备了更强的抗风险能力,并且获得了更高的市场份额。控费带来的压力促使行业内的低效企业出清,医疗器械生产企业数量从2005年的约1800家降至2018年的1000家左右,新公司上市的节奏也大大放缓。到2023年,日本共有40家医疗器械上市公司,其中有80%的公司(32家)是在1993年以前成立的。这些成熟企业在收入上占据了绝大份额——上述32家老牌公司占到了全部40家上市公司收入的99%。相对来看,收入规模较大的龙头企业在成本控制、创新产品推广等方面具备显著优势,抗风险能力更强。因此,这些龙头企业不仅在控费过程中稳住了市场地位,还凭借其成本控制能力与创新迭代优势获得了更多的市场份额。这一过程巩固了行业内的竞争格局,为龙头企业带来了持续增长的机会。

二、对中国的启示

1. 集采阵痛期逐步接近尾声

随着我国医疗器械行业的集采进程推进,集采带来的阵痛期逐渐接近尾声,呈现出较为稳定的恢复态势。参考日本医疗器械在控费政策下经历的2~3年阵痛期,我国高值耗材板块的阵痛也在接近尾声。首先,大品类集采已基本完成,降价边际逐渐温和。例如,自冠脉高值耗材集采以来,行业普遍受到悲观情绪压制,股价持续下滑。但随着关节、脊柱等产品集采逐步落地,IVD和电生理设备集采政策推进,市场对价格趋势的态度趋于理性。集采规则逐渐向临床需求靠拢,使得产品价格回归合理区间,注重市场需求而非极限压低价格。此外,医疗器械的迭代性使其具备更快的创新周期,2~3年内即有新产品上市,形成放量窗口。与药品不同,器械创新周期短,使得集采的降价影响相对可控;尽管集采扩面会继续影响均价,但单品种的降价幅度已较大,继续压缩的空间有限。

2. 创新性和系统性带来的竞争优势

高值耗材集采政策推进后,市场格局发生变化,创新能力强、具备规模效应的国产龙头企业市占率显著提升。随着集采逐步深入,企业议价能力取决于产品的不可替代性和竞争力。创新产品的获批能够显著提升公司收入增长,并且相较于单一产品的创新,系统性产品布局和快速迭代的能力成为应对政策变化的核心竞争力。完善的产品线布局不仅帮助企业应对价格压力，还提高了应对市场需求的灵活性。可以预见，未来的集采中，独创性、系统性产品布局和快速创新迭代将是医疗器械企业发展的关键。这种创新能力将进一步提升国产企业在高值耗材领域的竞争地位，并推动集采政策下龙头企业的议价权提高。

3. 以价换量与行业集中度提升

相较日本，我国在高值耗材领域更注重"以价换量"，通过量的增长来弥补价格的下降。集采政策尽管会使行业增速放缓，但预期医疗器械市场仍能保持正增长。与日本医疗器械市场的集中度较高不同，我国医疗器械企业数量多、市场较为分散，处于行业出清阶段。集采政策下，龙头企业凭借更强的成本控制能力和渠道优势，在创新产品放量期获得了更长的市场窗口期。出清过程中，具备高成本控制和创新能力的企业将逐渐提升市场份额，从而推动行业集中度提高，并最终形成更稳定的竞争格局。

第二十一章
眼科行业

第一节 行业概述

一、什么是眼科行业?

眼科行业是医学领域中专注于人类视觉健康、眼部疾病诊治与视力保健的学科和产业集合体,其目标是通过科学手段来诊断、治疗和预防眼部疾病,帮助人们提升视觉质量和生活质量。眼科行业的核心专业人员是眼科医生、视光师、验光师、眼科护士等辅助专业人员在眼科行业的运行中也扮演着重要角色。眼睛可视作一个精密的光学系统,负责调节光线以形成清晰的视觉。在眼科门诊中,器质性眼病(如白内障、青光眼等导致眼部结构损伤的疾病)仅占5%~10%,而超过90%的患者则是功能性眼病,如屈光不正、弱视、老视、干眼和视疲劳等问题。其中,屈光不正(包括近视、远视、散光)在功能性眼病中尤为常见,成为视力障碍的主要原因。

我国的眼科诊疗产业涵盖了眼科门诊、专科医院、药品、器械、耗材及手术服务等多方面,但各环节的发展水平参差不齐。目前,眼科诊断和手术设备的国产化率较低,仅少数低端仪器可实现本土生产;高端设备仍主要依赖进口。而在植入型耗材方面,国产化率较高,例如角膜塑形镜(OK镜)和人工晶体领域已有多家国产企业参与生产,折叠人工玻璃体更是中国首创,展现了创新实力。眼科药品方面,国内仿制药覆盖了大多数常见眼病,且与国际差距不大。对于视网膜、黄斑及视盘等致病机理不明、难以治疗的眼病,国内外创新药的研发步伐几乎同步,为患者带来了更多前沿治疗希望。

二、眼科行业分类

1. 白内障

白内障主要是与衰老相关的疾病,手术是其唯一有效的治疗方法。多数白内障由老化或眼部损伤引起,这些因素会导致晶状体内的组织结构发生变化,从而影响透明度。白内障可根据病变部位分为多种类型,包括累及晶状体中心的核性白内障、累及晶状体边缘的皮质性白内障、累及晶状体后部的后囊下白内障,以及少数由于遗传或先天因素引起的先天性白内障。白内障通常进展缓慢,早期阶段不一定会显著影响视力。然而，当病变加重、视力受损影响到正常生活时，手术便成为必要的治疗手段。值得注意的是，白内障的进展是不可逆的，目前没有药物、眼药水、眼镜或训练能够延缓或治愈白内障。手术通过摘除浑浊的晶状体并植入人工晶体来恢复视力，是目前唯一有效的方法。

2．屈光不正

屈光不正是眼科常见的视觉问题，指由于角膜或晶状体的光学系统异常，无法将物体清晰聚焦在视网膜上，导致视物模糊。屈光不正主要分为近视、远视和散光三种情况：近视患者看远不清，远视者看近不清，而散光患者则无论远近视物都不清晰。随着电子设备的广泛使用和用眼强度的增加，特别是在青少年和办公人群中，近视率显著上升，矫正需求不断增长。屈光不正的矫正手段主要有框架眼镜、接触镜（隐形眼镜）和屈光手术。框架眼镜是最传统的矫正方式，安全性高，适用人群广泛；隐形眼镜则提供了更为灵活的视觉体验，适合活动量大或对外观有要求的患者。对于希望获得更为持久的矫正效果的人群，屈光手术成为重要选择。激光类手术（如LASIK和全飞秒激光）通过改变角膜形态来矫正视力，而ICL晶体植入则适合角膜较薄或高度近视的患者。随着技术的不断迭代更新，屈光手术的安全性和精确度大幅提升，为患者提供了稳定、清晰的视力矫正效果，满足了不断增长的近视矫正需求。

3．青光眼

青光眼是一种因视神经损伤导致的眼病，其危害性高且早期不易察觉，通常在症状显现时已对视力造成不可逆的损害。青光眼的发生与房水的生成和排出失衡密切相关。正常情况下，房水的分泌和排出处于平衡状态，使眼内压力（眼压）维持在正常范围。然而，当房水排出受阻或生成过多时，房水累积会导致眼压升高，进而压迫并损伤视神经，引发青光眼。青光眼主要分为开角型和闭角型两种，其中开角型青光眼最为常见。由于青光眼患者通常需终生控制眼压，降眼压的眼药水成为首选的治疗方式，一些病例还需配合激光或手术治疗以进一步降低眼压和保护视神经。青光眼的早期筛查和持续监测对防止视力进一步恶化至关重要。

4．老视

老视（通常称为老花眼）是随着年龄增长和眼部组织老化产生的屈光不正。其典型症状为近距离视物困难，即近物的影像无法准确聚焦在视网膜上。随着晶状体逐渐失去弹性，眼睛对近物的调节能力减弱，导致老视患者在进行近距离工作时，晶状体和睫状肌必须长期保持在调节极限，容易导致视疲劳，尤其是在阅读和使用电子设备时。

目前，老视的矫正方式主要包括医学验光配镜、手术矫正和药物治疗。这些方法均通过光学手段替代部分调节功能，但无法根本恢复眼部的自然调节能力。国内最常见的矫正手段是医学验光配镜，尤其是老花镜。对于希望获得持久效果的患者，晶体置换术成为主要的手术选择，而角膜激光手术尚在推广初期。尽管老视的矫正方式多样，眼部调节功能的不可逆下降仍是当前医学研究面临的挑战。

5. 视光及小儿眼病

视光及小儿眼病领域中，儿童近视的防控是重中之重。随着近视率在儿童和青少年中的快速攀升，视光中心正积极开展科学的医学验光配镜、接触镜验配与临床应用、角膜塑形镜的近视控制，以及儿童视光和斜弱视的光学矫治，以应对这一健康挑战。目前主要的视光矫正手段包括框架眼镜、普通角膜接触镜和角膜塑形镜三大类。框架眼镜是安全、便捷的选择，适合大多数儿童，且便于更换和调整。普通角膜接触镜可以提供更广阔的视野，适用于适应良好的青少年。角膜塑形镜（OK镜）则是一种特殊设计的硬性接触镜，夜间佩戴可以暂时改变角膜形态，帮助减缓近视进展，是目前在青少年中逐渐普及的控制近视发展的方法。通过精准的视光检查、科学的矫治手段，以及针对性的近视管理和预防，视光中心在保护儿童视觉健康、控制近视进展方面发挥着关键作用。

6. 眼表疾病：干眼症已成为最常见的眼表疾病

眼表疾病是指破坏角膜和结膜正常结构及功能的各类疾病，包括慢性结膜炎、干眼症、慢性泪囊炎、虹膜炎、睑内翻、翼状胬肉、锥形角膜等。其中，干眼症已成为最常见的眼表疾病，严重影响患者的日常生活与视力健康。干眼症的治疗方式主要分为抗炎治疗、修复治疗和物理治疗三大类。抗炎治疗通过抑制炎症反应，减少对眼表上皮细胞的破坏，以稳定泪膜，常用药物包括环孢素滴眼液和依碳酸氯替泼诺等。修复治疗以人工泪液为主，针对不同成分进行泪液层补充，改善泪膜稳定性。物理治疗则包括热敷、睑板腺按摩和眼睑清洁等，旨在促进睑板腺通畅，减少局部炎症，增强泪液稳定性。干眼症治疗后，通常可以缓解症状，但若患者未养成良好的用眼习惯，干眼症可能会复发。国内干眼症的设备治疗尚在逐步普及之中。参考过去十年美国的诊疗模式，干眼症的治疗已逐步形成药物与物理疗法相结合的标准流程。物理治疗手段如睑板腺热脉动疗法（LipiFlow）和强脉冲光（OPT）主要用于缓解睑板腺功能障碍（MGD）。

7. 眼底疾病

眼底疾病在老年人群体中高发，特别是眼底血管病变种类繁多，危害性大。这类病变并非单一疾病，而是由多种眼底病变综合而成，主要因视网膜血管变化而导致，包括老年黄斑病变、糖尿病黄斑水肿、视网膜静脉阻塞及病理性近视等。湿性老年黄斑病变尤为严重，虽其发病率仅占老年黄斑病的10%~20%，却造成了80%~90%的不可逆中心视力丧失。老年黄斑病的患病人群呈年轻化趋势，带来了日益增长的视力损伤风险。糖尿病黄斑水肿是糖尿病常见并发症之一，表现为中心视力下降，多见于病程较长的糖尿病患者。视网膜静脉阻塞则分为中央静脉阻塞和分支静脉阻塞，中央静脉阻塞的视力损伤更严重，延误治疗可能引发玻璃体积血、视网膜脱离和继发性新生血管性青光眼，最终导致失明。病理性近视引发的脉络膜新生血管已成为损害30岁以上人群视力的主要致盲原因之一。眼底疾病往往病程复杂、难以治愈，且视力预后较差，是不可逆盲的主要原因。许多眼底病尚缺乏有效的治愈手段，治疗重在延缓病情发展，通常需要长期随访。当前，国家药监局已批准用于治疗眼底血管病变的抗血管内皮生长因子（VEGF）药物包括雷珠单抗、康柏西普和阿柏西普，能够一定程度上抑制新生血管生成，减缓视力损害进程。

三、近视矫正方法比较

多种近视矫正方案各有其独特的优势，能够满足不同患者的需求。无论是传统的框架眼镜、离焦框架镜、离焦软镜、巩膜镜，还是手术治疗，每一种选择都在近视矫正领域发挥着重要作用。

1．普通框架眼镜：经济实惠的基础选择

普通框架眼镜是全球范围内最常见的近视矫正工具。其便捷、价格低廉、佩戴无明显不适等特点，使其成为广大家长和患者的首选。框架眼镜的使用简单，适应性广，几乎没有异物感且佩戴和摘取都十分方便，因此依从性较好。

然而，普通框架眼镜的局限性在于它只能单纯地矫正视力，而无法有效控制近视的进一步加深。对于儿童和青少年等近视快速发展的群体，框架眼镜可能并不能满足长期需求。相较之下，角膜塑形镜（OK镜）不仅能够提供矫正效果，还能在一定程度上延缓眼轴的增长，从而减缓近视的发展。对于希望在外观和近视控制效果上有所提升的用户来说，角膜塑形镜是框架眼镜的有效替代品。

2．离焦框架镜：创新矫正，适合轻度近视防控

离焦框架镜是近年来的创新产品，其设计基于周边离焦原理，旨在通过在视网膜边缘区域产生离焦，从而延缓眼轴增长速度。这种设计在某种程度上与角膜塑形镜的原理相似，但具体方法有所不同。离焦框架镜适合轻度至中度近视人群，能够作为框架眼镜的替代品。

然而，离焦框架镜的效果相较角膜塑形镜稍逊一筹。它主要作为一种初步的近视控制方式，对预防近视快速发展具有一定帮助。近年来，各类国产离焦框架镜产品如"iBright普诺瞳""轻松控"等引起市场关注，标志着这一产品类别正在不断优化以提升防控效果。未来，离焦框架镜可能逐渐替代普通框架眼镜，成为一种更为主流的防控工具。

3．离焦软镜：软性设计，更适合低龄患者

离焦软镜在设计上具备多样性，可以通过多种方式实现离焦效果，主要包括周边屈光度渐变的多焦点软镜、同心圆设计的正负光度软镜，以及模拟角膜塑形镜的"软性角膜塑形镜"。库博光学（Cooper Vision）的MiSight是一款全球首创、获得FDA批准的离焦软镜，专门用于8～12岁儿童的近视防控。其设计的最大优势在于"软"，其柔软的材料减少了异物感，能够很好地适应孩子的眼部特点。

相比于角膜塑形镜，MiSight等离焦软镜因其材质柔软、佩戴适应度高，成为低龄儿童的理想选择。其护理简单，使用过程中不易引发强烈的异物感，佩戴起来更为舒适。缺点在于这种软性隐形眼镜需要定期更换，且易产生干眼等问题。对于需要更强防控效果的患者，角膜塑形镜可能更适合；而对于低龄儿童或对舒适性要求较高的患者，离焦软镜的"软"特点则具备明显优势。

4．巩膜镜：高度舒适，成人不规则角膜患者的福音

巩膜镜是一种直径较大的硬性镜片，佩戴时不直接接触角膜，而是停留在巩膜表面，避免了角膜的压迫。由于这一设计，佩戴巩膜镜的舒适度较高，能够适应较长时间的配戴，是成人圆锥角膜、不规则角膜、中重度干眼症等眼部疾病患者的有效解决方案。

巩膜镜对于成人干眼患者尤其有益，它能够在角膜上方形成穹窿空间，帮助保持角膜的湿润环境，有助于角膜愈合和眼表健康维护。此外，对于角膜形态不规则的患者，巩膜镜无需依赖角膜形态，适用范围较广。随着在国外市场的推广，巩膜镜在视光矫正领域的市场中正在迅速扩展。

5．屈光手术：成年人的永久矫正选择

屈光手术是目前唯一能够完全矫正视力的治疗方法，适合屈光力稳定的成年患者。手术方式包括激光手术（如Trans-PRK、FS-LASIK、SMILE）和眼内屈光手术（如ICL晶体植入）。前者通过减少角膜组织以达到矫正目的，后者则通过植入人工晶体来提升视力，均具备稳定持久的效果。

屈光手术适合成年患者，尤其是高度近视、不愿意戴眼镜且不适合框架镜、隐形镜的患者。虽然手术疗效显著，但其风险也不容忽视。术后需要小心护理，以避免感染和眼压波动等问题。此外，手术需要满足年龄、屈光力稳定性等条件，而角膜塑形镜作为非手术的近视矫正手段，更适合未成年人群体，不仅风险低且治疗过程可逆，为青少年患者提供了安全的选择。

6．低浓度阿托品：药物延缓近视进展的辅助工具

低浓度阿托品是全球首个经过循证医学验证的药物疗法，能够有效延缓儿童和青少年的近视进展。阿托品滴眼液通过药理作用来抑制眼轴的过快增长，对青少年的近视发展起到了辅助预防作用。

尽管阿托品在一定程度上延缓了近视发展，但其效果较为温和，通常与其他矫正手段联合使用，以增强整体效果。研究表明，低浓度阿托品与角膜塑形镜联合使用，能够达到"1+1>2"的疗效，进一步延缓近视的进展。因此，对于进展性近视的青少年患者，低浓度阿托品与角膜塑形镜的联合治疗方案无疑更具优势。

四、眼科集采

自2019年以来，人工晶体集采在多个省份和区域联盟中陆续开展，显著改变了眼科医疗市场的定价结构与资源分配。2019年8月，安徽省率先启动人工晶体集采，平均降价幅度超过50%，这一尝试为各省份和区域联盟的集采提供了有益的借鉴。此后，集采逐步扩大到全国多地。2021年，广东、江西、河南三省的联合报量采购中，降价幅度更是达到了惊人的90%，采购总量高达27.35万个。这一极具震撼力的降价力度使大量患者能够以更低的价格获得高质量的人工晶体产品，为进一步推广人工晶体植入手术铺平了道路。

2023年11月30日，第四批国家组织的高值医用耗材集中带量采购在天津正式开标，再次将人工晶体的价格控制推进到了全国范围。此次集采共吸引了全国7101家医疗机构参与，采购需求量高达192万个，平均降幅为60%。相较于地方集采的激进降价，此次全国集采的降幅相对温和，保持在合理水平，既有效降低了患者的经济负担，也保障了供应商的合理利润，确保了市场的可持续性。通过如此大规模的集中采购，人工晶体植入手术在全国的渗透率有望得到快速提升，让更多患者享受到实惠。

在这次集中带量采购中，"非球面-单焦点-非散光"人工晶体（非预装）需求量最大，年度采购量高达156万个，占总需求的81%以上。这种晶体具有较高的适用性和稳定性，价格也相对适中，因此成为各医疗机构的主要采购对象。在此次集采中，国内龙头企业爱博医疗表现尤为出色，获得28万个的采购量，占比近18%，位居全国首位。爱博医疗产品的单价较限价下降43%，这不仅进一步扩大了公司在国内市场的份额，也在一定程度上展示了国产品牌在集采政策下的强劲竞争力。

从眼科行业的盈利模式来看，短期内政策带来的降价风险主要集中在OK镜、基础款折叠人工晶体以及少量感染类药品领域，而对手术和其他医疗服务的直接影响相对可控。眼科医疗的收益结构主要集中在药品和耗材上，手术服务本身的附加值较低，因此集中带量采购的政策对耗材价格影响较大，而医疗服务所受波及较小。

在集中带量采购的文件中，明确规定优先将临床用量较大、使用较成熟、采购金额较高、市场竞争充分的医用耗材和药品纳入采购范围。当前，符合这些标准的多为OK镜、基础款折叠人工晶体和少数感染药品，这些耗材和药品在未来一段时间内可能面临价格进一步下降的趋势，但集采政策旨在保障医疗资源的广泛覆盖与可负担性。

第二节　核心价值链

一、眼科药物

1. 硫酸阿托品滴眼液

香港中文大学的临床研究表明，阿托品滴眼液在延缓儿童近视进展方面具有显著效果，其有效性与浓度呈正相关。研究发现，0.05%浓度的阿托品滴眼液能有效减缓近视加深，而0.01%的控制效果相对较弱，但仍优于未用药者。2024年3月12日，中国首款获批的低浓度阿托品滴眼液，由兴齐眼药推出的0.01%硫酸阿托品滴眼液，获得国家药监局批准正式上市，用于儿童近视进展的延缓。此前，阿托品滴眼液在国内的使用仅限于部分省市的医院，作为院内制剂，需经省级药监局审批方能使用。医学界普遍认为，阿托品滴眼液是目前唯一经过循证医学验证能够有效延缓儿童近视进展的药物。在儿童近视防控领域，低浓度阿托品尤其受到青睐。研究显示，0.01%阿托品在降低视物模糊、畏光等副作用方面表现更优，并且停药后近视反弹较轻，因此在儿童近视防控领域具有较高的安全性和可接受性。然而，关于最佳治疗浓度的研究仍在进行，0.025%可能是更优的选择，未来仍需进一步临床验证。

2. 环孢素滴眼液

（1）干眼症的定义与基础治疗策略　　干眼症作为一种常见的眼科疾病，在2007年首次在国际上被明确命名，而在国内，直到2017年才正式形成了专家共识，涉及疾病的定义、分类及其严重程度的评估。这标志着国内干眼症治疗领域的规范化，也揭示了这一领域巨大的药物市场潜力。干眼症的核心特征是泪膜的稳态失衡，这种失衡会导致眼睛的干涩和不适，严重影响生活质量。泪膜失衡的改善主要遵循"缺水补水、缺油补油"的治疗思路。例如，玻璃酸钠滴眼液作为人工泪液能直接补充水分，地夸磷索钠滴眼液则有助于黏蛋白的补充，全氟己基辛烷滴眼液则帮助增强脂质层。然而，干眼症病因复杂多样，许多患者的治疗需求往往难以得到充分满足。近年来，基于神经反射调节泪液分泌的神经刺激疗法逐渐受到关注。相比传统疗法，神经刺激通过刺激泪腺分泌出天然成分，不仅包含水液、黏蛋白和脂质成分，还含有泪液蛋白质和电解质，能更有效维持泪膜的稳态，为难治性干眼患者带来了新的治疗希望。

（2）干眼药物市场的首次升级　　眼症药物市场经历了显著的两次升级。第一次升级始于人工泪液类产品的推出，代表性药物为玻璃酸钠滴眼液，这类产品帮助患者缓解眼部不适，成为初步的干眼症解决方案。随着对干眼病理机制的进一步了解，需求逐渐向更高层次转变，抗炎及促进分泌的处方药物开始进入市场。2003年，全球首款治疗中重度泪液缺乏型干眼症的药物环孢素（Restasis）正式上市，其通过抑制泪腺和眼表细胞的过度凋亡并减少炎症，显著改善了干眼症状。2017年10月，参天制药推出的地夸磷索钠滴眼液在国内获批上市，作为黏蛋白促泌剂，它通过增加黏蛋白层来提升泪膜厚度。2020年6月，兴齐眼药的0.05%环孢素滴眼液在国内获得批准，填补了我国在抗炎干眼药物市场的空白，丰富了干眼症的治疗手段，也标志着干眼药物市场的进一步成熟。

（3）干眼药物的第二次升级与新药创新趋势　　第二次干眼药物的升级，伴随着新型治疗药物的崭露头角。我国药企已经向国家药监局药品审评中心（CDE）提交了多款干眼新药的上市申请，涵盖了引进的多款海外创新药物，如0.1%无水环孢素（Vevye）、全氟己基辛烷（Miebo）和伐尼克兰鼻喷雾剂（Tyrvaya），以及仿制的海外药物立他司特（Xiidra）。在临床和研发进展方面，0.1%无水环孢素眼用制剂已成为环孢素类药物的新代表，广泛应用于干眼治疗。而全氟己基辛烷、伐尼克兰鼻喷雾剂和立他司特也分别在作用机制上展现出独特优势。2023年版美国干眼症治疗指南新增了许多临床数据，并推荐使用FDA批准的几种新药物，如全氟己基辛烷和伐尼克兰，这些药物的推广极大提升了干眼症治疗的临床水平。此外，2024年8月，Aldeyra公司开发的0.25% Reproxalap眼药水在临床试验中达到了主要疗效终点，Reproxalap作为一种潜在的"first-in-class"小分子活性醛化物质抑制剂，为干眼症的治疗带来了突破性进展，标志着干眼药物市场正向更精准、更高效的方向迈进。

3. 抗VEGF药物

（1）年龄相关性黄斑变性（AMD）的现状与治疗难点　　尽管湿性AMD患者仅占所有AMD病例的10%，但其致盲风险极高，导致80%～90%的AMD相关失明。目前，AMD的治疗手段仍然有限，尤其是对于地图样萎缩等干性AMD的治疗尚无有效方案。传统的光动力疗法和激光治疗仅能在一定程度上维持现有视力，而抗VEGF药物虽可改善湿性AMD患者的视力并稳定黄斑区的结构，但依然不能完全阻止疾病进展。

（2）**抗VEGF药物的现状与挑战**　湿性AMD的治疗已获批多款抗VEGF药物，包括雷珠单抗、阿柏西普、布西珠单抗、法瑞西单抗及康柏西普等。这些单靶点抗VEGF药物具有较短的半衰期，患者需频繁进行玻璃体腔注射（每1~2个月一次）来维持疗效，这使得治疗负担沉重，依从性低，且在实际应用中疗效不佳。为此，双靶点药物法瑞西单抗和高剂量阿柏西普应运而生，通过每16周一次的注射频次显著减轻了患者的治疗压力，每年最少只需注射三次，提升了患者的依从性。

（3）**长效缓释与基因治疗的前沿进展**　针对湿性AMD的治疗负担，超长效治疗策略逐步展开，小分子缓释植入物EYP-1901、AXPAXLI将治疗间隔延长至6个月以上，为患者提供了新的选择。同时，基因治疗研究也在不断推进，代表性方案包括ABBV-RGX-314、ADVM-022、4D-150等。这些基因疗法有望通过单次注射提供长效疗效，从而大幅降低抗VEGF药物的注射频次，与传统治疗相比不逊色。此外，抗VEGF药物作为一线治疗药物也面临耐药性难题，而未来基因治疗的发展将可能提供AMD及其他眼底疾病的新解答。

（4）**糖尿病视网膜病**　糖尿病患者中常见的微血管并发症之一，其发病风险与患者的年龄及病程密切相关。数据显示，糖尿病病程超过10年的患者中，有超过一半（约55.52%）会患上糖尿病视网膜病变。这种眼病的一个主要并发症是糖尿病黄斑水肿（DME），它可以出现在糖尿病视网膜病的任何阶段，且是导致糖尿病患者视力受损的首要原因。当前，DME的一线治疗方案主要包括抗VEGF药物和糖皮质激素。然而，DME的致病机制较为复杂，其中VEGF因子在房水和玻璃体液中的高表达被认为是核心驱动力。基于这一发现，抗VEGF药物通过眼内注射被广泛用于DME的治疗，能够在一定程度上抑制病情进展并改善视力。但现实中仍有约30%的DME患者对抗VEGF治疗无反应，这部分患者的治疗需求尚未得到充分满足。这种情况促使研究者不断探索新的治疗方式，以期优化DME的管理策略并改善患者的长期视力预后。

4. α肾上腺素+碳酸酐酶抑制剂

青光眼是一种不可逆的视神经损伤性疾病，虽无法治愈，但治疗的核心在于有效控制眼压，从而延缓视神经损害的进程，保护患者的视力。眼压控制的基本原理是调节眼内房水的产生与排放，使其保持在合适的平衡点上。然而，青光眼的确切致病机理尚未完全明了，目前已知的主要风险因素是病理性眼压升高，它对视神经构成了显著威胁。基于对眼压控制的需求，青光眼的治疗方案通常分为三类：①药物疗法：通过局部降眼压药物的使用来减低眼内压力；②激光疗法：典型实例为选择性激光小梁成形术，这种方法在国内的应用尚处于起步阶段；③手术治疗：包括切开性青光眼手术和睫状体破坏性手术等。这些疗法针对不同类型的青光眼有所侧重，通常药物治疗主要应用于开角型青光眼，而闭角型青光眼更常依赖激光和手术手段。

在药物治疗方面，目前控制眼压效果较好的组合药物为"α肾上腺素+碳酸酐酶抑制剂"，其显著的降眼压效果使其成为一线选择。然而，由于青光眼的复杂病理，现有药物仍难以满足全部临床需求,治疗效果也因个体差异而有所不同。为了补充治疗不足,二线用药如"布林佐胺+溴莫尼定"的组合通过减少房水的产生和增加房水的排出,使眼压降低约37.6%,为患者提供了进一步控制眼压的选择。尽管药物组合在一定程度上能稳定病情,但青光眼的治疗远未达到理想状态。眼科治疗的瓶颈不仅在于药物的有效性,还在于长效性、依从性及副作用的管理。因此,未来的治疗方向将侧重于探索青光眼的根本病理机制,特别是对房水生成与排出机制的深入研究,以实现更有效、持久的眼压控制。

二、眼科耗材

1. 角膜塑形镜

角膜塑形镜(OK镜)是已被证实能够有效控制青少年近视发展的有效方法。作为一类高端的视力矫正器具,OK镜在国内被归类为第三类医疗器械,其生产资质需由国家药监局直接审批,门槛极高。如今,国内角膜塑形镜市场竞争日趋激烈,市场需求不断增加。OK镜主要适用于8~18岁、近视度数快速发展的儿童和青少年,但佩戴OK镜需满足特定适应证及禁忌证的要求。OK镜的验配流程较为复杂,通常分为检查、试戴、验配和随访四大环节。佩戴者需在夜间佩戴,通过塑形矫正角膜,使白天无需佩戴眼镜即可获得清晰视力。然而,这一矫正效果并非永久,若停止佩戴,视力将逐渐恢复到原有状态。同时,OK镜在使用期间需特别注意镜片卫生,以避免感染等不良反应。

材料与工艺的不断升级:角膜塑形镜的技术演变。近百年来,角膜塑形镜的材料与工艺历经多次变革,不断升级。1930—1948年被称为"巩膜接触镜时代",1937年,莫伦和奥布赖成功使用聚甲基丙烯酸甲酯(PMMA)制作了首副巩膜接触镜。PMMA材料光学性能良好,能够有效矫正视力,特别是在散光矫正方面优势明显。然而,PMMA的透氧性极低,舒适性差,长期佩戴易导致角膜缺氧和不适,因此逐渐被淘汰。1948—1970年进入"角膜接触镜时代",1948年凯文托赫改进了PMMA镜片,开发出一种直径更小、厚度更薄的塑料镜片,使佩戴时间得以延长。然而,由于透氧性问题未解决,其临床应用仍受限制。

硅氧烷丙烯酯(RGP)材料与现代角膜塑形镜的发展:1970年起,角膜塑形镜进入硬性透气角膜接触镜(RGP-CL)时代。1974年,盖罗开发出RGP材料,使透氧性大幅提升,佩戴的安全性和舒适性显著改善。RGP材料的出现让角膜塑形镜逐步取代了传统的PMMA材料,塑形镜行业也迎来了关键性突破。1994年,Al Fontana推出了Orthofocus逆转球面设计镜片,SightFormu逆转球面塑形镜也随之问世,可将近视度数降低400~500度,且具有良好的可控性。1998年,FDA批准日戴型角膜塑形镜;2004年,夜戴型角膜塑形镜获得FDA的临床使用批准,标志着现代OK镜的成熟。

全球角膜塑形镜的发展史表明,材料的透氧性和设计的适配性是提升OK镜安全性、有效性和舒适性的关键。尽管早期PMMA材料光学性能良好,但透氧性差导致其难以推广,直到RGP材料问世,角膜塑形镜行业才真正突破。随着解剖学、生理学、生物力学等学科的不断进步,现代OK镜不仅在材料上更加透氧,在设计上也更加符合人眼结构,实现了有效性、安全性和舒适性的统一。

2. 人工晶体（IOL）

（1）白内障手术的发展方向：攻克多焦点人工晶体的缺陷　在美国，白内障的治疗方法已发展出多种选择，但主要依赖于手术切除浑浊的晶状体并植入人工晶体。白内障手术的目的是恢复患者的视力，使其在日常生活中重新获得清晰视野。目前，美国白内障手术使用的人工晶体种类丰富，包括单焦点、多焦点、散光矫正型、Tecnis多焦点和适应性人工晶体等。这些人工晶体根据患者的视力需求设计，提供了不同程度的视觉矫正能力。

随着人们对视觉质量要求的提高，国内的多焦点人工晶体需求也在增长。与传统的单焦点人工晶体不同，多焦点人工晶体可以帮助患者在不同视距下保持较好的视力，有效降低了对眼镜的依赖性。然而，现有的多焦点人工晶体仍存在一些缺陷，例如夜间低光环境下的视觉效果不佳、眩光和光晕现象，尤其在驾驶或夜间活动时影响较大。因此，未来的发展方向是攻克这些技术瓶颈，使多焦点人工晶体更加高效、安全和舒适，以满足患者术后高质量脱镜的需求。

美国的屈光手术技术与国内大致相似，主要包括PRK、LASIK和SMILE等手术方式，其中SMILE手术在2016年获得美国FDA认证，是最新的激光屈光矫正术之一。CLEAR手术是SMILE的改进版本，能够在达芬奇Z8飞秒激光设备的支持下治疗近视和散光。该手术方法与SMILE相似，但在手术过程中可进行中心和旋转调整，效果更为精准。目前，SMILE手术已广泛用于近视和散光的矫正，然而针对远视的SMILE矫正尚未得到FDA和欧盟CE认证，这主要是由于远视矫正技术需要更高的稳定性和安全性。未来，随着技术进步，SMILE和CLEAR手术的适用范围可能进一步扩展，使患者享受到更为先进的屈光矫正方案。

（2）植入式胶原镜与屈光性晶状体　对于高度近视患者，角膜激光手术可能无法提供足够的矫正效果，因此植入型人工晶体成为重要的替代方案。可植入晶体中，有晶体眼的人工晶体可分为前房型、虹膜夹型和后房型三种类型。前房型和虹膜夹型晶体曾被广泛应用，但因可能导致角膜内皮丢失、虹膜萎缩和脱色素等并发症，其使用逐渐被限制。相比之下，后房型人工晶体如植入式胶原镜（ICL）和屈光性晶状体（PRL）因其生物相容性较高，且与天然晶体的相互作用良好，因而成为现代屈光矫正领域的主流。

ICL由STAAR公司推出，是目前全球最成熟的有晶体眼人工晶体之一。ICL最初主要用于高度近视矫正，但其应用范围逐渐扩展至中低度近视矫正，并可联合其他手术来解决复杂的屈光问题。ICL晶体的独特设计不仅使其能在眼内长时间稳定存在，还能提供良好的矫正效果和舒适性，适用性广泛。

PRL与ICL同源，但设计有较大区别。2003年，美国科研团队在俄罗斯"领口扣"设计基础上推出了新型后房悬浮晶体PC-PRL，使晶体在眼内实现"悬浮"状态，避免了传统固定式植入的弊端。2013年，新一代依镜PRL通过生物硅橡胶材料的升级和生产工艺的优化推出，凭借极佳的生物相容性、安全性和有效性赢得广泛关注。

相比ICL，PRL具有多项优势。首先，在矫正度数上，PRL的适用范围可达到1000～3000度的近视患者，而ICL覆盖范围在50～1800度。对于1800～3000度的超高度近视患者，PRL是唯一适合的选择。此外，PRL的悬浮设计避免了与眼内组织的长期接触，从而减少了可能的炎症反应和角膜损伤，同时将光学设计置于前表面，避免了对天然晶状体的压迫问题。在保存条件上，PRL的干燥条件保存及预装式设计使得其使用更便捷，对前房深度的适应性更广。PRL只需2.5mm的前房深度即可使用，而ICL则要求前房深度不低于2.8mm。此外，依镜PRL针对亚洲人的眼部结构进行了设计优化，材料柔软性和光学区的进一步提升，使其更加适配亚洲患者，提供了更加安全、有效的植入体验。

三、连锁医院

1．国内眼科连锁医院市场格局

在A股和港股市场上，眼科连锁医院领域目前有8家上市公司，这些公司几乎均为民营机构，包括爱尔眼科、华厦眼科、普瑞眼科、光正眼科、朝聚眼科、何氏眼科、希玛眼科和德视佳。它们的业务模式高度相似，涵盖白内障、屈光不正（如近视、远视、散光）、眼表疾病、眼底疾病、青光眼、眼眶与眼肿瘤、眼外伤、小儿眼科等八大眼科亚专科领域，并提供包括验光、配镜等在内的视光服务，形成了较为全面的眼科诊疗体系。从服务内容上看，国内外眼科连锁医院的诊疗业务聚焦于屈光手术、白内障手术和视光服务三大类。以爱尔眼科和华厦眼科为代表的领先机构，凭借其广泛的服务网络和医疗资源，能够为患者提供全科诊疗服务，而其他连锁眼科医院的诊疗业务则通常侧重于核心科室的服务。

2．收入规模差异：品牌布局与分院网络的优势

在收入规模方面，爱尔眼科以明显优势领跑行业，成为眼科连锁医院的标杆，其年收入规模显著高于其他机构。其次是华厦眼科，收入规模紧随其后，而其他眼科连锁医院的年收入基本维持在10亿元左右。这种差距主要来源于品牌覆盖、分院数量、医生人数，以及业务覆盖区域的人口密度等因素。爱尔眼科依托强大的分院网络和人才储备，覆盖全国30个省份，甚至扩展至美国和欧洲，其眼科医生数量占到全国的1/10以上，形成了强大的品牌和规模效应。而其他眼科连锁医院多集中于特定地域市场，如福建的华厦眼科、内蒙古的朝聚眼科、东北的何氏眼科和大湾区的希玛眼科等。这些医院在各自区域内具有较高的市场份额，但由于全国覆盖度有限，因此在收入规模上与爱尔眼科存在明显差距。

3．主要收入来源与业务结构

从收入结构来看，这些眼科连锁医院的主要收入来源包括屈光手术、白内障手术和视光服务三大业务，通常占总收入的70%~90%。屈光手术涵盖了激光视力矫正、ICL晶体植入等，白内障手术则主要包括常规和先进人工晶体植入手术，视光服务则包括验光、配镜、眼病诊断及视力矫正等。这三项业务因其较高的需求量和患者支付能力，成为眼科医院的主要收入来源。此外，其他眼科项目如眼底病、青光眼等尽管具有一定市场需求，但由于诊疗难度高、资源需求大，且患者群体较为有限，这些项目在总收入中的占比相对较低。国内仅有少数如爱尔眼科和华厦眼科具备眼科全科诊疗能力，而其他医院的业务结构则仍以屈光、白内障和视光服务为主导。

4. 毛利率表现：品牌溢价与管理效率的差异

在毛利率表现方面，爱尔眼科凭借其完善的管理体系和规模优势，以超过50%的毛利率领先行业。德视佳、华厦眼科和光正眼科的毛利率则位居其后。这些连锁眼科机构的毛利率差异主要受到管理水平、品牌溢价能力及服务区域消费能力的影响。爱尔眼科覆盖全国，拥有较为先进的管理模式，优化了运营成本，实现了显著的规模经济效应。而德视佳依靠在德国和丹麦的市场优势，同样享有较高毛利率；华厦眼科在福建和广东的区域优势，使其在该区域拥有较高的品牌溢价能力；朝聚眼科则在内蒙古和江浙地区积累了深厚的市场基础。这些品牌在各自的区域内形成了稳固的市场地位，并针对区域特征开展差异化服务，保障了较高的盈利水平。

第三节　国际经验借鉴

一、Eyecare partners的发展历程

Eyecare partners为美国眼科连锁运营机构龙头，已经覆盖美国18个州，目前拥有640+门店和28+手术中心，拥有300+眼科医师和700+验光师。

1. 成立与初期发展（2015年）

Eyecare Partners成立于2015年，总部设在密苏里州圣路易斯。作为一家致力于眼科护理和视光服务的综合性公司，Eyecare Partners的初衷是整合区域性眼科诊所与视光诊疗服务，建立一个覆盖广泛、管理统一的眼科护理平台。公司从一开始就制定了清晰的扩张计划，致力于通过收购独立眼科诊所和视光诊所实现快速扩展。

2. 私募股权支持推动扩展（2017年）

2017年，私募股权公司FFL Partners看到了Eyecare Partners的增长潜力，决定对其进行战略投资。FFL Partners的资金支持不仅为Eyecare Partners提供了扩张的资本，更为其提供了在财务管理和运营优化方面的专业指导。借助FFL的资源，Eyecare Partners大大加速了其并购步伐，逐步收购了多个具有优质服务资源的眼科和视光诊所。在FFL的支持下，Eyecare Partners从地区性公司逐渐向全国性眼科连锁品牌迈进。

3. 收购Associated Retinal Consultants（2019年）

2019年，Eyecare Partners收购了密歇根州的Associated Retinal Consultants（ARC），这是美国最大的视网膜专科诊所之一。ARC的加入不仅丰富了Eyecare Partners的服务组合，将其业务范围从基础的眼科护理扩展至高度专业化的视网膜治疗领域，同时也使Eyecare Partners进一步巩固了其在眼科医疗市场中的领先地位。ARC的强大医疗团队和患者基础帮

助Eyecare Partners在视网膜疾病治疗领域取得了重要市场份额。

4．由私募公司Waud Capital Partners收购（2020年）

2020年，Eyecare Partners宣布由私募公司Waud Capital Partners（WCP）收购。WCP的投资带来了雄厚的资金支持和管理经验，为Eyecare Partners未来的扩展奠定了坚实的基础。在WCP的指导下，Eyecare Partners的并购策略进一步优化，业务管理效率得到了全面提升。WCP的战略支持使Eyecare Partners进一步明确了全国性发展方向，并加速了在眼科和视光领域的全面覆盖。

5．进军眼科手术领域（2021年）

2021年，Eyecare Partners加快了在眼科手术领域的布局，特别是在屈光手术、白内障手术和青光眼手术等高需求领域的扩展。为此，Eyecare Partners收购了多个知名眼科手术中心，通过引入专业的手术团队和先进的手术设备，使其在眼科手术服务上拥有了竞争优势。这一扩展标志着Eyecare Partners不仅专注于视光护理，还在眼科手术方面逐步建立起核心竞争力，为患者提供全方位的眼科诊疗服务。

6．并购管理转型和品牌整合（2022年）

到2022年，Eyecare Partners已完成多项大型并购，拥有了上百家诊所和手术中心。在这一年，Eyecare Partners着手进行管理架构优化和品牌整合，通过建立统一的品牌形象和标准化的服务流程，提高整体运营效率。Eyecare Partners在全国范围内推动各诊所的标准化转型，实施一体化的患者护理流程和医疗质量管理体系。这一转型有助于Eyecare Partners实现规模化效应，提高医疗服务质量，并进一步稳固其在眼科连锁服务市场中的领先地位。

二、Eyecare partners的启示

通过分析美国Eyecare Partners的扩张经验，我们可以总结出民营眼科医疗机构在快速发展中所依赖的四大关键因素。

1．品牌认知度：扩大连锁网络的规模和覆盖范围

对眼科医疗机构而言，品牌认知度是吸引患者的关键。扩大连锁网络、覆盖更多区域是建立品牌认知的主要途径。Eyecare Partners等大规模眼科连锁机构，通过分院网络的广泛布局，在消费者心目中形成了更高的品牌记忆和专业认同。尤其是在眼科手术等高风险医疗项目上，患者往往更倾向于选择规模大、规范化程度高的机构，因为他们下意识认为大品牌在安全性、规范性方面具有更高保障。这种品牌优势不仅能够带来更多患者，还为其在市场中树立了值得信赖的形象。

2．资本因素：重资产模式下的资本助力

民营眼科机构的重资产属性使得其单靠自有资金难以支撑快速扩张。Eyecare Partners的

发展离不开私募股权资本的注入，这为其并购整合和分院扩张提供了强大的财务支持。资本的助力不仅推动了机构的扩展，还为其引入了更高效的管理体系和资源整合能力，从而提升了运营效率。资本力量的支持，使得这些眼科机构能够在竞争激烈的市场中获得快速发展，为机构的长期增长提供了财务后盾。

3. 扩张地点选择：人口密集区域的消费优势

扩张地点的选择对于眼科医疗机构至关重要。Eyecare Partners优先选择在高人口密度、消费水平高的地区进行扩展，这不仅保证了前期客流，还带来了长期稳定的客户基础。眼科医疗服务项目，如屈光手术和白内障手术，具备较高的消费属性。在这些消费能力强的区域布局，可以更快地获得收入增长和市场反馈。此外，在人口密集的城市和地区，品牌知名度的传播速度更快，有助于在短期内形成影响力并进一步扩大市场占有率。

4. 医生领导的医疗质量保障：设立医学执行委员会

Eyecare Partners不仅注重快速扩展，还高度重视医疗服务质量的保障，专门设立了视光学医学执行委员会和眼科医学执行委员会，以确保医疗质量和技术的高标准。这些委员会负责监督和指导公司的整体医疗服务标准，研判新技术、探索新疗法，并为医生的持续能力提升提供支持。医学执行委员会的设立不仅加强了医生在机构中的领导作用，还确保了Eyecare Partners在扩展过程中保持专业水平的一致性和可靠性，为品牌积累了口碑和信任度。

三、Eyecare partners和爱尔眼科

Eyecare Partners和爱尔眼科在业务模式上存在一些共同点，但在发展路径、扩展策略、资本运作、医疗质量管理及市场定位上均展现出明显差异。Eyecare Partners通过私募资本的灵活支持，专注于专业技术资源整合，而爱尔眼科则借助上市地位，实现多层次市场的覆盖和长远布局。

1. 发展路径

Eyecare Partners的扩展路径以并购为主，通过收购眼科和视光诊所快速建立覆盖全国的网络，并聚焦于特定眼科亚专科的资源整合。而爱尔眼科采用了自主设立和并购相结合的路径，既在全国范围内开设新院，也通过并购加速在各地的业务布局。此外，爱尔眼科近年来积极拓展国际市场，包括在东南亚、欧洲等地开设分支，试图将品牌打造为全球化的眼科连锁品牌。

2. 扩展策略

Eyecare Partners的扩展策略主要聚焦在高附加值的亚专科领域，例如收购视网膜和青光眼专科诊所，以提升其在复杂眼科疾病诊疗方面的实力。在这一策略下，Eyecare Partners的服务网络覆盖面虽广，但在专业技术领域上投入更多资源。而爱尔眼科的扩展策略更偏向全

面覆盖，它不仅涵盖主要眼科亚专科，还在二三线城市广泛布局，建立了服务于更广泛人群的眼科网络。这一策略帮助爱尔眼科在中国各地扎根，使其能够服务于从基础视光需求到高端眼科手术的各类患者。

3．资本运作

Eyecare Partners的发展依赖于私募股权投资的支持，多次获得私募基金注资，资本驱动扩展的同时，也将战略重点放在提升并购效率和整合管理上。这种私募主导的模式灵活性强，适合快速整合区域资源。而爱尔眼科则依托A股上市公司的资本优势，通过股权融资和并购基金，在公开市场上筹集资金，推动持续扩展。爱尔眼科的上市地位不仅带来了更大的融资能力，也让其能稳定地进行长期的技术和网络布局。

4．医疗质量管理

在医疗质量管理上，Eyecare Partners设有由视光和眼科专家组成的独立医学执行委员会，这一委员会专门负责制定医疗标准，监督服务质量，并为临床技术创新提供支持。这种医生主导的结构确保了Eyecare Partners的诊疗标准，尤其在复杂眼科手术和新技术引入方面表现突出。而爱尔眼科则更注重系统化的管理体系，通过内部培训和标准化流程，保障服务一致性和可复制性。此外，爱尔眼科设有自己的技术和医生培训系统，通过内部资源共享推动整体医疗水平的提升。

5．市场定位与患者群体

Eyecare Partners在美国的市场定位以高端医疗服务为主，主要满足中高收入群体对专业化眼科诊疗的需求，其服务定价也相对较高。爱尔眼科则采取了多层次的市场定位，在满足高端需求的同时，也为更广泛的患者群体提供基础眼科服务，覆盖从一线到二三线城市的广泛人群。爱尔眼科不仅在高端视力矫正和眼科手术方面提供先进服务，也注重在社区和基础医疗中树立影响力，以扩大整体市场覆盖范围。

第四节　实例分析：飞秒激光与STAAR Surgical

一、飞秒激光：开启视觉新时代

从20世纪80年代的飞秒激光原理提出，到2020年与人工智能结合，飞秒激光技术已经成为现代眼科手术不可或缺的核心工具。它在角膜屈光手术、白内障手术和角膜移植等领域的广泛应用，为全球患者带来了更安全、更精确的治疗方案。飞秒激光不仅极大提升了手术的精确度和视觉效果，还使得眼科手术的个性化和智能化成为可能。随着技术的不断创新，飞秒激光在眼科的应用将持续扩展，为患者提供更优质的治疗体验，成为推动眼科手术未来发展的重要力量。

1. 飞秒激光技术概念的提出（20世纪80年代）

20世纪80年代，科学家提出了飞秒激光的概念，并成功实现了这一超短脉冲激光技术。飞秒激光的脉冲时间达到10^{-15}秒的量级，能以极高的精确度对生物组织进行微创操作，同时避免了热扩散对周围组织的损伤。这种特性使得飞秒激光在医学应用中展现出巨大潜力。飞秒激光的高精度和对组织的低损伤性让科学家们意识到，它可以成为眼科手术的理想工具，为眼科屈光和白内障手术等带来了全新可能。

2. 第一台商用飞秒激光器问世（1990年）

1990年，世界上第一台科研级商用化阶段飞秒激光器问世，为眼科的激光手术奠定了设备基础。尽管早期的飞秒激光器体积庞大且操作复杂，但它的高精度特性引起了医学界的广泛关注。飞秒激光器为精密手术提供了可能，并推动了飞秒激光在眼科中的应用研究。随后，飞秒激光技术在不断改进，设备也逐渐实现小型化和高效化，为其在眼科手术中的普及打下了基础。

3. 飞秒激光用于LASIK手术（2001年）

2001年是飞秒激光在眼科应用的里程碑之一，这一年飞秒激光首次被应用于LASIK手术，用于制作角膜瓣。传统的LASIK手术使用机械刀制作角膜瓣，存在精度受限和术后并发症等问题。飞秒激光则可以通过精确的激光切割取代机械刀，极大地提高了角膜切割的精度，减少了术后并发症的发生率。飞秒激光在LASIK手术中的应用让近视、远视和散光等屈光不正的矫正手术变得更安全、更有效，迅速成为屈光手术的新标准，推动了飞秒激光技术在全球眼科手术中的推广。

4. 全飞秒激光手术SMILE问世（2011年）

2011年，德国公司卡尔蔡司（Carl Zeiss）推出了全飞秒激光小切口微透镜取出术（SMILE），这是飞秒激光在角膜屈光手术领域的一大突破。不同于传统的LASIK需要制作角膜瓣，SMILE无需制作角膜瓣，而是通过一个小切口取出角膜内的透镜，从而矫正近视和散光。这种新技术使得手术对角膜组织的影响降到最低，术后干眼症等并发症的发生率显著降低。SMILE手术的问世为屈光矫正领域提供了更加安全、有效的选择，尤其适用于对手术效果和恢复速度有高要求的患者，成为飞秒激光技术的标志性应用之一。

5. 飞秒激光技术扩展至白内障手术（2012年）

2012年，飞秒激光进一步拓展至白内障手术领域，为传统白内障手术带来了革命性改变。传统白内障手术依赖医生手工操作，特别是在撕囊和核分割过程中，操作精度受限。飞秒激光的引入使这些步骤实现了自动化和标准化，飞秒激光能够精确制作切口、撕囊并分解晶体核，从而减少了手术难度和并发症的发生率。飞秒激光白内障手术的推广使得手术的安全性和效果大大提升，尤其适用于植入高端屈光人工晶体的患者，帮助其术后获得更好的视觉质量。

6. 飞秒激光技术在角膜移植手术中的应用（2015年）

2015年，飞秒激光技术在角膜移植手术中的应用取得了突破性进展。飞秒激光在角膜移植中用于切割供体角膜和患者角膜，使角膜切口的精度和匹配性得到了极大提高。传统的角膜移植手术切割角膜需要依赖医生手工操作，而飞秒激光的引入让角膜切割变得更加精确，显著提高了移植效果和术后视觉质量。飞秒激光还广泛应用于角膜内皮移植和深层角膜移植等复杂手术，为角膜病患者提供了更优质的手术方案。这一进展展示了飞秒激光在眼科复杂手术中的巨大潜力。

7. 飞秒激光与人工智能结合的趋势（2020年）

2020年，飞秒激光与人工智能（AI）的结合成为眼科手术领域的新趋势。这一结合使手术的精确度和个性化程度得到了进一步提升。AI技术通过分析患者术前数据，为飞秒激光手术参数提供了个性化建议。智能化的手术参数设置不仅提升了手术精确度，还可以帮助医生预测术后效果和控制风险。这一趋势将飞秒激光的应用推向了一个新的高度，使其在个性化治疗和手术智能化方面展现出更大的潜力。飞秒激光与AI的结合为眼科手术的未来带来了新的发展方向，推动了眼科手术的智能化和自动化。

二、STAAR Surgical：眼内植入晶体的开创者

STAAR Surgical（文中也称：STAAR）自1982年成立以来，始终致力于眼内植入晶体（IOL和ICL）的研发与创新，特别是植入性隐形眼镜（ICL）技术，已成为全球高度近视及散光矫正的非激光首选方案。ICL不仅填补了激光手术无法满足的需求，还为患者提供安全、可逆的矫正选择，成为高度近视和散光患者的理想解决方案。STAAR的技术创新，极大地拓宽了眼科屈光矫正的范围，为眼科医生和患者提供了更丰富的选择，推动了现代眼科手术的进步。

1. 成立与早期发展（1982年）

1982年，STAAR Surgical在美国加州成立，最初的目标是为白内障患者开发更安全、更有效的人工晶体（IOL），帮助患者术后获得更清晰的视力。此时，白内障手术已经较为普及，但人工晶体的质量和效果尚有很大的改进空间。STAAR致力于通过改良材料和设计提升人工晶体的光学性能，这一研发基础为公司未来在眼内植入晶体领域的发展奠定了坚实的技术基础，也让STAAR逐步成为屈光矫正领域的创新者。

2. 全球首款可折叠人工晶体的推出（1991年）

1991年，STAAR Surgical推出全球首款可折叠的人工晶体（Foldable IOL），这项创新彻底改变了白内障手术的操作方式。在此之前，白内障手术需要较大的切口来植入硬质晶体，术后恢复期较长且存在较高的并发症风险。可折叠的人工晶体让医生可以通过更小的切口完成手术，减少了创伤，提高了术后恢复速度，降低了感染风险。这项技术让STAAR获得了

市场认可，也为未来微创眼科手术的普及铺平了道路。

3．ICL研发的启动（1993年）

1993年，STAAR启动了植入性隐形眼镜的研发。ICL是一种后房植入晶体，用于矫正高度近视、散光和远视，为屈光不正的患者提供了一种非激光的矫正方案。STAAR选择了Collamer材料，这种材料与天然组织高度相容，具有透氧性高、耐用性强的特点。ICL的研发使得STAAR进入了屈光矫正领域，并且填补了传统激光手术不能满足的高度近视矫正需求，为高度近视和不适合激光手术的患者带来了新的选择。

4．ICL获得欧盟CE认证（1997年）

1997年，STAAR的ICL晶体获得了欧盟CE认证，标志着其正式在欧洲市场推出。CE认证对医疗产品的安全性和有效性要求极高，ICL的认证成功不仅让STAAR在欧洲建立了品牌影响力，也使得ICL迅速在高度近视患者中获得认可。ICL的设计特性允许其在不切削角膜的情况下矫正视力问题，并具有可逆性，这一特性特别适用于不适合激光矫正的患者。ICL迅速获得了医生和患者的信赖，成为非激光屈光矫正市场的重要选择。

5．Visian ICL™获得FDA批准（2005年）

2005年，Visian ICL™获得美国FDA批准，正式进入美国市场，标志着STAAR在全球市场的扩展。FDA的批准意味着ICL在安全性和有效性上达到了最高标准，进一步提升了其全球声誉。Visian ICL™的推出为美国市场的高度近视患者提供了非激光矫正的新选择，特别适合角膜薄、无法接受激光手术的患者。FDA批准的获得不仅巩固了STAAR在全球的地位，也让ICL成为主流的屈光矫正方案之一。

6．推出Toric ICL™，进军散光矫正领域（2010年）

2010年，STAAR推出了带有散光矫正功能的Toric ICL™，这是全球首款能同时矫正近视和散光的后房型植入晶体。Toric ICL™填补了散光患者的矫正需求，能够一体化解决近视和散光问题，手术简便，效果持久。Toric ICL™的问世进一步拓宽了ICL的适用范围，为更多屈光不正患者提供了完整的解决方案。Toric ICL™在全球迅速推广，成为高度近视及散光患者的理想矫正选择之一，为医生提供了更灵活的治疗手段。

7．推出EVO+ Visian ICL，提升视觉质量（2021年）

2021年，STAAR Surgical推出了EVO+ Visian ICL，这款晶体采用了更大光学区的设计，进一步提升了患者的术后视觉质量。EVO+ Visian ICL保留了经典的Collamer材料，具有高生物相容性和透氧性，同时更大的光学区使得患者在夜间、低光条件下的视觉效果大幅改善，减少了光晕和眩光等问题。EVO+ Visian ICL的推出顺应了患者对高视觉质量的追求，尤其适用于对夜间视力有较高要求的患者，进一步巩固了STAAR在屈光矫正市场的领先地位。

第二十二章 口腔行业

第一节 行业概况

一、什么是口腔行业?

口腔行业是与人类口腔健康息息相关的一个专业医疗领域,涉及范围从日常的口腔护理到复杂的口腔治疗、修复和美学设计。随着口腔健康与全身健康关系的深入研究,口腔行业的地位越来越受到重视。这一领域的核心目标不仅是解决牙齿和牙周问题,还包括保持牙齿的美观、口腔功能的完善,进而提升整体健康水平。口腔行业由三大板块支撑:口腔耗材、口腔护理和口腔医疗,它们分别承担不同的任务,共同推动口腔健康的全面管理。

1. 口腔耗材

口腔耗材是指在各类口腔治疗和手术中所使用的消耗性材料,这些材料是口腔诊疗中不可或缺的部分。它包括种植体、义齿材料、矫正器材、牙科充填材料等,直接影响到治疗效果和患者的恢复情况。例如,种植体材料的选择会影响种植牙的稳定性和使用寿命,而义齿的质量则决定了佩戴舒适性和咀嚼效能。随着材料技术的发展,越来越多的口腔耗材使用高生物相容性材料(如氧化锆、钛合金等),减少了不良反应的发生率,并在强度、耐用性和舒适度方面也获得显著提升。此外,数字化和3D打印技术的进步,使得定制化的口腔耗材生产更加高效、精准,并能更好地满足患者的个性化需求。

2. 口腔护理

口腔护理是指通过日常清洁、护理等手段来预防口腔疾病的发生和发展。包括刷牙、使用牙线、牙间刷、漱口水等基础护理,也涵盖了电动牙刷、超声波洁牙器等现代化护理设备。良好的口腔护理习惯是健康口腔的基础,可有效预防龋齿、牙周病等常见疾病的发生。随着生活方式的改变和消费升级,市场上出现了更多的专业化、个性化口腔护理产品,例如抗敏感牙膏、防龋牙膏(高含量氟化物)、美白牙膏,以及特殊漱口水等。智能化的电动牙刷和便捷的牙线棒等工具进一步提升了护理效果,帮助人们在日常生活中更轻松地保持口腔卫生,降低口腔疾病的发病率。

3. 口腔医疗

口腔医疗是指由专业医生进行的诊疗服务，包括龋齿填充、根管治疗、牙周治疗、牙齿美学修复、种植牙、正畸矫正等。除了常见的牙齿治疗，口腔医疗还涉及口腔癌症筛查、口腔颌面部的复杂手术等。在这一领域中，技术进步带来了巨大的改变。数字化技术、CAD/CAM（计算机辅助设计和制造）、3D影像等技术应用，提升了诊断精确性，使治疗更加个性化和高效。例如，3D影像技术能帮助医生更全面地评估口腔结构，激光技术用于牙周病治疗时可以减少创伤，数字化印模减少了传统手工印模的误差，增加全冠、固定桥等修复体与基牙的密合性。微创技术和无痛治疗理念的应用，让口腔医疗过程更舒适，提升了患者的接受度和满意度。

二、口腔行业的学科分支

口腔医疗根据不同的口腔疾病和治疗需求，划分为多个学科分支，包括综合治疗、修复、种植、正畸等。通过分支学科的精细划分，口腔医疗能够更专业更有效的解决患者的功能需求和美观需求，极大提升了患者的生活质量。

口腔综合治疗是最基础且覆盖面最广的分支，主要用于治疗牙髓病、根尖周病、龋齿和牙周炎等常见口腔疾病。其治疗手段包括根管治疗、填充修复和拔牙，是患者就诊频次较高的治疗项目，适用于全年龄段的患者，部分治疗项目也在医保报销范围内。综合治疗承担了大量的常见病诊治，是维持口腔基础健康的重要环节。

口腔修复的核心目的是恢复缺损牙齿的形态和功能，涉及的技术包括贴面、嵌体、全冠、桩核冠、固定桥和活动义齿等。修复手段因人而异，适用于各种缺损程度和功能需求的患者。其中，活动义齿的治疗周期较长，复诊频繁，主要服务于中老年人群。现代修复材料和技术的进步大大提升了舒适性和耐用性，帮助患者恢复正常的咀嚼和发音功能。

口腔种植是解决牙齿缺失的一种先进的治疗方式。通过外科手术将种植体植入患者的颌骨中，种植体利用骨结合的方式替代天然牙根，具有很强的稳定性和耐用性。然而，种植牙对医生技术、患者颌骨和身体条件要求较高，费用较为昂贵，通常不在医保范围内，主要面向成人患者。种植牙的发展极大提升了患者的生活质量，被誉为"人类的第三副牙齿"。

正畸治疗用于矫正牙齿排列不齐和咬合问题，恢复口腔的正常功能和美观。正畸治疗周期较长（通常为1~3年），且需进行多次复诊，一般以青少年为主要服务对象，费用大部分需患者自费承担。随着技术的发展，透明矫治器和舌侧矫正等方法的应用也逐渐增多，提升了美观性和舒适度。

牙周治疗专门针对牙龈炎和牙周病等牙周问题。牙龈炎治疗通常采用洁治术，清除牙菌斑和牙石，防止病情恶化；而牙周病治疗则更为复杂，包括牙周手术、刮治术、根面平整等。牙周病因其不可逆性，需患者长期复诊和严格的口腔卫生维护。牙周治疗强调疾病预防，通过定期护理来控制病情发展。

牙体牙髓治疗主要解决龋齿、牙体硬组织疾病（如氟斑牙、楔状缺损）以及牙髓病、根尖周病等问题。该领域的治疗手段包括补牙、树脂贴面、根管治疗和根尖周手术等。牙体牙髓治疗覆盖面较广，是维持牙齿基本健康和功能的关键，帮助患者保留和恢复天然牙的健康状态。

口腔颌面外科处理的范围广泛，负责复杂的拔牙操作，如阻生齿、埋伏牙和多生牙等，此外，还涉及牙槽外科手术、唇系带修整、口腔感染、颌骨骨髓炎、颌面部骨折、颌面部肿瘤和颞下颌关节疾病等。颌面外科需要较高的技术水平和手术经验，在保障口腔健康的同时，兼顾患者的外观和功能恢复。

儿童齿科专注于0～12岁儿童和青少年的口腔健康管理。儿童齿科不仅要处理乳牙的常见病症，还需关注恒牙的萌出和发育，确保牙齿健康基础。儿童齿科的治疗难度较高，需根据儿童的心理特点制定适宜的方案。儿童项目的单次收费较低，但就诊频率较高，有较强的消费属性。

三、口腔集采

1. 种植牙集采背景

种植牙业务在口腔医疗领域中占据重要地位，已成为口腔医院收入的支柱性项目之一。数据显示，种植牙业务通常在口腔医院总收入中占比高达20%左右，这一比例凸显了种植业务在行业内的影响力。种植牙之所以能为医院带来可观的收益，是因为其价值量高、技术要求复杂。种植牙的费用主要由种植体、牙冠和其他相关材料费用组成，其中种植体占据最大份额，特别是在使用中高端进口品牌的情况下，种植体费用的占比可达到43%。随着人们对口腔健康需求的不断提升，种植牙成为了越来越多患者的首选，这一业务的增长潜力巨大。

面对高需求和高价格，国家对种植牙的价格和质量管理愈发重视。种植体集中采购政策在这种背景下逐步实施，以期通过批量采购方式来压缩种植牙成本。种植体集采只是第一步，国家未来还将针对种植过程中使用的牙冠等配套耗材开展竞价挂网管理，并落实种植牙全流程的价格调控，从检查、手术到材料的各个环节进行规范，以最大程度降低患者负担。这一集采背景不仅顺应了日益增长的医疗成本控制需求，也顺应了患者对优质种植牙服务的需求。集采后，随着价格的下降和覆盖范围的扩大，种植牙的渗透率将加速提升，有望释放更多潜在需求。据估算，种植牙市场的潜在规模或将达到两千亿，成为口腔行业中极具潜力的发展领域。

在集采前，种植牙市场被国外品牌主导，中端韩国品牌［如奥齿泰（Osstem Implant）和登腾（Dentium）］和高端欧美品牌［如士卓曼（Straumann）、诺贝尔（Nobel Pharma）和登士柏（Dentsply Sirona）］占据主要市场份额。而国产品牌由于起步较晚，技术和市场认知尚在提升阶段，市场占有率较低，主要品牌包括威高洁丽雅、常州百康特和江苏创英等。

2. 种植牙专项治理政策

为了规范种植牙价格并减轻患者的经济负担，2022年9月，国家医保局发布了《关于开展口腔种植医疗服务收费和耗材价格专项治理的通知》，正式启动了针对种植牙的专项治理。政策要求种植牙费用按"服务项目+专用耗材"分开计价的模式进行分项收费，即将种植体植入费和种植体耗材费分开计价，牙冠置入费与牙冠产品价格也单独计价。此外，植骨手术费用和使用的骨粉、骨膜等材料费用也独立核算。分项收费的实施确保了价格透明，防止医院在整体收费中混淆服务费与耗材费，为患者提供了更清晰的消费结构。

同时，国家对口腔种植医疗服务的费用设定了指导价标准。政策建议，全流程种植牙服务的总费用不应超过4500元/颗，其中种植体植入手术和牙冠置入的费用占比控制在60%左右，检查和设计费用控制在10%左右。此规定为各类医疗机构的种植牙价格提供了指导方向，鼓励医疗机构在不影响服务质量的前提下尽可能降低费用，减轻患者经济负担。种植体集采是这一政策的重点，四川医保局率先牵头成立跨省种植牙耗材采购联盟，实行集中采购，同时对牙冠等配套耗材组织竞价挂网管理，以实现价格联动。在价格联动的框架下，公立医院需按照挂网价"零差率"销售耗材，严格控制价格差额，进一步保障患者获得公平的价格。这种分项收费和挂网销售的模式，不仅规范了收费流程，还通过集中采购实现了价格压缩。专项治理政策的实施为患者减轻了费用负担，同时对医疗机构的收费流程和耗材采购提供了明确规范，为种植牙行业的长期健康发展奠定了良好的政策基础。

3．种植牙集采影响

种植体集采的实际效果迅速显现。2023年1月11日，四川医保局在官网上公布了口腔种植体系统集中带量采购的开标结果。此次集采汇聚了全国近1.8万家医疗机构的需求，总需求量高达287万套种植体系统，约占国内年种植牙数量的72%。此次集采的平均中选价格为900余元，相比集采前的中位采购价下降了55%。这一价格的显著下降将为患者节省费用，预计每年将减轻患者40亿元的经济负担。

在本次集采中，欧美品牌、韩国品牌和国产品牌的表现各有特点。欧美品牌的价格降幅较大，以士卓曼为例，其4款中标产品的最低中标价为873元/套；登士柏和卡瓦（诺贝尔）也分别以1020元和918元的价格中标，这些价格较以往大幅降低。韩国品牌则凭借较低价格占据更大市场份额，其中登腾和奥齿泰的最低中标价分别为770元和771元，具备较强的性价比优势。此次集采对国产品牌是一个重要机会，威高骨科、北京莱顿和百康特等品牌成功中标，其中百康特的最低中标价为630元/套。通过集采，国产品牌的市场认可度和市场份额有望在未来实现较大提升。

集采的顺利推进对种植牙行业的影响是深远的。首先，价格大幅下降将吸引更多患者选择种植牙服务，提升种植牙的渗透率，尤其是在中老年人群体中，集采后的价格下调大大降低了种植牙治疗的经济门槛。其次，欧美品牌的价格下降使其获得更强的竞争力，韩国品牌则凭借价格优势有望进一步扩大市场份额。对国产品牌来说，集采政策提供了公平的竞争平台，鼓励国产品牌以更具竞争力的价格和逐步提高的技术水平在市场中站稳脚跟。

4．正畸项目集采

2022年10月19日，由陕西省牵头，联合山西、内蒙古、辽宁、黑龙江、安徽、河南、广西、海南、贵州、西藏、甘肃、青海、宁夏和新疆等多个省区，正式启动了口腔正畸托槽的集中带量采购工作。此次集采涵盖了托槽、无托槽隐形牙套和颊面管等正畸核心产品，带量采购周期为两年，目标是在降低材料成本的同时保障市场供应。集采规定托槽和无托槽类产品的最低有效降幅为30%，为医疗机构降低了正畸材料的采购成本。然而，正畸项目作为一种高技术含量的医疗服务，其服务价格预计不会因材料降价而受到影响。正畸项目的医疗服务价值主要体现在高度个性化的治疗过程和对医生技术的依赖上。正畸治疗通常周期较长，通常需要2~3年完成，在这一过程中患者需多次复诊，医生需实时调整方案，以保证矫正效果。因此，正畸服务的整体费用中，人工服务成本占据了相当大比例，材料费用相对较低。由于正畸治疗的方案和效果高度依赖医生的专业水平和经验，正畸服务价格更多地由医技价值驱动，而非材料成本。

正畸医生的培养周期也决定了正畸项目的高服务成本。一般来说，正畸医生需要接受5年本科教育和3年正畸硕士训练才能进入医院执业，之后还需在经验丰富的医生指导下进一步积累实践经验。正畸项目的技术壁垒较高，对医生的技能和判断力要求严苛，培养周期的漫长进一步凸显了这一项目的技术含量。因此，即使正畸材料集采大幅降价，人工成本仍将在服务费用中占主导地位，预计不会导致服务价格下降。

正畸项目的价格结构中，医生的诊疗服务价值是核心，因此材料价格的变动对整体费用的影响较为有限。虽然集采带来了显著的降幅，有助于控制医院的材料支出，但在长期的矫正治疗过程中，个性化的矫正方案、医生的技术水平和复诊频率才是决定治疗效果和费用的关键因素。因此，此次正畸材料的集采虽可降低材料端成本，但对医疗服务价格的调整影响较小，不会改变正畸项目整体的服务价值。

5. 常规牙冠修复

牙冠修复在口腔医疗中应用广泛，适用于多种类型的治疗，且其非种植修复部分尚未纳入集采体系，这使得短期内许多医疗机构可能会将资源更多地倾斜于非种植牙冠修复领域，以实现更高的利润回报。

首先，牙冠修复不仅仅应用于种植修复领域，诸如美学需求、牙根保存、桥接支持等多种情况也都需要依赖牙冠修复来解决。随着口腔美容和功能修复需求的不断提升，牙冠修复的市场需求呈现多元化，涵盖了从日常的牙齿修复到复杂的美容修复等多种领域。因此，牙冠修复无论是在常规修复还是美学修复中，都扮演着重要角色，市场空间广阔。

其次，牙冠修复的利润空间相对较大，特别是在常规修复领域。尽管种植修复逐渐成为市场的主流，但常规牙冠修复尚未纳入集采范围，仍保持较高的利润率。在遵循医疗本质原则的前提下，修复业务的利润差距使得许多机构在资源分配上更倾向于发展修复业务。这不仅能够为患者提供所需的治疗，也能为医疗机构带来可观的经济效益。

牙冠修复的治疗过程复杂且依赖医生的高度技能，手工操作的特性使得医生的经验成为关键因素。从根管治疗（RCT术式）到冲洗、充填，再到牙体预备，每一步都要求医生做出精准判断，以确保治疗效果，避免后期并发症如炎症的发生。因此，医生的经验和技术水平直接影响治疗质量。

对于头部连锁医疗机构而言，医生资源的储备尤为重要。尤其是经验丰富的资深医生，他们不仅能够提供高质量的修复治疗，还能够通过积累的临床经验提升治疗效率。在当前种植业务利润空间收缩的背景下，资深医生在修复业务领域的优势愈发明显。通过专注于修复治疗，医生不仅能实现业绩的稳定增长，也为机构的整体盈利提供了有力支持。

四、牙列修复

1. 牙列修复方法

牙列缺损或牙体缺失的修复是口腔医疗的关键领域,常用的修复方法主要有活动义齿、固定义齿和种植义齿三种。这三种方法各具特点,适合不同患者需求。

(1)**活动义齿** 一种较为传统的修复方式,依靠牙槽骨和黏膜支撑,但固定力较弱,因此在使用过程中常有异物感。活动义齿需摘戴清洁,若不定期清洁,容易导致口腔问题。通常,全口活动假牙需每3~5年检修,5年以上可能需更换,以维持其咀嚼功能。由于活动义齿的咀嚼力直接作用在牙槽嵴上,长期使用会加速缺牙区域的骨质流失,导致牙槽骨萎缩。不过,活动义齿价格相对低廉,费用在500~4000元,适合预算有限的患者。

(2)**固定义齿** 固定义齿依赖健康邻牙和牙槽骨的支撑,固定效果好,无需摘戴,且佩戴时几乎无异物感。使用寿命较长,通常可达5~10年,但在安装时需对邻牙进行一定的磨除,以支撑瓷桥结构。由于这种修复方法主要依靠邻牙支撑,长期使用可能增加邻牙负担,导致牙龈萎缩,且对牙槽骨萎缩无保护作用。此外,固定义齿不易拆卸修理,维护相对麻烦。固定义齿的价格相对较高,一般为500~8000元,适合对固定性和美观性有一定要求的患者。

(3)**种植义齿** 即种植牙,被认为是最接近天然牙的修复方式。种植牙的核心在于其种植体与牙槽骨结合,形成与自然牙根类似的支撑结构。种植牙无需摘戴,无异物感,使用寿命长达20~30年,适合长期使用。种植牙的咬合力通过种植体直接传导到牙槽骨,能够有效防止骨质流失,避免牙槽骨萎缩,是唯一能长期保护牙槽骨的修复方式。种植牙无需磨损邻牙,避免了对健康牙齿的损伤,且清洁简便,维护方便。不过,种植牙价格较高,一般为6000~20000元,适合追求高舒适度和长效性的患者。

2. 固定修复和种植牙冠

在口腔固定修复和种植牙冠的选择中,牙冠材料的特性决定了其美观性、强度及耐用性。当前主要的牙冠材料包括金属全冠、烤瓷熔附金属冠(PFM冠)和全瓷冠三种。每种材料都有不同的适用人群和功能优势,使得患者和医生在修复方案的选择上更具针对性。

全瓷冠是近年来口腔固定修复中的重要趋势,其在美观性、安全性和与数字化切削技术的适配性方面表现突出。全瓷冠材料主要有氧化锆陶瓷和玻璃陶瓷两种,前者因其较高的强度成为常用材料,适合后牙和咬合强度需求较高的修复情况;玻璃陶瓷则因其优良的色泽和透光性在美观性上胜出,与天然牙的颜色更接近,同时对邻牙的磨损更小,适用于前牙或活髓牙。全瓷冠的主要优势在于其不含金属成分,避免了金属边缘可能产生的颈缘灰线,不会对牙龈造成刺激,同时不会在影像学检查中产生伪影或干扰。这种材料特别适合前牙修复和追求自然美观效果的患者。全瓷冠的价格在1500~6000元,是当前市场中兼具美观和性能的高品质选择。

金属全冠是一种传统的耐用型牙冠,通常由钴铬合金、镍铬合金或钛合金等材料制成。金属全冠以其高强度和耐用性而著称,能够承受较大的咀嚼力,适合用于后牙修复。然而,由于金属材质本身的颜色不具备与天然牙相似的外观，美观性较差，因此一般不用于前牙修复。此外，金属边缘在长期使用中可能会发生轻微腐蚀，导致牙冠的颈缘处出现灰线，影响口腔的整体美观。金属全冠的另一个特点是对牙体的预备量较少，因此在修复时对健康牙体的磨损较小，适用于咬合空间较小的基牙。但部分患者可能对某些金属材料过敏，导致牙龈炎症或其他不适。此外，在影像学检查中，金属全冠可能产生伪影，干扰检查结果。金属全冠的价格较为经济，一般在300～3000元，适合重视功能且对美观要求较低的患者。

烤瓷熔附金属冠在美观和功能之间达成了较好的平衡。它使用金属作为内冠，再覆盖一层长石质烤瓷层，这样既保留了金属的强度又增加了外层的美观性，色泽更接近天然牙，因此比金属全冠更适合前牙修复。然而，由于烤瓷熔附金属冠仍然包含金属成分，边缘处在长期使用中可能发生腐蚀，导致颈缘处出现灰线，尤其是在前牙的唇侧边缘，不利于美观。此外，部分患者可能对金属部分过敏，引发口腔不适。烤瓷熔附金属冠的材料虽比金属冠脆，但其硬度较高，在使用时不易受到外力损伤。不过，由于烤瓷层的存在，该类型冠在切削和修复时难度较大，且在影像学检查中也可能出现伪影。烤瓷熔附金属冠的价格在500～4000元，是一种在美观和耐用性方面实现平衡的修复方案。

第二节　核心价值链

一、正畸

1. 传统正畸和隐形正畸

传统的矫治器在正畸治疗中应用广泛，主要包括唇侧金属托槽矫治器、舌侧矫治器和陶瓷托槽矫治器等。传统正畸器具通常由带环、矫治弓丝以及附加的托槽等部分组成。这些传统矫治器的两大核心环节分别是托槽的安装与去除。安装托槽时，医生需要选择合适的粘接方式和粘接剂，但由于无法通过目测直接精确地将托槽粘接到牙齿表面，通常需要根据患者的口腔形态制作石膏模型，并在模型上进行模拟安装。完成这些步骤后，经过脱模和处理，最终才能为患者定制专属的牙套，再通过丙烯酸树脂或环氧树脂等粘合剂将托槽牢固粘合于牙齿表面。在去除托槽时，医生通常使用机械手段，但陶瓷托槽由于材质较硬且脆，容易发生断裂，存在患者误吸的风险，且去除过程可能对牙釉质造成不可逆的损伤。

传统正畸方法的痛点相对明显。首先，托槽矫正治疗并不完全符合部分患者对于隐形矫治的需求；其次，托槽本身会对口腔内的舌头或黏膜造成摩擦和不适，尤其在治疗过程中，这种不适感可能会加剧。而固定的托槽无法自行拆卸，这意味着患者在治疗期间无法灵活清洁口腔，容易引发口腔卫生问题，甚至可能导致牙龈炎或龋齿等疾病。治疗结束后，去除托槽时也可能会对牙釉质造成损伤，进一步加重患者的不适感。因此，这些局限性促使人们对更加隐形、舒适、可摘戴的矫治器产生了强烈的需求。尽管这些矫治器在矫正效果上已得到验证，但其在美观性、舒适度和口腔卫生方面的不足逐渐显现，难以满足现代患者对正畸治疗的高标准需求。尤其是在生活质量、社交需求，以及对美观度要求逐渐提升的背景下，越来越多的人开始寻求更隐形、舒适且易于清洁的矫治器，其中隐形矫治器正成为许多患者的新选择。

唇侧金属托槽矫治器是传统矫治器的代表，适用于轻度至重度的错𬌗畸形。它依赖金属托槽和弓丝施力，通过固定在牙齿的唇侧逐渐矫正牙列。然而，由于金属托槽在外观上十分明显，这种矫治器在美观性上受到许多患者的质疑，尤其是成人患者往往对外露的金属托槽感到不自在。此外，金属托槽结构复杂，不易清洁，牙菌斑和食物残渣容易残留，增加了患龋齿和牙龈炎的风险。佩戴初期，患者常感到强烈的异物感，金属材质对口腔黏膜的摩擦会导致不适，甚至可能造成黏膜损伤。治疗周期一般为1.5～2年，对正畸医生的技术要求较高，需具备专业的正畸培训和丰富的临床经验。唇侧金属托槽矫治器的价格通常在5000～30000元，适合对价格敏感且对美观要求不高的患者。

舌侧矫治器在美观性上较唇侧金属托槽更具优势，因其托槽和弓丝固定于牙齿的舌侧，从外观上基本不可见。这使得舌侧矫治器成为对美观度有高要求患者的选择。舌侧矫治器同样适用于轻度至重度错𬌗畸形，但其对清洁的要求更高。托槽和弓丝在舌侧固定，清洁难度较大，舌侧位置的食物残留难以清除，容易导致龋齿和牙周问题。舌侧托槽的异物感更为强烈，尤其对舌头的摩擦使初期佩戴不适感尤为明显。患者在日常说话、进食时可能会感到明显不便。舌侧矫治器的安装和调整技术较为复杂，对医生的要求极高，医生需经过舌侧正畸的专门培训，才能准确进行托槽放置和调整。舌侧矫治器的价格较高，通常在35000～60000元，适合那些追求隐蔽性且能够适应清洁和佩戴难度的患者。

陶瓷托槽矫治器是对美观性和矫治效果的平衡选择，适用于轻度至中度的错𬌗畸形。与金属托槽不同，陶瓷托槽的颜色接近牙齿，自然效果较好，因此托槽在视觉上较为隐蔽，但金属弓丝仍然可见，不能完全隐形。陶瓷托槽材质较硬，在佩戴过程中对牙釉质有一定摩擦力，可能留下轻微磨损痕迹。此外，陶瓷托槽的清洁也相对困难，容易残留食物和细菌，增加了患牙周炎和龋齿的风险。陶瓷托槽的佩戴时间通常为1.5～2年，患者需忍受一定的异物感和轻微的口腔不适。医生在安装和调整陶瓷托槽时需要一定的技术水平，需具备正畸专业背景。陶瓷托槽矫治器的价格在20000～35000元，是注重美观效果的传统正畸选择之一。

隐形矫治器因其美观、舒适和可摘戴的优点，在近年来备受欢迎。隐形矫治器适用于轻度至中度的错𬌗畸形，采用透明材料制成，佩戴后几乎难以察觉，是成人和青少年患者的理想选择。隐形矫治器可自行摘戴，极大方便了日常的口腔清洁，降低了龋齿和牙周病的发生率。此外，隐形矫治器的柔性材料设计使其佩戴舒适，不会产生明显异物感，对牙周组织几乎没有刺激性，有助于避免牙龈退缩等问题。治疗周期通常为0.8～2年，且隐形矫治器方案多由矫治器提供商支持，医生的技术门槛相对较低。隐形矫治器的价格在15000～60000元，适合追求美观、舒适且希望简化口腔清洁过程的患者。

2. 隐形正畸的优势

（1）**隐形正畸更好地满足患者需求** 隐形正畸的最大优势之一是其能够更好地满足现代患者对美观、便捷和卫生的需求。传统的金属托槽和弓丝虽有较好的矫治效果，但它们常常因为显眼、不美观，以及清洁困难而令患者产生不适。而隐形矫治器采用透明设计，几乎无法察觉，尤其对于成人患者来说，能够避免由于传统托槽带来的外观困扰，使治疗过程更加低调、自然。此外，隐形矫治器的便捷性和卫生性也是其一大亮点。由于隐形矫治器是可摘戴的，患者可以在进食或刷牙时轻松取下，从而维持良好的口腔卫生，避免传统矫治器在长期佩戴过程中容易产生的龋齿、牙龈炎等问题。隐形正畸还具有较高的治疗可预见性。通过数字化技术，患者可以在治疗开始前看到详细的治疗效果模拟，清楚地知道治疗后的结果。这种可视化的效果让患者对治疗充满信心，同时也有助于提高治疗的精确性。尽管隐形矫治器的价格通常略高于传统的金属托槽和陶瓷托槽，但它的价格往往低于舌侧矫治器，因此能够为患者提供更多样的选择。在治疗时间上，虽然隐形正畸治疗的周期一般会稍长于传统正畸，但其佩戴舒适、不会干扰日常生活的特点，使得越来越多的患者愿意选择隐形矫治器。

（2）隐形正畸释放医生"生产力"，实现技术革新　　隐形正畸的引入，不仅使得患者得到了更符合需求的矫治方案，同时也解放了医生的"生产力"。传统的正畸治疗往往依赖于医生的高超技艺，尤其是在托槽安装和调整过程中，医生的专业水平直接影响治疗效果和效率。然而，正畸专科医生的培养难度大，且全球范围内正畸医生的数量有限，导致传统正畸治疗的供给能力受到限制。隐形正畸的数字化平台彻底改变了这一现状。借助3D打印技术和个性化矫治方案设计，医生可以更高效地完成患者的矫治规划，极大地节省了医生的时间和精力。数字化设计不仅提高了矫治方案的精度，还使得医生能够在较短时间内完成更多的病例处理，这对医生的职业生涯和治疗效果的提升都具有重要意义。此外，隐形正畸的标准化治疗流程也使得医生在治疗过程中能够有更多的灵活性，减少了传统手工操作的复杂性，进一步提升了治疗效果和患者满意度。

（3）隐形矫治器的原材料与产品价值　　隐形正畸的技术和治疗效果背后，离不开其先进的原材料和数字化矫治方案的支持。隐形矫治器的主要原材料是热压膜材料，这类材料包括热塑性聚氨酯（TPU）和聚对苯二甲酸乙二醇酯（PETG），这些聚合物材料具有高度的透明性和良好的柔韧性，能够确保矫治器在矫治过程中精确贴合牙齿，并保证患者佩戴的舒适度。市场上知名的隐形矫治品牌如隐适美，推出了多代材料，其中Ex30、Ex40和SmartTrack系列都采用TPU材料，这种材料具有更好的耐用性和舒适性，能够有效减少治疗过程中的不适感。国内品牌如时代天使和正雅则采用PETG与TPU复合膜片，这种材料组合不仅能保持足够的透明度和柔韧性，还提高了矫治效果的稳定性。尽管热压膜材料通常占据隐形矫治器生产成本的较大部分，但总体而言，隐形正畸的价值主要来源于其附加的个性化矫正方案设计。这些设计是由专业团队结合数字化工具量身定制的，能够确保每位患者的矫治过程精确高效，从而使隐形矫治器具有较高的产品毛利率和市场价值。

二、固定义齿修复

1. 固定义齿修复：传统修复中的主流方式与全瓷牙的趋势

固定义齿修复在口腔临床中是最常见的治疗方式，广泛应用于牙列缺损或缺失的修复治疗。与活动义齿相比，固定义齿不仅在舒适性和稳定性上具有显著优势，而且长期佩戴的效果也更加可靠。固定义齿常见的材料包括金属全冠、烤瓷熔附金属冠和全瓷冠，其中金属全冠因其坚固耐用而广受青睐，而烤瓷熔附金属冠则兼具美观和强度的平衡。然而，随着口腔修复技术的发展，全瓷冠材料逐渐成为固定修复的主流选择。全瓷牙在美学效果、隐形性及生物相容性等方面具有明显优势，能够完美与自然牙齿融合，避免了金属材料可能带来的过敏反应、牙龈变色和影像学检测的问题。同时，全瓷牙材料具有更好的可数字化切削性能，能够通过现代CAD/CAM技术精确加工，确保了修复体的精准贴合和高效制作。

2．氧化锆：数字化制造中的核心材料

氧化锆作为全瓷牙材料中的佼佼者，因其卓越的机械性能、良好的生物相容性以及极高的稳定性，逐渐成为口腔修复中的首选材料。相比传统的玻璃陶瓷，氧化锆在强度、硬度和断裂韧性方面更为突出，能够承受较大的咬合力，因此非常适用于后牙修复。此外，氧化锆的热导性和成形性使其在复杂的修复设计中保持良好的适应性，不仅避免了金属材料对口腔内温度变化的敏感性，也使其在加工过程中更易于成型。氧化锆的另一个显著特点是其美观性，能够提供与自然牙齿相似的色泽和光泽，避免了传统材料带来的色差问题。随着CAD/CAM数字化设计技术的发展，氧化锆材料的应用变得愈加广泛，成为现代全瓷牙修复中的主流选择。

3．氧化锆的生产壁垒与市场集中度

氧化锆的生产技术要求极高，这也造就了其较高的行业壁垒。当前，氧化锆的生产不仅涉及复杂的原材料配方，还需要精密的加工技术和高端的设备，这使得氧化锆行业的进入门槛较高，导致市场上竞争的厂商较为集中。目前，全球氧化锆市场的生产集中度非常高，前五大厂商的产能占比高达82%。其中，国外厂商在技术和产品质量方面占据了明显的优势，尤其是在高性能氧化锆材料的生产上，国外公司几乎垄断了市场的主流份额。尽管国内部分厂商如国瓷材料和东方锆业也在努力追赶，但与国际领先企业相比，国产氧化锆的技术差距依然存在。国产厂商在数字化制造软硬件、原材料的供应链管理等方面仍与进口产品有一定差距，这加大了国产氧化锆材料替代进口的难度。因此，国产厂商若想突破技术壁垒，仍需加大研发投入，提高生产工艺和设备水平。

4．国产义齿：从量到质的转型

中国是全球最大的义齿生产国，每年生产的义齿占全球总量的60%以上，成为世界义齿市场的供应大国。得益于低廉的劳动力成本、流水线化的生产模式，以及高效的物流系统，中国的义齿厂商在全球范围内具有明显的价格优势，成为欧美等发达国家口腔医疗市场的首选供应商。然而，尽管中国义齿产业的产量处于全球领先地位，产品的技术附加值和品牌影响力仍处于较低水平，导致定价较低，市场竞争力不足。与欧美等发达国家的高端产品相比，中国的义齿多以低成本和高性价比为主，这使得产品定位较为低端，难以突破价格战的困境。此外，中国义齿行业的集中度较低，市场上的生产企业数量庞大，行业内竞争激烈，产品同质化问题严重，整体毛利水平较低。要提升国产义齿的国际竞争力，企业需要加强技术创新，提升产品质量，拓展中高端市场，同时改善品牌形象，以提高议价能力和市场份额。

三、种植牙

1. 种植义齿：现代牙列修复的最佳选择

在现代口腔医学领域，种植义齿已成为解决牙列缺损与缺失问题的最佳修复方法。种植治疗通常包括两大部分：种植体植入手术和种植体上部结构的修复。种植体植入手术由口腔外科医生完成，旨在将人工种植体精准地植入上下颌骨中。而种植体上部结构修复则由修复科医生负责，根据患者的个体需求，设计并安装合适的义齿、牙冠等修复物。医生的经验和技术水平是决定种植治疗效果的核心因素。尤其是在传统自由手种植技术中，种植体的植入精度和后续修复效果与主治医生的经验密切相关。经验丰富的医生通常能够进行更精确的手术和修复，极大地提高治疗的成功率和美学效果。因此，医生资源的质量不仅决定了治疗效果，还成为医疗机构竞争力的关键所在。随着技术的不断进步，口腔种植技术正在逐渐赋能医生，帮助他们实现更加高效且精确的治疗。

2. 即刻永久基台修复：提升修复质量与降低成本

在常规的种植流程中，患者通常需要就诊四次（即刻永久基台三次），涵盖从种植体植入到最终修复的多个环节。即刻永久基台修复技术的应用，正逐步改变传统种植修复的工作流程和操作模式。即刻永久基台修复（One-time Abutment One-time Restoration，OAOR）是指在种植体植入手术的同时，即刻安装永久基台，这一基台通常会在治疗过程中不再取出，患者可以在短时间内完成临时或永久修复。这种修复方法的优势显而易见。首先，它能够将传统的四次就诊过程缩短为三次，提高患者的依从性和治疗效率。其次，医生的临床操作得到简化，椅旁时间减少，医生可以将更多精力放在修复设计和个性化治疗上，从而进一步保证修复效果的质量。此外，即刻永久基台修复具有微创优势，可以有效保留结缔组织附着，促进伤口的更好愈合，为患者带来更好的预后。在医疗机构层面，采用即刻永久基台修复还可以显著降低运营成本。由于临时基台、牙龈成型器、转移杆等耗材的使用频率减少，医院可以有效地节约耗材成本，提高经营效率。

3. 增强种植体性能：国产技术追赶进口

种植体的质量和性能直接影响治疗效果，而种植体的表面处理技术、结构设计以及材料选择是性能差异的主要来源。随着国内口腔种植行业的快速发展，国产种植体的工艺水平也有了显著提升。尤其在表面处理技术方面，国内厂商普遍采用喷砂酸蚀（SLA）表面处理方法，虽然这一技术已能达到较高标准，但与国外顶尖品牌，如士卓曼的SLActive®表面处理技术仍存在一定差距。SLActive®能够促进更快的骨愈合，并拓展了适应证范围，从单牙缺失到全口无牙缺失均能适用。在种植体的结构方面，国内企业的仿制能力日益增强，越来越多的国产植体采用与进口品牌相似的锥度设计、自攻刃设计等创新结构，从而提高了种植体的稳定性和初期固定性。在材料选择上，国产种植体大多采用钛合金或四级纯钛，与进口种植体在性能上的差距已经缩小。

4. 数字化技术推动种植手术精度提升

传统种植手术的质量在很大程度上依赖于医生的技术水平和经验，而数字化技术的出现显著降低了对医生经验的依赖，极大地提高了手术的稳定性和精确度。尤其是在3D打印静态导板和动态导航技术的应用上，数字化种植手段为医生提供了更为精准的手术辅助。通过虚拟种植、诊断蜡型设计，医生可以在电脑上进行模拟种植，确保每一步操作都符合最佳治疗方案。静态导板的数字化设计与加工（例如3D打印）使得种植手术过程更为可控，同时减少了手术风险和损失。而动态导航技术则能够实时监控并引导种植位点、角度和深度，进一步提升种植精度，降低误差发生的几率。此外，随着口腔种植机器人技术的不断发展，这一领域的数字化应用将更趋完善，有望为种植医生提供更高效、更精确的工具，推动种植治疗的革命性进步。

5. 中国市场：种植牙渗透率低，国产企业崛起

尽管种植牙技术已经在全球范围内广泛应用，但在中国，种植牙的渗透率仍然较低。影响这一现象的一个主要因素是患者的支付能力。与此同时，进口低端种植体占据了我国市场的主导地位，尤其是瑞士的士卓曼和韩国的奥齿泰，这些国际品牌占据了中国市场的绝大部分份额。然而，随着中国本土种植体生产企业的崛起，市场竞争格局正发生变化。目前，国内已有数十家种植体生产企业，如北京莱顿（BLB）、百康特（BKT）、江苏创英、威高骨科等，逐步在材料、表面处理及工艺技术方面取得了显著进展。尽管这些品牌在市场渗透和品牌建设方面仍有待完善，但随着技术的持续发展和种植牙集采政策的推进，国产种植体有望在未来逐步替代进口产品，打破市场竞争格局，并推动中国种植牙行业的进一步发展。

四、骨粉和骨膜

种植牙手术是一项高度精密的医疗操作，成功的关键在于骨量的充分支持。为了确保种植体的稳定性与长期效果，往往需要通过植入人工骨修复材料来补充骨量，确保种植牙的植入条件。然而，面对不同的临床需求，选择合适的骨修复材料成为了一大挑战。自体骨作为最常见的骨修复材料之一，其优点在于来源于患者自身，能够较好地避免免疫排斥反应。但自体骨的骨量有限，难以满足大量的临床需求。此外，从患者身上取骨往往会导致失血、创伤，增加手术风险与时间成本，同时取骨部位也可能引发并发症。相比之下，同种异体骨虽然来源相对丰富，但同样面临免疫排斥、传播疾病、感染和愈合延迟等风险，这使得其在临床应用中的局限性也显而易见。

为了解决上述问题，口腔修复膜成为口腔种植手术中重要的辅助材料。口腔修复膜主要用于修复软组织浅层缺损，尤其是在种植牙手术中，修复膜发挥着不可或缺的作用。在进行种植手术时，医生需要对口腔内的组织进行切开和翻瓣操作，而修复膜能够为宿主细胞提供生长的良好环境，促进血管的形成和上皮组织的恢复。其主要功能是通过调节细胞的生长，促进组织再生，帮助伤口愈合，缩短修复时间，最终实现更快速、更完善的组织修复。

在口腔种植过程中，骨粉和骨膜是最常用的两种修复材料，二者的关系是互为补充的，骨粉主要用于提供必要的骨量支持，而骨膜则帮助组织修复和血管化。当前，进口品牌在中国口腔科骨植入材料市场占据主导地位，瑞士盖氏（Geistlich）的Bio-Oss骨粉与Bio-Gide可降解胶原膜系列产品几乎垄断了市场，市场份额达到约70%。而国产品牌虽然占有的市场份额仅约15%，但在价格与性价比方面具有明显优势。随着进口替代的潜力逐渐释放，国产品牌在品控达到相当标准的前提下，逐步替代进口产品已成为趋势。进口盖氏的骨粉价格大约为800元/0.25g，而国产品牌如正海海奥的骨修复产品仅为300~400元/0.25g，奥精人工骨修复产品（齿贝）每盒的价格约为500元/0.4cm^2。随着种植体集采政策的实施，国产品牌凭借高性价比优势，有望与集采品种紧密结合，为患者提供更具经济效益的治疗方案。这将帮助国产品牌迅速抢占市场份额，推动行业格局的转变。

五、口腔CT

口腔影像技术历经多次创新与进化，从最初的牙片机到全景机，再到如今的口腔CT［包括传统CT和锥形束CT（CBCT）］，每一次的技术突破都推动了口腔医学诊疗水平的提升。这些技术的不断发展，使得医生能够更加精确地诊断疾病、规划治疗方案，并在复杂的口腔治疗中提供更为清晰和立体的影像支持。最早期的牙片机是口腔影像技术的基础，设备结构简单且操作便捷，适合日常常规检查。然而，牙片机的观察范围较小，仅能提供单一角度的二维影像，而且由于结构重叠，影像清晰度较差，存在一定的诊断局限性。这使得牙片机在面对复杂病例时，难以提供足够的细节支持。随着技术的进步，全景机逐渐进入了市场。全景机能够提供口腔区域的完整影像，通过二维影像展示多个牙齿及颌骨的结构和位置，适用于常规的检查。然而，全景机同样面临一些问题，例如影像可能因拍摄角度不同而失真，导致图像的精度和可靠性不足，尤其是在处理复杂病变时，二维影像的局限性尤为明显。

这一问题在CBCT出现后得到了彻底的解决。CBCT通过提供三维影像，能够全方位地展现口腔和颌骨的结构，消除了传统影像中的失真和畸变，极大地提高了影像的精确度。与传统的螺旋CT相比，CBCT具有显著的优势。首先，它的放射剂量更低，能够减少患者暴露在辐射下的风险；其次，扫描时间显著缩短，提升了患者的舒适度；最重要的是，CBCT能够提供高精度的三维影像，为口腔医生提供了更多的细节，尤其是在种植、正畸、口腔颌面外科等需要高度精准诊断的领域。除了硬件上的优势，CBCT的竞争力还体现在其软件分析能力上。国外的CBCT设备常常具备强大的数据分析功能，可以与三维面部数据、口内扫描数据或牙颌模型数据进行无缝融合，提供全面的诊断与治疗支持。通过软硬件的完美结合，CBCT能够支持多种临床应用，如种植设计、正畸分析、头影测量等功能，这一综合性能大大提升了治疗的精准度与效率。口腔CBCT的应用场景非常广泛，涵盖了几乎所有口腔医学治疗的核心领域。与传统的牙片机和全景机不同，CBCT能够清晰成像复杂的牙齿结构、颌骨位置及病变情况，因此，对于要求高度清晰度的领域（如种植、正畸、口腔颌面外科），CBCT成为不可或缺的工具。对于口腔医疗机构而言，若要开展种植牙等高精度的服务，口腔CBCT几乎已成为标配设备。

在市场竞争中，进口品牌长期占据着高端市场。欧美进口品牌的CBCT设备通常价格较高，单价在百万元以上，日韩进口品牌价格较为适中，通常在50万~100万元。相比之下，国产品牌凭借较强的性价比和不断提升的技术，逐渐在中低端市场获得了竞争优势。国产CBCT设备的价格通常在20万~40万元，相比进口设备，具有明显的价格优势。近年来，随着国产技术的不断完善，加之平民化的价格、优质的售后服务、符合国人需求的功能模块，国产品牌如美亚光电和朗视仪器在市场中逐渐占据了一席之地。

目前，大陆CBCT设备的渗透率仅约为10%远低于中国台湾地区CBCT设备的渗透率（33%~42%），市场仍有巨大增长潜力。随着民营口腔诊所的快速发展，其已成为CBCT销量增长的主要来源。随着口腔种植牙价格的逐步下降，种植牙的消费量迅速上升，极大地推动了民营口腔市场对CBCT设备的需求。特别是国产CBCT设备，凭借其较大的价格弹性和高性价比，在民营诊所市场的渗透潜力巨大。另外，公立口腔医院对CBCT设备的新增采购需求相对平稳。其核心支撑因素是庞大的日均患者接诊量，以及受财政资金与历史投入积累形成的充足设备保有量——这使此类机构短期内扩容动力显著低于民营市场。公立医院的CBCT需求主要来自于设备的技术迭代和更新换代。而对于民营口腔医院和诊所而言，随着种植牙市场的扩大，口腔诊疗量的提升，也会进一步推动CBCT设备需求的增长。特别是在种植牙价格降低后，诊所的种植量和就诊量增加，CBCT设备的需求也将进一步提升。

六、口腔护理

口腔健康不再仅仅局限于牙齿的护理，随着人们对整体口腔健康认知的不断提升，牙龈、口腔黏膜等其他口腔部位的护理也开始受到更多关注。牙齿问题，如牙齿变黄、牙渍、口腔异味、牙龈出血、牙齿敏感等，已经成为许多人面临的常见困扰。这些问题不仅影响美观和口气，更影响到整体健康。随着人们对口腔护理认识的深化，牙膏、牙刷等口腔清洁护理产品成为了行业的主导品类，而漱口水的清洁价值和辅助作用也得到了越来越多消费者的认可。

1. 牙刷市场的逐步革新

手动牙刷一直是口腔清洁的传统工具，但随着消费者对口腔健康需求的不断提升，手动牙刷市场逐渐面临收缩，尤其是在年轻消费者中，越来越多的人开始倾向于使用更为高效的电动牙刷。虽然手动牙刷市场的份额较为分散，线下渠道依然是牙刷收入的主要来源，线上渠道的兴起也正在改变这一格局。尤其是随着直播电商和内容电商平台的流行，消费者购买习惯的转变为品牌的线上推广提供了新的机遇。在品牌方面，传统的大品牌如黑人牙刷（好来化工）、青蛙牙刷（雪洁日化）和高露洁品牌的牙刷长期占据市场主导地位，市场份额相对稳定。

随着消费者对电动牙刷认识的深入，电动牙刷的市场正在快速增长。电动牙刷的优势在于其高效的清洁能力，能够更好地去除牙垢，同时减少对牙龈和牙釉质的伤害。这使得电动牙刷成为越来越多口腔健康关注者的首选。与美国等成熟市场相比，我国电动牙刷的渗透率仍有巨大的提升空间。与此同时，国产品牌凭借较强的性价比优势，在中低端市场迅速崛起，尤其是Usmile、舒客、米家等品牌凭借优质的产品和灵活的市场策略，逐步抢占了市场份额，导致飞利浦、欧乐B等外资品牌的市场占有率逐渐下降。未来，随着电动牙刷市场的进一步普及，国产品牌将继续受益于这一趋势，线上渠道的潜力巨大，尤其是在直播和社交电商平台上的营销力度，将推动其市场份额的提升。

2. 牙膏市场的提价与差异化竞争

牙膏作为口腔护理中最为基础的产品之一，一直在口腔护理产品市场中占据着主导地位。与其他口腔护理产品相比，牙膏具有显著的提价能力。由于其既具备日用品属性，又带有一定的药品功效，使得其能够在消费者中获得较高的接受度，且在价格上的敏感度相对较低。随着消费升级，牙膏均价稳步增长，这使得牙膏成为了消费市场中的一大受益品类。

从牙膏的细分市场来看，牙龈护理和美白类牙膏占据了大部分市场份额。牙龈护理类牙膏市场规模最大，其中以云南白药等品牌为代表，深受消费者青睐。紧随其后的美白牙膏则满足了广大消费者对口腔外观的需求，舒客等品牌主导着这一市场。除了常见的牙龈护理和美白类牙膏，抗敏感牙膏也在逐渐获得市场认可，品牌如冷酸灵、舒适达等在这一细分领域占据了一定份额。随着消费者口腔健康意识的提高，新型功效性牙膏逐渐成为市场新宠。小苏打牙膏、酵素美白牙膏、益生菌牙膏等新兴产品不仅满足了消费者对口腔健康的个性化需求，还通过定价策略推动了市场价格带的上升。这些产品的推出使得牙膏市场不仅在价格上呈现高端化趋势，还在功能性上变得更加多元化。

牙膏的销售渠道仍以线下零售为主，其中大型连锁超市或卖场（KA商超）和传统的经销渠道占据了大部分市场份额。虽然新锐品牌面临着较高的市场进入门槛，但随着线上渠道的不断发展，越来越多的品牌通过电商平台打开了市场。直播电商特别在年轻消费者中产生了强大的影响力，成为品牌推广和新品曝光的重要渠道。未来，线上渠道将继续拓展，特别是在直播和短视频平台上的精准营销，能够进一步提升国产品牌在电商领域的市场份额。

3. 漱口水的市场增长与品牌竞争

漱口水作为口腔护理的辅助产品，在保持口腔清洁、清新口气等方面发挥着越来越重要的作用。与传统口腔护理产品相比，漱口水的最大优势在于其操作简便，能够迅速清除口腔中的细菌和食物残渣，同时，因其具有较强的清新口气作用，成为许多消费者日常护理的必备单品。尤其是在社交场合，漱口水的清新口气功能更是受到青睐。

然而，与海外市场相比，中国的漱口水市场依然处于推广初期。2022年，漱口水在口腔护理市场中的份额不到4%，远低于日本（10%）和美国（18%）的市场份额。尽管如此，随着消费者口腔护理意识的不断提高，漱口水市场有着巨大的发展潜力。特别是在国内，李施德林作为市场中的领导品牌，享有较高的市场认知度，但其竞争环境仍较为分散，其他品牌也通过持续的产品推广和创新，逐渐占据了一定市场份额。国产品牌在这一领域逐渐崭露头角。它们对消费者需求的快速反馈和灵活的渠道调整使其在竞争中具有较大的优势。随着市场的持续拓展和产品线的丰富，国产漱口水品牌有望在这一快速增长的赛道上占据更高的市场份额。

七、口腔医疗服务

随着人们健康意识的提升和口腔疾病的普遍性，口腔医疗服务的需求不断增加。自2007

年以来，我国口腔门诊量持续上升，且在总门诊中占比也有所增加。这一趋势反映了口腔健康成为大众关注的重要方面，推动了市场需求的持续扩展。同时，口腔医生数量的增长有效补充了供给端的不足，加速了口腔医疗服务市场的扩容。随着国家政策的支持，尤其是鼓励社会办医的措施，民营口腔机构在这一过程中获得了更多的发展机会。自2017年起，政府通过政策减轻公立医疗资源压力，推动医疗服务领域的非营利性机构为主体、盈利性机构为补充的模式。这一举措不仅有效促进了民营口腔机构的崛起，也为整个行业的持续发展奠定了政策基础。

1. 市场分散与医生资源依赖

尽管口腔医疗需求迅速增加，但行业竞争格局仍显分散，缺乏具备强大实力的全国性口腔专科医院。2021年数据显示，我国口腔医疗机构总数达9.2万家，其中大量个体诊所缺乏资质，医疗水平不一。尽管口腔诊所连锁化有所发展，但连锁率仅为2.5%~3.8%，市场集中度较低。口腔医疗行业的这种分散性与其对医生技术和声望的高度依赖密切相关。患者通常选择离自己较近、熟悉的医生进行治疗，这使得大多数患者在就医时更倾向于就近选择口腔诊所。口腔治疗项目往往需要多次治疗，且高依赖人工操作，患者在与医生建立信任后，更愿意长期依赖同一诊所进行治疗。

此外，口腔医疗的轻资产、重人力的特点也使得行业门槛较低。与眼科、肿瘤等专科医院相比，口腔医疗所需设备的投资较小，牙椅、激光治疗仪、X光机等设备价格相对较低，这降低了初期投入的压力。因此，很多地方性的小型口腔诊所能够在成本较低的情况下进入市场。尽管如此，头部公司的市场份额依然较低。以2021年为例，通策医疗的市场份额约为2.6%，瑞尔集团为1.4%，其余上市公司市占率都在1%以下，行业仍然呈现出高度分散的竞争格局。

2. 高毛利率与品牌优势

口腔医疗服务行业的毛利率较高，且呈稳定增长趋势。据统计，2017—2021年，口腔医疗服务行业上市公司的平均毛利率始终保持在40%以上，部分高端项目如种植、正畸和修复的毛利率尤其突出。2021年，种植项目的毛利率达到53.2%，正畸项目和修复项目分别为49.3%和42%。这些高毛利率项目不仅推动了口腔医疗机构的盈利增长，也反映出行业正在通过规模效应提升整体毛利水平。

此外，品牌建设对于口腔医疗行业的成功与否起着决定性作用。通策医疗以其强大的品牌效应和稳定的患者基础，保持了低销售费用率，远低于行业均值，净利率也远高于同行业公司。2021年，通策医疗的销售费用率不到1%，这一点使其能够在竞争激烈的市场中占据领先位置。品牌的力量帮助口腔医疗机构通过口碑效应吸引更多患者，降低客户获取成本，进一步增强了口腔医疗机构的市场竞争力。口腔医疗机构的品牌建设不仅体现在治疗技术上，还包括医生的声誉和治疗服务的质量，这些都直接影响患者的选择。

3. 自费支付为主，价格调整符合市场规律

与其他医疗领域相比，口腔医疗服务的医保支付占比较低，绝大多数治疗项目需要患者

自费支付。根据不同的地区和医保政策，只有一些基本的治疗项目如补牙、拔牙等可以通过医保报销，而像正畸、种植等较为复杂的治疗项目，目前大部分都处于自费状态。根据统计数据，牙科治疗的自费比例在所有年龄段患者中普遍超过76%。这一特点使得口腔医疗服务成为一个高度市场化的领域，价格调整受市场供需规律的影响较大。

由于口腔治疗大多是为了提高患者的生活质量，医保政策对其覆盖较为有限。近年随着老龄化的影响，医保基金的压力不断增加，扩大医保覆盖范围的空间相对有限。因此，口腔医疗服务的价格调整更加符合市场的实际情况，价格波动较为理性。行业的整体定价体系能够较好地反映市场需求和成本变化，为医疗机构的可持续发展提供了保障。口腔医疗行业的价格和服务质量都将在市场化的推动下持续优化，行业将根据消费者的需求和支付能力进行合理的调整。

第三节　国际经验借鉴

一、韩国种植牙的高渗透率

韩国，作为全球种植牙的技术和市场的重要领导者，已经成功将种植牙普及到了几乎每个家庭，成为全球种植牙渗透率最高的国家之一。深入分析这一现象，韩国种植牙的高速发展并非偶然，它是由多重因素交织而成的结果。需求、供给和支付三大核心要素共同驱动了韩国种植牙市场的爆发式增长。那么，究竟是什么促成了韩国种植牙的高渗透率呢？

1．韩国种植牙行业的发展历程

韩国种植牙行业经历了三个显著的发展阶段。

（1）**普及爆发期**　2000—2008年，韩国种植牙数量从9万颗快速增长至80万颗，年复合增长率高达54.8%。种植牙的渗透率也迅速从19颗/万人飙升至163颗/万人，接近了大多数发达国家的水平。这个阶段的成功背后，离不开韩国人均GDP的飞速增长和医疗技术的快速进步。

（2）**平稳波动期**　2011—2014年，种植牙市场出现了轻微回落，种植牙颗数从112万颗下降至76万颗，渗透率从225颗/万人下降至150颗/万人。这个时期市场趋于稳定，但也暴露了市场饱和的风险以及价格竞争的压力。

（3）**医保放量期**　2015—2019年，种植牙颗数快速增长，从204万颗增至339万颗，渗透率也从400颗/万人跃升至654颗/万人，呈现出爆发式增长。种植牙在这个时期成为全民关注的焦点，尤其是在医保政策的支持下，种植牙得到了更广泛的普及。

2．收入提升与人口老龄化加速需求释放

种植牙治疗的高昂费用曾是其普及的障碍之一。然而，随着韩国经济的腾飞和居民收入的提升，种植牙的需求得到了快速释放。从2001年起，韩国人均GDP进入快速增长期，2001—2008年，人均GDP从11561美元跃升至21350美元，年均增长率为9.16%。居民支付能

力的显著上升使得更多家庭能够承担种植牙的治疗费用。另外，韩国的人口老龄化速度非常快。根据韩国国立卫生研究院的数据，65岁以上的人群在2011—2016年的人均缺牙颗数达到了10.3颗，而75岁以上人群则达到了12.5颗。随着老龄化的加剧，种植牙成为老年人解决缺牙问题的重要手段。自1999年起，韩国65岁以上人口的比例从6.8%迅速攀升至10.3%。这意味着需求的基础日益扩大，为种植牙市场提供了坚实的支撑。

3．本土品牌大力推广，提升居民认知

除了收入和老龄化带来的需求外，本土品牌的大力推广也是韩国种植牙市场快速发展的关键因素之一。自2006年起，奥齿泰等本土品牌开始大规模的电视广告推广，将种植牙这一高端医疗服务带入千家万户。这些广告让公众认识到种植牙不仅是治疗缺牙的有效方式，还能显著改善生活质量。通过广告的不断铺陈，公众对种植牙的认知度迅速提升。根据奥齿泰2009年的调查数据，2006年时，居民了解种植牙的主要途径是通过身边的人和牙科医生；而到2009年，新闻、报纸和广告成为了居民了解种植牙的主要渠道，广告成为了最重要的信息来源之一。此外，奥齿泰的广告推动了其品牌认知度的提升，使其成为患者选择的首选品牌。

4．本土品牌的崛起，降低了治疗费用

自2000年起，韩国本土种植牙品牌通过成本控制与技术革新快速崛起，以价格优势打破进口品牌垄断。此前，进口种植体价格高达300万～400万韩元/颗（占人均GDP的15%～20%），超出普通民众承受能力。而本土品牌如奥齿泰通过创新供应链与生产技术，将治疗费用降至进口产品的20%～40%。其市占率从2005年的49%飙升至2009年的83%，推动行业均价降至150万～300万韩元/颗。至2009年，种植牙费用占人均GDP比重已降至6.3%～12.5%（基准：2009年人均GDP约2000万韩元），可及性大幅提升，直接刺激市场需求扩容。

5．培训体系完善，牙医队伍扩展

种植牙的普及不仅依赖于治疗费用的下降，更离不开大量经验丰富的牙医支持。从2000年起，韩国本土品牌开始着手建立完善的牙科医生培训体系，解决了种植牙医生短缺的问题。奥齿泰推出的AIC培训项目便是其中的典型，通过该项目，牙科医生可以接受种植牙手术的系统培训，提升他们的技术水平。到2009年，韩国约77.6%的牙科医生接受过种植牙的教育和实践，且有86.3%的牙医表示愿意进一步接受再教育。这使得具备种植经验的牙医数量得到了快速增长，种植牙手术的可及性得到了显著提高，患者也更容易找到合适的医生进行治疗。

6．医保政策支持，渗透率快速提升

2014年，韩国政府将种植牙纳入国民健康保险覆盖范围，极大地促进了种植牙的普及。在此之前，种植牙治疗的高昂费用让不少患者望而却步。但随着医保政策的支持，种植牙的自付比例逐年下降，医保报销的种植牙数量大幅增加，从2014年到2019年，共报销了156万

颗种植牙，新增市场空间达1819亿韩元。医保政策的实施不仅减轻了患者的经济负担，还有效地激发了潜在的种植需求。更重要的是，医保政策对种植牙的广泛覆盖起到了强大的教育作用，提高了公众对种植牙的认知，推动了非医保种植牙需求的增长。在医保杠杆作用下，种植牙市场的渗透率得以快速提升。

二、连锁化的可复制性

1. 口腔连锁企业商业模式

在中国的口腔医疗市场中，公立口腔医院依然占据着重要的地位。排名靠前的公立口腔医院大多为三级甲等专科医院，分布在一二线城市。这些医院不仅在技术力量和科研能力上具备优势，更拥有严格的监管和运营机制，保障了患者治疗的安全性和医疗质量。由于其强大的医学背景和权威性，公立口腔医院更容易获得患者的信任，积累良好的口碑。然而，公立医院的服务面向广泛，患者数量庞大，导致患者等候时间较长，个性化的服务往往受到限制。此外，尽管公立口腔医院的收费标准相对合理，但其相对僵化的管理模式和较长的就医流程，也使得部分消费者转向民营口腔医院寻求更便捷的就医体验。

相较于公立口腔医院的严谨和规范，民营口腔医院凭借其灵活的运营模式和个性化的服务，逐渐在中国口腔医疗市场中占据了一席之地。民营口腔医院通常注重市场细分，根据不同消费群体的需求提供差异化的服务。根据其服务质量和定价水平，民营口腔医院可分为中端和高端两大市场。随着消费者对口腔健康认识的不断提升，民营口腔医院的市场需求也呈现出快速增长的趋势。在医疗消费升级驱动下，民营口腔医院于一线及大型城市已主导市场格局。民营口腔医院通常以连锁机构的形式运营，并根据市场需求不断创新其经营模式。

（1）"总院+分院"模式　通策医疗采用"总院+分院"的模式，在浙江深耕市场并辐射至全国，形成了区域性医院集群。通策医疗通过整合资源，提升医生管理效率，创新性地引入了"医生合伙人模式"和"Case Manager（CM）团队诊疗模式"，解决了医生资源短缺的问题。此外，通策医疗还通过"三三制工作模式"优化了医生的工作效率，使得患者能够在较短的时间内获得高质量的诊疗服务。

（2）差异化品牌运营　通过运营两个口腔品牌——瑞尔齿科（高端）和瑞泰口腔（中端），精准定位不同消费群体。瑞尔齿科主要面向一线城市的富裕人群，其门店选址通常在高端商业区或甲级写字楼，而瑞泰口腔则专注于中产阶层，提供性价比更高的口腔服务，门店多布置在住宅区附近。这一差异化的战略使瑞尔集团能够有效覆盖从高端到中端的多个市场需求，赢得了广泛的市场份额。

（3）"Dental Service Organization（DSO）"模式　美维口腔是中国首家引入美国"DSO模式"进行运营的口腔医疗平台级企业。通过战略投资、标准化管理和品牌赋能，美维口腔为旗下的多个口腔连锁品牌提供支持，帮助它们实现个性化发展。通过收并购多个口腔品牌，形成一个庞大的口腔医疗平台，美维口腔不仅提高了资源配置效率，还能够提升医疗技术和品牌影响力，进一步扩大了市场份额。

（4）"保险+医疗"模式　泰康拜博口腔则采用"保险+医疗"的整合模式，通过与保险公司合作，提供医险协同健康闭环。这一模式通过将支付与服务体系结合，为患者提供更加稳定的客源和支付保障。泰康拜博口腔通过积极推动数字化进程，引入新的技术，开发六大特色专科，进一步提升了服务水平和治疗效果。其创新的经营模式为口腔医疗行业提供了新的发展思路。

2．连锁化复制的关键因素

（1）**中国口腔医疗服务市场的高景气度** 中国口腔医疗服务市场正处于快速发展的阶段，未来增长潜力巨大。2021年，中国人均口腔卫生支出仅为16.7美元，这一数字与美国（474美元）和日本（246美元）的支出相比，存在显著差距。这表明，中国市场在口腔医疗服务上的消费水平还有很大的提升空间。随着人们健康意识的提高，口腔医疗消费有望迎来一波强劲增长。

此外，中国每10万人中平均仅有20名牙医，相比美国的61人和日本的80人，口腔医生数量远远不足。这种差距既反映了市场供给的紧张，也提供了大量的增长机会。随着口腔医疗行业的逐步发展，尤其是民营口腔医院数量的快速增长，市场结构逐渐优化，民营机构将在未来逐渐成为市场的主力军。具有竞争力的连锁口腔企业将在这一过程中脱颖而出，快速占领市场份额。

（2）**实现营收与利润模式的可复制性** 尽管中国口腔医疗市场仍在快速发展，但核心一、二线城市的竞争已进入了白热化阶段。随着市场的成熟，竞争者已经开始进入产业整合的阶段，市场集中度逐渐提升。对于口腔连锁企业来说，在巩固现有市场优势的同时，向外拓展是未来发展的必然选择。成功的口腔企业往往有一个可复制的经营模式，这不仅能够帮助它们在核心区域站稳脚跟，还能确保其在扩张过程中保持盈利。商业模式、成本结构以及人才的管理是决定企业成功的三大关键因素。特别是口腔行业本身具有较强的手工技术属性，医生的质量直接关系到医疗服务的质量，因此在盈利模式上，医生利益与公司利益的深度绑定至关重要。通过提供竞争力的薪酬和职业发展空间，企业能够保持高质量的医生团队，进而保障其长期的市场竞争力。

（3）**客单价模式与客单数模式** 中国口腔医疗市场中的口腔连锁企业大体上可以分为两种主要经营模式：客单价模式和客单数模式。每种模式都在不同的市场环境下有其独特的优势，关键在于如何优化成本结构，实现盈利目标。①客单价模式：这一模式通过推广高附加值的口腔服务项目（如种植牙、正畸等）来提升每位顾客的消费水平。典型代表如牙博士，通过持续强化种植牙业务，并结合精准的市场营销和品牌推广，成功实现了高客单价。这种模式的核心在于通过品牌效应和针对性的营销，吸引高端客户群体，提供附加值较高的服务。②客单数模式：与客单价模式不同，客单数模式注重通过提供高质量的医疗服务和稳定的医生团队吸引大量客户，进而实现整体客户数量的增加。通过确保客单价稳定或小幅上涨，企业能够实现客单数的稳步增长。像通策医疗和瑞尔集团便采取了这一模式，通过品牌影响力和高质量服务实现了量价齐升的良性循环。这一模式证明，在稳定的成本结构下，注重服务质量和客户体验，能够帮助企业在竞争中脱颖而出。

（4）**平衡医生成本与营销成本占比** 口腔医疗行业的成本结构可以分为三大部分：耗材、医生成本和营销成本。对于口腔连锁企业来说，优化这三部分成本的结构，尤其是医生和营销成本,是确保盈利的关键。

①医生成本:医生在口腔医疗服务中的角色至关重要,优秀的医生团队是企业能否成功的决定性因素。为了保证医生的高收入,企业需要通过高效的运营和高增长的业绩来为医生提供丰厚的薪酬。通过这种方式,企业能够保持医生的稳定性和积极性,确保长期竞争力。

②营销成本:随着市场竞争的加剧,营销成本成为口腔连锁企业的一大开销。理想的营销策略是以品牌效应为主,通过高质量的团队和服务吸引客户,而不是过度依赖高额的广告投入。营销成本占比应保持在合理的范围内,通常在5%~10%,既要确保品牌曝光,又不能侵蚀过多利润。通过合理平衡医生成本和营销成本,口腔连锁企业能够维持健康的财务结构,推动业务的可持续发展。

③人才稳定性:口腔医疗行业的人才稳定性是企业长期成功的核心竞争力。高质量的医生团队不仅能为患者提供优质的医疗服务,还能提升企业的口碑和市场占有率。因此,如何保持医生队伍的稳定,是口腔连锁企业持续发展的关键。为了保证医生队伍的稳定性,企业需要深度绑定医生的利益与企业的长期业绩增长。高收入与企业业绩挂钩,能够激励医生在工作中保持高度积极性,同时也能增强医生对企业的忠诚度。特别是在口腔医疗行业,医生的经验和技术水平直接影响到治疗效果和患者满意度,因此,一个经验丰富、技术精湛的医生团队是企业最宝贵的资源。

第四节 实例分析:士卓曼与奥齿泰

一、士卓曼:全球口腔种植领导者

从20世纪70年代的钛合金种植体到2020年后的AI与数字化技术的深度融合,士卓曼(Straumann)凭借其在口腔种植领域的长期创新与领导,成功推动了全球口腔种植技术的发展。通过不断突破技术瓶颈,优化治疗方案,Straumann不仅提升了口腔种植的精度与成功率,也使得口腔种植治疗逐渐走进了普通家庭,成为越来越多患者的优选治疗方式。

1. 1954年:Straumann成立

Straumann成立于1954年,最初专注于牙科修复材料的制造。当时,牙科行业对于创新材料的需求日益增长,Straumann在瑞士的巴塞尔市设立了其第一家生产厂。虽然成立初期并未专注于种植体,但Straumann为后来的技术研发打下了坚实的基础。在随后的几年里,Straumann开始关注牙科种植技术,并逐步进入这一新兴市场,开始了与口腔种植学的深度关联。

2. 20世纪70年代:开发钛合金种植体

20世纪70年代,瑞士牙科教授皮特·林(Per-Ingvar Brånemark)首次提出了"骨结合"理论，并开发了钛合金种植体。这一突破性发现为现代口腔种植奠定了科学基础，而Straumann作为领先的牙科企业，迅速将这一理念付诸实践。1974年，Straumann推出了世界上第一款由钛合金制成的种植体，这种种植体具备更强的生物兼容性，能够与骨组织紧密结合。Straumann的钛合金种植体解决了许多传统种植体不稳定、不耐用的问题，开创了口腔种植的新时代。

3．20世纪80年代：Straumann引领种植体标准化

20世纪80年代，Straumann开始联合高校推动种植体生物材料标准化；1980年正式推出其著名的"Straumann SLA"（沙面钛种植体），这款种植体具有更好的表面粗糙度，能更有效地促进骨结合，从而提高种植成功率。通过不断创新，Straumann将口腔种植的门槛降低，为全球口腔种植普及铺平了道路。

4．2000年：数字化技术的引入

2000年以后，Straumann开始将数字化技术引入口腔种植领域，进一步提升了种植精度和治疗效果。2001年，Straumann推出了其"CAD/CAM"（计算机辅助设计/计算机辅助制造）系统，能够根据患者的口腔数据精确设计个性化的种植体。该系统使得种植医生能够根据患者的个体情况，制作出更为精确、舒适的种植体，大大缩短了治疗周期并提升了患者的舒适度。此外，Straumann还发展了数字化导板技术，结合数字印象技术和3D打印，使种植手术更加精准，并显著降低了手术风险。这一创新进一步推动了口腔种植的精确化和个性化，也加速了口腔医疗的现代化进程。

5．2010年：收购Neodent，拓展全球市场

2010年，Straumann收购了巴西知名口腔种植企业Neodent，进一步巩固了其在全球市场的领导地位。Neodent的收购为Straumann打开了拉美市场的大门，同时也增强了其在中端市场的竞争力。通过这一并购，Straumann扩大了其产品组合，并能够为全球更多患者提供优质且价格合理的种植选择。此举标志着Straumann从一个单一品牌逐步发展成为全球综合性种植解决方案供应商，进一步巩固了其在口腔种植行业的领导地位。

6．2020年后：数字化转型与人工智能的融合

进入2020年后，Straumann加大了在数字化转型和人工智能（AI）领域的投资，标志着其进一步推动口腔种植行业创新的决心。2020年，Straumann宣布推出基于AI技术的种植方案优化系统，通过AI算法，医生可以更精确地进行手术规划，预测治疗效果，并对患者的个体差异做出更智能的调整。此外，Straumann还在数字化影像学、虚拟模拟等领域持续创新，使得种植过程更加精确、安全、高效。在这一阶段，Straumann还发布了多项新的数字化解决方案，如"Straumann Care""Straumann Digital Solutions"平台等，这些平台为全球的口腔医生提供了一体化的数字化工具，涵盖从诊断到治疗、从设计到实施的全流程管理，极大提升了治疗的质量和效率。

二、奥齿泰：口腔种植异军突起

自1997年成立以来，奥齿泰（Osstem Implant，文中也称：Osstem）以其创新精神、精准的市场战略和优质的产品质量，在全球口腔种植行业中迅速崭露头角。

1. 1997年：公司成立，步入口腔种植行业

Osstem Implant成立于1997年，创始人通过自身的技术积累和对口腔种植行业的深刻理解，决定进入这一充满潜力的市场。最初，Osstem的核心理念便是通过研发高质量、高性价比的种植体，来解决口腔健康问题。公司成立初期的成功因素主要在于其精湛的技术背景与对口腔种植行业的前瞻性认识。在成立后的几年里，Osstem专注于提升产品质量并加强技术研发，逐步积累了市场的信任，为之后的快速发展奠定了基础。

2. 2001年：首款种植体成功推出

2001年，Osstem推出了其首款种植体产品，并迅速在韩国市场获得认可。该种植体具有较高的成功率和良好的生物相容性，符合市场对高品质口腔种植体的需求。特别是在材料的选择上，Osstem使用了创新的钛合金材料，并采用了先进的表面处理技术，确保种植体与骨组织的良好融合。这款种植体的推出标志着Osstem迈出了国际化的第一步，也奠定了公司在口腔种植领域的领先地位。

Osstem能够快速获得市场认可的原因之一是其对技术研发的持续投入。公司注重通过创新提升产品性能，从而满足临床医生和患者的需求。另一个成功的因素在于Osstem的高性价比战略，使其能够在价格上具备竞争优势，尤其是在新兴市场中，吸引了大量医生与患者的青睐。

3. 2003年：国际认证推动全球扩张

2003年，Osstem获得了ISO 9001和CE认证，为其进入国际市场铺平了道路。ISO 9001认证证明了其产品在质量管理体系上的成熟，而CE认证则为其进入欧洲市场提供了合法依据。这些认证为Osstem打开了欧美市场，标志着公司从地方性品牌向全球化企业转型的重要一步。通过这些认证，Osstem不只是在技术上满足国际标准，也确保了其产品的全球市场合规性。

Osstem能够快速扩展国际市场，得益于其早期便开始着眼于全球化战略。获得国际认证后，Osstem及时进入欧美等发达市场，赢得了全球口腔专业人士的信任。此外，Osstem通过标准化的管理体系保证了产品的高质量，使其能够迅速适应不同国家和地区的法规要求。

4. 2010年：全球市场布局与产能提升

2010年，Osstem开始大力扩展其全球市场布局，并大幅提升了生产设施。公司在多个国际市场设立了分支机构，并通过战略性的并购加快了全球化进程。随着生产能力的提升，Osstem能够应对不断增长的全球需求，并保持产品供应的稳定性。同时，公司的销售团队和学术团队也在全球范围内积极开展口腔种植相关的学术交流与技术培训，进一步提升了品牌

影响力。

　　Osstem的成功在于其持续的市场拓展与资源整合。通过并购和本地化运营，Osstem能够迅速扩大市场份额，并建立起强大的全球销售网络。与此同时，公司注重与医生和学术界的互动，提升了品牌的专业性和市场认可度。

5．2015年：成功举办全球口腔种植专家大会（WOI）

　　2015年，Osstem在首尔成功举办了首届全球口腔种植专家大会（WOI）。这一国际性大会汇聚了全球顶尖的口腔种植专家和学者，成为了口腔种植行业的重要学术交流平台。通过举办这样的盛会，Osstem不仅展示了其技术创新的成果，还进一步加深了与全球口腔医疗界的合作关系，提升了公司在全球口腔种植领域的影响力。

　　Osstem能够在全球范围内举办这样的大会，体现了其对品牌建设和学术推广的重视。通过搭建平台，Osstem将自己定位为行业领导者，并通过与学术界的紧密合作，不仅提升了技术创新的速度，还提高了品牌的可信度和知名度。

6．2020年后：数字化转型与智能种植体的推出

　　进入2020年，Osstem在数字化转型上做出了重大布局。公司推出了"奥齿泰智能种植系统（OSSTEM Smart Implant System）"，这一系统融合了AI技术、3D打印和精准手术规划，实现了口腔种植治疗的数字化与智能化。这一平台能够帮助医生根据患者的个体情况，制定更加精准的种植方案，提高治疗成功率，并减少术中风险。同时，患者的治疗体验也得到了大幅提升，因为数字化治疗能够使患者享受到更为个性化的服务。

　　Osstem的成功在于其不断顺应市场趋势，尤其是在数字化和智能化领域的布局。通过AI和3D打印技术，Osstem不仅提升了治疗的效率与精度，还在全球范围内推动了口腔种植行业的现代化。这一技术创新不仅为医生提供了更强大的辅助工具，也为患者带来了更安全、高效的治疗体验。

第二十三章
辅助生殖行业

第一节　行业概况

一、什么是辅助生殖行业？

辅助生殖行业是指以解决不孕不育问题为目标，通过现代医学和科技手段，帮助患者实现生育愿望的医疗领域。不孕症被世界卫生组织定义为一种生殖系统疾病，特征是夫妻在未采取避孕措施、正常性生活12个月或以上仍未能怀孕。在中国，不孕不育的患病率逐年上升，目前估计已达到10%~15%，即每10对夫妻中就有1~2对面临生育困难。其原因复杂多样，既可能由女性因素引起（占约40%），也可能由男性因素引起（占30%~40%），甚至由双方共同因素导致（占20%~30%）。

不孕症的治疗方法主要分为三类：常规药物治疗、手术治疗，以及辅助生殖技术（ART）。在没有严重器质性异常的情况下，药物治疗和中药调理是较为常见的初步治疗手段；手术治疗则适用于器质性病变，如子宫畸形、输卵管堵塞等情况。然而，对于无法通过上述方法成功怀孕的患者，辅助生殖技术成为最终选择。数据显示，有超过20%的不孕患者需要借助辅助生殖技术来实现生育目标。

辅助生殖行业不仅解决了不孕不育患者的生育难题，还在应对老龄化社会和低生育率问题上发挥重要作用。特别是在中国"全面三孩"政策实施后，生育需求的增加让辅助生殖成为一个备受关注的领域。据统计，中国每年需要辅助生殖技术帮助的不孕患者超过300万例，但现有服务能力尚未完全满足需求，这为行业带来了巨大的市场潜力。

二、辅助生殖发展历程

从1790年的首次人工授精到2022年人工智能在胚胎选择中的应用，辅助生殖技术的发展历程充满了科学的探索和突破，也充满了伦理的审视和思考。

1. 1790年：首次成功的人工授精

英国医生约翰·亨特（John Hunter）利用人工授精技术帮助一名女性成功怀孕，这是人类首次尝试主动干预生殖过程。这一事件标志着辅助生殖技术的萌芽，尽管手段简单，但奠定了现代人工授精技术的基础。

2．1934年：动物体外受精实验成功

美国科学家格雷戈里·平卡斯（Gregory Pincus）首次在实验室中完成了兔子的体外受精实验。这一研究验证了在体外环境中实现精卵结合并发育为胚胎的可能性，为试管婴儿技术提供了理论依据。

3．1944年：人类卵子的首次体外受精

哈佛大学科学家约翰·洛克（John Rock）和米里亚姆·梅尼金（Miriam Menkin）在实验室中完成了人类卵子的首次体外受精，尽管这一实验未成功培养出胚胎，但它标志着辅助生殖技术迈出了关键一步。

4．1978年：首例试管婴儿的诞生

1978年7月25日，世界首例试管婴儿路易丝·布朗（Louise Brown）在英国诞生。这一技术由生理学家罗伯特·爱德华兹（Robert Edwards）和妇产科医生帕特里克·斯特普托（Patrick Steptoe）开发，标志着辅助生殖技术的全面突破。试管婴儿的成功极大地改变了不孕不育患者的生育前景，但同时引发了关于生命起源和伦理的广泛讨论。

5．1983年：冷冻胚胎首次成功移植

澳大利亚科学家首次成功将冷冻胚胎移植到母体中并诞生健康婴儿。这一技术为患者提供了保存胚胎的选择，使得不同时期的治疗更加灵活，同时也显著降低了治疗成本。

6．1984年：首例捐卵婴儿诞生

1984年，美国迎来了世界首例通过捐卵技术出生的婴儿。这一突破性事件为无法产生健康卵子的女性带来了希望，也拓宽了辅助生殖的应用范围。然而，捐卵技术也引发了关于亲权归属和捐赠者权利的伦理争议。

7．20世纪90年代：单精子注射技术问世及胚胎植入前遗传学诊断的应用

1992年，比利时科学家首次成功应用单精子注射技术（ICSI），帮助严重男性不育患者实现生育。这一技术通过显微操作将单个精子直接注入卵子中，显著提高了成功率，为男性不育治疗带来了革命性进展。

20世纪90年代初，胚胎植入前遗传学诊断（PGD）开始在辅助生殖中应用。这项技术使得携带遗传疾病基因的夫妇能够筛选出健康胚胎进行移植，大大降低了出生缺陷的风险。这一技术的出现标志着辅助生殖从"治病"向"优生"的跨越。

8．2010年：诺贝尔奖认可辅助生殖技术

2010年，罗伯特·爱德华兹因其在体外受精（IVF）技术方面的贡献获得诺贝尔生理学或医学奖。这一荣誉是对辅助生殖技术科学价值的高度认可，同时也提升了社会对这一领域的关注和接受度。

9．2022年：人工智能（AI）在辅助生殖中的应用

随着人工智能技术的发展，AI被广泛应用于胚胎评级和选择。AI算法通过对胚胎的形态、发育潜力和遗传信息的综合分析，帮助医生选择最佳胚胎进行移植。这一技术提高了辅助生殖的成功率，标志着精准医疗时代的全面到来。

三、辅助生殖技术分类

1．辅助生殖技术

辅助生殖技术（ART）是现代医学对抗不孕不育的强大工具。2001年，我国卫生主管部门将辅助生殖技术分为两大类，一类是人工授精技术，另一类是体外受精及其衍生技术。体外受精的衍生技术是在体外受精胚胎移植技术的基础上，开拓、研发、推广的一组相关技术，包括单精子卵母细胞质内注射、胚胎置入前遗传学检测、冻融技术等。每项技术的应用都应结合患者实际情况，量身定制最佳方案。

（1）**人工授精是辅助生殖技术的基础形式**　该技术通过非性交的方式，将经过处理的精子通过人工手段直接注入女性生殖道内，从而实现受孕。人工授精适用于男性轻度少精或弱精症、女性宫颈因子异常，以及不明原因不孕的患者。其操作相对简单，成本低廉，在国内一个周期的费用约为5000元。尽管人工授精的成功率较其他辅助生殖技术略低，根据2017年数据，国内使用丈夫精子的人工授精临床妊娠率为26.46%，活产率为22.89%。然而，其简便性和可负担性，使得人工授精成为许多患者的首选，尤其是在病情较轻或经济条件有限的情况下。

（2）**体外受精-胚胎移植（IVF-ET）**　即试管婴儿技术，是辅助生殖领域的里程碑。这项技术通过控制性促排卵从女性卵巢中提取卵子，并从男性精液中获取精子，在实验室环境下完成受精过程。随后，经过数天的胚胎培养，将发育良好的胚胎移植回女性子宫内，实现妊娠。试管婴儿技术适用于多种不孕不育情况，包括输卵管性不孕、排卵障碍、中-重子宫内膜异位症、男性少精子症、弱精子症等。尽管其周期费用较高，在国内一般为25000～40000元，但成功率显著提升。2017年数据显示，常规IVF的临床妊娠率和活产率分别达到53.45%和43.55%，远高于人工授精。

（3）**冻融技术：延续生命的医学奇迹**　冻融技术在辅助生殖技术中扮演着重要角色，涵盖胚胎、配子（精子与卵子）及性腺组织的冷冻保存。

①胚胎冷冻技术：ART的标准实践。胚胎冷冻已成为ART的重要组成部分。在鲜胚移植后，剩余胚胎通过冷冻保存，既能避免资源浪费，也减少了患者再次接受促排卵的风险。此外，对于易发生卵巢过度刺激综合征（OHSS）的患者，实施全胚冷冻可以有效规避相关并发症，为患者提供更安全的治疗选择。

②性腺组织冷冻：年轻肿瘤患者的未来保障。卵巢组织冷冻是为年轻女性恶性肿瘤患者保留生育能力的前沿技术。通过冷冻保存卵巢组织，有望在患者完成治疗后恢复其生殖功能。

③配子冷冻技术：生育能力的延续。配子冷冻包括精子和卵子的冷冻。精子冷冻广泛应用于精子库的建立，为未来的生育需求提供储备，尤其为年轻男性恶性肿瘤患者保留了生育机会。卵子冷冻虽然技术上取得了显著进步，冻融存活率较高，但受精后胚胎的着床率和妊娠率仍相对较低，使其发展稍显缓慢。目前，卵子库的全面应用仍依赖于进一步的技术突破。我国法律规定辅助生殖技术如"冻卵"仅适用于已婚夫妇，单身女性无此权利。然而，随着婚育年龄推迟，女性希望通过冻卵保存生育能力的需求逐步增长，且年龄越大、学历越高，这一需求愈发显著。

2．试管婴儿技术的演化：从基础到前沿

试管婴儿技术是现代生殖医学的核心，经过数十年的发展，已从第一代的基础治疗演化至更高层次的个性化与精确化技术。当前，第三代试管婴儿技术已成为市场竞争的核心，而第四代技术则为未来生殖医学打开了新的可能性。

（1）**第一代试管婴儿技术**　是解决女性不孕问题的起点。第一代试管婴儿技术即体外授精–胚胎移植（IVF-ET）。主要针对由女性因素导致的不孕症。治疗前，患者需接受详细的诊断及相关体检。治疗过程包括控制性促排卵、取卵取精、体外受精、胚胎培育、胚胎筛选及胚胎移植。通过模拟自然妊娠的受精环境，使卵子与精子在实验室中完成受精。这一代技术解决了如输卵管阻塞、排卵障碍等女性生殖问题，为不孕夫妇带来了全新的生育可能性。

（2）**第二代试管婴儿技术**　即卵胞浆内单精子显微注射（ICSI），是应对男性因素不孕的突破，在常规IVF基础上实现了重要突破。通过显微操作，将单个精子直接注射到卵母细胞内，克服了精子质量或数量不足带来的生育障碍。这一技术特别适用于严重少精、弱精或畸形精子症的男性，为男性不育的治疗提供了有效手段。ICSI的应用显著扩大了试管婴儿技术的适用范围。

（3）**第三代试管婴儿技术**　即胚胎植入前遗传学诊断或筛查（PGD/PGS），可实现优生优育。在胚胎挑选环节引入了分子诊断技术。通过提取胚胎细胞的遗传物质进行分析，可排除染色体异常及基因缺陷，防止遗传病传递。这一技术从源头上减少了流产、死胎及遗传病的风险，同时提高了妊娠率。虽然技术复杂且费用较高，但其优生优育的潜力使其成为高需求患者的重要选择。目前，由于对设备及技术要求高，仅少数生殖中心能够提供该服务。

（4）**第四代试管婴儿技术**　涉及卵胞浆置换或胚胎转移技术，应对卵子质量问题的前沿探索，旨在解决卵子质量问题。通过从患者卵子中取出细胞核并移植至供卵的细胞浆内，形成新的功能性卵子，从而提高胚胎质量和妊娠成功率。这一方法在理论上保留了女方主要的遗传信息，但供卵细胞浆的微量遗传物质可能引发伦理争议，涉及"三方遗传"的复杂性。目前，该技术仍处于研究阶段，尚未进入临床应用。

四、日益严峻的生育悬崖

我国正面临日益严峻的生育危机，即出生人口持续下降、婚育推迟，以及不孕不育率上

升的多重挑战，使得"生育悬崖"成为不可忽视的社会问题。尽管政策层面已采取多项措施，人口问题的复杂性仍需系统性应对。

1. 出生人口数减少：政策放开的短期效果与长期瓶颈

自2016年后，我国出生人口数呈持续性下滑趋势。2023年出生人口仅为902万，较2016年减少了49%。面对这一挑战，国家层面从2011年起，迅速完成了生育政策的转变：从"双独二孩"到全面放开二孩，再到2021年取消三胎限制。政策放开的短期效果显著，2013年"二孩及以上"在新出生人口中的占比为30%左右，到2016年上升至45%，2019年进一步提高至59.5%。然而，政策刺激的边际效应逐渐递减，尤其是二孩政策的效果已接近饱和，而三孩政策的实施效果尚需时间。与此同时，生育意愿下降与育龄妇女人口规模减小成为更深层次的问题。生育成本的上升、养育压力的加剧，以及现代婚育观念的变化，使得年轻人对生育持观望态度，出生人口的下滑趋势短期内难以逆转。

2. 婚育推迟与不孕不育率上升：不可忽视的生育风险

婚育观念的变化和经济压力增加，使得适龄人群的结婚意愿显著降低。根据国家统计局数据，1990年，我国男性和女性的平均初婚年龄分别为23.59岁和22.15岁，而到2020年，这一数据已上升至29.38岁和27.95岁。晚婚带来晚育的趋势，我国女性的平均生育年龄从2000年的25.8岁推迟至2020年的29.7岁。婚育年龄的推迟，不仅导致女性的自然生育能力下降，也加剧了不孕不育问题。生殖医学研究表明，不孕不育的患病率随着女性年龄的增长而显著增加。2021年，我国育龄女性的不孕不育率为12%~18%，意味着平均每5~8位育龄女性中，就有一位受到不孕不育困扰。这一问题对个人家庭幸福和社会生育率的提升构成了双重威胁。

五、辅助生殖政策

在应对我国出生率下降和人口老龄化的挑战中，辅助生殖技术作为解决生育难题的重要手段，日益受到国家和地方层面的高度重视。近年来，政策从供给和需求两端着手，推动辅助生殖服务的可及性与普及性，为实现生育友好型社会提供了重要支撑。

1. 供给端：资源优化与政策引导

辅助生殖技术的供给端政策，重点在于优化医疗资源的分布并提升服务能力。早在2007年，国务院便将人类辅助生殖技术许可的管理权限下放至省、自治区和直辖市卫生行政主管部门，以增强地方管理的灵活性。针对辅助生殖医疗机构分布不均的问题，国家卫健委在2021年发布的《人类辅助生殖技术应用规划指导原则（2021版）》中明确规定，"每230万~300万人设置一个辅助生殖机构"。这一要求体现了政策对医疗资源分配公平性的关注，尤其对医疗资源匮乏地区具有倾斜性支持。2024年10月，国务院办公厅发布了《关于加快完善生育支持政策体系推动建设生育友好型社会的若干措施》的通知，从强化生育服务支持、健全育幼服务体系等方面提出13项具体措施。这一政策全面强化了从医疗服务到社会支持的系统性设计，为辅助生殖服务的进一步发展创造了良好的政策环境。

2. 需求端：降低经济负担，拓宽可及性

在需求端，国家政策致力于减轻患者在辅助生殖治疗中的经济负担。2022年，国家医保局率先将部分生育支持药物纳入医保支付范围，为患者缓解了一部分治疗成本。随后，北京市于2023年7月1日率先将16项辅助生殖技术纳入基本医保，成为全国首个实现此突破的地区。这一政策覆盖了从人工授精到试管婴儿等常见技术，为患者提供了切实的经济支持。截至2024年10月，全国已有24个省市及新疆生产建设兵团将辅助生殖医疗服务纳入医保范围。这一迅速扩展的医保覆盖面，不仅展现了政策推进的效率，也标志着辅助生殖技术从少数人使用的昂贵医疗服务逐步转变为可被广泛接纳的治疗手段。

第二节 核心价值链

一、三大壁垒

1. 政策壁垒

辅助生殖行业在我国受到严格的政策监管，其核心体现在机构数量的严格控制、资质要求的高标准、牌照申请的分级流程，以及运行管理的动态评估方面。

（1）**数量严格限制：牌照稀缺，市场准入困难**　我国对辅助生殖机构的数量实施严格限制，特别是三代辅助生殖技术（PGD/PGS）和年治疗周期数超过3000的民营牌照更为稀缺。根据2021年国家卫健委颁布的《人类辅助生殖技术应用规划指导原则（2021版）》：根据2018年各省（区、市）常住人口数进行测算，每230万~300万人口可设置1个机构（方案二），测算2021-2025年开展夫精人工授精、供精人工授精、体外受精-胚胎移植、卵胞浆内单精子显微注射技术的辅助生殖机构数量。这一数量限制旨在控制市场总量，优化医疗资源配置，同时提高牌照的稀缺性。牌照数量的限制也进一步提升了辅助生殖市场的准入壁垒，为行业规范化发展奠定了基础。

（2）**资质要求高：医疗水平与综合能力并重**　申请辅助生殖牌照的医疗机构需满足高标准资质要求。《人类辅助生殖技术应用规划指导原则（2021版）》明确，新设辅助生殖机构必须是区域内具有较高妇产专科水平和综合救治能力的医疗单位，如综合医院、妇幼保健院或妇产医院。同等条件下，优先考虑具备生育全程医疗保健、不孕症综合诊疗及中医药治疗能力的机构。这一要求确保了辅助生殖服务提供者具备必要的专业实力和综合服务能力，从源头上保障医疗质量和患者安全。

（3）**牌照申请：递进式流程，三代技术门槛高**　辅助生殖技术牌照的申请需按步骤分级完成，包括夫精人工授精（AIH）、供精人工授精（AID）、常规体外受精-胚胎移植（IVF-ET）、卵胞浆内单精子显微注射（ICSI）及胚胎植入前遗传学诊断/筛查（PGD/PGS）五类牌照。新机构设立后需试运行1年，先取得AIH牌照并正式运营1年后方可申请IVF-ET牌照。从

获得IVF-ET/ICSI牌照到正式运营通常需时4~5年,而申请PGD/PGS牌照的机构还需在此基础上稳定运营4~5年。这意味着从设立机构到获得三代技术牌照的完整周期长达8~10年。目前,国内大多数辅助生殖机构仅获批AIH、IVF-ET及ICSI牌照,仅少数具备PGD/PGS牌照,反映了三代技术高门槛和稀缺性的现状。

(4)动态管理:定期评估保障服务质量　辅助生殖机构在设立后需接受严格的运行管理与动态评估。IVF治疗周期数和妊娠率需达到规定标准,且辅助生殖技术批准证书需每2年由原审批机关进行校验。校验合格的机构可继续运营,不合格者则面临牌照收回的风险。这种定期检查机制确保了辅助生殖服务的质量可控,同时为行业技术和服务水平的持续提升提供了监督保障。

2. 医生壁垒

在辅助生殖医学领域,医生的培养是一项复杂而漫长的过程。相较于传统医疗学科,这一领域对临床经验和专业技能的要求更为严格。然而,国内医疗资源分布不均,人均医生产出水平参差不齐,进一步加剧了行业的人才供需矛盾。尤其在IVF治疗中,医生和胚胎师的经验与技术水平直接决定了成功率。IVF的每一步骤都需要高度专业化的操作,从卵子提取到胚胎移植,任何细节的疏漏都可能影响最终结果。此外,治疗过程复杂多样,必须依靠一支由胚胎师、实验室技术员组成的专业团队协作完成。胚胎师在清洗精子、冷冻卵子等环节中的精准操作,对于提升受精成功率至关重要。

在这一背景下,优秀的民营辅助生殖机构以其独特的优势吸引了行业顶尖人才。首先,大体量的临床医疗服务平台为年轻医生提供了宝贵的实践机会,通过参与高频次、多样化的病例,快速积累经验。其次,这些机构通常具有完善的职业发展体系和浓厚的学术氛围,不仅提升了医生的行业地位,还为其开辟了更多职业晋升的可能性。最后,医生合伙人制度成为留住顶尖人才的重要抓手,通过股权激励的方式,实现对名医的长期绑定,确保核心团队的稳定性和持续竞争力。

然而,仅靠吸引人才并不足以形成核心竞争力。对于辅助生殖机构而言,历史病例的成功经验同样至关重要。尽管高水平的机构容易吸引疑难杂症患者,从而拉低其总体成功率,但正是成功处理这些高难度病例的能力,彰显了机构的技术深度和专业实力。头部机构凭借长期积累的成功案例和丰富的临床经验,在疑难病例治疗方面具有显著优势,进一步吸引患者就诊。这种正反馈循环使其在行业中建立了先发优势:更多的成功案例吸引更多患者,更多的患者带来更高的技术提升空间,形成不可轻易撼动的竞争壁垒。

3. 技术壁垒

在辅助生殖医学领域,体外受精(IVF)技术被视为该领域的核心竞争力,其高技术壁垒和复杂性使其成为衡量机构技术实力的重要指标。对于患者而言,成功率是选择辅助生殖机构的首要标准,而IVF的成功与否,涉及多重因素的综合作用,包括专业人才、先进设备、管理体系与科学运营策略。IVF成功率的提升不仅是技术和经验的较量,更是对整体运营体系的全面考验。头部机构凭借其综合实力,构建了难以逾越的竞争壁垒,在辅助生殖市场中占据了无可争议的主导地位。

首先，医生的经验和专业知识是提升IVF成功率的关键。经验丰富的医生不仅可以针对患者的生理和病理特点，制定高度个性化的治疗方案，还能有效应对反复流产、植入失败等复杂情况。医生团队的整体实力，尤其是针对疑难杂症的应对能力，直接决定了治疗效果的优劣。

其次，胚胎师作为辅助生殖技术的核心技术支持，其专业技能不可或缺。胚胎师负责精子清洗、卵子处理以及胚胎培养的全过程，尤其是在选择最佳移植时机和优化胚胎发育环境方面，起着决定性作用。他们需要高度精细的操作能力和对胚胎生物学的深刻理解。

再次，实验室的设备和环境是IVF技术成功的基石。先进的实验室设备可以保障每个环节的操作精度，而胚胎培养环境的稳定性至关重要。IVF实验室不仅需要高端设备支持，还需配备成熟的质量控制体系，以确保适宜的温度、湿度和气体环境，为胚胎的健康发育提供最佳条件。

此外，治疗过程的精细化管理同样重要。专业医护团队通过与患者密切沟通，优化每一步的治疗流程，减少不必要的干预，提升患者的就医体验。高效的管理体系在降低治疗成本的同时，也提高了整体成功率。

正是由于IVF技术对人才、设备、管理体系和资金实力的高度依赖，行业准入门槛极高，形成了显著的市场分化。头部机构凭借其长期积累的经验和技术，能够在医生培训、实验室建设、服务管理等方面持续保持领先。这些机构通过不断优化技术、吸引顶尖人才、提升服务水平，进一步巩固了其行业地位。

二、辅助生殖检测

1. 出生缺陷问题的严峻现状

根据《中国出生缺陷防治报告（2012）》，我国出生缺陷发生率为5.6%，每年新增出生缺陷婴儿约90万例，已知的出生缺陷种类超过8000种。这些缺陷是早期流产、死胎和婴幼儿死亡的主要原因之一，也是导致先天残疾的重要因素，占婴儿死亡总数的19.1%。面对这一严峻的现实，如何有效防控出生缺陷已成为公共卫生领域亟待解决的核心课题。

2. 胚胎植入前遗传学检测的突破性贡献

胚胎植入前遗传学检测（PGT）是一项具有革命意义的技术，又被细分为胚胎植入前遗传学筛查（PGS）和胚胎植入前遗传学诊断（PGD）。PGT通过检测胚胎或极体DNA，帮助面临高遗传风险的夫妇筛选健康胚胎进行植入，从而降低自然流产和遗传性出生缺陷的风险。与传统产前诊断相比，PGT技术能够在胚胎植入前发现遗传异常，避免胎儿异常诊断后的选择性流产，为患者提供更加积极的解决方案。染色体异常是出生缺陷的主要诱因之一。PGT技术尤其适用于具有染色体疾病家族史的患者，以及经历反复流产或试管婴儿胚胎移植失败的夫妇。这项技术通过筛选染色体正常的胚胎进行移植，不仅显著降低了遗传病风险，还为更多家庭实现优生优育提供了可能。

3．全球基因检测技术的普及

随着基因测序技术的进步，辅助生殖检测在全球范围内的应用日益广泛。许多国家（如英国、德国、比利时、荷兰和法国）已将无创产前基因检测纳入公立医保体系。2020年，美国妇产科医师学会发布新指南，建议所有孕妇进行产前非整倍体筛查。基于高通量测序技术（NGS）的生育健康筛查，覆盖了孕前携带者筛查、无创产前基因检测、辅助生殖基因检测，以及新生儿基因筛查等领域。随着测序成本的持续下降，基因检测的普及速度进一步加快，预计全球生育健康基因检测市场将在未来持续高速增长。

4．中国的防治体系建设与政策支持

在出生缺陷防控领域，我国逐步建立了覆盖婚前、孕前、孕期、新生儿及儿童阶段的全周期防治体系。2023年8月，国家卫健委印发《出生缺陷防治能力提升计划（2023—2027年）》，提出到2027年实现以下目标：婚前医学检查率和孕前优生健康检查目标人群覆盖率分别保持在70%和80%以上；产前筛查率达到90%；新生儿遗传代谢病诊断率和治疗率均在2周内达到90%；新生儿听力障碍诊断率和干预率分别在3个月和6个月内达到90%。这些目标的提出，为全面提升我国出生缺陷防控能力奠定了政策基础。

5．企业创新与未来趋势

在生育健康领域，国际基因检测企业如Natera、Myriad Genetics和Verinata（Illumina）已成为行业领军者，国内企业如华大基因也在加速崛起，通过技术创新和市场拓展提升在全球范围内的渗透率。随着基因检测技术的普及及辅助生殖市场需求的增长，辅助生殖检测将成为推动优生优育和优化人口结构的重要支柱。

三、辅助生殖器械

辅助生殖领域涵盖从刺激卵巢到胚胎植入的多个关键环节，其医疗器械和配套试剂、耗材是整个流程的技术支撑，包括卵子和精子的采集与处理、体外受精、胚胎培养、筛选以及植入。这些器械与耗材在技术上要求极高，直接影响辅助生殖的成功率。目前，中国辅助生殖器械市场依然高度依赖进口，进口产品占比高达86%。尽管取卵针等附加值和技术壁垒较低的二类产品已实现国产化，但核心领域如基因检测试剂和胚胎培养液仍需依赖进口，国产品牌尚未形成有效竞争力。

辅助生殖医疗器械分为多个阶段：前期环节包括卵子采集器和精子筛选设备，中期则使用受精培养皿和胚胎培养系统完成胚胎培育，而后通过胚胎移植导管将胚胎植入母体，未使用的胚胎则借助冷冻和解冻设备保存。根据治疗流程划分，试剂和耗材占整个市场的主导地位，份额达75%以上。其中，胚胎培养箱约占10%，胚胎培养液占19%，玻璃化冷冻解冻液占18%，其他如移植管、取卵针、培养皿和载杆等占28%。在这些产品中，胚胎培养液作为辅助生殖的核心试剂，是不可替代的刚需。然而，其研发与生产难度极高，需经历长期临床验证和持续的配方优化。国内企业目前在该领域仍处于探索阶段，距离建立高品质的胚胎培

养体系尚有5~10年的发展周期。

四、辅助生殖服务机构

辅助生殖服务机构是指获得相关卫生行政部门批准并持有执业许可证的医疗机构,提供包括人工授精、体外受精-胚胎移植（IVF-ET）及其衍生技术在内的辅助生殖服务。这些机构是辅助生殖行业的核心主体,也是实现优生优育目标的重要保障。截至2023年,中国经批准开展人类辅助生殖技术的医疗机构已达602家。然而,这一行业受到严格的政策监管,机构的资质申请需满足多项高标准条件：首先,申请机构需为国家批准的三级医院；其次,其生殖医学中心需配备拥有高级职称的实验室负责人和临床负责人；最后,机构成立后,其试管婴儿周期数和妊娠率必须达到既定标准,并需接受每两年一次的评审校验。

尽管中国辅助生殖市场已呈现快速发展态势,但部分患者的需求仍难以得到满足。一方面,普通中产阶级患者在现有政策限制下,其辅助生殖服务需求未能完全被覆盖；另一方面,高收入患者在公立医院中难以获得高品质、差异化的辅助生殖服务。面对这些痛点,民营辅助生殖医院正成为解决方案的关键力量。这些医院不仅能够满足上述两类需求,还通过提供更优质的服务实现收费水平的快速提升。从患者体验看,中国86%的辅助生殖持牌机构为公立医院（国家卫健委2023）,虽临床经验丰富,但标准化服务流程与人文关怀存在短板。反观民营市场,仅38家定位于高端服务（单周期报价≥12万元、国际医疗团队配置、独立VIP诊疗动线）,其中更稀缺的是同时达成高成功率与顶级服务体验的机构——2023年仅7家满足：1）临床妊娠率＞55%；2）全流程VIP服务覆盖。此类机构凭借三大核心优势锁定高净值患者：服务差异化：单次咨询时长超公立3倍,100%保护隐私的独立诊疗动线；环境高端化：私密空间占比＞80%,配备酒店级术后观察区；方案个性化：基于全基因组筛查(PGT-A)定制促排方案,支持跨国专家视频会诊。

五、辅助生殖药物

1. 诱导排卵与控制性卵巢刺激：辅助生殖技术的基石

在辅助生殖技术中,诱导排卵（OI）和控制性卵巢刺激（COS）是两个核心环节,对辅助生殖技术的成功率具有重要影响。OI主要用于排卵障碍患者,通过药物或手术方法诱发排卵,通常以单卵泡或少数卵泡的发育为目标。最常用的OI药物包括抗雌激素制剂（包括克罗米芬、来曲唑、他莫昔芬）及促性腺激素。COS则是一项以药物方式诱导多卵泡发育和成熟的技术。COS通过非生理剂量的促性腺激素（Gn）和超生理剂量的雌激素控制卵巢反应,目前常用的方案包括激动剂方案、拮抗剂方案和微刺激方案。近年来,个体化COS理念逐渐成为主流,在提升促排卵治疗质量的同时,注重治疗安全性,最大限度地降低并发症风险,确保活产率。

2. 辅助生殖药物的作用与现状

根据《辅助生殖促排卵药物治疗专家共识（2015）》,辅助生殖药物的主要功能包括降调节、促排卵、诱发排卵和黄体支持。主要药物类别包括抗雌激素类、芳香化酶抑制剂、性激素类和促性腺激素释放激素类。从IVF治疗过程中药物的使用比例来看，促排卵药物占比最高（62%），其次为黄体支持药物（20%）、降调节药物（15%）和诱发排卵药物（3%）。其中，诱发排卵药物和黄体支持药物的国产化率接近40%，而促排卵药物的国产化率仅为30%，未来仍有较大国产替代空间。

3．促性腺激素药物的迭代与技术进步

促性腺激素药物的研发经历了从来源、剂型到纯度的多轮迭代。1931年，Organon推出首个商业化促性腺激素hCG提取物，但因再现性差而应用有限。1939年，国际标准的制定显著提高了hCG的质量和一致性。1950年，意大利Serono公司推出首批人绝经期促性腺激素（hMG）制剂，但纯度较低且未能标准化促卵泡激素（FSH）与促黄体激素（LH）的比例。随着净化技术的改进，FSH和LH活性比例实现标准化，产品性能大幅提升。20世纪90年代，重组促性腺激素产品逐步面世。1995年和1996年，重组FSH-α和FSH-β分别获批上市，其纯度和糖基化一致性远优于尿液来源的FSH。2000年和2001年，重组LH和hCG相继推出，解决了尿液来源批次间差异和供应受限问题。近年来，基于人类细胞系生产的重组FSH和长效FSH制剂进一步优化了药物性能，并通过笔式注射装置提升了患者依从性。

4．中国促性腺激素药物的国产化进程

中国的促性腺激素药物研发起步较早，剂型升级逐步加速。2005年，首个尿源性人卵泡刺激素（uFSH）在国内获批，2006年首个重组人卵泡刺激素（rFSH）上市。2015年，金赛药业推出首个国产rFSH（商品名：金赛恒），在市场中占据一席之地。2024年，金赛药业的重组人卵泡刺激素注射液获批上市，以水针剂型提供更高效的促排卵效果，与国际领先企业如美国默克/默沙东公司（Merck & Co./MSD）相比，国产产品的剂型差距逐步缩小。

第三节　国际经验借鉴

一、全球辅助生殖市场概况

全球各国普遍面临人口与生育问题的挑战。不孕不育的患病率在高收入国家和中低收入国家接近，分别为17.8%和16.5%。与此同时，自然生育率的持续下降和生育年龄的普遍推迟，使得体外受精（IVF）等辅助生殖技术需求逐年增加。然而，尽管患病率相似，各地区辅助生殖市场的发展却差异显著。辅助生殖的渗透率与人均GDP密切相关，原因在于患者对治疗价格的敏感性较高。中国虽然拥有全球最多的辅助生殖周期数，但渗透率仍然低于许多高收入国家。而在全球范围内，各国法规对辅助生殖的严格程度也直接影响其需求和渗透率。例如，西班牙凭借宽松的监管政策成为欧洲生育旅游的热点国家，而德国和意大利因限制严格，其辅助生殖渗透率远低于西班牙。中国现阶段的辅助生殖监管政策也较为严格，对

行业发展构成一定限制。

1. 中国台湾：政策支持推动辅助生殖需求增长

中国台湾地区近年来生育率持续下降，但在相关规定支持下，辅助生殖需求增长迅速。自1990年起，中国台湾从鼓励节育逐步转向支持生育，推出多项扶持政策以应对生育率的下滑。例如，2008年台湾地区曾设定了鼓励生育的长期目标，2014年更推出"人工生殖补助方案"，通过减少IVF的经济负担刺激生育需求。这些政策大幅提升了居民对辅助生殖服务的接受度。2008年，中国台湾辅助生殖渗透率仅为1.6%，而到2021年已攀升至6.2%。中国台湾的经验表明，适当的补贴政策不仅能显著提升辅助生殖需求，还能在一定程度上缓解生育率下降的趋势。

2. 日本：少子化危机下的辅助生殖政策频出

日本少子化问题严峻，政府通过不断加强辅助生殖补贴政策刺激需求。2004年，日本启动了国民IVF治疗补助计划，为辅助生殖治疗提供资金支持，从而推动周期数快速增长。此后，日本进一步出台多项政策，如2015年针对人工受孕的治疗补助，以及2020年将辅助生殖费用纳入社会医疗保险报销范围。日本的辅助生殖政策具有开放性特点。例如，允许单身女性进行冻卵和IVF治疗，并针对高龄患者提供专门的辅助生殖支持服务。目前，38~40岁患者是日本ART治疗的主力群体。虽然新生儿出生率持续下降，但通过辅助生殖技术出生的婴儿占比却逐年提升，显示出政策对技术普及的显著成效。

3. 美国：医保差异与辅助生殖渗透率

在美国，生育率下降与辅助生殖需求增长形成鲜明对比。不孕不育率的上升、辅助生殖技术普及和社会接纳度提升，共同推动需求扩张。截至2023年9月，美国已有21个州和华盛顿特区通过了生育保险法，其中15个州包括体外受精（IVF）保险，17个州涵盖不孕症的治疗。美国允许单身女性使用辅助生殖技术，冻卵需求随生育年龄后移而快速增加，成为辅助生殖市场的重要组成部分。冻卵技术的普及体现了居民对生育能力保存的重视，这也为美国辅助生殖行业带来了长期增长的驱动力。

4. 西班牙：宽松政策带来的高渗透率

西班牙以其宽松的辅助生殖监管和高质量医疗服务，成为欧洲辅助生殖行业的领军者。2006年颁布的《人类辅助生殖技术法》提供了全面的法律框架，涵盖捐赠者匿名性、受精卵捐赠和遗传学筛查等内容。同时，西班牙对不同婚姻状态和性取向人群开放辅助生殖服务，进一步提升了技术渗透率。此外，西班牙积极推出儿童福利政策，并保障父母的产假和育儿假权利，为辅助生殖需求的持续增长奠定了政策基础。宽松的监管环境和高效的医疗体系，使西班牙成为全球辅助生殖领域的热点国家。

5. 英国：法规推动与政策限制的双面影响

英国的辅助生殖行业发展受到多重政策的推动与限制。2004年，英国国家卫生和临床技术优化研究所（NICE）建议40岁以下女性尝试两年未孕后，可通过国民健康服务（NHS）接受三个完整的IVF周期，这一政策显著推动了辅助生殖周期数的快速上升。然而，2015年英国宣布限制对第三个及以后孩子的公共补贴，仅对前两个子女提供福利。这一政策对居民的生育意愿产生了负面影响，出生率和辅助生殖周期数均进入下降通道。尽管如此，英国在辅助生殖领域的规范化监管和支持性政策仍然为行业发展提供了积极的基础。

二、对我国辅助生殖政策的启示

辅助生殖技术作为应对不孕不育的重要手段，其接受度与经济支持密切相关。辅助生殖渗透率与人均GDP呈正相关关系。在全球主要经济体中，针对生育和辅助生殖的政策支持（如补贴和医疗保险报销）显著提高了不孕不育群体的治疗意愿。通过经济扶持，许多患者"想生而不能生"的难题得以解决。在日本、美国和欧盟等发达经济体，长期的政策支持使辅助生殖周期数稳步增长，显示出经济支持在促进辅助生殖需求中的重要作用。

1．经济敏感性对患者决策的深远影响

患者在选择辅助生殖治疗时，最关注的因素包括成功率、服务水平和费用。费用问题被认为是阻碍患者接受治疗的首要原因，其次是对成功率的顾虑以及治疗过程中的心理负担。尽管现代技术在一定程度上提高了辅助生殖的成功率，但高昂的费用仍然是许多患者放弃治疗的主要障碍。为缓解这一问题，提供财政支持显得尤为重要。通过医保报销或直接经济补贴，患者的经济压力将显著减轻，从而提高治疗意愿。截至2024年11月，全国已有24个省市和新疆生产建设兵团将辅助生殖医疗服务纳入医保范围。此举将直接降低患者的治疗成本，预计将显著提高当地居民的辅助生殖接受率。

2．医保之外的多元化支持措施

除了基本医疗保险覆盖，额外的经济支持也是提升辅助生殖渗透率的有效手段。商业保险和生育补贴作为补充机制，可进一步减轻患者的经济负担。例如，商业保险可以针对不孕不育群体设计专属险种，为患者提供更灵活的经济支持；生育补贴则能够直接弥补治疗费用差距。综合多种经济支持措施，不仅能缓解患者经济压力，还能加速辅助生殖技术的普及。

3．法规限制对辅助生殖渗透率的影响

辅助生殖渗透率与各国法规的宽严程度息息相关。例如，西班牙以宽松的法律和政策著称，对单身女性、同性伴侣以及性别选择等辅助生殖需求均持开放态度，同时保护捐赠者匿名权益并提供经济补偿。这种支持性政策使西班牙成为全球辅助生殖渗透率最高的国家之一。相比之下，德国和意大利的辅助生殖政策较为严格。例如，德国禁止性别选择和胚胎植入前遗传学诊断（PGD），而意大利则限制单身女性的辅助生殖服务。严格的法规限制在一定程度上抑制了这些国家辅助生殖技术的普及，也表明宽松政策在推动技术接受度方面具有明显优势。

4. 第三代试管婴儿在中国的应用潜力

从优生优育的角度看,第三代试管婴儿即胚胎植入前遗传学检测(PGT)技术在中国的应用仍有较大的提升空间。目前,我国法律规定PGT仅适用于符合特定临床指征的已婚患者,这使得许多有遗传病筛查需求但未达到使用条件的人群无法受益。实际上,对胚胎进行遗传学诊断以排除异常的需求不仅局限于不孕不育患者,而是涉及更广泛的优生优育需求。此外,中国可开展PGT治疗的医疗机构数量有限,医疗资源供给明显不足。这种供需矛盾限制了PGT技术的普及和应用。适度放宽PGT的临床应用范围,并通过政策支持增加相关医疗供给,将有助于提高PGT的使用率,进一步推动优生优育政策的落实。

三、辅助生殖机构连锁化的条件

辅助生殖技术(ART)的推广与普及依赖于其操作流程的标准化和可复制性。体外受精(IVF)作为ART的核心技术,其标准化条件的建立对于行业规模化发展至关重要。单个IVF治疗流程通常持续2～3个月,其中治疗周期为12～20天,灵活的周期安排使患者无需住院治疗,极大提高了治疗的便利性。在整个IVF过程中,促排卵方案的制定和胚胎挑选与移植是两大核心环节,而医生和胚胎师的能力及技术水平则是成功的决定性因素。

1. 促排卵与胚胎挑选:IVF的关键步骤

促排卵是IVF治疗中不可或缺的环节,其目标是通过药物干预促进多个卵泡的发育,为后续的胚胎移植提供更多选择。然而,由于患者的身体状况和生理特点存在显著差异,促排卵方案需要高度个性化的设计。这不仅依赖医生的临床经验,还需要他们对患者病史的深入了解和精准判断。胚胎挑选与移植是IVF治疗的另一个核心步骤。胚胎师通过先进的实验室技术,评估胚胎发育状况,并挑选出最优胚胎进行移植。整个过程高度依赖于胚胎师的技术能力以及对实验室设备的熟练掌握。由此可见,医生与胚胎师的专业能力是IVF成功的关键,胚胎实验室的质量直接影响治疗效果。

2. 医生与胚胎师的培养与标准化

辅助生殖医生的培养路径相对清晰,通常由妇产科医生经过专项培训转化而来。由于国内妇产科医生储备充足,辅助生殖医生的可复制性较高。特别是在头部机构,凭借其平台效应和学术吸引力,能够吸纳更多优秀医生并提供全面的培养机制和丰富的实践机会。充足的患者病例和治疗周期数进一步加速了医生的成长,这些资源使头部机构在医生培养方面具备显著优势。胚胎师的培养相较医生更加规范化。一般而言,胚胎师需要2～3年的训练即可胜任常规操作,而能独立完成卵胞浆内单精子显微注射(ICSI)等复杂技术的高级胚胎师需要3～5年的培养。由于培养周期较为固定,且技能传授具有明确的标准,胚胎师的培养流程具备高度可复制性,这为辅助生殖技术的标准化推广提供了重要支持。

3. 胚胎实验室的建设与复制

胚胎实验室的建设是IVF治疗成功的基础，但其成本高昂。头部机构凭借雄厚的资金实力和丰富的治疗经验，通常能够建立更完善的实验室标准化操作流程（SOP）。这些实验室不仅满足高标准的环境和技术要求，还能通过高效的管理流程保障运行质量。在完成核心实验室的建设后，头部机构通常通过设立卫星诊所实现服务下沉与引流。这种扩展模式的成本相对较低，且由于核心实验室的标准化SOP可以快速复制到卫星实验室，产能扩建的限制较小。尽管目前全球尚无统一的胚胎实验室SOP，头部机构凭借长期积累的经验，能够制定并优化内部操作规范，为IVF的标准化复制奠定了坚实基础。

4. 信息化技术推动辅助生殖技术的标准化

近年来，信息化技术的快速发展为辅助生殖技术的标准化提供了新的动力。人工智能（AI）作为其中的核心技术，已在胚胎挑选环节展现出巨大潜力。AI通过分析胚胎图像中人眼难以察觉的特征，能够筛选出最优质的胚胎进行移植，大幅提高了IVF的成功率。此外，信息化技术还优化了辅助生殖的流程管理，例如患者数据的精准记录、治疗进程的实时追踪和实验室操作的自动化。这些技术的应用不仅降低了治疗对人工经验的依赖，还显著提升了IVF的可复制性和标准化水平。

四、连锁化发展的挑战和机遇

从技术和行业属性的角度来看，辅助生殖行业具备连锁化经营的潜力。通过标准化的技术流程、人才培养和实验室管理，连锁化可显著提升行业效率并扩大服务覆盖。然而，不同国家市场的集中度和连锁化水平差异显著。例如，英国、西班牙和澳大利亚的辅助生殖行业已实现较高的市场集中度，而美国和日本虽为全球最大的辅助生殖市场，却呈现出分散的竞争格局。这一现象更多与当地的政策和市场环境相关，而非行业本身的属性决定。

1. 美国：医疗机构管理公司模式的机遇与挫折

美国的医疗法规对辅助生殖行业的连锁化发展形成了显著制约。其中，企业行医法案严格限制商业机构雇佣医生行医，且不同州对该法案的执行力度存在差异。这种政策环境使得企业难以通过直接股权收购方式扩张，而转向间接模式，即医疗机构管理公司（PPMs）的发展路径。PPMs模式的理论基础在于精细化分工：医生专注治疗环节，PPMs公司负责运营、营销、资金管理和供应链管理等非医疗职能。通过分工协作，诊所的运营效率有望提升，所产生的超额利润不仅能弥补医生分成，还可实现双方的双赢。然而，PPMs模式在实际执行中面临诸多问题，导致效果未达预期。

在早期发展中，PPMs模式表现出以下问题：①效率提升有限：PPMs公司过于注重扩张，资金更多用于诊所收购而非改善运营效率。②竞争加剧、成本上升：随着行业竞争加剧，PPMs的获医成本显著提高。③风险抗压能力不足：市场波动和经营不善导致大部分早期PPMs公司利润率大幅下降。这一模式的失败案例包括美国辅助生殖行业曾经的龙头企业IntegraMed。

该公司通过第三方式PPMs模式一度占据全国近15%的市场份额，但因议价能力不足及抗风险能力弱，最终在2020年破产。

2．PPMs模式的优化与新机遇

尽管PPMs模式早期发展受挫，近年来一些新兴公司开始对其进行改良。例如，Prelude通过整合线上流量与线下资产，优化了传统PPMs模式。这种全面型PPMs模式不仅提供特色辅助生殖套餐作为流量入口，还掌控了获客渠道，提升了话语权与抗风险能力。这种模式在美国市场逐渐受到关注，为辅助生殖行业的连锁化发展提供了新的思路。

3．日本：政策严格限制连锁化发展

与美国相比，日本对医疗机构持有人的限制更加严格，盈利性医疗机构在整体医疗体系中的比例不足1%。日本法律规定，医疗机构持有人必须为执业医师，且禁止非医师或商业公司雇佣医师行医。这一政策导致日本医疗服务市场以单体诊所和小型机构为主，市场格局高度分散。由于日本政策极少为盈利性医疗机构提供发展空间，辅助生殖行业的连锁化扩张在日本几乎无法实现。尽管技术具备连锁化潜力，但政策壁垒使得市场集中度提升困难。未来若无显著政策变化，日本的辅助生殖市场将继续保持碎片化格局。

第四节　实例分析：Virtus Health

一、Virtus Health：澳大利亚最大的辅助生殖机构

Virtus Health的发展历程贯穿了技术创新、国际化扩展和服务优化的核心主题。从引入标准化辅助生殖流程到采用前沿AI技术，公司始终致力于提高不孕不育患者的治疗成功率，推动全球辅助生殖行业的发展。

1．2008年：Virtus Health成立

Virtus Health于2008年在澳大利亚成立，致力于为不孕不育患者提供全面的辅助生殖服务。作为一家专业的辅助生殖服务机构，公司在成立之初便将技术研发和患者体验作为核心目标。Virtus Health率先在澳大利亚推出标准化的辅助生殖流程，为后续的行业连锁化奠定了基础。

2．2013年：首次公开募股（IPO）

2013年，Virtus Health在澳大利亚证券交易所（ASX）成功上市，成为全球首家上市的辅助生殖服务提供商。这一里程碑标志着辅助生殖行业获得了资本市场的认可，并为公司国际化扩张提供了资金支持。

3．2015年：扩展至新加坡和爱尔兰

Virtus Health通过并购的方式进入新加坡和爱尔兰市场，实现了国际化布局的初步尝试。在新加坡，公司推出了创新性的冷冻卵子和精子保存服务，为亚洲市场患者提供更多生育选择。在爱尔兰，公司建立了综合性辅助生殖诊所，为欧洲患者提供高标准的医疗服务。

4．2017年：推出遗传学筛查服务

2017年，Virtus Health在澳大利亚推出了胚胎植入前遗传学筛查（PGS）服务。这项技术能够在胚胎植入前检测遗传异常，帮助患者选择健康胚胎，从而显著提升了IVF的成功率，降低了流产风险。这项服务尤其受到高龄患者和有家族遗传病史患者的青睐。

5．2019年：扩展至丹麦，进入北欧市场

2019年，Virtus Health收购丹麦的一家领先辅助生殖诊所，进入北欧市场。这标志着公司全球网络的进一步扩展，同时也带来了在冷冻技术和胚胎研究领域的新合作机会。通过资源共享与技术交流，Virtus Health将北欧领先的冷冻与保存技术融入全球辅助生殖服务中。

6．2021年：引入人工智能（AI）技术优化治疗

2021年，Virtus Health在其实验室引入人工智能技术，用于胚胎质量评估。AI能够通过分析胚胎的图像特征，精准挑选出最健康的胚胎，提高IVF的成功率。这项技术的应用不仅提升了治疗效果，还显著降低了医生和胚胎师的工作负担。

二、Virtus Health：连锁经营成功的原因

Virtus Health的成功得益于其强大的获医能力、一体化的服务体系，以及高度标准化的管理模式。通过优化医生资源、技术支持和服务链条，公司在竞争激烈的辅助生殖行业中占据了领先地位。

1．更强的获医能力

首先，品牌效应与医师资源整合。Virtus Health凭借其连锁化经营，建立了强大的品牌效应和获客能力。作为行业标杆，其品牌吸引了大量患者，也为医生提供了丰富的实践机会。年轻医生可以通过参与大量案例快速积累经验，而经验丰富的医生则能在稳定高效的体系中保持较高的接诊水平。其次，胚胎师团队与实验室支持。Virtus Health拥有一支经验丰富的胚胎师团队，熟练掌握胚胎培育与挑选技术，并配备完备的胚胎实验室SOP。这些资源为医生提供了强有力的技术支持，优化了治疗过程并提高了成功率。同时，专业化的日间医院和诊断服务也为医生治疗工作的顺利开展提供了保障。最后，深度学术资源绑定。澳大利亚没有专门的辅助生殖学科，妇产科医生需通过澳大利亚妇产医生联盟（RANZCOG）的认证后，再接受辅助生殖专科培训才能成为辅助生殖医生。Virtus Health作为RANZCOG批准的辅助生殖专科培训（CREI）学术中心，深度参与医生培训。集团内许多医生来自澳大利亚

顶尖学术机构，并兼任CREI教学和学术工作，进一步巩固了公司在行业内的学术优势和医生资源的绑定效应。

2. 一体化的服务能力

Virtus Health提供从辅助生殖治疗到产前、产中和产后全流程的一体化服务。通过辅助生殖技术怀孕的女性通常有特殊的产科需求，而大部分传统妇产科医院无法满足这些需求。Virtus Health凭借其整合能力，覆盖胚胎诊断、辅助生殖治疗、产前诊断、助产和产后护理等多个环节，全面满足患者的多样化需求。这种一站式服务模式不仅提升了患者满意度，也增强了公司对市场的控制力。

3. 可标准化复制的管理运营模式

一方面，Virtus Health拥有成熟的运营管理体系。经过多年的发展，Virtus Health建立了一套高度标准化的管理运营模式。这种模式可快速复制至新并购的诊所或新建机构，显著提升了运营效率，缩短了爬坡期，为公司在全球范围内的扩展提供了强大支持。另一方面，Virtus Health拥有AI赋能的技术创新。Virtus Health与Harrison合作开发了胚胎图像AI识别系统（IVY）和胚胎延迟监测系统（Vitrolife）。这些技术不仅优化了胚胎挑选的精度，也增强了总部医生的远程指导能力。这种技术赋能显著提高了公司的管理辐射半径，使其海外市场的轻资产运营成为可能。

致谢

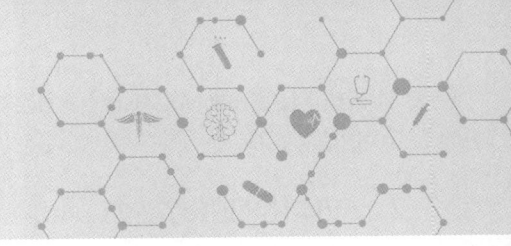

本书的出版是我们团队长期努力的结晶,也是诸多支持力量汇聚的成果。在此,我怀着无比感激的心情,向所有为本书贡献智慧、资源和支持的个人与机构致以深深的谢意。

致谢编委团队的专业贡献与无私付出

首先,我要特别感谢编委团队。作为本书的核心,他们以卓越的专业知识和丰富的行业经验,为内容的深度与广度提供了有力保障。从目录的规划到内容的填充,从数据核对到逻辑梳理,编委团队倾注了大量心血,确保了本书的结构科学、观点独到、内容严谨。每一章、每一节的编写都凝结着团队的智慧与汗水,是他们对医疗行业的深刻理解和精准洞察,赋予了本书极高的参考价值。

值得一提的是,由于本书的出版未依赖外部经费,我们选择了自筹经费的形式完成出版。这一决定虽然艰难,但更彰显了团队对内容品质的坚持和对行业发展的责任感。团队成员不仅贡献了自己的专业、时间与技术支持,还主动承担了财务压力,确保了全书的顺利面世。正是这份无私奉献,让我们在有限资源中实现了本书的高质量呈现。

感谢咨询机构、行研机构和金融机构的宝贵报告

本书在撰写过程中,广泛参考了国内外知名咨询机构、行业研究机构和金融机构的研究报告,这些报告为我们提供了翔实的数据支持和前瞻性的洞察。例如,麦肯锡公司、贝恩公司、波士顿咨询公司等顶级咨询公司发布的全球医疗行业趋势分析,深刻影响了本书的章节规划和内容深度;多家证券公司研究所提供的产业报告,为我们构建各细分行业的价值链模型提供了重要数据支持;此外,来自国内外大型投资银行和风投机构的行业动态和案例分析,为创新药估值和医疗产业链未来的探索提供了重要启发。

由于篇幅所限,本书未能逐一列出所有参考报告的具体信息,但在撰写过程中,我们始终秉持合法合规的原则,严格遵循知识产权保护规范,对所引用的公开数据、观点和模型都进行了合理的筛选、重组与分析。

以下机构的研究成果在本书中起到了重要作用:清华五道口&RDPAC&PhRMA,艾瑞咨询,艾社康,八点健闻,动脉网&蛋壳研究院,德勤,慧博智能投研,金杜律师事务所,来觅研究院,罗兰贝格,麦肯锡,弗若斯特沙利文,美世,头豹研究院,药渡,医药魔方,亿欧智库,《中国银行保险报》;安信证券,财通证券,财信证券,德邦证券,东北证券,东莞证券,东吴证券,方正证券,富途证券，光大证券，广发证券，国海证券，国金证券，国开证券，国联证券，国盛证券，国泰君安，国投证券，国信证券，海通证券，红塔证券，华安证券，华创证券，华福证券，江海证券，交银国际，开源证券，联储证券，民生证券，平安证券，申万宏源，太平洋证券，万联证券，西部证券，西南证券，湘财证券，兴业证券，银河证券，甬兴证券，长城证券，长江证券，招商国际，招商银行，招商证券，浙商证券，中航证券，中泰证券，中信建投，中信证券，中邮证券，中原证券等。

对未来的期望与感谢

本书从构想到完成的整个过程，是一段充满挑战的旅程。这不仅仅是一部关于医疗行业的研究著作，更是我们对行业发展的思考与展望。本书涵盖了从医疗政策、创新药研发到医疗零售、体外诊断等多个细分领域，离不开团队的共同努力和机构的支持。

未来，我们希望能与更多的行业同仁、机构展开深入合作，共同探讨医疗产业的未来走向，为推动行业创新与价值增长贡献力量。

在此，我再一次向编委团队，支持出版的个人及机构，提供报告的咨询机构、行研机构和金融机构表达诚挚的感谢。同时，也感谢每一位读者对本书的关注与支持，希望它能为您的研究与实践带来启发。

吴东泽

2025年3月30日